药物研究中的蛋白质组学

Proteomics in Drug Research

〔美〕M. 哈马驰 等 编著
周兴茹 裴端卿 译

科 学 出 版 社
北 京

图字:01-2006-7059

内 容 简 介

本书主要介绍如何在药物研发中应用蛋白质组学技术进行新药开发,不仅包括蛋白质组相关技术、原理及其综合运用,还包括科研工作中必需的管理性知识。书中介绍了蛋白质二维凝胶电泳、质谱、液相色谱、芯片等蛋白质组学技术的基本原理,以及这些技术相互之间的综合运用,还详细介绍了它们在具体研究领域中的应用和进展。

本书可供生物化学、分子生物学、蛋白质组学、免疫学、功能基因组学等生命科学相关领域的研究院所、高校教师、研究生和科研人员参考使用。

图书在版编目(CIP)数据

药物研究中的蛋白质组学/(美)哈马驰(Hamacher M.)等编著;周兴茹,裴端卿译.—北京:科学出版社,2008

(现代生物技术前沿)

书名原文:Proteomics in Drug Research

ISBN 978-7-03-020562-9

Ⅰ.药…　Ⅱ.①哈…②周…　Ⅲ.药物-蛋白质-基因组-研究
Ⅳ.TQ463　Q51

中国版本图书馆 CIP 数据核字(2008)第 027247 号

责任编辑:李　悦　刘　晶/责任校对:陈玉凤
责任印制:吴兆东/封面设计:陈　敬

科学出版社出版
北京东黄城根北街 16 号
邮政编码: 100717
http://www.sciencep.com

北京厚诚则铭印刷科技有限公司印刷
科学出版社发行　各地新华书店经销

*

2008 年 4 月第　一　版　　开本:787×1092 1/16
2025 年 1 月第四次印刷　　印张:18
字数:403 000

定价: 80.00 元

(如有印装质量问题,我社负责调换)

译　者　序

与大家都耳熟能详的基因组相比，蛋白质组是个新生的词汇，但就其潜在的应用前景来看，蛋白质组的价值远高于基因组，因为毕竟组成机体的基本单位是蛋白质而不是核酸。在药物研发成本不断攀升，而新药产出频率却持续下降的形势下，蛋白质组无疑为制药业带来了新的活力。许多药物研究者都寄希望于蛋白质组学，希望在药物研发过程中更多地应用蛋白质组学技术。

本书探讨的关键问题不是蛋白质组学本身，而是其在药物研发中的应用。它不是一本介绍具体的蛋白质组学技术的工具书，而是一本指引药物研发工作者如何以蛋白质组学技术为工具，达到新药开发目的的概要性教科书。该书原作者对本书的设想很周到，书中不仅包括科学内容，还用一定篇幅介绍了科研工作中必需的管理性知识，它先从管理到技术，然后到应用，再回到管理，是一套完整的以蛋白质组技术进行药物研发的知识体系。

书中不仅介绍了最传统的蛋白质二维凝胶电泳、质谱、液相色谱、芯片等蛋白质组学技术的基本原理，以及这些技术相互之间的综合运用，还详细介绍了它们在具体研究领域中的应用和进展。

相信本书的出版能为相关研究工作者在蛋白质组学领域开拓新视野。

在本书的翻译过程中曾遇到不少困难，翻译工作甚至一度暂停，但最终还是完成了。在此，译者衷心感谢翻译期间郭允倩、李靖翌、李小岑、廖雅静、吕燕波、马天骅、饶艳华、王哲、许绍斌、张娟等同学的积极参与。

书中如有翻译不当或错误之处，请广大同行不吝赐教。

译　者

2007.12

序

十多年前，当蛋白质组学这个概念刚刚提出时，很多科学家带着批判的眼光看待这一新兴研究领域，他们认为这并不是一门“真正”的学科。后来的一些事实证明，其中一些批判还是比较公正的，因为这一领域早期发表的论文过多地关注于方法本身，而得到的结果都仅仅只是猜测，并不具有科学意义。

在每一个新兴学科中都会存在这种“过渡状态”，记得在力场显微镜学和计算机辅助分子设计诞生的早期也曾出现过一些五颜六色、吸引眼球的但却不具备科学性的首页插图。尽管如此，这些结果还是有帮助的，它们会促使研究者们怀着最朴实的热情，为了实现它们而开拓一个全新的研究领域。

现在的蛋白质组学已经发展成熟，成为生命科学研究中必不可少的工具。为了使这种研究方法更为高效而可信，还必须满足若干先决条件。本书讲述的就是这些内容，同时也展示了蛋白质组学是一个空前的需要多学科交叉的研究领域。

科学研究不仅仅是做实验，它也要一如既往的，在正确的时间、地点，通过正确的方式完成，仅仅把活细胞、组织或有机体作为研究对象并不能促进任务的完成。要得到可解释的、可信的和可重复的数据，需要各种各样的专家共同完成。本书各个章节都有精彩讲述，因此完全可以作为一本指导手册，它包含了所有进行蛋白质组学研究所必需的内容。

本书以管理优化为开始，以创新过程本身所要面临的问题作为结束。其间，作者对方法、发展和应用都进行了阐述。在这些阐述中，未来面临的重要挑战被提升到一定的高度。无论是在细胞水平还是在机体水平，蛋白质组学可能是深入研究机体问题最合适的工具。系统生物学是最令人兴奋的新兴领域之一，而蛋白质组学是系统生物学在分子水平研究中最重要的方法之一。蛋白质组学仍有很长的路要走，时间分辨仍是一大挑战，细胞内调控网络的数据管理和模拟尚在萌芽阶段。

毫无疑问，在基础研究之外，整个领域都憧憬着彻底改良探寻新疗法的途径，并被这一目的所驱使。在合理费用条件下的个性化医疗是未来医疗保健面临的挑战。这一切改变将使我们能更好地了解不同的人对药物、异型生物质和发病前后各种摄入物的反应，将使个人健康和保健系统成本结构两方面都得到改善。

本书的作者来源较多，有的来自大型企业，也有的来自小企业和发展中企业；有的人从事临床工作，也有的从事基础研究。他们经过整合成为一个团队，关注共同一个问题，即蛋白质组学要如何发展和前进才能更好地为各自的研究领域服务。

感谢本书的作者和编辑，他们使本书得以出版发行。我们深信本书对于蛋白组学领域本身具有重要的价值。

我们还要对来自 Wiley-VCH 的 Renate Doetzer 和 Frank Weinreich 表示衷心的感谢，感谢他们对这本书给予的鼎力支持！

Raimund Mannhold（德国 Düsseldorf）
Hugo Kubinyi（德国 Weisenheim am Sand）
Gerd Folkers（瑞士 Zürich）

前　言

十年前，一名澳大利亚学生 Marc Wilkins，创造了蛋白质组（proteome）这个词。此后，该研究领域迅猛发展，直到现在仍在快速发展中。目前，全世界许多会议主题、研究内容都围绕这一领域展开，并且越来越多的杂志在刊登有关蛋白质组学的文章。

然而，如果希望从这个新鲜的研究领域中获得更多的研究成果，就必须在实验开始之前有正确的研究策略和良好的实验设计，尤其是进行药物研发时，事先的准备工作就更为重要。蛋白质组学研究领域非常新，很有前途，但它对时间和成本的需求也很强大。制药企业要开发成功的产品并投放市场，就需要找到适当的药物靶点进行临床研究，从目前来看，这项工作至少需要花费 450 万～800 万美元。

遗憾的是，现有的高通量分析研究往往在还没搞清楚研究结果和还不知道统计学分析所得数据的意义时就发表了，而事实上这很可能只反映了单次的实验结果。在蛋白质组学研究中，为了获得高度可信的数据，有必要多花时间对某次实验数据进行多次的重复和评估。一般，要阐明一个数据点的偏差，包括生物学特性引起的变化，至少要进行 5～10 次的重复实验，在这种研究方式中，重复出现的被上调或下调的候选蛋白质数量变化很大，最后仅能确定很少量的候选蛋白质有必要进行进一步研究。同时还应留心观察那些在统计学上有显著意义的候选蛋白质，它们很可能在后续的实验如 Western 分析、免疫组化、RNAi 或其他实验中得到进一步确认。

本书从三方面介绍了这一新兴领域，即管理、技术和应用，这三者对成功获得研究结果是同等重要的。然而要取得优秀成果需要付出非常多的努力，这些成果将会为蛋白质组学的进一步发展提供新视野。

第 1 章阐述的是团体化、网络化和标准化对复杂蛋白质组学研究的影响正变得越来越大；管理结构的优化，尤其是在学术方面，是快速、成功研究的基础。

对标准化的要求最典型的例子是生物信息学，如数据格式和信息交换，详见第 2 章“蛋白质组数据的标准化、存储和交换”，该章对基本问题和方法有详细的阐述与介绍。后面的章节中详细介绍了各种蛋白质组技术，并对常见方法和技术加以说明，包括双向凝胶电泳（2-DE）和 2-D 荧光差异凝胶电泳（DIGE）、高效液相色谱（HPLC），还有对定性定量质谱（MS）应用的深入分析。此外，本书还对细胞中蛋白质定位和存在方式的鉴别、蛋白质芯片的应用、通过 BIAcore 等体外实验验证蛋白质相互作用，以及新兴多肽组学领域的诞生都进行了介绍。

“应用”部分着重介绍了针对药物研究的特殊需求所用到的蛋白质组学技术，也对一些常见疾病进行了针对性的技术介绍，例如，类风湿性关节炎（包括从靶点选择到最终化合物合成的整体策略）、人血小板和炎症过程（其中特别着重分析磷酸化蛋白质）、阿尔茨海默症及其他类型的痴呆症（脑组织以及人类体液分析）、肾癌（涵盖几种使用过的方法）、乳腺癌（更关注于抗药性）和心血管疾病等。

本书始终围绕推出一个新药到市场所需要考虑的创新点和发展战略而展开叙述。我们希望您对本书介绍的内容感兴趣，也希望它能对您的研究有所帮助。

Michael Hamacher
Katrin Marcus
André *van Hall*
Bettina Warscheid
Kai Stühler
Helmut E. Meyer

目　　录

第三篇　应　　用

第四篇　市　　场

第一篇　简　　介

1 优化蛋白质组网络管理，促进药物开发

André van Hall and Michael Hamacher

摘要

在复杂的现代科学世界中，管理体制日益重要。本文定义了管理和网络（administration and networking）这两个专用名词，并描述了项目管理的目的和任务。本文还从管理的角度，围绕不同阶段的发展战略、人力资源、项目控制和关系网络建设等情况，对通过蛋白质组技术研究神经退行性疾病的工作进行分析。此外，本文将通过简略介绍两个由国家资助的研究网络：国立基因组研究网络（the National Genome Research Network，NGFN）下的德国人脑蛋白质组计划（the German Human Brain Proteome Project，HBPP），以及人类蛋白质组组织的国际脑蛋白质组计划（the International Brain Proteome Project of the Human Proteome Organization，HUPO BPP），说明如何完成此类工作。

1.1 引言

过去几十年里，管理工作在现代科学研究中呈现出日益重要的作用，但是，在学术领域中人们仍然忽视管理工作的重要性及其对项目成功和财务管理方面（如经费退偿）的影响。虽然企业已经深刻认识到组织工作的重要性，但是至今很少有科学研究团队设置专门负责行政管理工作的职位（除大学设置的行政部门）。与公司相比（至少在欧洲）学术界中技术人员的数量相对管理人员而言仍然多出很多。这种情况导致此类工作通常由某一项目的协调员或其同事承担，他们就处于超负荷工作状态，而且由于他们多数没有受过专业训练，往往不甚明白其工作的意义，所以就会出现这样一幅画面——集管理和研究工作于一身的科学家被科研、教学和管理搞得筋疲力尽。此外，承担这类职位的人员流动性很高，导致他们知识欠缺、工作缺乏连续性，而且也缺少对这些职位所负责任的认识。同时，行政管理工作对于研究团队的整体成功也极其重要，例如，在基础研究和商业化的结合方面。

鉴于现代科学越来越高的复杂性，如国际网络和大规模协会的诞生，以及向公众和政府项目管理、咨询部门公示科研工作的必需性，都表明跨部门管理是非常有必要的。健康科学领域的科研成就往往很复杂，难以对非科学家解释清楚，因此常会引发公众的误解、反感甚至是敌意（如干细胞研究的争论、基因工程等）。最近 20 年人们发现，借助常规行政人员可以使科研人员从其所不适应的分外工作中解脱出来，优化科学产出（提高附加值），从而得到更广泛的社会认同。扩展管理工作的需求已经引起欧盟及其顾问

委员会的重视，正如欧盟首席调查委员会主席 Ernst-Ludwig Winnacker 先生在《科学》杂志的采访中所说：“优秀的网络是一个需要大量管理工作维持的庞大组织，它们和那些不需要复杂管理、较少参与者就能轻易完成的小型短期项目一样，常常得不到科学家们的重视。”* 下文中将阐述出现这种趋势的原因。

1.2 管理的任务和目标

本文将在以下的内容中从学术研究方面对现代科学管理做一个简单的综述。首先，“管理”涉及以下几方面：

- 管理的行为或过程，特别是政府或大型机构的运营管理；
- 掌控或指挥整个机构的那群人。

随着生命科学复杂性的不断增加，管理机构的任务和目标已逐渐演变为更积极主动地管理。起初管理任务主要涉及财务和人力资源，后来增加了很多其他的职责和任务。许多项目要求大型团队或社团共同参与，组成一个网络系统，这就使组织工作、团队之间的协调反馈和网络系统内信息传递的顺畅成为开展工作的基础。此外，还需要在这个网络系统和其他国家或国际研究项目之间，以及各种研究机构和民营企业之间进行相互协调。这其中包括所谓的游说工作，即与政策制定者（如欧盟）的讨论，让他们看好某项研究前景，并说服他们支持该研究。

管理工作更高阶的任务是制订工作进展报告、运行计划及最终总结，组织召开协作者例会，协调并积极参与公共关系活动（如会议、研讨会、电视、广播、期刊等）。这些活动包括计划和实施由团队成员主持的技术或专题培训课程，以及在各个时间段发表子项目研究成果等。此外，还需要不断完善和优化项目网站（如果有的话），使网站不仅作为一个信息平台，还可作为一个交流与沟通的门户。

总之，管理部门有以下职责：

- 建立相关网络系统，便于进行更加快捷有效的信息沟通；
- 制定运行计划，评估子项目的研究进展并进行协调工作；
- 落实基础设施建设（见评估，1.4 节）；
- 作为联络中枢和执行中心（附加值）；
- 提高公众对蛋白质组学的了解和接纳程度；
- 打好项目的生物信息学基础，以便为数据库进行深入研究做好准备。

显然，管理工作的目标（尤其是在大学里）是优化各个部门或关系网络之间的行动和工作流程。因为在学术团体中实施控制和监督有一定难度（由于各研究小组普遍拥有自治权），所以控制和监督必然强制性推行，尤其在预算和资助越来越少的情况下。由于缩减经费，一些美国大学已经开始从下属部门搜集废弃或不再需要的高科技设备，免费提供给其他所有研究小组使用，以避免不必要的投资和开销。

项目的成功完成还必须仔细考虑几个其他方面的问题，尤其是人力资源方面，也不

* *The Scientist* 在线文章，2004 年 8 月 25 日：http://www.biomedcentral.com/

能轻视制定详细工作计划和明确参与人员资格的工作。能融入团队、资质合格且积极主动的雇员是按时完成拟定日程表计划、执行和完成各项工作的基本条件。此外还有几个问题必须仔细考虑，如医疗需要、潜在投资回报、概念证明（proof of concept）和商品化过程。

直到19世纪80年代，商品化一直在学术界被或多或少的忽视，现在，越来越多的科学家认识到，科研和市场没有必要互相排斥。目前，世界范围内的几个事例显示了市场日益增加的重要性。在欧盟，没有说明应用价值的申请不会获得资助。1999年，苏格兰启动了一项概念证明基金（Proof of Concept Fund），用于资助那些已完成从学校研究转入市场营销准备的计划项目（www.scottish-enterprise.com/proofofconcept-fund）。该基金已经为140多个科研项目提供了3600万欧元的资助，扶持了6个新公司（spin-off）及10个即将成立的公司。德国的一些大学和研究组织，如德国佛朗霍夫学会（the Fraunhofer Gesellschaft），设置了专门的机构处理专利、许可证、对外合同等内容。还有，1998年3月，德国波鸿-鲁尔大学（Ruhr University in Bochum）设立了一个创新与技术协会——"RUBITEC-Society for Innovation and Technology"（http://www.ruhr-uni-bochum.de/rubitec/start.htm），为校内各种团体提供咨询服务。NIH（National Institute of Health）有一套复杂的组织体系，其中就包括技术转让办公室（http://ott.od.nih.gov），该办公室2004年共处理了341项发明专利和价值0.537亿美元的专利权税。这些部门专门负责研究成果的产品化和专利申请，使得科研小组得以专心负责基础研究开发。科学家有必要了解可能的研究发展战略及研究成功所能带来的价值，这项费时的工作应由行政管理人员承担，他们将作为研究团队和中心成果转化部门之间进行沟通的桥梁。总之，有效地完成这些任务能减轻参与人员的负担，使研究人员专注于实际的科学工作，缩短从设想到产出的时间，成功地实现研究成果商业化。

如上所述，研究工作越来越受到依托单位和关系网络的约束，鉴于这种环境影响的重要性，我们有必要讨论关系网络的一些理论知识及其本质特征带来的相应后果。

1.3 网络

网络是一种至少拥有两个独立个体的组织结构，这些独立个体处于重复持久地交换和互动状态（Burt，1980）。由于个体的独立性，网络或多或少是由社会关系根据一个或多个动机连接在一起的，如：

- 必需性：以法律或规章制度形成的相互关系。
- 不对称性：获取对参与者或其资源的改变和控制权。
- 互惠性：满足双方的目的或兴趣。
- 稳定性：减少、避免、预测不确定性。
- 合法性：获得或提高名誉、形象及威望。

网络的建立和启动可分为七个阶段：

- 自我分析：目标是什么？
- 确定细节：需要哪些资源？

- 预选搭档：谁可以提供所需资源？
- 搭档分析：新参与者是否符合整体概念？
- 制定目标：参与者希望从彼此之间得到什么？
- 过程建模：如何达成目标？
- 实现。

企业再一次处在了是设立战略联盟还是地区联合的边缘。在瑞士，超过 80%的生物技术公司都集中在四个地区：巴塞尔（Biovalley）、苏黎世（MedNet）、日内瓦湖（bioalps）和提契诺（Tessin，biopolo）（Veraguth，2004），以此形成"大医药"产业并得到潜在的财政、人力和特许方面的便利。

在学术界可能不得不承认，网络建设的主要动力是为了消除不平衡、互利互惠、使研究合法化并提高效率。尽管如此，多数合作计划还是基于人际关系或多年前共同完成某些项目时形成的历史关系。网络建设中常常忽视整合协同资源的需要，有时甚至因忽视有相同研究领域或能提供配套技术的潜在合作伙伴而阻碍网络的发展。因此建设一个强有力的网络，确定关键参与者和潜在合作伙伴是最基本的工作。

除以上模式化筛选外，管理者还必须处理参与者之间、本团体和外部实体之间的事务，已有资源的分配，产出（利润、创新、概念证明）的评估等。网络出现的问题往往源于一个或多个参与者的投机行为，或者彼此战略目标的差异，因此，从一开始就需要使参与者之间达成若干协议，并进行互动、沟通，从而建立相互信任。在整个项目完成过程中，有几个质量控制环节是必不可少的，如工作计划和经费管理等。

1.4 生物标记物的评估

一般来说，人类与疾病（如神经退行性疾病）的战争，要么是倾向于寻找病理过程中的药物靶点，要么是倾向于寻找能灵敏区分疾病不同阶段的诊断标记（Zolg and Langen，2004）。诊断标记可以细分为以下几类。

- 筛选标记：可以区别健康者和患者，例如，在妊娠第 4～6 个月时，进行唐氏综合征筛查所采用的孕母血清侵袭性滋养层抗原（Palomaki et al.，2004）。
- 检测标记：可以检测患病程度，例如，胰腺癌患者的 Survivin 表达水平（Kami et al.，2004）。
- 分级标记：可以预测治疗效果，例如，上胃肠道腺癌患者的 NQO1 基因型（Sarbia et al.，2003）。
- 功效标记：用于监测特定药物治疗的效果，例如，乳腺癌中 CYFRA21-1 的血清检测（细胞角蛋白 19 片段）（Nakata et al.，2004）。

如果研究以成功应用为目的，那么在研究开始之前，必须在详细的商业计划中回答下面几个问题（Zolg and Langen，2004）：

- 市场上是否已经有与之竞争的标记物？
- 该标记物是否易于被市场接受？
- 该标记物的市场价值是否足够支付或超过所需研究费用？

学术性研究与产业化相比通常不求回报，因此科学家们一般把以上问题作为次要考虑对象。尽管如此，精心制作一个类似商业计划的方案是科学家的明智之举，在方案中要分析正反两方面的情况，说明研究工作流程并制定突发情况应变计划，从而提高效率和产出。

在创新过程中，基础研究与商业化相关联是一种最有效的组织结构，它的实施过程中包括明确的阶段性决策（见第17节），约有50%的生命科学公司正采用这种研究方式。这种方式中，决策委员会根据相关经济特征（如市场需求、竞争力等），判断这些源于基础研究的设想是否具有商业价值。研究人员和技术将通过若干步骤转移到商业化领域，这些里程碑式的决定阶段将不断受到委员会监督和检查。创新过程的每个阶段中，项目要经过概念、市场吸引力、市场竞争位置、技术竞争位置、效益和风险等所有标准的考核后，才能进入下一个阶段，每个阶段都要有明确的阶段性目标计划和经费预算。这种定相的项目计划编制方法是NASA在早期航空飞行研究阶段开发的，并由R. G.Cooper等产品开发专家推广（Cooper，2001）。为了避免重复行为，研究工作被划分为若干相连的阶段，但每进入下一个阶段都要经过仔细评估。创新过程体现了产品开发的内在要求，从最初的设想到最终的市场化需要一段相对较长的时间。

除此之外，也可以采用所谓的“边界盒”模式（bounding box approach），即例外管理（management by exception）。这种模式下，立项之前就确立判断项目是否进展正常的所有内部和外部因素（预算、利润率、日程等）及研究范围。如果项目内容有重复，决策委员会就必须对该工作重新评估。因为研究团队可在研究范围内自由行动，所以耗时的评价过程和上市时间将缩到最短。此外，还应考虑众所周知的项目风险管理。在所有可能的不良结果出现之前就对它们进行系统的分析，并设立相应的措施以避免其发生，减轻或应对其带来的影响，这个过程就是风险管理。因此，管理者必须谨记风险评估和风险控制这两个重要概念。

1.5 药物开发中蛋白质组网络的建设

以上关于管理、网络和生物标记物概念的描述，都是建立科学的蛋白质组分析领域药物开发模式的基础。

通过蛋白质组学和蛋白质组学相关技术鉴定生物标记物，是在蛋白质水平进行药物研发的关键。显然，鉴定出更多的蛋白质将会增加发现特定疾病相关标志物的机会。在这些蛋白质标志物通过验证后，就能以它们作为起点进行药物开发。

为了迎接蛋白质组给药物研发带来的挑战，人们需要把传统蛋白质组学技术和新兴蛋白质组学方法结合运用，传统技术包括2D-PAGE和质谱分析法等；新兴方法包括多维色谱和转录后分析技术。由于只有少数几家研究机构同时拥有这些高端技术，所以，最好的解决办法就是联合不同领域的专业研究小组组成最优秀的研究网络。

图1.1展示了这种团队结构模式。首先，从全面考虑出发，提出假说，假说中包括某种特定疾病致病机制的研究方法。基于该假说，选择合适的组织或模式生物作为研究对象，并找到相关样品的提供者。由于网络化的原因，最好能将样品提供者纳入团队。接着，标准化样品将被分发给网络内各种技术参与者。如前所述，网络中覆盖的技术范围对于研究致病机制相关问题的团队来说是至关重要的。然后，实验产生的数据被导入

项目数据库，并由数据挖掘专家进行重新分析（见第 2 节）。在这个过程中，人们将鉴定出可以作为生物标记物的蛋白质，这些蛋白质也可以作为潜在的药物研发靶标。另一个关键步骤是验证候选蛋白质的有效性。在此，人们以合适的蛋白质功能和蛋白质-蛋白质相互作用分析技术来选择仪器。与最初的假说相比，经过这种模式有望提出一种可行的临床药物开发方法。

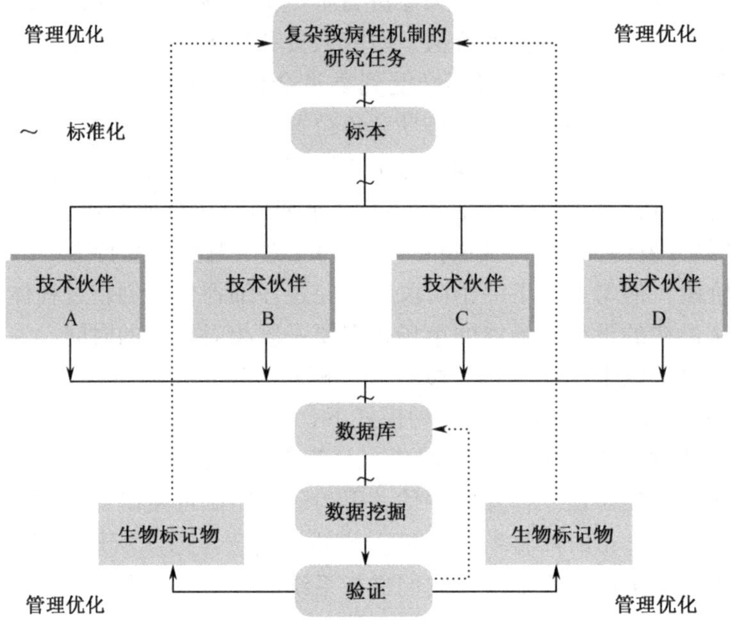

图 1.1　以疾病为导向的蛋白质组学研究团队内部工作流程结构

在上述整个工作流程中，标本制备［标准操作程序（SOP）的执行］、分析过程和数据处理的标准化将保证网络内的研究结果以及外界团体的研究结果具有可比性。所以，标准化是高效网络的根本。

建立一个科研网络时，召集相关领域专家的步骤必不可少。概括而言，在合作者之中必须明确以下任务：组织样品供应、技术性分析、病理学、数据管理、数据再分析和有效性验证。不同类型研究伙伴的参与使情况变得更为复杂，而且他们还存在地域上的差异，所以必须要有目标导向性的协调工作。下面，通过介绍德国在国内和国际环境下发起蛋白质组学研究网络的事例来具体说明如何实现上述网络结构。

1.6　管理网络的实现：脑蛋白质组计划

人类蛋白质组分析使大型国际合作的必要性显而易见，其原因很多。例如，细胞内大多数蛋白质的低含量（10％的基因就编码了 90％的蛋白质）缺乏合适的高通量技术满足日益提高的灵敏度需求（类似于聚合酶链反应，但可以运用于蛋白质的技术），以及由不同剪接方式和翻译后修饰造成的庞大的蛋白质种类数量等（Humphery-Smith，2004）。此外，多数疾病可能都不是由单基因引起的，而由多个基因、修饰基因和遗传背景等因素造成。如此一来，最有希望、最有效的方法就是结合转录子组、蛋白质组和拓扑组（toponome）技术对蛋白质进行分析。

实现网络化管理的最重要任务首先是标准化（Meyer et al., 2003，见第2节）。尽管人们可能很难做到事先对所有能想到的计划和问题提出明确的SOP并进行详尽阐述，但至少要事先注明每个实验的关键参数，以便可以追溯工作链具体环节中可能产生的差异（Hamacher and Meyer，2005a）。人源性材料中某些部分可能不能实现标准化，因为我们每个人都拥有一套独特的基因（多态性），并且在各自生命历程中经历不同，所以具有不同的蛋白质组。这个问题也许可以通过大量的人类标本研究和统计手段来解决。单个研究组或单一的技术方法通常不足以应对这个复杂的挑战或准确描述特定（疾病）状态，只有无数贯彻标准化规范的研究团队共同努力，才能应对这个巨大的挑战，开发出正常人类蛋白质组知识库（Hanash，2004a，b）。以下将讲述两个缓解、治疗脑疾病研究工作的例子，其中一个是由国家资助的团体，另一个则为国际性自愿参与项目（Klose et al.,2004）。

1.6.1 国立基因组研究网络：人脑蛋白质组计划

2001年，德国联邦教育与研究部（BMBF）创立了国立基因组研究网络（National Genome Research Network，NGFN），它是研究人类常见疾病和衰老的全国性多学科网络平台。在NGFN中，人脑蛋白质组计划（German Human Brain Proteome Project，HBPP）着重于分析研究健康和疾病的人脑。该计划将分以下三个阶段完成：

- 提出并建立必要的技术平台——HBPP1（2001～2004年）；
- 阿尔茨海默症和帕金森症的蛋白质组学分析——HBPP2（2004～2007年）；
- 验证蛋白质靶标的有效性、分析疾病机制——HBPP3（计划在2007～2010年完成）。

HBPP1阶段为期三年（2001～2004年），资助经费约为1050万欧元。在该阶段，12家参与者组成一个战略团队，其中包括9个学术研究团队和2家公司（Marcus et al., 2003，2004）。该阶段的工作重点是在大脑研究的基础上改进蛋白质组学相关技术。该团队的目标是研究人类和小鼠蛋白质组学的特征，其中包括蛋白质鉴定、mRNA谱分析、蛋白质-蛋白质相互作用研究，以及对可能的靶标进行验证。这项工作需要通过比较小鼠模型和神经退行性疾病的相关人体组织来采集数据。为了实现这些目标，必须提高基本技术手段并开发新技术。

这个研究团体在开发新型蛋白质组学分析工具方面的努力直接解决了一些以往遇到的技术问题，其中涉及样品制备、2D-PAGE系统、蛋白质定量，以及用于临床相关生物芯片所需的人类脑组织单克隆技术（构建非冗余cDNA表达文库）。研究者希望整合这些技术手段建立一个一体化蛋白质组工作站，通过这个工作站实现样品制备和处理的自动化，例如，制作2D、3D生物芯片，将样品固定以便做进一步分析。为了处理这些来自不同研究组的庞大数据，需要生物信息学技术提供更多的功能，如建立项目数据库，储存来自所有项目参与者的数据文件。通过对这些数据信息的解释，如通过蛋白质表达变化与特定基因相关联，将有可能阐明基因组和蛋白质组之间调控网络的作用机制。这些结果将有助于从新的角度开发针对神经退行性疾病的药物，包括：亨廷顿舞蹈症、帕金森症、阿尔茨海默症和多发性硬化症等，此外，还可能开发出这些领域中有市场价值的技术产品。

NGFN资助的第二阶段——系统化方法平台（systematic methodical platform，SMP）HBPP2以9个学术研究组和1家公司组成新的团队。人脑蛋白质组学计划第二阶段的目标是优化已有技术、获取知识，这些技术和知识一旦得以运用，将有助于神经退行性疾病诊断和治疗技术的发展。为实现这一目标，HBPP2集中了德国具有丰富经验的多学科研究小组、规模空前的科研基础设施、人类蛋白质组组织（HUPO）的全球科研网络以及可靠的临床及临床前工作记录，其中涵盖了人类遗传学、细胞生物学、动物模型、分子生物学和生物化学多个学科，它是大规模功能性基因组学和蛋白质组学方法的整合。

HBPP第二资助阶段的三个主要目标。

- 推进已有技术的发展：在NGFN1已取得的技术进展基础上，HBPP2将深入研究计划中科研项目的技术平台。研究团队将与临床参与者合作，选择适当基因，采用蛋白质组学技术、拓扑组学（toponomics）、功能分析技术及光学方法来分析基因突变对功能带来的影响。其中蛋白质组学技术包括大型2D-PAGE、多维色谱和质谱；功能分析技术如细胞内过表达、药理抑制和RNAi；光学方法如绿色荧光蛋白（GFP）标记、免疫荧光技术、荧光共振能量转移技术（FRET）、生物发光共振能量转移技术（BRET）。
- 研究神经退行性疾病：HBPP2的重点在于基因组学和蛋白质组学技术的应用。研究工作将集中在人、鼠脑蛋白质和正常、病理性情况下体液中神经系统相关蛋白质的系统分析。阿尔茨海默症和帕金森症的研究将以人体标本和老鼠模型为研究基础。HBPP2产出的技术组合从概念上提供了一个全新的方式研究疾病机制，这种方式试图将现有的简化论方法发展为对生物系统的整体认知。
- NGFN2的网络工作：与临床研究小组的紧密合作可以促进临床相关蛋白质组学研究和蛋白质的分析，这将使NGFH获得最先进的蛋白质组学技术。此外，HBPP2欢迎其他系统平台的交流合作，如生物信息学、RNA干扰和哺乳动物模型。该项目中采集到的所有数据将被储存在一种新型数据库中。项目中将制定和开发相关的标准、SOP和数据管理与整合软件。各种技术方法的联合运用为高效分析奠定了基础，并且有助于研究正常和受疾病影响大脑的基本生物过程。

图1.2中是以目前正在进行的HBPP2研究为例，说明研究团队中的工作流程。研究始于神经退行性疾病的发病机制，团队内部将得到小鼠、猿和人脑组织样品。通过不同技术手段得到的数据集被整合形成一个项目数据库，该数据库可以与HUPO脑蛋白质组计划的数据采集中心（Data Collection Center，DCC）连接。

数据经过定制的工具软件进行再分析之后，由网络中的其他参与者对鉴定出的蛋白质进行验证。

第一阶段建立了从不同层面进行管理的协作结构：首先，HBPP内部行动由协调组统一管理；其次，管理任务中还包括负责与NGFN之间的交流；此外，大多数国内和国际参与者之间的关系要进行集中协调。

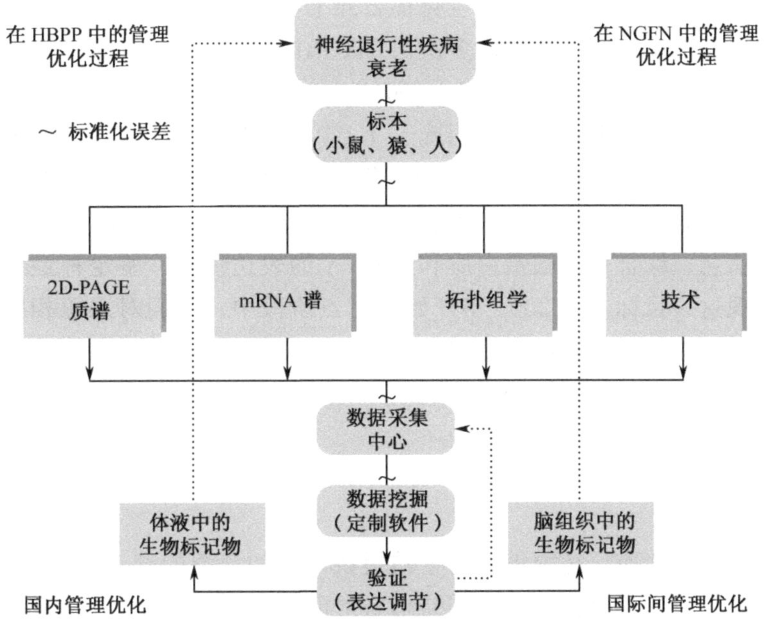

图 1.2　人脑蛋白质组学计划第二阶段研究团体的工作流程（与图 1.1 比较）

人脑蛋白质组学计划的下一步工作是使用各种技术验证已鉴定出的疾病相关蛋白质，分析它们在调控通路中的作用。这将有助于了解疾病、开发疾病诊断和治疗方法。

1.6.2　人类蛋白质组组织：国际脑蛋白质组计划

约在 2001 年德国启动 HBPP 的同时，国际上成立了 HUPO 作为人类基因组组织（HUGO）的一个分部（Hanash，2004a；www.hupo.org）。HUPO 是一个旨在促进蛋白质组学研究和人类组织蛋白质组学分析的非营利性组织。HUPO 下设若干子项目进行各种人类器官的蛋白质组学分析，例如，血浆蛋白质组项目（Plasma Proteome Project，PPP）、肝脏蛋白质组项目（Liver Proteome Project，LPP）（Hanash，2004b）和脑蛋白质组项目（Brain Proteome Project，BPP）（Meyer et al.，2003；www.hbpp.org）。HUPO 下的蛋白质组学标准化预案（HUPO Proteomics Standards Initiative，HUPO PSI）旨在建立生物信息学统一标准（Hermjakob et al.，2004a），该项目与欧洲生物信息学研究所［European Bioinformatics Institute（EBI，Hinxton，UK）］Rolf Apweiler 主持的项目有交集。这些标准包括以下数据的标准：质谱分析（mzData，mzIdent）、蛋白质相互作用（IntAct）（Hermjakob et al.，2004b）和通用蛋白质组学标准（GPS），如蛋白质组学实验基本信息标准（MIAPE）（Orchard et al.，2004）等。更多信息可以参看 http://psidev.sourceforge.net。

HUPO 针对大脑研究的子项目是脑蛋白质组项目（HUPO BPP）。在凡尔赛召开第一届 HUPO 国际会议后，两位德国的科学家——波肯的 Helmut E. Meyer 和柏林的 Joachim Klose 于 2003 年展开脑蛋白质组项目的工作。2003 年 4 月下旬，来自世界各地对这项研究感兴趣的科学家在德国法兰克福召开了项目启动会议，会上科学家们讨论了该项目的框架。从那以后，召开过许多次与 HUPO PSI 或 EBI 合作有关的会议和讨论（Stephan et al.，2005；Hamacher et al.，2004）。2004 年 4 月，第二次 HUPO BPP 研讨会在巴黎召开，这次会议上，与会者明确了 HUPO BPP 的目标：深入研究神经退行性疾病和脑老化过程中大脑蛋白质组的病理变化。HUPO BPP 拟定目标的目的在于搞清神经退行性疾病及脑老化过程中的脑蛋白质组的病理机制。HUPO BPP 将通过破译正常脑蛋白质组信息、综合分析脑蛋白质和 mRNA 的表达模式、鉴定神经退行性疾病相关蛋白质来实现这一目标。在 2004 年开始的试点阶段中，人们对来源相同的三个不同年龄段小鼠的大脑进行了定量蛋白质组分析，还对人脑活组织样本和尸检标本进行了定量蛋白质组差异显示分析（Hamacher et al.，2004）。

1.6.2.1 试点阶段

在主要项目开始之前，必须满足若干前提条件，如广泛的交流和可靠的基础设施。毫无疑问，下面几项内容对获得可靠的结果非常重要：小鼠模型、患者的详细表型、蛋白质组分析之前所需的完整样品组织特征，以及高度的标准化。HUPO BPP 的两个试点研究分别在 2004 年 12 月（实验工作）和 2005 年 3 月（数据提交）结束（Stephan et al.，2005；Hamacher and Meyer，2005b）。为把 HUPO BPP 试点研究的各种数据统一收集到一个数据库中，必须选择适当的数据库定义。研究者选用了 ProteinScape（Bruker Daltonics Bremen & Protagen AG Dortmund，二者均为德国公司；Bruker Daltonics 的免费版本）来处理这些数据，它是一种非常灵活的系统，可以导入各种蛋白质组研究产生的不同类型数据，如 1D 凝胶电泳、2D 液相色谱和 2D 差异凝胶电泳（DIGE）等。为了让研究者们掌握这个软件，曾经开设过几次 ProteinScape 定期培训班，以后还会继续组织类似的培训班。

参与 HUPO BPP 试点研究的 12 个实验室都已经安装了 DCC 和改良版 ProteinScape。首先，以特定的用户 ID（user-specific ID）把全部数据导入 DCC 中，研究中产生的数十块凝胶结果和几百万个质谱数据被转换后输入 DCC。接着，这些数据按照严格的规范进行再处理（再处理指南见 http://www.hbpp.org），并由聘请的分析专家整合。最后，所有收集到的数据由一个重新设计并基于 mzData 格式的交换工具导入欧洲生物信息研究所（EBI）的 PRIDE 数据库，全世界的研究者可以从 PRIDE 数据库获取这些信息。

再处理阶段完成后，不同研究组将以不同的研究目标开始分析阶段。分析阶段的主要工作是：比较分析 mRNA 阵列数据和蛋白质数据以及多肽组学数据；通过对蛋白质注释（由参与研究的各组提交）和凝胶图像的分析确定被调控蛋白质；进行数据挖掘和整体分析（所谓整体分析是指对 HUPO BPP 和 HUPO PPM 试点研究得到的数据进行比较和总结，并把所得结果以文献形式公布）。

进入正式运行阶段之前，组织者在慕尼黑第四届 HUPO 国际会议（2005 年 8 月 27 日至 9 月 1 日）上公布了试点研究成果，并在大型生物信息学集会上进行研究结果的最终展示，此外还准备编写一部与 HUPO PPP 相似的出版物（Omenn，2004a，b）。

已有若干学术杂志（Stephan et al.，2005；Hamacher and Meyer，2005b；Marcus et al.，2004；Bluggel et al.，2004；Habeck，2003；Service；2003）、报纸和其他媒体报道过 HUPO BPP 的工作。HUPO BPP 与科学界交流最重要的媒介是它们的主页（http://www.hbpp.org）及论坛（http://forum.hbpp.org）。在这些网页上，HUPO BPP 提供了相关综述、最新消息和项目的联系地址。

试点阶段的研究结果和问题将作为主体研究阶段的工作基础。网络和生物信息学基础设施将是进行神经退行性疾病标准差异分析的保证。

2005 年 6 月 1 日，在荷兰 Doorwerth/Arnhem 召开的第四届荷兰体内神经心理专题讨论会（The 4th Dutch Endo-Neuro-Psycho Meeting）上举行了"HUPO BPP 小鼠模型论坛"。这次论坛旨在为 HUPO BPP 下一个研究阶段选择合适且免费的动物（小鼠）模型。会上，研究者们提出了研究阿尔茨海默症和帕金森症的最佳小鼠模型，并且讨论了这些不同种属小鼠的优点和缺点。目前（就在写作本文之时），用于分析的小鼠模型选取工作还在进行中，不过，在 2006 年 2 月都柏林召开第五届 HUPO BPP 研讨会之前，这项工作将可以结束。

DCC 和生物信息学工具、团队化的网络和 HUPO 自身结构的发展必将提高蛋白质组学方法在神经退行性疾病研究中的可靠性和可重复性。然而，HUPO BPP 具有大型团队项目所固有的特性，尤其是在志愿参与研究团队的意愿方面。研究之初，由著名学术评论家通过已有电子邮件地址和媒介（如布告、论文、学术杂志）从学术界选出研究的主要参与者。这些来自学术界和工业界的研究者们被告知：本大脑研究项目以参与者之间的相互合作为基础，项目中不提供直接资助。因此，参与者的动机可被分为如下几类：

- 相信这些任务不可能仅由单一研究小组完成；
- 需要具有标准化和可比性的结果；
- 与同行建立联系、合作和共同探讨科学问题的可能性；
- 增加知名度，减少申请国家、欧盟资助所需的疏通工作。

目前，研究者们所遇到的最主要问题是资金匮乏，例如，大多数参与项目的研究小组不得不从其他来源获得经费以支撑其 HUPO BPP 的研究，这也是很多实验室不能参与其中的原因。这使得 HUPO BPP 在进行过程中，分析效果不佳和责任不清的问题一直比较突出。这个问题只能依靠管理参与者们不断的帮助和严格要求，以及 HUPO、政府或工业界等的长期联合资助来解决。

致谢

HUPO BPP 由德国联邦教育与研究部（The German Federal Ministry of Education and Research，BMBF）资助（0313318B）。德国 HBPP 由 BMBF 基金（01GR0440）资助。

参考文献

BLUGGEL, M., BAILEY, S., KORTING, G., STEPHAN, C., REIDEGELD, K. A., THIELE, H., APWEILER, R., HAMACHER, M., MEYER, H. E. (**2004**). Towards data management of the HUPO Human Brain Proteome Project pilot phase. *Proteomics* **4**, 2361–2362.

BURT, R. S. (**1980**). Models of network structure. *Annu. Rev. Sociology* **6**, 79–141.

COOPER, R. G. (**2001**). *Winning at New Products: Accelerating the Process from Idea to Launch*, 3rd ed. Perseus Publishing, Cambridge.

HABECK, M. (**2003**). Brain proteome project launched. *Nature Medicine* **9**, 631.

HAMACHER, M., KLOSE, J., ROSSIER, J., MARCUS, K., MEYER, H. E. (**2004**). Does understanding the brain need proteomics and does understanding proteomics need brains? Second HUPO HBPP Workshop hosted in Paris. *Proteomics* **4**, 1932–1934.

HAMACHER, M., MEYER, H. E. (**2005a**). HUPO Brain Proteome Project: aims and needs in proteomics. *Exp. Rev. Proteomics* **1**, 1–3.

HAMACHER, M., MEYER, H. E. (**2005b**). Great mood in proteomics: Beijing and the HUPO Human Brain Proteome Project. *Proteomics* **5**, 334–336.

HANASH, S. (**2004a**). Building a foundation for the human proteome: the role of the Human Proteome Organisation. *J. Proteome Res.* **3**, 197–199.

HANASH, S. (**2004b**). HUPO initiatives relevant to clinical proteomics. *Mol. Cell Proteomics* **3**, 298–301.

HERMJAKOB, H., MONTECCHI-PALAZZI, L., BADER, G., WOJCIK, J., SALWINSKI, L., CEOL, A., MOORE, S., ORCHARD, S., SARKANS, U., VON MEHRING, C., ROECHERT, B., POUX, S., JUNG, E., MERSCH, H., KERSEY, P., LAPPE, M., LI, Y., ZENG, R., RANA, D., NIKOLSKI, M., HUSI, H., BRUN, C., SHANKER, K., GRANT, S. G., SANDER, C., BORK, P., ZHU, W., PANDEY, A., BRAZMA, A., JACQ, B., VIDAL, M., SHERMAN, D., LEGRAIN, P., CESARENI, G., XENARIOS, I., EISENBERG, D., STEIPE, B., HOGUE, C., APWEILER, R. (**2004a**). The HUPO PSI's molecular interaction format – a community standard for the representation of protein interaction data. *Nat. Biotechnol.* **22**, 177–183.

HERMJAKOB, H., MONTECCHI-PALAZZI, L., LEWINGTON, C., MUDALI, S., KERRIEN, S., ORCHARD, S., VINGRON, M., ROECHERT, B., ROEPSTORFF, P., VALENCIA, A., MARGALIT, H., ARMSTRONG, J., BAIROCH, A., CESARENI, G., SHERMAN, D., APWEILER, R. (**2004b**). IntAct: an open source molecular interaction database. *Nucleic Acids Res.* **32**, D452–D455.

HUMPHERY-SMITH, I. (**2004**). A human proteome project with a beginning and an end. *Proteomics* **4**, 2519–2521.

KAMI, K., DOI, R., KOIZUMI, M., TOYODA, E., MORI, T., ITO, D., FUJIMOTO, K., WADA, M., MIYATAKE, S., IMAMURA, M. (**2004**). Survivin expression is a prognostic marker in pancreatic cancer patients. *Surgery* **136**, 443–448.

KLOSE, J., MEYER, H. E., HAMACHER, M., VAN HALL, A., MARCUS, K. (**2004**). Human Brain Proteome Project – towards an inventory of the brain proteins. *BioForum Eur.* **8**, 28–29.

MARCUS, K., HULTSCHIG, C., FRANK, R., HERBERG, F. W., SCHUCHHARDT, J., SEITZ, H. (**2003/2004**). Innovative Forschungsansätze im NGFN Verbund 'The Human Brain Proteome Project HBPP'. *GenomXPpress.* **Dec.**, 5–8.

MARCUS, K., SCHMIDT, O., SCHAEFER, H., HAMACHER, M., VAN HALL., A., MEYER, H. E. (**2004**). Proteomics – application to the brain. *Int. Rev. Neurobiol.* **61**, 285–311.

MEYER, H. E., KLOSE, J., HAMACHER, M. (**2003**). HBPP and the pursuit of standardisation. *Lancet Neurol.* **2**, 657–658.

NAKATA, B., TAKASHIMA, T., OGAWA, Y., ISHIKAWA, T., HIRAKAWA, K. (**2004**). Serum CYFRA 21-1 (cytokeratin-19 fragments) is a useful tumour marker for detecting disease relapse and assessing treatment efficacy in breast cancer. *Br. J. Cancer.* **91**, 873–878.

OMENN, G. S. (**2004a**). Advancement of biomarker discovery and validation through the HUPO plasma proteome project. *Dis. Markers* **20**, 131–134.

OMENN, G. S. (**2004b**). International collaboration in clinical chemistry and laboratory medicine: the Human Proteome Organisation (HUPO) Plasma Proteome Project. *Clin. Chem. Lab. Med.* **42**, 1–2.

ORCHARD, S., HERMJAKOB, H., JULIAN, R. K. JR., RUNTE, K., SHERMAN, D., WOJCIK, J., ZHU, W., APWEILER, R. (**2004**). Common interchange standards for proteomics data: Public availability of tools and schema. *Proteomics* **4**, 490–491.

PALOMAKI, G. E., NEVEUX, L. M.,

KNIGHT, G. J., HADDOW, J. E., PANDIAN, R. (2004). Maternal serum invasive trophoblast antigen (hyperglycosylated hCG) as a screening marker for Down syndrome during the second trimester. *Clin. Chem.* **50**, 1804–1808.

SARBIA, M., BITZER, M., SIEGEL, D., ROSS, D., SCHULZ, W. A., ZOTZ, R. B., KIEL, S., GEDDERT, H., KANDEMIR, Y., WALTER, A., WILLERS, R., GABBERT, H. E. (2003). Association between NAD(P)H: quinone oxidoreductase 1 (NQ01) inactivating C609T polymorphism and adenocarcinoma of the upper gastrointestinal tract. *Int. J. Cancer* **107**, 381–386.

SERVICE, R. F. (2003). Proteomics. Public projects gear up to chart the protein landscape. *Science* **302**, 1316–1318.

STEPHAN, C., HAMACHER, M., MEYER, H. E. (2005). 3rd HUPO Brain Proteome Project Workshop promises successful pilot studies. *Proteomics* **5**, 615–616.

VERAGUTH, T. (2004). Zukunft Biotechnol. *BIOforum* **7–8**, 20–22.

ZOLG, J. W., LANGEN, H. (2004). How industry is approaching the search for new diagnostic markers and biomarkers. *Mol. Cell Proteomics* **3**, 345–354.

Useful World Wide Web links

http://www.biomedcentral.com:
The Scientist online journal.

http://www.scottish-enterprise.com/proofofconceptfund:
Scottish Proof of Concept Fund.

http://www.ruhr-uni-bochum.de/rubitec/start.htm:
RUBITEC – Society for Innovation and Technology of the Ruhr-University, Bochum, Germany.

http://ott.od.nih.gov:
Office of Technology Transfer of the National Institutes of Health.

http://www.zwm-speyer.de/:
Center for Science and Research Management Speyer.

http://prod-dev.com:
The Product Development Institute.

http://www.smp-proteomics.de:
The Human Brain Proteome Project as SMP within the NGFN.

http://www.ngfn.de:
Nationales Genomforschungsnetz, Germany.

http://www.hupo.org:
Human Proteome Organisation.

http://www.hbpp.org & http://forum.hbpp.org:
HUPO Brain Proteome Project.

http://psidev.sourceforge.net:
HUPO Proteome Standards Initiative.

2 蛋白质组数据的标准化、存储和交换

Sandra Orchard, Henning Hermjakob, Manuela Pruess, and Rolf Apweiler

摘要

人类基因组序列的测定为人们提供了一个方向标，从这个方向标中我们得以找到那些在疾病的发生与发展过程中起着重要作用的蛋白质，如潜在药物靶点。最近，科学界将视角转向了蛋白质组学，所谓蛋白质组就是指特定细胞在任意时刻的蛋白质表达情况。蛋白质组数据的产生变得越来越高通量化，而用于产生并分析这些数据的实验设计和技术也变得更加复杂。这一领域中的科研人员必须借助于工具的帮助才能使他们顺利辨认蛋白质序列的功能。与此同时，研究者已经开始认识到需要以一种有效的方式来准确地描述、存储和交换实验数据，并将其与公共数据资源相连接。人类蛋白质组研究组织的蛋白质组学标准化预案专门为此设立了开发这一标准的基金会，帮助研究者实现标准化的实验描述及数据交换。这些标准一旦建立，就会开设公共数据库，研究者可以在论文正式发表前就将实验数据存放于此。研究者可以从这些数据中获得参考数据，例如，下载健康组织的数据，通过将其与不同疾病组织数据的比较，确定疾病发生与发展的临床标记。

2.1 引言

当科学家们首次将人类蛋白质组图谱提到正式议事日程上时（Clark，1981），他们只针对建立那些在细胞和组织中相对大量表达的蛋白质库的技术能力进行了讨论。这些蛋白质库中的很多蛋白质都是以前未知的新蛋白质，研究者对这些新蛋白质的功能、表达及其在细胞内的代谢尚一无所知。在随后的 20 多年时间里，研究者们成功地获得了许多模式生物的基因组全长序列，这些数据及其相应注释已经成为公共资源。很多蛋白质序列分析工具为研究者提供了揭示新序列功能的有效途径，InterPro（Mulder et al.，2005）就是一个很好的例子。蛋白质分离技术的进步使研究者可以检测出只在一定时期短暂且低量表达的蛋白质，除此以外，由胞内或胞外环境作用产生的蛋白质间相互作用及蛋白质在代谢过程中相关的变化信息也可以因此而得以检测。高通量技术使研究者能够对组织及组织状态进行探究，绘制出更为精细的动态蛋白质合成及降解图，以及在此过程中的亚细胞定位变化和翻译后修饰（posttranslational modification，PTM）。

对于寻找新药物靶点的药物研发人员来说，以细胞的蛋白质组作为研究目标具有明显的优势。虽然微阵列技术使研究者能够追踪特定拮抗剂作用下基因表达的变化或是对比病变组织与正常组织的基因表达，但很显然，基因的变化并不一定导致蛋白质的变化

（Mehra et al.,2003）。直接检测蛋白质水平的波动使研究者得以查明蛋白质组中哪些是通过蛋白质合成来进行代谢调控的，相关的技术中通过监视蛋白质的磷酸化，确定以PTM进行活性调节的蛋白质。当发现某些蛋白质共同存在于同一条通路中时，那么就有可能找出这一通路中的分子靶点，并为其设计抑制物。当确定潜在抑制化合物后，就可以采用一种蛋白质组修饰方法预测潜在的基因沉默药物，这种蛋白质组修饰方法能使所有蛋白质结合某一组特定的可被检测到的分子（Daub et al.,2004）。当这种抑制类药物进入早期临床试验时，可以利用这种蛋白质作为生物标记分子来衡量它的临床效果及药物到达身体各部分的能力。通过检测正常组织与疾病组织的蛋白质组，能够识别和确认这些生物标记分子。

为了能够利用从蛋白质组实验中获得的信息，研究者需要一系列的生物信息学工具来辅助他们的工作。首先，要毫无疑问地确定该蛋白质的身份和功能，这既可以通过查找参考文献资料获得，也能利用序列分析工具分析；其次，研究者需要有足够的能力来存储大量数据，这些数据包括初始实验数据和批注后的数据。数据存储方式要求方便查找并能与相关实验室进行交换。也就是说，不管双方各自的数据存储系统如何，所用的存储机制能同时被数据发送者和数据接收者识别。获取目标蛋白质的蛋白质组研究历史数据或所研究疾病以往的正常/疾病组织的研究资料，有助于研究者标准化自己的研究程序，并将自己的结果与资源库中的结果进行比较。蛋白质组的实验数据来源非常广泛，根据前人的研究结果分析自己当前的实验数据是一种既省钱又省时的高效方法。研究者终究希望自己的研究成果能够发表并且可以被其他人更广泛的利用，他们希望自己的研究成果既能便于用户使用也能符合期刊接收要求。如果想达到这些目的，就需要设立能被所有用户识别的基本数据标准，使数据能在数据库中交换和存储。该标准还扩展为对所有已经鉴定出序列的蛋白质编制固定的编号，通过这个编号可以追踪序列更新。此外这种标准数据还要含有通用词汇描述的样品制备过程和分析技术。

2.2 蛋白质分析工具

2.2.1 UniProt

为了从大量实验数据中确认蛋白质的身份，必须使固定的获取编号与有批注的完整序列一一对应。蛋白质序列库最显著的进展是近期国际健康组织的一项决议，该决议将原有的Swiss-Prot、TrEMBL和PIR-PSD合并成了一个数据库，并命名为通用蛋白质资源（UniProt）（http://www.uniprotorg）（Bairoch et al., 2005）。UniProt拥有全面的蛋白质序列及功能的数据目录，它由瑞士生物信息研究所（SIB，Geneva，Switzerland）、欧洲生物信息研究所（EBI，Cambridge，UK）和蛋白质信息资源数据库（PIR，Georgetown，USA）三方共同维护。UniProt由以下三个部分组成。

- 专业知识基地（UniProt KB），它的职能是延续Swiss-Prot（Boeckmann et al., 2003）、TrEMBL（Boechman et al., 2003）和PIR（Wu et al., 2003）的工作。
- 存档文库，UniParc，每天提供新发现及更新的序列信息。
- 非冗余数据库（UniRef NREF），供UniProt进行序列整合并提供更为迅捷有效的序列相似性搜索。

UniProt KB 是一个兼具自动注解和手工注解功能的蛋白质数据库，这个数据库由 DDBI/EMBL-Bank/GenBank 中基因序列的翻译和蛋白质直接测序结果组成。每个序列都有一个唯一固定的身份编码以保证数据库中任何一个蛋白质都有确定的位置。KB 也为外部数据库提供交叉索引，例如，在 DDBJ/EMBL-Bank/GenBank 中，通过 DNA 序列就可以链接进入核酸序列数据库、二维电泳和蛋白质三维结构数据库、不同蛋白质结构域及家族特征数据库、PTM 数据库、蛋白质-蛋白质相互作用数据库（InAct）（Hermjakob et al., 2004a）、物种特异性数据库、变种数据库及疾病数据库。跨数据库索引和自动注解大大丰富了 UniProt/TrEMBL 的数据资源。UniProt/Swiss-Prot 中的手动注解尽可能地放大了每个链接入口，使其能够提供更多的有用信息，包括蛋白质的功能、PTM、重要结构域和位点、二级和立体空间结构、与其他蛋白质的相似性、蛋白质缺失的伴随疾病、该蛋白质所存在的组织、参与的信号通路，以及序列冲突和多态性变化。在 UniProt/Swiss-Prot 中，蛋白质序列从一种独立存在的形式被融合为特定基因产物的单个、非冗余入口。

2.2.2 InterPro

InterPro（Mulder et al., 2004）是一个关于蛋白质家族、结构域及功能位点的整合资源库，其中每一个链接入口都由一个或多个来源于子数据库的署名定义，这些子数据库包括：PROSITE（Falquet et al., 2003）、PRINTS（Attwood et al., 2003）、Pfam（Bateman et al., 2004）、ProDom（Bru et al., 2005）、SMART（Letnic et al., 2002）、TIGRFAMs（Haft et al., 2003）、PIRST（Wu et al., 2004）及 SUPERFAMILY（Madera et al., 2004）。每一个 InterPro 链接入口都对应一个具有重要生物意义的家族、结构域、重复或 PTM，它们依据 Gene Ontology（GO）（Harris et al., 2004）准则，检测所有蛋白质，符合这一准则的才能进入链接入口。InterProScan（Zdobnov et al., 2001）是一个序列搜索压缩包，它将不同的蛋白质序列识别方法与不同原理的扫描工具结合起来，形成一个强有力的资源工具，联合每个署名数据库方法，确保对蛋白质序列进行最佳的结构域预测。在蛋白质生化特征未知的情况下，预测蛋白质结构域是研究蛋白质功能的最佳指导。

2.2.3 Proteome Analysis Database

蛋白质组分析数据库（Proteome Analysis Database）已经发展成为利用现有资源对细菌、古细菌及真核生物的全基因组信息进行蛋白质编码序列预测的比较性分析工具（Pruess et al., 2003）。InterPro、CluSTr 和 GO Slim 是正在运行中的三个主要项目，其目的是将包括人类、小鼠、大鼠在内的各种生物全基因组中每个蛋白质的家族、结构域、作用位点及功能给以综述性介绍。这些信息可以从网上下载，也可以通过 Integr8 浏览网页查找（http://www.ebi.ac.uk/integr8/）（Kersey et al., 2005），这个网页将蛋白质组分析（proteome analysis）及基因组综述（genome review）中的数据相结合，使带有更新和统一注解的蛋白质组标准综述合并成一个总览。这使得实验室中的研究人员可以在全基因组的背景下分析蛋白质组资料并且可以将人类的数据与通用实验动物的数据加以比较。

2.2.4 International Protein Index

国际蛋白质索引（international protein index，IPI）为各种主要数据库提供顶级水平的指引，这些数据库包括 UniProt、RefSeq 及 Ensembl（Kersey et al., 2004），它们主要储存人类、小鼠和大鼠的蛋白质组数据。IPI 有效地维持了主要数据资源间的交叉索引数据库，提供了冗余最小化且完整最大化的人类、小鼠和大鼠的蛋白质数据组（每个序列对应于一次转录），并且始终使用固定的身份编码以便于研究者在 IPI 版本间（版本会逐步提高）追踪序列，实现了对于随 Ensembl 和 RefSeq 版本更新而变化的基因预测的有效管理。IPI 提供人类和两种通用实验动物的完整且不冗余数据资料，它尤其适用于蛋白质组实验中的蛋白质鉴定。

2.2.5 Reactome

药物研发小组需要了解目的蛋白质所涉及的生物调控通路或其参与的生化过程。Reactome（http://www.reactome.org）为研究者提供了一个在线、准确且免费的人类生物过程数据库，它是最近由冷泉港实验室（Cold Spring Harbor Laboratory）、欧洲生物信息研究所（European Bioinformatics Institute）和基因本体论联合会（Gene Ontology Consortium）（Joshi-Tope et al., 2005）联合发起的。IntAct（http://www.ebi.ac.uk/IntAct）是一个免费开放源码的数据系统，也是蛋白质相互作用的分析工具之一（Hermjakob et al., 2004a）。蛋白质经由其在 UniProt 中的获取编号确认，可在 IntAct 的协助下准确表述蛋白质-蛋白质间的相互作用。

2.3 数据的存储和提取

尽管蛋白质序列数据库可以描绘出所有可能的蛋白质 PTM 位点，并且对蛋白质的表达方式给出整体简图，但却不能用于描述蛋白质表达的变化方式及其在活细胞中的状态。虽然来源于蛋白质组实验的结果和讨论通常会很详细地发表出来，但其隐含数据一般只能从补充性资料中获得，也可能存储于作者自建的数据库或网页。这些数据库或网页通常只存在于相应课题或项目进行期间，而且维护状况不好，难以获得或下载其中的数据（Whitfield, 2004）。为了便于这些类型数据的存储，出现了一些位于公共区域的数据库，其中蛋白质-蛋白质相互作用领域的数据保存得相对更好一些，如 IntAct（Hermjakob et al., 2004b）、BIND（Alfarano et al., 2005）及 DIP（Salwinski et al., 2004），但这些数据库是以不同数据模型建立的，因此比较从两个数据库中下载的数据不但困难而且很耗时。其他领域（如质谱分析）数据保存得更差，其原始数据即使是在刚刚发表之后都很难找到。

2.4 蛋白质组学标准化预案

人类蛋白质组学研究组织（HUPO）于 2001 年成立，其宗旨在于将不同国家和地区的蛋白质研究组织巩固成为统一的国际化组织。蛋白质组学标准化预案（PSI）由 HUPO 成立，旨在标准化蛋白质组领域中的数据形式，直到建立公共数据库。在这个公共数据库中存储的所有数据都可以进行存取、数据库间的交换、下载或被科研人员使用（Orchard et al., 2004）。HUPO-PSI 产生的所有决议都经过公开会议、小组讨论，然后将这些过程处理后的讨论结果发布到网上，收取来自各方的补充和建议（http://psidev.sf.net）。

HUPO-PSI 决定发展一种能描述并包含蛋白质组实验核心部分的单一数据模型。这一模型将会包含若干不同亚区以保证其有足够的能力来处理特殊数据类型，如二维电泳或 HPLC。常规处理过程由一些统一的控制词汇来描述，当这些过程与微阵列技术相关时，比如说关于样品准备，那么这些工作就可以同微阵列表达数据（MGED）协同，从而方便蛋白质和转录数据的比较。每一个亚区都有一种 HUPO-PSI 内部支持的交换格式，以便于处理不同来源的数据。为了增加任务的可控制化，HUPO-PSI 认为应该将数据集中于两个潜在的亚区，也就是质谱分析和蛋白质-蛋白质相互作用区，同时发展全球化的蛋白质组数据模型（GPS）。

2.5 通用蛋白质组学标准（GPS）

由于蛋白质组数据的背景敏感性特点，使其需要获得比常规基因测序更大的元数据点，常规测序只需要样品来源即可。对蛋白质组数据而言，仅仅是获知样本来源、处理方法、刺激方法及分析所需的最终制备是不够的，还需要对分析过程本身的细节进行记录。例如，比较二维凝胶的结果，就需要知道他们的质量及电荷分布，用户想要对该实验进行有意义的分析时就需要再次获取这一信息。因此，研究者需要一个标准的表示方法来辅助蛋白质组数据的分析、交换和传播，这种表示方法要包含蛋白质组学研究中使用的实验技术和数据生成方法，类似于微阵列实验基本信息标准（MIAME）分析基因转录物、微阵列基因表达（MAGE）对象辅助模型及 XML 执行方案的整合。

目前正在进行 MIAPE（minimum information about a proteomics experiment）标准的开发，它被设计用于描述所有蛋白质组实验中的相关数据，如实验细节、样本来源、使用的方法和设备及所有的分析结果（Orchard et al., 2004）。这些数据可以来自于实验中的 MALDI 质谱：从二维凝胶电泳的对比或高通量筛选设备中得到感兴趣的样品点，样品经过多维液相色谱后直接进入串联质谱。从 GPS 蛋白质组工作流/数据对象模型中产生了一种 XML 的数据交换模型（PSI-OM），这种标记语言（PSI-ML）是专门为研究人员交换实验数据或向刊物、存储点投稿时设计的标准模型。这种对象模型必须要有足够的灵活度以应付快速发展且全新的技术，随时保证当今研究人员的直接需要。

显然，研究者很期待公共资源部分能够共享，例如，在专家评审期刊（peer-reviewed）中发表的研究结果能够附有实验相关信息，这些存储在指定的信息存储地址，所有使用者都能从中获得实验信息和结果。原则上，一个适应 MIAPE 标准的存储库需要包含足够的信息以满足使用者从中获得实验数据，甚至有可能的话重复该实验，并且这些数据应以一种能够反映实验程序整体结构的方式存在。

最终，这一对象模型将包含、应用由 PSI 资助的其他组开发的所有交换格式。例如，应用于质谱分析的 mzData 模型、本体表述方式及描述词汇上与所有变化区域共享，并且与 MGED 相结合来描述蛋白质组及微阵列数据的公共部分。总之，MIAPE 标准、数据模型、本体论及各种执行方式将会为生物背景下描述蛋白质组学实验提供一个良好的基础。

2.6 质谱分析

PSI-MS 的 mzData 交互格式被设计为研究者既能在包括质谱分析的蛋白质组学实验中交换实验数据，又能与仪器及搜索引擎生产商合作，从仪器直接获得标准数据（Pedrioli et al., 2004）。仪器的数据系统提供的数据能直接用于搜索引擎或第三方软件，如波谱数据库或其他计算工具。虽然最初这只是一种交互格式，但这个研究组的长期目标是开发出质谱分析数据储备库来存储发表前的数据。

目前，美国试验与检测协会（ASTM）正在开发分析信息的交换标准，因为两种标准都需要描述质谱的实验及结果，这个小组已与国际组织达成共识，将他们的研究目标以基于 XML 的标准进行实现。色谱数据的标准，如 ASTM netCDF 格式［E1947-98“色谱法数据的交互协议标准”；E2077-00“质谱法数据分析的交互协议标准”，ASTM 国际（见 www.astm.org)］及 IUPACJCAMP 格式（http://www.jcamp.org），都在仪器生产商的广泛支持下获得成功。在计算机技术不断变化，计算机平台无关化过程中，这些数据仍保留了可读性。虽然这些标准有一定用途，但是由于质谱技术的快速变化，很难保持这些标准及时更新。XML 被认为是既具有拓展性，能维持这些数据的更新，同时又能保持计算机平台无关的最好方法。

已发表的 PSI-MS XML 数据交互格式版本同样为使用者提供了从质谱分析文本格式转化为 PSI-MS XML 格式和查阅浏览 PSI-MS XML 格式存储数据的工具（Pedrioli et al., 2004）。

PSI-MS 方案灵活多变，足以处理使用任何实验描述法的各类不同实验结果，并保持与 ASTM 模型的适应性。然而，为了产生更紧凑的文件，XML 格式已经转换成 64 位数据，目前的任务是扩展其特异性以获得更为精确与完整的描述，包括大规模阵列和高强度数据（mass intensity）。mzData 格式现已发布（http://psidev.sourceforge.net/ms），而且很快就会与色谱分析输出格式相结合，支持一种通用的肽段/蛋白质鉴定和蛋白质修饰描述的语法（mzProtID）。研究者决定将一些广义的问题，如样品制备和分离等作为 GPS 的一部分，而不再与质谱分析数据组相互独立。

以仪器生产商提供的输出格式作为关键词直接输入搜索引擎有很多好处，它来源多，如 Matrix Scienve、Kratos Analytical 和 Bruker Daltronics，这些生产商目前正在用 mzData 格式进行测试，以建立用户定制的色谱数据及参数存储系统。有人提出采用 ASTM 质谱分析标准数据词典来控制这一模型下词汇的更新，而这一词典的最终所有权将归属于美国质谱分析协会（ASMS），这样就保证了所有词汇更新的初始数据标准化既支持 HUPO-PSI 又支持 ASTM。mzData 现在正在作为一种可接受的形式广泛应用于描述质谱分析数据，并且在数据交换和存储方面都有利用价值。长远来看，我们推荐以 ASTM 标准对所有（2005～2006）初始数据标准化，mzData 仍将是数据交换的最佳格式。

2.7 分子间的相互作用

目前已有若干蛋白质-蛋白质相互作用数据库［IntAct（Hermjakob et al.,2004）、BIND（Alfarano et al.,2005）、DIP（Salwinski et al.,2004a）、MINT（Zanaoni et al.,2002）、Hybrigences（http://www.hybrigenics.fr）、HPRD（Peri et al.,2003）、MIPS（Pagel et al.,2004）］，这些数据全部或部分存在于公共数据区中，但正如前面所说的那样，这些数据不能够以常规形式在任意两个数据库中进行下载或交换。但所有这些数据库的提供者们都在设法使其数据更易获取、对用户更为有用，他们支持建立一种公共的交换形式。

在一次由 HUPO-PSI 资助发起的会议上，研究者认为给分子间相互作用实验的数据设计一种标准格式的过程应是多层次的。第一层应满足基本的需要并适用于快速实施。接下来的层次应进一步支持复杂性和灵活性，如处理与其他相互作用因子（如核酸）的能力。在可能的情况下，数据模型潜在的价值应由控制词汇来定义。研究者可以在导入数据的过程中，在不同位置设置保密级别，也可以在适当位置发表自由评论。

这个模型在随后的工作组实践及小组讨论中得到完善，其中第一层次的 XML-MI 交换格式已经在 2004 年初和相应工具软件及所需的控制词汇一起发表（Hermjakob et al.,2004b）。以上所列所有数据库现在都以这种格式提交他们的部分或全部数据。这个模型在随后的会议及小组讨论中得到了进一步发展，研究者们还通过了一项年度更新计划。在 2.0 版本中，不但可以有蛋白质-核酸及蛋白质-小分子相互作用的描述，而且还可以包含对结合特点的描述。有一个专门的编辑委员会负责维护控制词汇，并且为其做适当增加。现在，学术杂志可以请求或要求研究作者将结构存储于共享数据库中，并用合适的索引号码来描述每种相互作用或每个实验。

2.8 总结

在改进蛋白质组数据的可获得性和可应用性方面，研究者们已经取得了重大进步。迄今为止，这些努力已经得到了科学界一致的公认肯定。研究者现在正努力将其与 PSI 协调，有一大批代表学术界、工业研究和仪器生产商的科学家正努力承担着这些工作，而且研究者期望利用它来奠定一个可在用户中广泛使用的通用标准基础。当这些工具和模型得到更为广泛利用的时候，我们有理由期待蛋白质组学将会在生物这个重要领域中发挥主导作用，并且蛋白质组学数据将会在越来越丰富的生物学中发挥重要作用。科学界中仍然留有许多区域特异性的领域需要 HUPO-PSI 小组着手处理，如二维电泳数据。我们期待着这方面专家的出现，期望他们在发展这一领域中数据标准和交换格式方面起领军作用。

HUPO 同样致力于为一些人类很感兴趣的疾病建立大规模疾病组织数据网站。建立这类网站的目标是建立正常血浆、肝脏、大脑中所包括的蛋白质列表，并鉴定群体的地域及种族变异型。这三个工程组已经从大规模的捐献者中获得了样本，这些样本正在一套标准程序的指导下在各国实验室中进行实验分析。由此产生的数据将先经由 UniProt/IPI 鉴定，再由 HUPO-PSI 数据标准标准化，存放于公共区域，之后这些数据将可以用作疾病及药物作用组织的对照参考数据。

致力于药物研发领域中的科学家们开发了一系列用于大规模数据分析的工具和标准。这些工具及标准有的已经正在使用，有的将会在不久的将来出台。大量的参考数据索引数据库正在建设中，研究者希望这些努力有助于确定新一代药物靶点，并为许多威胁生命的顽疾和很多困扰当今人类的退行性疾病提供治疗方案。

参考文献

Alfarano, C., Andrade, C. E., Anthony, K., Bahroos, N., Bajec, M., Bantoft, K., Betel, D., Bobechko, B., Boutilier, K. Burgess, E., et al. (**2005**). The Biomolecular Interaction Network Database and related tools 2005 update. *Nucleic Acids Res.* **33**, 418–424.

Attwood, T. K., Bradley, P., Flower, D. R., Gaulton, A., Maudling, N., Mitchell, A. L., Moulton, G., Nordle, A., Paine, K., Taylor, P., Uddin, A., Zygouri, C. (**2003**). PRINTS and its automatic supplement, prePRINTS. *Nucleic Acids Res.* **31**, 400–402.

Bairoch, A., Apweiler, R., Wu, C. H., Barker, W. C., Boeckmann, B., Ferro, S., Gasteiger, E., Huang, H., Lopez, R., Magrane, M., et al. (**2005**). The Universal Protein Resource (UniProt). *Nucleic Acids Res.* **33**, 154–159.

Bateman, A., Coin, L., Durbin, R., Finn, R. D., Hollich, V., Griffiths-Jones, S., Khanna, A., Marshall, M., Moxon, S., Sonnhammer, E. L., Studholme, D. J., Yeats, C., Eddy, S. R. (**2004**). The Pfam protein families database. *Nucleic Acids Res.* **32**, 138–141.

Boeckmann, B., Bairoch, A., Apweiler, R., Blatter, M. C.,Estreicher, A., Gasteiger, E., Martin, M. J., Michoud, K., O'Donovan, C., Phan, I., et al. (**2003**). The SWISS–PROT protein knowledgebase and its supplement TrEMBL in 2003. *Nucleic Acids Res.* **31**, 365–370.

Bru,C. Courcelle, E., Carrere, S., Beausse, Y., Dalmar, S., Kahn, D. (**2005**). The ProDom database of protein domain families: more emphasis on 3D. *Nucleic Acids Res.* **33**, 212–215.

Clark, B. F. (**1981**). Towards a total human protein map. *Nature* **292**, 491–491.

Daub, H., Godl, K., Brehmer, D., Klebl, B. Muller, G. (**2004**). Evaluation of kinase inhibitor selectivity by chemical proteomics. *Assay Drug Dev. Technol.* **2**, 215–224.

Falquet, L., Pagni, M., Bucher, P., Hulo, N., Sigrist, C. J. A., Hofmann, K., Bairoch, A. (**2002**). The PROSITE database, its status in 2002. *Nucleic Acids Res.* **30**, 235–238.

Haft, D. H., Selengut, J. D., White, O. (**2003**). The TIGRFAMs database of protein families. *Nucleic Acids Res.* **31**, 371–373.

Harris, M. A., Clark, J., Ireland, A., Lomax, J., Ashburner, M., Foulger, R. Eilbeck, K., Lewis, S., Marshall, B., Mungall, C., et al. (**2004**). The Gene Ontology (GO) database and informatics resource. *Nucleic Acids Res.* **32**, 258–261.

Hermjakob, H., Montecchi-Palazzi, L., Lewington, C., Mudali, S., Kerrien, S., Orchard, S., Vingron, M., Roechert, B., Roepstorff, P., Valencia, A., et al. (**2004a**). IntAct: an open source molecular interaction database. *Nucleic Acids Res.* **32**, 452–455.

Hermjakob, H., Montecchi-Palazzi, L., Bader, G., Wojcik, J., Salwinski, L., Ceol, A., Moore, S., Orchard, S., Sarkans, U., von Mering, C., et al. (**2004b**). The HUPO PSI's molecular interaction format – a community standard for the representation of protein interaction data. *Nat. Biotechnol.* **22**, 177–183.

Joshi-Tope, G., Gillespie, M., Vastrik, I.,

D'Eustachio, P., Schmidt, E., de Bono, B., Jassal, B., Gopinath, G. R., Wu, G. R., Matthews, L., et al. (**2005**). Reactome: a knowledgebase of biological pathways. *Nucleic Acids Res.* **33**, 428–432.

Kersey, P. J., Duarte, J., Williams, A., Karavidopoulou, Y., Birney, E., Apweiler, R. (**2004**). The International Protein Index: an integrated database for proteomics experiments. *Proteomics* **4**, 1985–1988.

Kersey, P., Bower, L., Morris, L., Horne, A., Petryszak, R., Kanz, C., Kanapin, A., Das, U., Michoud, K., Phan, I., et al. (**2005**). R. Integr8 and Genome Reviews: integrated views of complete genomes and proteomes. *Nucleic Acids Res.* **33**, 297–302.

Letunic, I., Goodstadt, L., Dickens, N. J., Doerks, T., Schultz, J., Mott, R., Ciccarelli, F., Copley, R. R., Ponting, C. P., Bork, P. (**2002**). Recent improvements to the SMART domain-based sequence annotation resource. *Nucleic Acids Res.* **30**, 242–244.

Madera, M., Vogel, C., Kummerfeld, S. K., Chothia, C., Gough, J. (**2004**). The SUPERFAMILY database in 2004: additions and improvements. *Nucleic Acids Res.* **32**, 235–239.

Mehra, A., Lee, K. H., Hatzimanikatis, V. (**2003**). Insights into the relation between mRNA and protein expression patterns: I. Theoretical considerations. *Biotechnol. Bioeng.* **84**, 822–833.

Mulder, N. J., Apweiler, R., Attwood, T. K., Bairoch, A., Bateman, A., Binns, D., Bradley, P., Bork, P., Bucher, P., Cerruti, L., et al. (**2005**). InterPro, progress and status in 2005. *Nucleic Acids Res.* **33**, 201–205.

Orchard, S., Hermjakob, H., Julian, R. K. Jr., Runte, K., Sherman, D., Wojcik, J., Zhu, W., Apweiler, R. (**2004**). Common interchange standards for proteomics data: Public availability of tools and schema. *Proteomics* **4**, 490–491.

Pagel, P., Kovac, S., Oesterheld, M., Brauner, B., Dunger-Kaltenbach, I., Frishman, G., Montrone, C., Mark, P., Stumpflen, V., Mewes, H. W., et al. (**2005**). The MIPS mammalian protein–protein interaction database. *Bioinformatics* **21**, 832–834.

Pedrioli, P. G., Eng, J. K., Hubley, R., Vogelzang, M., Deutsch, E. W., Raught, B., Pratt, B., Nilsson, E., Angeletti, R. H., Apweiler, R., et al. (**2004**). A common open representation of mass spectrometry data and its application to proteomics research. *Nat. Biotechnol.* **22**, 1459–1466.

Peri, S., Navarro, J. D., Kristiansen, T. Z., Amanchy, R., Surendranath, V., Muthusamy, B., Gandhi, T. K., Chandrika, K. N., Deshpande, N., Suresh, S., et al. (**2003**). Development of human protein reference database as an initial platform for approaching systems biology in humans. *Genome Res.* **13**, 2363–2371.

Pruess, M., Fleischmann, W., Kanapin, A., Karavidopoulou, Y., Kersey, P., Kriventseva, E., Mittard, V., Mulder, N., Phan, I., Servant, F., Apweiler, R. (**2003**). The Proteome Analysis Database: a tool for the in silico analysis of whole proteomes. *Nucleic Acids Res.* **31**, 414–417.

Salwinski, L., Miller, C. S., Smith, A. J., Pettit, F. K., Bowie, J. U., Eisenberg, D. (**2004**). The Database of Interacting Proteins: 2004 update. *Nucleic Acids Res.* **32**, 449–451.

Whitfield, J. (**2004**). Web links leave abstracts going nowhere. *Nature* **428**, 592.

Wu, C. H., Yeh, L. S., Huang, H., Arminski, L., Castro-Alvear, J., Chen, Y., Hu, Z., Kourtesis, P., Ledley, R. S., Suzek, B. E., et al. (**2003**). The Protein Information Resource. *Nucleic Acids Res.* **31**, 345–347.

Wu, C. H., Huang, H., Nikolskaya, A., Hu, Z., Barker, W. C. (**2004**). The iProClass integrated database for protein functional analysis. *Comput. Biol. Chem.* **28**, 87–96.

Zanzoni, A., Montecchi-Palazzi, L., Quondam, M., Ausiello, G., Helmer-Citterich, M. Cesareni, G. (**2002**). MINT: a Molecular INTeraction database. *FEBS Lett.* **513**, 135–140.

Zdobnov, E. M. Apweiler, R. (**2001**). InterProScan – an integration platform for the signature – recognition methods in InterPro. *Bioinformatics* **17**, 847–848.

第二篇　蛋白质组技术

3 差异凝胶电泳（DIGE）：临床研究的新一代二维凝胶电泳

Barbara Sitek, *Burghardt Scheibe*, *Klaus Jung*,
Alexander Schramm and Kai Stühler

摘要

在过去的几年，二维凝胶电泳（two-dimensional electrophoresis，2-DE）常被认为已经过时，并且有观点认为新的蛋白质组学时代不再需要凝胶电泳了。然而，2-DE 在分析复杂蛋白质混合物时依然有其优势。目前 2-DE 已经达到能一次分离 10 000 个蛋白质的高分辨水平。随着 2-DE 的不断发展，尤其是差异凝胶电泳（difference gel electrophoresis，DIGE）的建立，使 2-DE 在蛋白质组学研究中的地位得到巩固，成为蛋白质分析的一把利剑。DIGE 是把样品中所有蛋白质都标记上相应的荧光染料，而这些染料在 2-DE 时，对蛋白质迁移的影响很小，基本上可以忽略。

DIGE 用到两种荧光染料：CyDye® 最小量荧光染料和 CyDye 饱和量荧光染料。CyDye 最小量荧光染料与赖氨酸的 ε-氨基酸残基上的 *N*-羟基丁二酰亚胺酯（NHS-ester）键起反应，一次凝胶电泳能同时分析三个不同的样品。对于一些微量样品，如显微切割样品，就需要用 CyDye 饱和量荧光染料，这种荧光染料能有效地完成 2-DE 分析，并对这些微量样品中蛋白质丰度的变化进行较为精确的定量。饱和量荧光染料是通过马来酰亚胺基团与蛋白质样品中所有可获得的半胱氨酸残基起反应，从而使蛋白质被高浓度的荧光标记。

在这里我们要介绍两种 CyDye 荧光染料在分析临床相关蛋白质样品中的应用情况以及分析 DIGE 数据的方法。我们使用 CyDye 最小量荧光标记检测神经母细胞瘤两种酪氨酸激酶 TrkA 或 TrkB 配体激活而引起的动态蛋白质变化。TrkA 和 TrkB 是神经营养因子受体家族的成员，它们通过对各自配体 NGF 和 BDNF 的应答反应介导神经细胞的生长、分化、增殖和凋亡。此外，我们应用 CyDye 饱和量荧光标记鉴别出一些在胰腺肿瘤演进过程中的新型分子标志，并用它们分析了来源于不同病理分级的胰腺上皮内增生组织（PanIN）的 1000 个显微切割细胞，PanIN 被认为是胰腺管内腺瘤（PDAC）的变异前体。基于这种多元整合的方式和内标的应用以及统计学分析得到的可信数据，DIGE 使蛋白质组学研究达到了能够准确定量的水平。

3.1 引言

在 20 世纪 90 年代初期，Marc Wilkins 就用一个名词“蛋白质组”来描述在一定条件下，特定的时刻，基因组所编码的所有蛋白质。与基因组相比，蛋白质组分析是一个

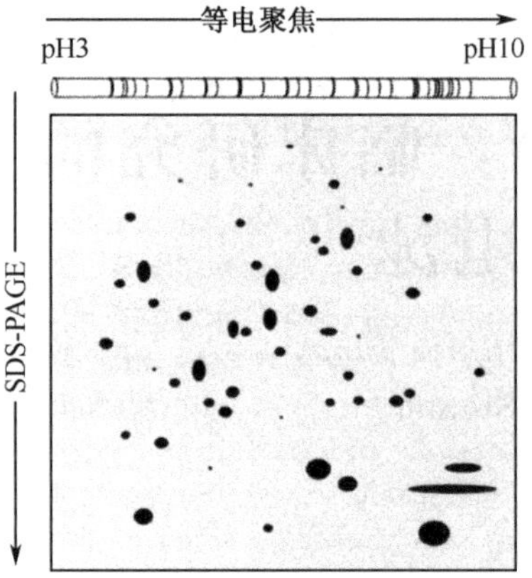

图 3.1　二维凝胶电泳（2-DE）示意图
在第一维方向，蛋白质根据等电点高低被聚集（等电聚焦 isoelectric focusing，IEF）；在第二维方向，蛋白质根据分子质量的大小被分离（SDS-PAGE）

高度动态且复杂的过程，但它却可更为详细地揭示生命的现象。正因如此，为了分析复杂的蛋白质混合物，研究者们建立了许多方法。目前，二维凝胶电泳（two-dimensional electrophoresis，2-DE）已经达到对蛋白质样品进行高通量检测的能力，在一块胶上能一次分离 10 000 个蛋白质，这也使进一步的定量分析成为可能（图 3.1，Klose and Kobalz，1995）。1975 年，Klose（1975）和 O'Farrell（1975）等研究者分别独立建立了 2-DE，它代表了两种不同分离方法的融合。在第一维方向，蛋白质按等电点（isoelectric point，pI）的不同被等电聚焦（isoelectric focusing，IEF）在一起；在第二维方向，蛋白质按分子质量大小被分离（SDS-PAGE）（Gorg et al.，2000）。对等电聚焦而言，目前建立了两种不同的技术，即载体两性电解质等电聚焦（carrier ampholyte IEF，CA-IEF）（Klose and Kobalz，1995）和固定 pH 梯度（immobiline pH gradient，IPG）的等电聚焦（Bjellqvist et al.，1982；Gorg et al.，1988）。pH 梯度的固定和装载都在一个塑料支架上，这使等电聚焦得到大大简化，从而使它在 2-DE 中得到了广泛的应用（Anderson，1996；Herbert，1999；Rabilloud，2000）。目前，市场上有许多不同的 IPG 条，包括窄的、宽的、线性和非线性的 pH 梯度，它们都由厂家预制生产。相比之下，CA-IEF 是一种费时费力的技术，未能得到广泛应用，不过一些较专业的实验室仍在使用。

通过应用一些有不同敏感度和线性动态检测范围的显色技术，我们能让蛋白质的定量分析变成一个可视化过程（表 3.1）。与芯片技术相比，如 Affymetrix 公司的基因芯片或是蛋白芯片，待分析物都是提前被固定在坐标平面上的。而在 2-DE 胶上，蛋白质的点状分布位置是由它的物理化学特性所决定的。因此，用不同分析方法产生的 2-DE 胶，要求有标准化的操作程序来获得更为可靠的蛋白质数据（Lopez et al.，1997）。然而，在 2-DE 的过程中，任何细小差异，如在灌胶时、凝聚反应时或者 IEF 运行过程（21～24h）中发生的变化，都能导致结果的变化，这就不得不使用合适的图像软件来修正。包括检测和归一化方法等，典型的图像分析软件如：ImageMaster、PDQuest®、Proteom Weaver® 或 Delta2D® 都能提供合适的算法，使不同 2-DE 胶上蛋白质的点状分布保持一致性，从而修正由于上述变化引起的误差。

3.2　差异凝胶电泳（新一代蛋白质 2-DE 检测技术）

1997 年，J. S. Minden 等研究者对 2-DE 进行了重大的改进，在 2-DE 的基础上建立了差异凝胶电泳（difference gel electrophoresis，DIGE）（Unlu et al.，1997）。DIGE 克服了 2-DE 的一些基本的问题，如胶之间的差异、分析复合物时不同荧光标记（Cy2、

Cy3 和 Cy5）间的精确性等。与常规的检测方法比较（表 3.1），该方法依靠蛋白质的共价修饰，使用与之匹配的 CyDye 荧光染料，并且不会改变电泳时蛋白质的迁移率。因此，DIGE 可以在胶不变的情况下，在同一块 2-DE 胶中迅速鉴别两个样品的蛋白质变化。此外，DIGE 能检测到 3～5 个数量级的变化，而银染仅能检测 30 倍左右的变化（Alban et al.，2003；Knowles et al.，2003；Gharbi et al.，2002；Tonge et al.，2001；Unlu et al.，1997）。在 DIGE 分析中，两种不同的 CyDye 荧光染料——最小量荧光染料和饱和量荧光染料都是很方便买到的试剂。

表 3.1　2-DE 蛋白质组分析中最常使用的蛋白质染色方法

染色方法	最低检测量/ng	线性动态范围	参考文献
银染	1	10^2	Heukeshoven and Dernick，1988
	3～5[a]		Nesterenko et al.，1994
锌-咪唑	10	未检	Fernandez-Patron et al.，1998
SyproRuby	1	10^3	Rabilloud et al.，2001
SyproOrange，SyproRed	30	10^3	Yan et al.，2000
胶状考马斯染色 Colloidal Coomassie	8～10	10^3	Neuhoff et al.，1990
DIGE 最小量荧光标记	0.1～0.2	$10^{3\sim5}$	Tonge et al.，2001
DIGE 饱和量荧光标记	0.005～0.010	$10^{3\sim5}$	Shaw et al.，2003
同位素标记（^{32}P、^{14}C 和 ^{35}S）	≪1	10^5	Johnston et al.，1990

注：对于染色方法而言，除了它能检测的最低量外，能检测的蛋白质线性动力学变化范围也是衡量它的一个重要指标。

a：质谱兼容的银染最低检出量（Nesterenko et al.，1994）。

CyDye 最小量荧光染料通过 *N*-羟基丁二酰亚胺酯（NHS-ester）键与赖氨酸的 ε-残基起反应，一次能同时检测三个样品，蛋白质中大约 3% 能被标记，并且只在每个蛋白质的一个赖氨酸上发生反应，而其他的赖氨酸不会被标记。这就使得最小量荧光标记 DIGE 非常有效，并且通常不用进行标记优化。这三个不同的 CyDye 标签，在与蛋白质偶联后使蛋白质分子质量增大约 450Da。这种荧光标记的图像效果可与电泳胶后再染色的效果相媲美，最小量荧光标记的灵敏度与最灵敏的银染相类似。蛋白质混合物的内标可通过与所有待分析的样品等份混合而得到。每块胶上都由同等数量的蛋白质组成，这种使用内标的方法能很容易地计算一块或几块胶上同一种蛋白质的比例。这在很大程度上消除了由于胶与胶的差异而引起的蛋白质定量不准的情况。每块胶都有两个样品加一个内标的搭配，减少了胶使用量上的重复而更强调生物学意义上的重复，这样在整体上缩小了为满足数理统计要求而使用的胶的数量（见 3.2.3）。传统 2-DE 存在方法学上的误差、费时费力的图像分析和精确定量上的局限性问题，这些在 DIGE 中都迎刃而解（图 3.1）。

对于一些特殊样品，如显微切割样品（见 3.2.2），就需要用 CyDye 饱和量荧光标记。这种荧光标记能有效地完成 2-DE 分析并对这些微量样品（5μg 蛋白质/图像）中蛋白质丰度的变化进行较为精确的定量。饱和量荧光染料是通过马来酰亚胺基团与蛋白质样品中所有半胱氨酸残基起反应，从而使蛋白质被标记上高浓度的荧光标记。由于它们的净电荷为零，标记的蛋白质没有电荷变化，与所有 DIGE 分析一样，每块胶中每种样品的内标样品量是一致的。它的灵敏度比银染高出 20 多倍。与最小量荧光标记相比，饱和量荧光标记必须进行标记优化，以此来决定荧光染料的正确含量。在激光共聚焦仪上，可用特定波长看到饱和量荧光染料的图像，并且没有色相干扰。

专业图像分析软件（DeCyder）是利用适当的双检测算法（甚至三检测算法）进行分析的，这种软件可以实现自动检测、降噪、定量、归一化并能增加胶与荧光图像之间的匹配度。实验中使用内标能有效地消除胶与胶之间的差异，并能在蛋白质水平检测细微变化（图 3.2）。

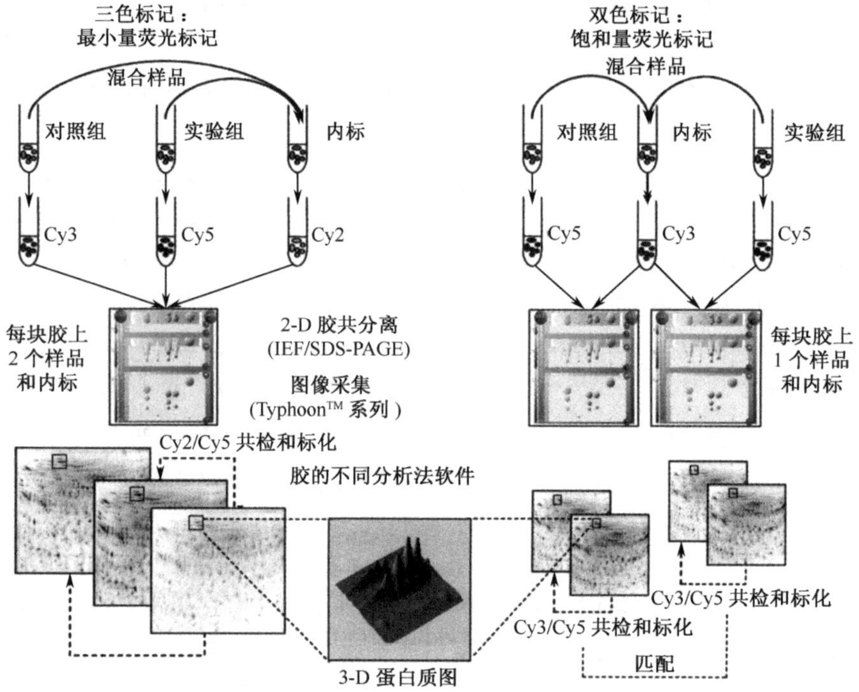

图 3.2 差异凝胶电泳（difference gel electrophoresis，DIGE）

Ettan ® DIGE 的工作流程：包括内标的双染色和三染色过程。有两种不同的 CyDye 染料用于荧光蛋白质标记。进行多重分析时，最小量荧光标记可用到三种 CyDye 染料（Cy2、Cy3 和 Cy5）。多重的饱和量荧光标记只能作为内标，但可检测浓度更低的蛋白质样品。使用激光共聚焦荧光扫描仪（如 Typhoon 系列）在 CyeDye 特异的波长收集图像后，蛋白质点的情况可用合适的图像分析软件（DeCyder）来分析

DIGE 系统中，系统误差和由个体间差异引起的内在固有生物学差异等都能从诱导的生物学变化中清晰地区别出来。DIGE 系统一方面能辨别真正的生物学差异，另一方面能辨别系统和个体之间的差异。

3.2.1 DIGE CyDye 最小量荧光标记的应用（CyDye 最小量荧光的最小量标记）

3.2.1.1 常规操作流程

在标准标记流程中，蛋白质首先要被溶解于 DIGE 裂解缓冲液（30mmol/L Tris，

7mol/L 尿素，2mol/L 硫脲，4%（*w/V*）CHAPS，pH8.5）。通过酸沉淀制备的样品，应使用 pH 已调整到适当范围（如 9.5）的 DIGE 裂解缓冲液进行裂解，最终裂解缓冲液的 pH 为 8～9。在进行标记反应时，pH 低会影响标记效率，并且影响反应的进行。蛋白质浓度应使用标准蛋白质定量方法进行标定。按照标准的操作流程，浓度在 1～20mg/ml 范围内的蛋白质都能被成功标记（数据来自 Amersham Bioscience 个人交流）。CyDye 荧光染料与蛋白质溶液混合，避光冰浴 30min，以便 50μg 的蛋白质能被 400pmol 的 CyDye 标记上（需提前准备每微升含有 400pmol CyDye 的无水甲酰二甲胺工作溶液）。然后加 1μl 浓度为 10mmol/L 的赖氨酸终止反应，并继续避光冰浴 10min。这样处理后的样品在－70℃至少可以保存一个月。经典 2-DE 中用到的裂解缓冲液通常包含一级氨基（如两性电解质载体，pharmalyte）和过量的巯基（如 DTT、DTE），在标记反应时这些都不应存在。

标记后，要进行 IEF 时，每个样品还需加入等体积的 2×裂解缓冲液［8mol/L 尿素，4%（*w/V*）CHAPS，2%（*V/V*）两性电解质载体，2%（*w/V*）DTT］。把 3 个待分离的蛋白质样品加入到同一个 IEF 条状或管状胶中，使每块胶的蛋白质总浓度为 150μg（50μg 为 Cy3 标记、50μg 为 Cy5 标记、50μg 为 Cy2 标记）。此后的步骤实际上就与经典 2-DE 一样了，有个特别之处需要注意，因为胶将被组装到两块玻璃板间，电泳之后还要进行扫描，所以玻璃胶盒的荧光吸收能力应较低。

CyDye 标记量是与蛋白质大小和电荷成正比的，因此在同一块 2-DE 胶上，它能覆盖所有同一类蛋白质。在中性和酸性 pH 时，蛋白质中的赖氨酸携带一个正电荷，CyDye 最小量荧光染料也携带一个固有的正电荷，当与赖氨酸偶联时，这个正电荷替换了赖氨酸的一个正电荷，这样使蛋白质的等电点不会发生太大的变化（图 3.3）。

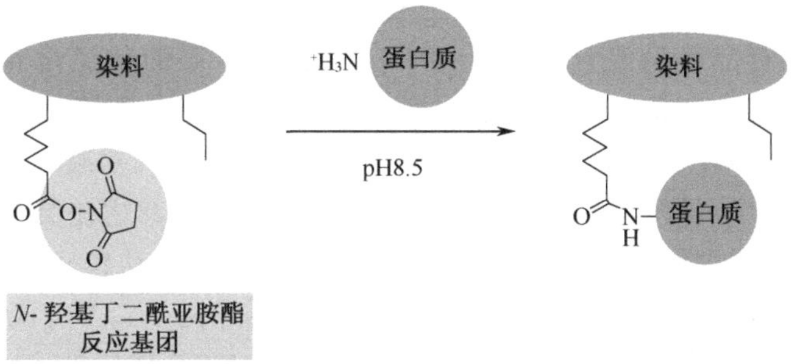

图 3.3　CyDye DIGE 最小量荧光标记的化学反应过程

CyDye 最小量荧光染料通过 *N*-羟基丁二酰亚胺酯（NHS-ester）键与每个蛋白质中赖氨酸上的一个 ε-残基起反应，带正电的染料分子替代了蛋白质中带正电的赖氨酸，这样不会引起 pI 的净电荷变化

实验设计应立足于实际，在 2-DE 实验中，误差主要是由胶块之间的差异引起的。在同一块胶上运行多个样品，减少了获得同样数量的数据所要使用的胶数量。建议在同一个实验中，使用的每一块胶都应该带有 Cy2 标记的内标样品。该内标样品由同一个实验中用到的所有样品等份混合而成（图 3.2）。这样使得在所有胶上运行的所有待分析样品有可比较的标准。标准样品的存在可以增加胶与胶之间匹配的可靠度，也可使胶与胶之间精确的点状统计成为可能（见 3.2.3）。

3.2.1.2 应用举例：鉴别 Trk 被配体激活后的蛋白质组变化

在比较生理条件非常相似而又不完全相同情况下的差别时，可把 DIGE 技术的能力发挥到极致，其潜在的应用范围包括监测细胞对外界各种刺激的应答。在经典的 2-DE 中，由于实验间的误差，很容易出现系统错误。我们使用 DIGE 系统，检测了神经母细胞瘤由于两种酪氨酸激酶 TrkA 或 TrkB 被配体激活而引起的蛋白质组变化（图 3.4）。TrkA 和 TrkB 是神经营养因子受体家族的成员，它们通过应答各自配体 NGF 和 BDNF 的刺激，从而介导神经细胞的生长、分化、增殖和凋亡（Miller and Kaplan，2001）。到目前为止，对 TrkA/TrkB 介导的不同生理反应的分子机制还知之甚少。在很多胚胎肿瘤，如儿童最为常见的神经母细胞瘤中，TrkA/TrkB 表达水平是一个较为重要的先兆因素（Nakagawara et al.,1993）。由于 TrkA/TrkB 在序列上具有高度相似性，并且它们的信号传导通路是重叠的，那就有可能存在对受体和细胞特异应答起决定作用的特异效应分子（Schulte et al.,2005）。为了鉴别这些在特定模型中，由于 TrkA 和 TrkB 被激活而引起的生物学效应的效应分子，我们对稳定转染了 TrkA 或 TrkB cDNA 的人神经母细胞瘤 SY5Y 细胞进行蛋白质组的分析（Sitek et al.,2005a）。全面分析这些细胞所产生的表型，其结果都与观测到的生物学功能相一致（Eggert et al.,2000；2002）。受体激活后，在 0、0.5、1、6 和 24h 等时间点对蛋白质组的变化进行监测，选取这些时间点监测神经营养因子（NGF/BDNF）的即时应答及后续效应蛋白质。在考虑了生物误差的基础上，我们重点鉴别了在每个时间点，五次独立实验中受到重要调控的蛋白质点。在每个时间点，都对添加神经营养因子和未加神经营养因子的细胞进行差异比较。就技术而言，这两种细胞来源的 50μg 量的蛋白质都能分别用 Cy5 和 Cy3 标记。内标是由所有待分析样品等份混合而成，用 Cy2 标记。从添加神经营养因子和未加神经营养因子的 SY5Y-TrkA 或 TrkB 细胞中抽提的蛋白质，可分别用 Cy3 和 Cy5 标记，并同时用 Cy2 标记的内标（图 3.5）在同一块胶上一起电泳。扫描凝胶并对蛋白质点的检测进行手动校正后，分析统计相应蛋白质点，就能得到有表达差异的蛋白质。SY5Y-TrkA/TrkB 的全细胞裂解液，通过 DeCyder 软件分析和手动校正后，检测到 1700～1900 种蛋白质点。通过表达谱分析发现，用 BDNF 诱导的 SY5Y-TrkB 细胞，有 24 个调控差异显著的蛋白质点（$P<0.05$，$r>1.5$），而在 NGF 诱导的 SY5Y-TrkA 细胞中发现 13 个这样的点（$P<0.05$，$r>1.3$）（表 3.2）。在神经营养因子处理时受调控的蛋白质中，有 20 个蛋白质点是 SY5Y-TrkB 细胞中特异表达的，而在 SY5Y-TrkA 细胞中有 9 个。有 4 个在两种细胞中都受到特异调控，其中 3 个显示有同样的调控模式，1 个的调控模式在两种细胞中是相反的，通过 MALD1-PMF 鉴定，这种蛋白质是原肌球蛋白 3。在 SY5Y-TrkA 和 TrkB 细胞中，激活神经营养因子受体后，很多表达有差异的蛋白质是在刺激后期受调控（在 SY5Y-TrkA 细胞中鉴别的 13 个有显著差异的蛋白质点中有 10 个是这样的；而在 SY5Y-TrkB 细胞的 24 个蛋白质中有 16 个是这样的）（图 3.6）。大部分鉴定蛋白质在 GO（GeneOntology）系统分类上都是与细胞骨架的发生和形成相关的蛋白质，而且还发现了一些与信号传导相关的蛋白质。最为显著的是，转染后的 SY5Y-TrkB 细胞中 hnRNP K 的表达上调，hnRNP K 的功能是在未成熟的上皮细胞中扮演 RNA 沉默子的作用，抑止只在分化细胞中所需的蛋白质的翻译。令人感兴趣的是，我们推测 hnRNP K 也可能在分化的神经细胞中有类似的作用，抑止只在该细胞中特异表达的蛋白质。最近的一个研究发现，事实上 hnRNP K 是通过调控 p21 来控制神经细胞由增殖转变为分化过程的（Yano et al.,2005）。

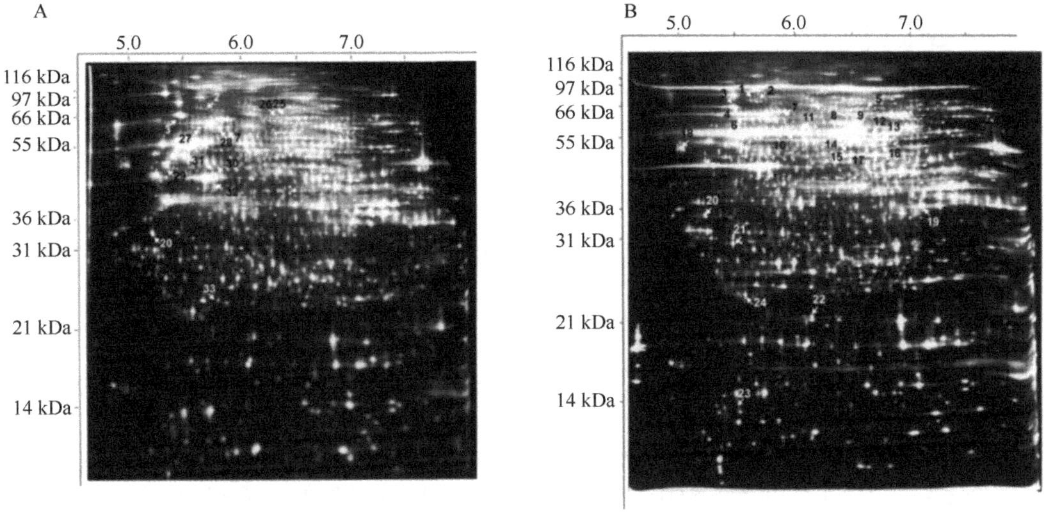

图 3.4　SY5Y-TrkA 细胞裂解液（A）和 SY5Y-TrkB（B）细胞裂解液的 2-DE 胶图

在第一维方向（横向），通过 IEF 对蛋白质进行分离；在第二维方向（纵向），通过 SDS-PAGE 对蛋白质进行分离。这里显示的是 SY5Y-TrkA 细胞全裂解液（A）和 SY5Y-TrkB（B）细胞全裂解液 2-DE 结果示意图。神经营养因子受体 TrkA 或 TrkB 被各自配体激活后差异表达蛋白质的数量及相关的数据如表 3.2 所示

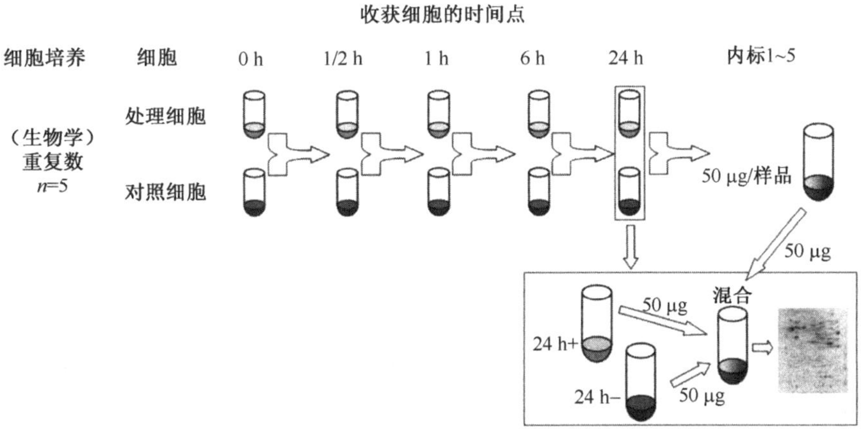

图 3.5　DIGE 样品制备过程的示意图

分别用神经营养因子 NGF（100ng/ml）或 BDNF（50ng/ml）刺激 SY5Y-TrkA 和 SY5Y-TrkB 细胞作为实验组细胞；对照组细胞不加神经营养因子。之后，对同一时间点的样品进行标记、混合并加入相同量的内标后在同一块胶上电泳。内标由该实验中所有样品等份混合而成。图的下部分呈现的就是在 24h 后处理样品的过程。实验重复 5 次，以便校正实验系统内误差

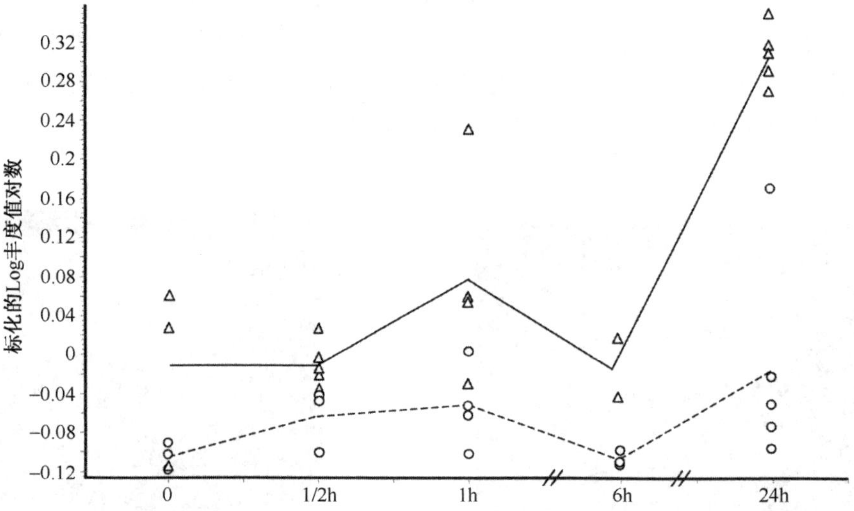

图 3.6　神经营养因子处理后 SY5Y-TrkA 和 SY5Y-TrkB 细胞中受调控蛋白质的典型动力学变化

大部分蛋白质，如 galectin-1 都是在刺激后期受调控。圆圈表示的是来自一块胶上单个对照组的标准丰度值，三角形表示的是实验组的。连线上代表了一个平均标准丰度值。尽管实验重复了 5 次，但 DeCyder 软件并不可能检测到所有胶中出现的蛋白质点。所以，图中在一些时间点出现少于 5 个圆圈或三角形的情况

表 3.2　通过基质辅助激光解析电离质谱（MALDI-MS）鉴别在 SY5Y-TrkA 和 SY5Y-TrkB 细胞中神经营养因子受体被激活后表达有显著差异的蛋白质概况

蛋白质点编号	蛋白质名称	理论值		实验值		NCBI 登录号	调控/动力学基团	
		pI	分子质量/kDa	pI	分子质量/kDa		TrkA	TrkB
1	动力蛋白	5.0	71.5	5.4	96.9	GI：24307879	无	↑A
2	动力蛋白	5.0	71.5	5.5	95.3	GI：24307879	↓C	↓A
3	热激蛋白 70-5	5.0	72.3	5.3	86.8	GI：16507237	↑C	↑C
4	热激蛋白 70-5	5.0	72.3	5.3	86.8	GI：16507237	无	↑C
5	核纤层蛋白 A/C 异构体 1 前体蛋白	6.8	74.1	6.2	86.6	GI：27436946	无	↑C
6	异源核糖核蛋白 K 异构体 a	5.1	51.0	5.4	72.0	GI：14165437	无	↑B
7	尚未检出			5.6	67.5		↓C	↓B
8	核纤层蛋白 A/C 异构体 2	6.4	65.1	6.0	62.9	GI：27436946	无	↑C
9	核纤层蛋白 A/C 异构体 2	6.4	65.1	6.1	62.9	GI：27436946	无	↑C
10	JC 5704 二硫代异构酶（EC5.3.4.1）ER60 前体蛋白	5.9	56.8	5.7	60.9	GI：7437388	无	↑C
11	JC 5704 二硫代异构酶（EC5.3.4.1）ER60 前体蛋白	5.9	56.8	5.8	60.4	GI：7437388	无	↑C
12	二氢硫辛酰胺脱氢酶前体蛋白	7.9	54.2	6.3	60.4	GI：4557525	无	↓B
13	腺苷酸环化酶关联蛋白质	8.0	51.7	6.3	57.5	GI：5453595	无	↓B

续表

蛋白质点编号	蛋白质名称	理论值		实验值		NCBI登录号	调控/动力学基团	
		pI	分子质量/kDa	pI	分子质量/kDa		TrkA	TrkB
14	核基质蛋白 NMP200 相关的剪切因子 PRP19	6.1	55.2	6.1	60.5	GI：7657381	无	↓C
15	TATA 结合蛋白相互作用蛋白 49	6.0	50.2	6.1	56.6	GI：4506753	无	↓C
16	ATP 合成酶及 H^+转运蛋白	9.2	59.8	6.1	55.8	GI：15030240	无	↓C
17	ATP 合成酶及 H^+转运蛋白	9.2	59.8	6.2	55.8	GI：15030240	无	↓C
18	Calumenin	4.4	37.1	5.0	52.0	GI：4502551	无	↑C
19	A 链蛋白 A	8.5	36.7	6.5	35.8	GI：13786849	无	↓C
20	A27674 原肌球蛋白 3（成纤维细胞）	4.7	32.9	5.1	34.4	GI：88928	↓C	↑C
21	RhdGDP 分解抑制蛋白（GDI）α	5.0	23.2	5.3	31.2	GI：4757768	无	↓C
22	AF487339-1 NM23-HI	5.1	19.7	5.8	22.1	GI：29468184	无	↓B
23	1713410A β半乳糖苷可溶性凝血素	5.1	14.6	5.3	12.8	GI：227920	无	↑C
24	尚未检出			5.4	24.0		无	↓A
25	核纤层蛋白 A/C 异构体 1 前体蛋白	6.8	74.1	6.2	86.6	GI：27436946	↑C	无
26	核纤层蛋白 A/C 异构体 1 前体蛋白	6.8	74.1	6.2	86.6	GI：27436946	↑A	无
27	异源核糖核蛋白 K 异构体 a	5.1	51.0	5.4	70.5	GI：14165437	↓C	无
28	核纤层蛋白 B2	5.3	67.7	5.6	71.0	GI：27436951	↑A	无
29	波形蛋白	7.9	54.2	5.2	54.2	GI：4557525	↓C	无
30	尚未检出			5.5	49.4		↓C	无
31	尚未检出			5.5	49.4		↓C	无
32	ACTB 蛋白	5.6	40.2	5.5	49.4	GI：15277503	↓C	无
33	尚未检出			5.6	26.4		↓C	无

在这个系统模型中，DIGE 系统的应用奠定了坚实的研究基础，它把信号通路和效应蛋白质的功能分析有机的整合在一起，并洞察到一些先前不为人知的过程，即不同神经营养因子受体激活后出现的截然不同的表型。

3.2.2 DIGE CyDye 饱和量荧光标记的应用

3.2.2.1 常规操作流程

由于这种标记方法的目标是标记每一个蛋白质所有的半胱氨酸，但蛋白质中许多半胱氨酸残基都存在二硫键，所以必须去折叠和打开二硫键。这个过程需在变性的条件下进行，用一些还原剂如 TCEP [tris- (carboxyethyl) phosphine hydrochloride] 可以实现（图 3.7）。在一些蛋白质中，半胱氨酸残基是被包埋的，因此，其标记程度要依靠在该反应条件下，蛋白质中半胱氨酸残基参与反应的程度而定，所以在这种残基数量和使用浓度条件下，难于进行蛋白质定量。因此在 2-DE 中需要进行滴定实验对标记进行优化，主要用于确定与被检测蛋白质抽提物相匹配的荧光染料和 TCEP 的最佳适用量。TCEP 与荧光染料的摩尔比要始终维持 1∶2，才能保证蛋白质的有效标记。一般情况下，5μg 蛋白质裂解液的标记反应需要 2nmol 的 TCEP 和 4nmol 的荧光染料（假定半胱氨酸残基的平均含量是 2%）。如果 TCEP 和荧光染料量太少，一些蛋白质中的巯基就可能标记不上，这样相同大小蛋白质会在 2-DE 的图像上显示拖尾。如果 TCEP 和荧光染料量太多，赖氨酸上的氨基就会被非特异标记，得到的凝胶上就会出现相同等电点蛋白质的拖尾。标准操作规则中，蛋白质被溶解于裂解缓冲液 [30mmol/L Tris，7mol/L 尿素，2mol/L 硫脲，4% (*w*/*V*) CHAPS，pH8.0]，反应液中不能含有一级氨基或巯基，因为它们会与蛋白质竞争结合荧光染料。裂解后，pH 应在 8 左右；蛋白质浓度应该在 0.55～10mg/ml 间。然后，加入经过标记优化实验得到的最佳量 TCEP (2mmol/L)，37℃孵浴 1h，以减少半胱氨酸残基二硫键的量。之后，再加入 CyDye DIGE 饱和量荧光染料（用脱水的二甲基甲酰胺配成的 2mmol/L 工作溶液），37℃避光继续孵浴 30min。Cy3 用来标记内标，Cy5 用来标记待检样品。最后，使用过量 DTT 在 2×裂解缓冲液中终止反应（s.a）。根据标准操作程序，平衡过程中的脂环基化可被省略。

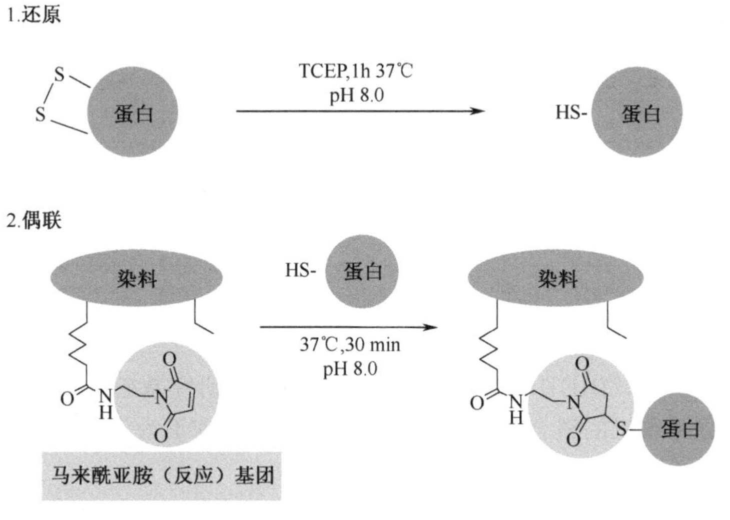

图 3.7 CyDye DIGE 饱和量荧光标记的化学反应过程

CyDye 饱和量荧光染料的马来酰亚胺基团可与蛋白质中所有的半胱氨酸残基反应，由于净电荷为零所以没有电荷变化

3.2.2.2 应用举例：应用 CyDye DIGE 饱和量荧光标记，分析来自不同病理分级的胰腺上皮肿瘤（PanIN）的 1000 个显微切割细胞，鉴别出一个新的肿瘤分子标志

胰腺癌在美国癌症发生率中占据第四位（Niderhuber et al., 1995）。与胰腺癌作斗争面临的主要问题是：缺乏特异性临床症状和检测手段的局限性。绝大多数胰腺癌患者都是在晚期才发现，仅有 10%的患者是适于手术切除可治愈的。

为了鉴别胰腺癌演进过程中的新型分子标志，我们建立了一种蛋白质组学方法，并用其分析来源于不同病理分级的胰腺上皮内增生组织（PanIN）的 1000 个显微切割细胞（Sitek et al., 2005b）。通常认为，PanIN 是转移胰腺导管腺癌（PDAC）的变异前体。在组织学上，PanIN 又被细分为四级，即 PanIN-1A、PanIN-1B、PanIN-2 和 PanIN-3。随着发育异常程度的增加，所有 PanIN 都要经历一个由扁平到乳突状病变的演变过程（图 3.8）。为了分析不同的 PanIN 级别，我们应用了显微切割的方法，该方法使分析生物学相关细胞类型成为可能，在病变前的损伤分析中经常用到。到现在为止，已经有很多技术用于推动显微切割方法的发展（Whetsell et al., 1992; Zhuang et al., 1995; Emmert Buck et al., 1996; Schütze and Lahr, 1998）。为了对 PanIN 级别进行筛选分类，我们选择了手动显微切割，因为我们发现它比自动化的显微切割更容易、速度更快（Sitek et al., 2005b）。

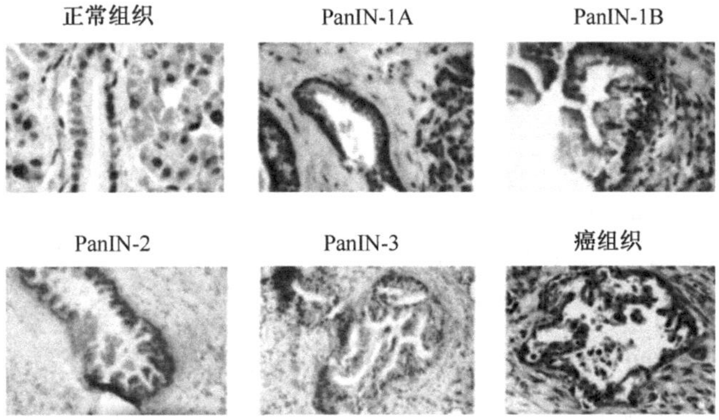

图 3.8　H.E.染色的不同级别的 PanIN 组织切片图

通常认为，胰腺上皮内增生组织（PanIN）是转移胰腺导管腺癌（PDAC）的变异前体。在组织学上，PanIN 被划分为四级，即 PanIN-1A、PanIN-1B、PanIN-2 和 PanIN-3。随着生长异常程度的增加，所有级别的 PanIN 都要经历一个由扁平到乳突状病变的演变过程。美国国家癌症研究所 Think Tank 建立了目前普遍使用的 PanIN 分类临床诊断标准（http://pathology.jhu.edu/pancreas.panin）

使用 CyDye DIGE 饱和量荧光标记，我们既能保持 2-DE 的高分辨率又能发挥荧光标记的高灵敏特性，用这种标记我们分析了 1000 个显微切割细胞的微量样品（约 2μg）。在这项初步实验中，我们展示了能够成功地应用于 PanIN-2 级和胰腺管上皮组织蛋白质组分析的操作流程（图 3.9），我们使用 LC-ESI-MS/MS 鉴定出 PanIN-2 的第

一个分子标志（表 3.3）。在 PanIN-2 中，已经发现 Annexin A2 和 Annexin A4 是差异表达的。这两个蛋白质是 Ca 依赖性磷脂结合蛋白 Annexin 家族的成员，与同族的其他成员相比，其蛋白质构成有 45%～59%相同（Hauptmann et al., 1989）。尽管它们的功能还不明确，但已经发现 Annexin 家族的几个成员可能参与胞吐和胞内吞作用中涉及的胞膜生理活动（Waisman，1995）。此外，还发现 Annexin A2 在 PanIN-2 中表达显著上调。有报道称，内皮细胞表面的 Ca^{2+}-结合蛋白——Annexin A2，能激活血纤维蛋白溶酶原向 t-PA 依赖的血纤维蛋白溶酶原的转化，并促进肿瘤细胞的侵染（Diaz et al., 2004）。在 Lu 等报道的差异表达谱中，也发现在胰腺癌组织中 Annexin A2 蛋白质的表达被上调（Lu et al., 2004）。

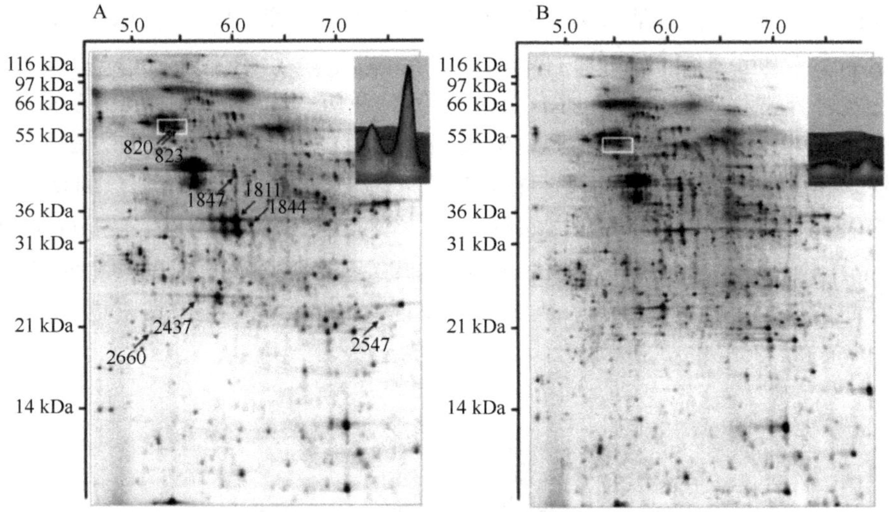

图 3.9　胰腺管上皮细胞和 PanIN-2 级显微切割细胞 DIGE 分析

对 1000 个显微切割的胰腺管上皮细胞和 PanIN-2 级细胞分析，分别得到了（A）1875 个和（B）2050 个蛋白质点的表达信息。图中用箭头和蛋白质点编号标明了 8 个受显著调控的蛋白质。图中放大的部分（白色区域）是用 DeCyder 软件处理得到的两个受明显调控的蛋白质的 3D 图像

表 3.3　分析 1000 个显微切割细胞得到的 PanIN-2 级胰腺瘤首批候选的分子标志

蛋白质点编号	蛋白质点位置名称	登录号	蛋白质名称	变化倍数	*t*-检验	蛋白质-pI	蛋白质-分子质量/kDa
1	1347	GI：15277503	γ-肌动蛋白 1	4.0	0.017	5.6	40.2
2	2437	GI：18645167	Annexin A2	4.8	0.0008	7.4	38.6
3	1811	GI：4502105	Annexin A4	−4.5	0.0017	5.8	36.1
4	2660	GI：5453740	调节性肌球蛋白轻链 MRLC3	−2.1	0.000 31	4.6	19.8
5	820	—	尚未检出	−2.65	0.0068	—	—
6	1844	—	尚未检出	−13.37	0.0031	—	—
7	2547	GI：48255907	transgelin	−4.5	0.0017	8.9	22.6
8	823	GI：5030431	波形蛋白	−2.5	0.0055	4.8	41.6

此外，在 PanIN-2 的检测中，还发现三个与肌动蛋白相关的蛋白质表达下调，而肌动蛋白本身却有显著上调。例如，transgelin 是一个能与肌动蛋白丝交联的未知功能的肌动蛋白结合蛋白（Shields et al., 2002）。在弄清了 PanIN 各级表达谱并得到肿瘤样品之后，就可以推测其他肌动蛋白相关蛋白质所扮演的角色，并能进行进一步详细地分析。

目前，对胰腺癌的发生以及预防我们了解得非常少，然而，利用 DIGE 饱和量荧光标记对 PanIN 各级进行分析得到的候选蛋白质，将有助于找到新的诊断标志，并对胰腺癌早期进行监测并破译其肿瘤生物学的过程有所帮助。通过分析 PanIN 各个级别，我们会得到在胰腺肿瘤演进过程中蛋白质表达的一个系统目录，有助于我们深入认识胰腺的肿瘤生物学。

3.2.3 DIGE 蛋白质组分析中统计学的应用

在鉴别新的分子标志和相互作用因子时，经常要用到基于 2-DE（DIGE）的蛋白质组分析。但是，用差异消减分析得到的候选蛋白质还需要进一步确认。由于时间和费用的原因，候选蛋白质的数量不能太多，只有蛋白质变化非常显著时才认为这个候选蛋白质有效。

DIGE 实验会产生大量的数据，更准确地说是在凝胶上得到了成千上万不同大小的蛋白质点。为了从这些数据中得到正确结论，统计方法的应用就显得相当重要。很多用于 DNA 芯片分析的统计方法同样适用于凝胶数据的分析。在这一节，我们主要讨论对 DIGE 得到的蛋白质表达数据进行校正和归一化的方法以及对差异表达蛋白质进行检测的方法。

3.2.3.1 蛋白质表达数据的校正和归一化

利用 DeCyder 软件能够为蛋白质点确定在一定程度上排除背景的基准线，如对于一个蛋白质点，在其边缘至少要扣除 10% 的像素。在统计分析之前，原始数据的几个值需要进行校正和归一化。蛋白质点的大小，受荧光特异系统信号收集和添加物引起的偏差所影响。图 3.10，是由同一块胶上 Cy5 和 Cy3 标记的蛋白质点大小互为参照绘制的。从图上可以很清楚地看到，Cy5 和 Cy3 标记的蛋白质点大小差异随点体积的增加而增加。

在使用 m 块胶来做 DIGE 研究时（有内标、实验组和对照组的样品），假设每一块凝胶得到的每一个图像都是截然不同的，研究者可得到一组数据，对应于 $j=1, \cdots, 3m$ 块凝胶。为了校正蛋白质点的大小，Karp 等（2004）建议使用如下的统计模型：

$$\tilde{x}_{ij} = a_j x_{ij} + b_{ij}$$

式中，$\tilde{x}_{ij}$ 是在第 j 块胶上的第 i 个点蛋白质表达的真正数值。x_{ij} 是分别测定的蛋白质点大小值，a_j 是补偿因子，用来校正荧光特异系统的误差；b_{ij} 是添加物调节参数，用以弥补添加物偏差。这些参数都可用最大似然法来估计。各自的估算方法和校正过程，都可用 Huber 等（2002）提供的开放源代码的软件 R（可在 http://cran.r-project.org

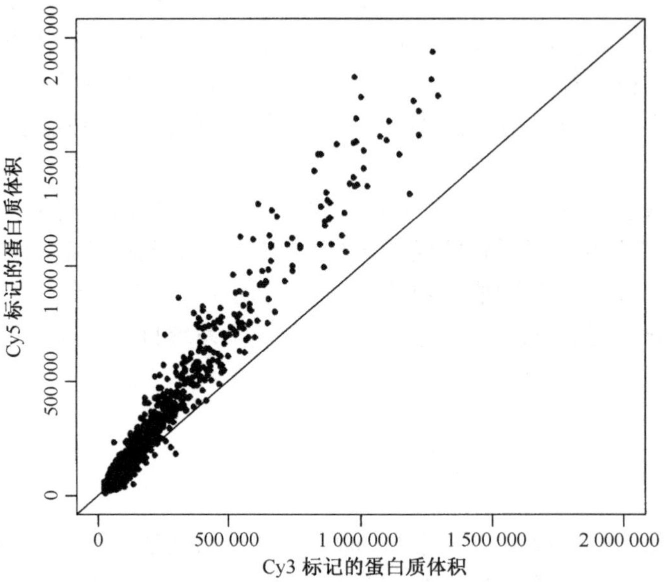

图 3.10　某一 CyDye 最小量荧光染色的胶中 Cy5 和 Cy3 标记的蛋白质点状分布图示

获得）中的 vsn 软件包来实现。

经校正的蛋白质点大小是呈对数正态分布的，然而，大部分的统计学方法是基于数据呈正态分布的假设来分析的。因此，校正后的蛋白质点大小值必须进行归一化。最常用的归一化方法是对数值取对数，但是数值为 0 时对数值有个“奇点”，导致 Cy3/Cy5 的比值有小的偏差。vsn 软件包使用反双曲函数 arsinh 代替，对于高的值而言，是等同于对数的，但是它不存在 0 值“奇点”，它对小值而言曲线是平滑的，不会造成偏差。图 3.11 比较了对数曲线和反双曲函数曲线。把对数和反双曲函数应用到数据分析中，有利于使数据波动呈稳定趋势。在原始数据中，大蛋白质点的大小值比小的变动更大。图 3.12 显示了用反双曲函数转换后数据归一化的结果。

3.2.3.2　差异表达蛋白质的检测

在 DIGE 实验中，令人感兴趣的是，经常能在两种不同的混合物中发现有表达差异的蛋白质，如实验组和对照组。但数据结果经对数和反双曲函数转换后，研究者从中只能发现表达的差异，而不能发现关联的变化。因为用对数或反双曲函数转换时，比率反映的是差异的值，即 $\log(a/b)=\log a-\log b$。

如果实验组和对照组样品（探针）的蛋白质点大小值是来源于同一个患者或是来自 DIGE 实验中的同一块胶，那么得到的数值之间存在关联。这样就可使用成对样品的 t-检验，它比单个样品的 t-检验具有更高的统计“效能”（术语“效能”后面会有解释）。对于成对 t-检验，在实验组和对照组样品的蛋白质点大小值之间，要用到差异系数“d”。

对于每个单独的蛋白质点，成对样品的 t-检验设定了零假设 H_0，它相对于存在表

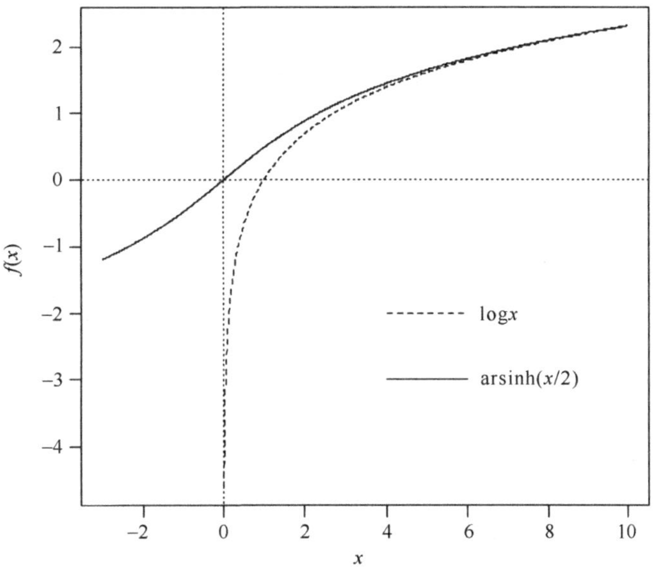

图 3.11　数据用对数和反双曲函数 arsinh 归一化处理后得到的曲线图

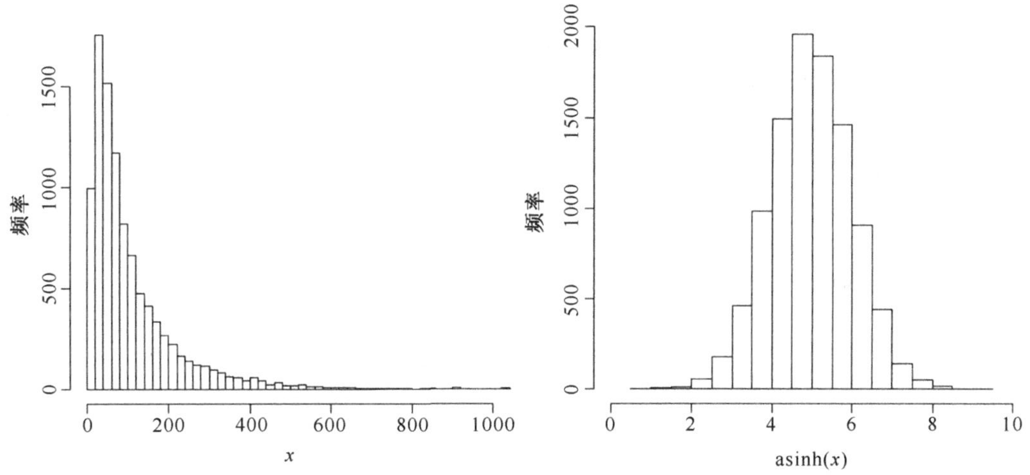

图 3.12　归一化前呈对数正态分布的数值（左）；用反双曲函数 arsinh 转换后的正态分布（右）

达改变的备择假设—— H_1 而言没有表达变化。基于对样品的分析，统计检验不是 H_0 假设就是 H_1 假设。

要明确的是统计检验结果并不能保证 100％的可信，检验结果和真实情况总是存在差别。表 3.4 显示了统计检验可能发生的两种错误情况：I 型错误是当零假设正确时的却被拒绝；II 型错误是当零假设错误时却被接受。I 型错误的概率 α 称为检验水平。II 型错误的概率 β要由 α-水平、样本量、检测到的表达变化和测量值的波动所决定。拒绝零假设的概率称为检验效能。当零假设正确时，检验效能是非常小的；而当备择假设正确时，检验效能就非常大。实验的样本数量越大，检验效能就越高。

表 3.4　统计检验的可能结果

实际的结果 \ 统计检验结果	没有表达差异的蛋白质	存在表达差异的蛋白质
没有表达差异的蛋白质	检验正确	检验错误（I 型错误 α）
存在表达差异的蛋白质	检验错误（II 型错误 β）	检验正确

遗憾的是，要同时保持 α 和 β 都很小是不可能的。在实际分析中，首先要指定一个小的 α 值，即检验水平，并要确定合适的重复数 m 以保持后续的 β 值尽可能的小。

t-检验中，假设实验组和对照组的数据是服从正态分布的，那么统计检验所得到的数据就是呈 t-分布的。在大多数统计软件包中都有 t-检验程序。

3.2.3.3　样本大小的确定

t-检验中不容易直接确定所需重复数 m 的值。使用一定的重复数，判断检验效能更为方便。成对 t-检验的检验效能由以下四方面决定：①I 型错误的概率 α；②实验组和对照组数值变化的标准误差；③检测到的表达变化量；④所用的重复数 m 的值。这四个参数给定后，检验效能就可作为函数来作图，反应检测到的蛋白质的变化。在图 3.13 中，不同的重复数都有给定的检验效能函数。下面的横坐标给定了表达变化值，上面的纵坐标给定归一化差异表达值。有了检验效能后，我们可以通过关系式（β=1－检验效能）得到 II 型错误的概率 β 值。如果想知道相应表达改变为 1.5，5 次重复时的 β 值时，我们可以利用图 3.13，查到此时 β=0.1。因此，在确定了上述四个参数后，想

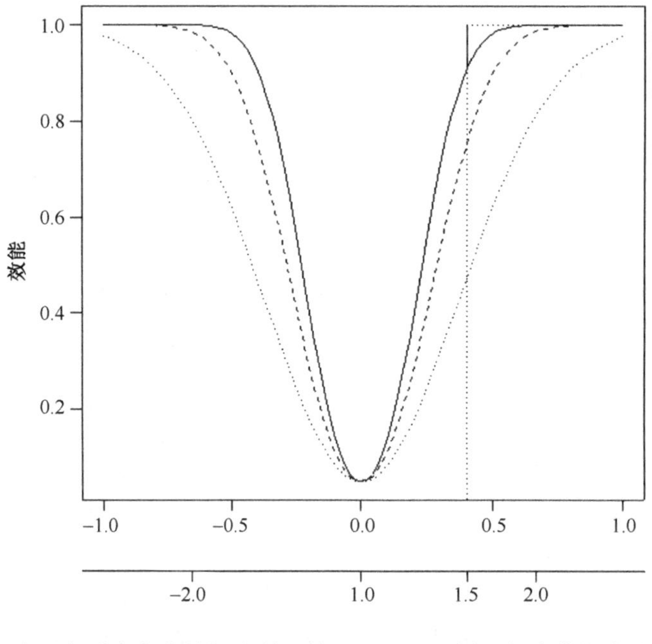

图 3.13　假定蛋白质点变化的标准误差是 $s\approx0.2$，不同重复次数的成对 t-检验的效能函数曲线图：3 次重复（点线）、4 次重复（虚线）、5 次重复（实心线）

要得到最合适的样本量，可以使用检验效能函数曲线，从曲线上就能得到 II 型错误概率 β的值。如果 β值太大，就要建立重复数更多的检验效能函数曲线。在开放代码的软件 R 中，可以做成对 *t*-检验的检验效能函数曲线图。

3.2.3.4 更多应用

有许多其他的统计学模型能够用于 DIGE 研究的评估。在方差分析（ANOVA）的各种方法中，不仅包括组间因素，还有时间因素，能用于发现蛋白质表达的瞬时过程中表达的变化，或者是在组和时间因素间发现相互作用。有几种多变量的统计学方法现在也在使用。还有成簇分析方法，表达相似的蛋白质点被分在一组；另一方面利用判别分析的方法，可把新的蛋白质点分到已经存在的各个蛋白质分组中。

参考文献

Alban, A., David, S. O., Bjorkesten, L., Andersson, C., Sloge, E., Lewis, S., Currie, I. (**2003**). A novel experimental design for comparative two-dimensional gel analysis: two-dimensional difference gel electrophoresis incorporating a pooled internal standard. *Proteomics* **3**, 36–44.

Anderson, N. G., Anderson, N. L. (**1996**). Twenty years of two-dimensional electrophoresis: past, present and future. *Electrophoresis* **17(3)**, 443–453.

Bjellqvist, B., Ek, K., Righetti, P. G., Gianazza, E., Görg, A., Westermeier, R., Postel, W. (**1982**). Isoelectric focusing in immobilized pH gradients: principle, methodology and some applications. *J. Biochem. Biophys. Methods* **6(4)**, 317–339.

Diaz, V. M., Hurtado, M., Thomson, T. M., Reventos, J., Paciucci, R. (**2004**). Specific interaction of tissue-type plasminogen activator (t-PA) with annexin II on the membrane of pancreatic cancer cells activates plasminogen and promotes invasion in vitro. *Gut* **53**, 993–1000.

Eggert, A., Ikegaki, N., Liu, X.–G., Chou, T. T., Lee, V. M., Trojanowski, J. Q., Brodeur, G. M. (**2000**). Molecular dissection of TrkA signal transduction pathways mediating differentiation in human neuroblastoma cells. *Oncogene* **19**, 2043–2051.

Eggert, A., Grotzer, M. A., Ikegaki, N., Liu, X. G., Evans, A. E., Brodeur, G. M. (**2002**). Expression of the neurotrophin receptor TrkA down-regulates expression and function of angiogenic stimulators in SH-SY5Y neuroblastoma cells. *Cancer Res.* **62**, 1802–1808.

Emmert-Buck, M. R., Bonner, R. F., Smith, P. D., Chuaqui, R. F., Zhuang, Z., Goldstein, S. R., Weiss, R. A., Liotta, L. A. (**1996**). Laser capture microdissection. *Science* **274**, 998–1001.

Fernandez-Patron, C., Castellanos-Serra, L., Hardy, E., Guerra, M., Estevez, E., Mehl, E., Frank, R. W. (**1998**). Understanding the mechanism of the zinc-ion stains of biomacromolecules in electrophoresis gels: generalization of the reverse-staining technique. *Electrophoresis* **19**, 2398–2406.

Gharbi, S., Gaffney, P., Yang, A., Zvelebil, M. J., Cramer, R., Waterfield, M. D., Timms, J. F. (**2002**). Evaluation of two-dimensional differential gel electrophoresis for proteomic expression analysis of a model breast cancer cell system. *Mol. Cell Proteomics* **1**, 91–98.

Görg, A., Postel, W., Gunther, S. (**1988**). The current state of two-dimensional electrophoresis with immobilized pH gradients. *Electrophoresis* **9(9)**, 531–546.

Görg, A., Obermaier, C., Boguth, G., Harder, A., Scheibe, B., Wildgruber, R., Weiss, W. (**2000**). The current state of two-dimensional electrophoresis with immobilized pH gradients. *Electrophoresis* **21(6)**, 1037–1053.

Hauptmann, R., Maurer-Fogy, I., Krystek, E., Bodo, G., Andree, H., Reutelingsperger, C. P. (**1989**). Vascular anticoagulant beta: a novel human Ca^{2+}/phospholipid binding protein that inhibits coagulation and phospholipase A2 activity. Its molecular cloning, expression and comparison with VAC-alpha. *Eur. J. Biochem.* **185**,

63–71.
HERBERT, B. (1999). Advances in protein solubilization for two-dimensional electrophoresis. *Electrophoresis* **20(4–5)**, 660–663.
HEUKESHOVEN, J., DERNICK, R. (1988). Improved silver staining procedure for fast staining in PhastSystem Development Unit. I. Staining of sodium dodecyl sulfate gels. *Electrophoresis* **9**, 28–32.
HUBER, W., HEYDEBRECK, A., VON SÜLTMANN, H., POUSTKA, A., VINGRON, M. (2002). Variance stabilization applied to microarray data calibration and to the quantification of differential expression. *Bioinformatics* **18**, S96–S104.
JOHNSTON, R. F., PICKETT, S. C., BARKER, D. L. (1990). Autoradiography using storage phosphor technology. *Electrophoresis* **11**, 355–360.
KARP, A. N., KREIL, D. P., LILLEY, K. S. (2004). Determining a significant change in protein expression with DeCyder during a pairwise comparison using two-dimensional difference gel electrophoresis. *Proteomics* **4**, 1421–1432.
KLOSE, J. (1975). Protein mapping by combined isoelectric focusing and electrophoresis of mouse tissues. A novel approach to testing for induced point mutations in mammals. *Humangenetik* **26**, 231–243.
KLOSE, J., KOBALZ, U. (1995). Two-dimensional electrophoresis of proteins: an updated protocol and implications for a functional analysis of the genome. *Electrophoresis* **16**, 1034–1059.
KNOWLES, M. R., CERVINO, S., SKYNNER, H. A., HUNT, S. P., DE FELIPE, C., SALIM, K., MENESES-LORENTE, G., MCALLISTER, G., GUEST, P. C. (2003). Multiplex proteomic analysis by two-dimensional differential in-gel electrophoresis. *Proteomics* **3**, 1162–1171.
LOPEZ, M. F., PATTON, W. F. (1997). Reproducibility of polypeptide spot positions in two-dimensional gels run using carrier ampholytes in the isoelectric focusing dimension. *Electrophoresis* **18**, 338–343.
LU, Z., HU, L., EVERS, S., CHEN, J., SHEN, Y. (2004). Differential expression profiling of human pancreatic adenocarcinoma and healthy pancreatic tissue. *Proteomics* **4**, 3975–3988.
MILLER, F. D., KAPLAN, D. R. (2001). On Trk for retrograde signaling. *Neuron* **32**, 767–770.
NAKAGAWARA, A., ARIMA-NAKAGAWARA, M., SCAVARDA, N. J., AZAR, C. G., CANTOR, A. B., BRODEUR, G. M. (1993). Association between high levels of expression of the TRK gene and favorable outcome in human neuroblastoma. *N. Engl. J. Med.* **328**, 847–854.
NESTERENKO, M. V., TILLEY, M., UPTON, S. J. (1994). A simple modification of Blum's silver stain method allows for 30 minute detection of proteins in polyacrylamide gels. *J. Biochem. Biophys. Methods* **28**, 239–242.
NEUHOFF, V., STAMM, R., PARDOWITZ, I., AROLD, N., EHRHARDT, W., TAUBE, D. (1990). Essential problems in quantification of proteins following colloidal staining with coomassie brilliant blue dyes in polyacrylamide gels, and their solution. *Electrophoresis* **11**, 101–117.
NIEDERHUBER, J. E., BRENNAN, M. F., MENCK, H. R. (1995). The National Cancer Data Base report on pancreatic cancer. *Cancer* **76(9)**, 1671–1677.
O'FARRELL, P. H. (1975). High resolution two-dimensional electrophoresis of proteins. *J. Biol. Chem.* **250**, 4007–4021.
RABILLOUD, T. (2000). *Proteome research: two-dimensional gel electrophoresis and identification methods.* Springer, Berlin.
RABILLOUD, T., STRUB, J. M., LUCHE, S., VAN DORSSELAER, A., LUNARDI, J. (2001). A comparison between Sypro Ruby and ruthenium II tris (bathophenanthroline disulfonate) as fluorescent stains for protein detection in gels. *Proteomics* **1**, 699–704.
SCHULTE, J. H., SCHRAMM, A., KLEIN-HITPASS, L., KLENK, M., WESSELS, H., HAUFFA, B. P., EILS, J., EILS, R., BRODEUR, G. M., SCHWEIGERER, L., HAVERS, W., EGGERT, A. (2005). Microarray analysis reveals differential gene expression patterns and regulation of single target genes contributing to the opposing phenotype of TrkA- and TrkB-expressing neuroblastomas. *Oncogene* **24(1)**, 165–177.
SCHÜTZE, K., LAHR, G. (1998). Identification of expressed genes by laser-mediated manipulation of single cells. *Nat. Biotechnol.* **16**, 737–742.
SHAPLAND, C., HSUAN, J. J., TOTTY, N. F., LAWSON, D. J. (1993). Purification and properties of transgelin: a transformation and shape change sensitive actin-gelling protein. *Cell Biol.* **121**, 1065–1073.
SHAW, J., ROWLINSON, R., NICKSON, J., STONE, T., SWEET, A., WILLIAMS, K.,

Tonge, R. (**2003**). Evaluation of saturation labeling two-dimensional difference gel electrophoresis fluorescent dyes. *Proteomics* **3**, 1181–1195.

Shields, J. M., Rogers-Graham, K., Der, C. J. (**2002**). Loss of transgelin in breast and colon tumors and in RIE-1 cells by Ras deregulation of gene expression through Raf-independent pathways. *J. Biol. Chem.* **277**, 9790–9799.

Sitek, B., Apostolov, O., Stühler, K., Pfeiffer, K., Meyer, H. E., Eggert, A., Schramm, A. (**2005a**). Identification of dynamic proteome changes upon ligand activation of Trk-receptors using two-dimensional fluorescence difference gel electrophoresis and mass spectrometry. *Mol. Cell Proteomics* **4**, 291–299.

Sitek, B., Lüttges, J., Marcus, K., Klöppel, G., Schmiegel, W., Meyer, H. E., Hahn, S. A., Stühler, K. (**2005b**). Application of DIGE saturation labeling for the analysis of microdissected precursor lesions of pancreatic adenocarcinoma. *Proteomics* **5**, in press.

Tonge, R., Shaw, J., Middleton, B., Rowlinson, R., Rayner, S., Young, J., Pognan, F., Hawkins, E., Currie, I., Davison, M. (**2001**). Validation and development of fluorescence two-dimensional differential gel electrophoresis proteomics technology. *Proteomics* **1**, 377–396.

Unlü, M., Morgan, M. E., Minden, J. S. (**1997**). Difference gel electrophoresis: a single gel method for detecting changes in protein extracts. *Electrophoresis* 18, 2071–2077.

Waisman, D. M. (**1995**). Annexin II tetramer: structure and function. *Mol. Cell Biochem.* **149–150**, 301–322.

Whetsell, L., Maw, G., Nadon, N., Ringer, D. P., Schaefer, F. V. (**1992**). Polymerase chain reaction microanalysis of tumors from stained histological slides. *Oncogene* **7**, 2355–2361.

Yan, J. X., Harry, R. A., Spibey, C., Dunn, M. J. (**2000**). Postelectrophoretic staining of proteins separated by two-dimensional gel electrophoresis using SYPRO dyes. *Electrophoresis* **21**, 3657–3665.

Yano, M., Okano, H. J., Okano, H. (**2005**). Involvement of Hu and hnRNP K in neuronal differentiation through p21 mRNA posttranscriptional regulation. *J. Biol. Chem.* **280**, 12690–12699.

Zhuang, Z., Bertheau, P., Emmert-Buck, M. R., Liotta, L. A., Gnarra, J., Linehan, W. M., Lubensky, I. A. (**1995**). A microdissection technique for archival DNA analysis of specific cell populations in lesions < 1 mm in size. *Am. J. Pathol.* **146**, 620–625.

4　生物质谱：基础研究及药物研发相关技术

Bettina Warscheid

摘要

生物质谱的飞速发展使得蛋白质组学成为分子生物学和生物医药研究中的一项重要技术。现阶段基于质谱的蛋白质组学已经能够在很多方面给予研究者以帮助，例如，鉴定细胞和亚细胞水平的蛋白质组，通过稳定同位素标记的方法研究蛋白质浓度变化和利用亲和纯化的方式定位蛋白质功能区域。另外，利用蛋白质组学技术可以从高度复杂的生物样品中鉴定并精确定量某一种蛋白质。如此巨大的潜能预示着它将在更广阔的科学领域发挥作用，特别是对未来的药物研发产生巨大的影响。

4.1　引言

1981 年，Barber 等证明可以利用质谱分析大约 1300Da 的肽段。利用高能氩原子轰击包埋在甘油基质中的天然肽段，可以使其电离，这种技术被称作快原子轰击（FAB）。相对于亲水肽段，这种方法更易于使疏水肽段电离，这也使得利用这种技术分析混合肽段存在一定局限。生物大分子电离技术的涌现促使新型电离技术得以发展，同时也促进了更大分析量程的经济型质谱的开发。

1988 年，Karas 和 Hillenkamp 将蛋白质包埋于大量可吸收紫外射线的晶状基质中，用适当波长的激光照射样品，大型蛋白质可以无损气化并且多数发生单质子化，这一过程被称为基质辅助激光解吸电离（MALDI）。由于 MALDI 需要用到脉冲激光，通常可以用质谱和飞行时间（TOF）分析相结合，来分析理论上无限的质量范围。利用质谱分析最终得到的是分子的核质比（m/z），因而只要可以同时产生带多电荷的离子，就可以利用量程存在局限的仪器分析超出量程的肽段和蛋白质。Fenn 等在 20 世纪 80 年代利用高压电场中喷射稀释的蛋白质溶液，产生出多质子化的完整蛋白质样品（Meng et al.，1988），实现了这一理论。由于电极喷射电离（ESI）过程自身的特性，可以使量程在 m/z 2000（这里 $z=1$）的四极仪器测量超出量程 50 倍的分子。

ESI 和 MALDI 利用低挥发性生物大分子（如肽段和蛋白质等）能够在极少能量输入的条件下可以转变成稳定离子的特点，使测量蛋白质混合物中的分子质量成为可能，从而对这一检测领域产生了革命性的影响。为了得到蛋白质一级结构的信息，许多原理经过改造得以应用，这其中包括已在气体离子化学中应用了几十年的，利用中性小分子轰击活化分子的原理。这些原理的应用推动质谱成为蛋白质组学中一个非常重要的工具。

4.2 电离理论

MALDI 和 ESI 作为基于质谱的蛋白质组学最主要的电离技术。MALDI 主要应用于气化和电离简单多肽样品，使其可以用于快速的质谱（MS）分析。而分析复杂的肽段混合物应使用与高效液相色谱（HPLC）联用的 ESI 质谱（ESI MS），HPLC 主要用于质谱分析前的样品分离与纯化。

4.2.1 基质辅助激光解吸电离（MALDI）

在准备 MALDI 样品时，需要在一个金属托盘上使分析物与物质的量 1000～10 000 倍的基质材料共沉淀。待干燥后，将固态的分析物与基质混合物置于高度真空的环境中，用波长 337nm 和纳秒级脉冲宽度的氮气激光射线照射。适合作为 MALDI 基质的有机分子应在所用激光波长下高吸收，并且能形成固态的晶状结构区分隔分析物分子，降低分析物分子间作用力。在对肽段的分析中，选用 α-氰基-4-羟基肉桂酸（HCCA）或者 2,5-二水苯甲酸（DHB）作为基质比较适合；DHB 或 SA（sinapinic acid）则适合于蛋白质分析。

在 MALDI 过程中，激光照射激发基质晶体并且使其升华。在基质膨胀过程中，完整的分析物分子与基质分子一起变为气态。在这一过程中，转移到分析物分子的能量取决于所采用基质的物理化学性质，另外，这种能量的输入可能引起分析物分子在很短的时间内发生单分子衰变。一般来讲，HDB 转移的能量非常少，SA 次之，HCCA 较多。HCCA 被认为是一种“热”的基质，通常在以微秒量级使用 MALDI-TOF MS 分析肽段时充当基质。近些年来 MALDI 装置已经可以与离子阱相偶联。在捕捉实验中，MALDI 离子的高强度轰击冷却可以在微秒级时间内完成。因而采用比 HCCA “更冷”的 DHB 作基质可以起到提高灵敏度的作用。

MALDI 易产生单电荷的离子，这使得质谱分析变得非常简单。基质分子在电离过程中很明显地发挥了非常重要的作用。然而在 MALDI 过程中，离子产生的原因和电离的机制至今还没有完全搞清。在许多可能的电离机制假设中，光化电离的基质在膨胀过程中诱发的气态质子转移反应是分析物电离原因的假说更具说服力。在 MADLI 实验中，电离的效率取决于基质化合物的种类和样品制备的技术。将肽段均一地融合入单层基质晶体中一般可以改善离子信号强度，而分析物浓度的提高通常会抑制离子信号；另外肽段的一级结构也会影响自身的电离效率，例如，C 端含有精氨酸的肽段会比 C 端含有赖氨酸的肽段电离程度更高（Krause et al.,1999）。

考虑到 MALDI 过程中，样品体积可以忽略，浓度通常在微微摩尔到毫微微摩尔之间，因此可以估算出在 MS 分析过程中只需要极其微量（10^{-18}，阿托摩尔数）的样品即可。然而分析中应避免采用高浓度的盐、缓冲液和去污剂，它们可能会干扰分析物与基质的共结晶并且抑制电离，从而大大降低分析的灵敏度。进行 MALDI-MS 分析时，低于 2500Da 的肽段可以得到高灵敏度和高质量分辨率。MADLI 反应范围中，基质离子大量成簇的出现，会干扰小于 800Da 肽段的质量分析。而对于质量过大的肽段和蛋白质来说，进行 MALDI 时产生的一定程度的单分子衰变会造成峰宽增加并降低灵敏度。

MALDI 的分析速度取决于激光脉冲频率。目前一般采用 200Hz 的激光，分析同样的样品可以比以前快 10 倍。分析速度的提升非常有利于脱机式液相色谱（LC）/MALDI 的应用（Ericson et al., 2003）。MALDI 质量分析比 LC 分离快很多，这就使其能与色谱分离同时进行。在脱机式 LC/MALDI-MS 实验中，复杂的肽段样品通过 LC 被分离，由 LC 柱流出不同的低复杂度组分，这些组分被离散点样于选定的基质托盘上。托盘所含的疏水表面可以有效降低各样品点的大小并且提高点样精度，从而有利于流出组分在 MALDI 平板上进行自动离散点样。脱机式 LC/MALDI 可以储存样品，并且利用不同仪器的参数设定完成多种测量。

近些年来，出现了两项用于生物标记物研发的新技术：MALDI 成像（Chaurand and Caprioli, 2002; Chaurand et al., 2002; Stoeckli et al., 2001）和表面增强激光解吸电离（SELDI）（Hutchens, 1993; Petricon et al., 2002a, b; Tang et al., 2004）。生物标记物是指在疾病状态大量出现，而在健康状态几乎没有或只有极少量存在的多肽。前一种技术通过 MALDI 使组织细胞中的分子成像，而 SELDI 更适用于以离子质量建模结合先进统计分析的方法扫描患者体液。以 MALDI 成像为例，将一张肿瘤组织的切片置于样品托盘上，并以基质包被，然后用激光扫描整个样品表面，生成一张组织的离子图。为了鉴定用于诊断疾病状态的分子图谱，以特定的 m/z 比值重建离子图，显示它们在所分析组织切片上的分布。再以 SELDI 为例，在托盘上应用分离化学，从尿液或者血清中富集肽段；此外，SELDI 与四极 TOF（qTOF）联用可提供更高的质量分辨率，以便更好的区分质量上相近的离子（Caputo et al., 2003; Guo et al., 2005; Tang et al., 2004）。

但是，这两种方法都面临着分析高复杂度生物样品所带来的挑战，这种复杂性会抑制离子生成，影响 MS 数据的重复性，并造成低丰度组分和高质量多肽分子测量的巨大偏差。许多文献都证明利用这些发现型 MS 方法可以在很短的分析时间内扫描生物材料（Petricoin et al., 2002a; Petricoin et al., 2002b; Yanagisawa et al., 2003），但是，只有检测到的显著性疾病特异生物标记具备高可信度和足够的准确度时，才能正确区分疾病状态和健康状态。

4.2.2 电极喷射电离

在 ESI 中，去溶剂化作用使得离子完成从液态到气态的吸能转移。穿越分析物溶液的电场促使其发生类似电泳的过程，并分离正负离子。正电荷在液滴表面积累，当积累的电荷超越表面张力时，就会形成典型的“泰勒锥”并且发生微喷射（Wilm and Mann, 1994）。在这个临界状态，液滴接近它的稳定极限（Rayleigh 极限），这一极限取决于积累的正电荷间的 Coulomb 力和溶剂表面张力。当溶剂蒸发所引起的 Coulomb 排斥力的大小达到黏着力时，会发生一系列的自发分裂（Coulomb 爆炸）而形成纳米级液滴。仍然处于液态的离子在进入质谱仪前，将通过继续蒸发溶剂最终达到完全去溶剂化。如果液滴表面的电场足够强，就会发生裸离子的直接解吸附。整个过程中，只有很少的能量输入离子，因而处于气态的离子非常稳定。与MALDI相比，ESI是一种更柔和的电离技术，它不会使分析物离子发生断裂。

通过ESI处理，肽段和蛋白质被质子化带上正电荷，所带电荷的数量随生物分子的分子质量增加而增加（Feen et al.，1989）。如果质谱仪有足够的质量分辨率，那么在质谱上，可以通过同位素 m/z 值的差异，直接推导出化合物所带电荷的状态（对带二电荷肽段，质量差大约0.5Da，对于三电荷肽段，质量差大约0.3Da）。形成多电荷离子的多肽，由于其测量值与实际分子质量成比例的缩小，所以可以方便地利用非顶级仪器在一定测量范围内进行测量。

ESI在正常大气压下进行，产生的离子通过一个小孔被有效地传送到质谱仪的离子光学装置。氮气从界面流到电离发生的位置，协助离子的去溶剂化。这种特殊的气体还可以阻止中性分子进入高度真空区。ESI源基本上都含有一根毛细管，通过毛细管将分析物溶液不间断的注入电场中。毛细管还可以充当分界面板的辅助电极，产生大约2～6kV的电势差，用来生成流速在每分钟纳升到微升级的稳定喷射电流。对于给定的化合物，其离子流在很大程度上与浓度相关，而与液体的流速无关，因而多数ESI源采用纳升级流速（<50 nl/min），这样可以显著降低样品消耗提高灵敏度。Wilm等描述了纳升级ESI离子源的分析属性和它在蛋白质组学研究中的巨大潜力（Wilm and Mann，1996；Wilm et al.，1996）。这种源一般由一根顶端内径大约为1μm的金属包被的细小玻璃毛细管构成。将溶于MeOH∶H_2O（50∶50）的1μl样品注入该毛细管，可以在不降低灵敏度的条件下分析样品超过20min，而且电离效率比常规ESI高约100倍。这一改进使得MS可以用来分析浓度在毫微微摩尔以下的蛋白质酶解产物（Wilm et al.，1996）。将流速约200nl/min的高效液相色谱（HPLC）系统和纳升级ESI源联用，可以大大提高质量分析的灵敏度（Banks，1996；Mitulovic et al.，2003）。HPLC/ESI-MS联用的另一大优点在于样品的纯化、分析物的浓缩以及分离是都在自动化过程中完成的。但是，在应用标准梯度反向色谱时，高度疏水的多肽经常滞留在反相柱中无法进入MS仪器完成质量分析。此外，疏水度高的肽段和蛋白质（如膜蛋白）在电极喷射过程中，容易在玻璃毛细管内形成沉淀，进而瓦解喷射。

抑制分析物形成离子的原因还可能来自于溶液中的其他分析物或组分（如缓冲液）。由于MS信号与溶剂和样品组成有非常显著的关联，所以特定分析物离子的信号强度并不一定与它在样品中的浓度成比例。利用ESI-MS定量分析某一特定分析物时，必须使用适当的内参作为对照（这一要求同样适用于MALDI-MS）。

4.3 质谱设备介绍

在蛋白质组学的研究中，各种有应用前景的MALDI-MS和ESI-MS技术的使用，加速了仪器设计和质谱概念的改进速度，现在已经出现了许多新的MS技术和很多对于已有仪器的精巧组合。但无论怎样演变，测量分析物的质荷比值的原理没有改变。

通常，离子的产生过程决定了质量分析仪器的选择。MALDI通常搭配TOF分析仪，而ESI一般与四极杆（quadrupole）或离子阱一同使用（Jonsson，2001；Mann et al.，2001）。然而，为高级蛋白质组学研究而发展出的新型MS技术，可以将MALDI

或者 ESI 产生的离子有效地转移到质量分析仪中，几乎无需考虑分析仪的工作原理。凭借 MALDI 和 ESI 的柔性电离特性，可以测量到完整分子的质荷比。为了通过 MS 得到肽段的一级结构信息，则需要在 MS 仪器中进行更复杂的实验。能够完成离子分离、气态肽段片段化和片段离子分析的质谱仪，就能够产生针对肽段氨基酸序列的特异性数据。利用碰撞诱导解离（CID）可使被分离的肽段离子发生序列特异性断裂，它需要组合使用两种依据相同或不同离子分离原理的质量分析仪，一般称之为串联 MS，离子阱和 MALDI-TOF MS 除外。前者在单步装置内，多次循环执行断裂肽段离子（MS^n）的任务（Jonscher and Yates，1997），而后者则利用肽段离子在无场漂移管内发生的被称为源后衰变（PSD）的单分子衰变（Spengler，1997）。

在这一节里，将对 TOF、TOF/TOF 和 qTOF 分析仪的工作原理加以介绍。图 4.1 是两种仪器的图解说明，它们是混合型仪器，并且已经对蛋白质组研究产生了巨大的影响。

TOF 是一种非常强大、简单且快速的仪器，它的这些特点使它得以在蛋白质组学研究中被广泛应用。在这项技术中，一组离子从离子源被加速送入到无场漂移管。由于加以相同的恒定加速电压，离子的动能和 m/z 比值决定了它在管中的飞行时间。一般来讲，对于所带电荷状态确定的离子来说，它的飞行时间和它的分子质量成反比，小离子将比质量大的离子更快的到达检测器。但是，对于具有相同 m/z 比值的离子来说，在动能（也就是速度）上的微小差异，都会对 TOF MS 分析的质量分辨率造成实质性影响。为了有效地修正 MALDI 离子的初始空间能和动能分布（也就是改善质量分辨率），延迟提取和反射 TOF 的概念已经被成功地应用到当今的 MALDI-TOF 仪中。在蛋白质组学中，通过 MALDI-TOF 测量蛋白质酶解产物中的完整肽段的质量，以获取一个特征多肽质量指纹图谱（PMF）。在反射离子模式利用 MALDI-PSD，可以通过单步 TOF 分析仪取得肽段离子的序列信息。为了提高 PSD 实验中单分子衰变的速度，样品需要在更高的激光能量下被电离。这样带来的直接后果就是 MALDI 片段化图谱的质量分辨率下降。在 MALDI-PSD 分析中还存在一些其他问题，这些问题在于从窄质量窗口中选取离子前体的能力局限和利用单分子衰变完成肽段离子片段化的限制。

MALDI-TOF/TOF 质谱仪的出现解决了这些问题（Medzihradszky et al.，2000）（图 4.1A）。在这种串联 MS 中，离子前体的选取在第一个 TOF 仪中完成，而片段离子的质量分析在第二个反射式 TOF 仪上进行。在两台质量分析仪中间有一轰击室，它利用 CID 对分离的 MALDI 离子进行真正的 MS/MS 分析（图 4.1A）。为了保持高通量肽段质量分析的能力，需要用快速脉冲激光产生离子。然而，利用一台 MALDI-TOF/TOF 仪进行 MS/MS 分析，并不比使用其他种类串联 MS 的分析速度快许多，如离子阱等。

除了上述这项对 MALDI-TOF MS 的重大改进外，正交离子加速的概念直接促进了新仪器 qTOF 的出现（Krutchinsky et al.，2000；Loboda et al.，2000）（图 4.1B）。这种仪器的设计中，离子源与 TOF 分析仪被四极杆周围的大范围气体轰击区所分隔，经过确定的离子集合被垂直加速送入 TOF 分析仪。MALDI 或 ESI 离子源都可以与 qTOF 仪偶联。在 MS/MS 分析中，有特定 m/z 比值的离子在 Q_1 四极杆被分选，而后在轰击室（Q_2）经氮或氩原子轰击活化为片段，由此产生的片段离子进入反射式 TOF 分析仪

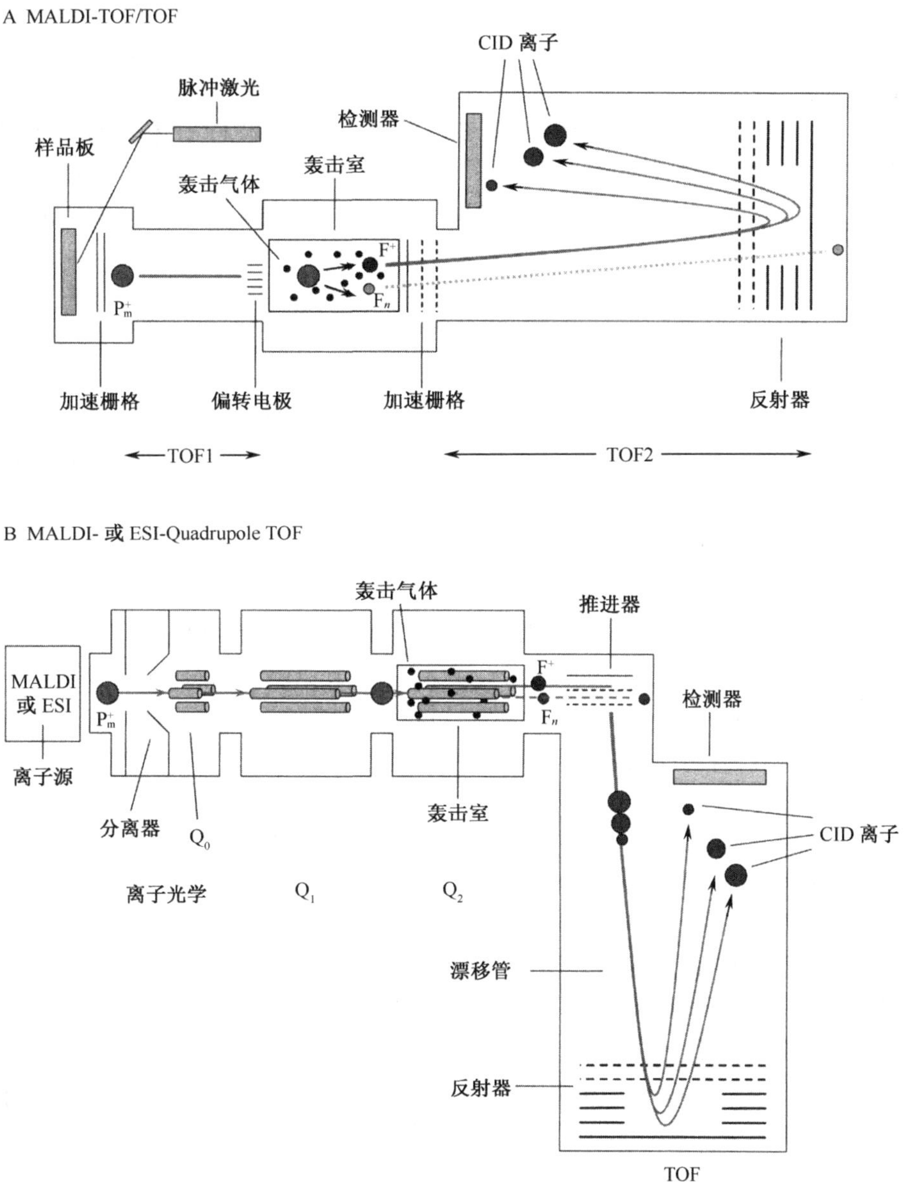

图 4.1 A. 飞行时间/飞行时间（TOF/TOF）与基质辅助激光解吸电离源（MALDI）偶联的示意图；B. 四极飞行时间（qTOF）与 MALDI 或电极喷射电离源（ESI）偶联的示意图。在两台仪器系统中，肽段离子都经过碰撞诱导解离（CID）片段化以便获取肽段氨基酸序列的特异性信息

(a) 在 MALDI-TOF/TOF 分析仪中，离子被加速到具有很高动能，根据它们的质荷（m/z）比值在第二个反射型 TOF 仪（TOF2）内的飞行过程中被分离，继而被检测。对于质谱/质谱（MS/MS）分析，在第一个 TOF 仪中选取特定 m/z 比值的肽段离子，然后在轰击室被轰击活化和片段化；在随后的 TOF2 中分离和检测产生的片段离子（F^+）；中性片段（F_n）则被丢弃。(b) qTOF 仪将三套四极杆（Q_0、Q_1 和 Q_2）和一个反射型的 TOF 仪组合起来，用于对 ESI 或者 MALDI 离子的质量分析。Q_0 是离子光学装置的部分，它对由 MALDI 或者 ESI 产生的离子进行聚焦。选定的肽段离子在 Q_1 被分离，在 Q_2 的轰击室经 CID 片段化，由此形成的片段离子（F^+）被垂直加速，然后进入反射型 TOF 分析仪，获得相应的 MS/MS 谱。在大范围片段化 MALDI 肽段离子时，不考虑仪器的设计问题，通常用氩作为轰击气体。而由 ESI 产生的肽段离子在 qTOF MS/MS 实验中，无论以氮或以氩作为轰击气体，都非常容易被片段化

进行质量分析（图 4.1B）。利用这种仪器的 MS 和 MS/MS 模式，测量在毫微微摩尔量级的肽段，可以达到大约 10 000 半峰宽（FWHM）的高质量分辨率和大约 10mg/kg 的高质量精确度。很早就有人证明这种仪器在蛋白质组学研究中的应用性（Shevchenko et al., 2000）。目前蛋白质组学主要应用 TOF 仪、混合型 TOF 仪和三维离子阱。在许多新型仪器中，独立使用的线性离子阱（Schwartz et al., 2002）或与双四极杆偶联的离子阱（Le Blanc et al., 2003）和 Fourier 变换离子回旋共振（FTICR）MS（Wilcox et al., 2002）将在未来的蛋白质组学研究中发挥主要作用。

4.4 蛋白质鉴定方法

图 4.2 描述了两种蛋白质组学中用于鉴定复杂蛋白质样品的主要方法。第一种方法采用二维聚丙烯酰胺凝胶电泳（2D-PAGE），它能在进行肽段 MS 分析之前大大降低生物样品的复杂度；第二种方法先用一维凝胶电泳（1D-PAGE）对蛋白质进行一定程度的分离，然后使用微量 HPLC/ESI-串联 MS 联用进行自动化肽段分析，其中可以选择用 LC 分离蛋白质混合物，如强阳离子交换（SCX）。这两种分析方法中，都会在进行 MS 分析之前把蛋白质酶解为一组肽段，尽管蛋白质酶解之后会使样品的复杂程度再次增加，但用肽段取代蛋白质进行 MS 分析主要有以下原因：①MS 在不超过 2500Da 的质量范围内灵敏度最高；②通过 MS/MS 最容易从含有 20 个以下氨基酸残基的肽段中获取有用的序列信息；③肽段比蛋白质的可溶性更好，因而更易于操作，易于进行色谱分离和电极喷射。

将 2-D 凝胶上可见的蛋白质样品点切割下来，并分别用序列特异性蛋白酶（如胰酶）进行凝胶内酶解；然后，使用与 MALDI 偶联的 TOF、TOF/TOF、qTOF 或高分辨 FTICR 设备进行分析，得到单个蛋白质样品点产生的水解肽段混合物的分子质量，以便获得相应的 PMF 图谱。在该方法中（它也被称为肽段质谱图），蛋白质前体的鉴定可以使用生物信息学工具，将实验所得的肽段质量与 *in-silico* 建立的数据库中蛋白质编目列表的肽段质量对比，以确定其身份。利用与 MALDI-MS/MS 偶联的 TOF/TOF 或 qTOF 设备对选定肽段进行序列分析，可以提高蛋白质鉴定中特异性和可行性的可靠程度，这也使复杂水解肽段的 LC 分离运用于 MALDI-TOF MS 分析（脱机 LC/MALDI）成为可能。

如果一个蛋白质样品点不能成功地用 MALDI 分析进行鉴定，还可以选择使用自动微量 HPLC/ESI MS/MS 进行肽段序列分析。由于肽段在富集柱上的预浓缩，使得该方法拥有出色的灵敏度（Mitulovic et al., 2003），并能从多肽水平上获取更多的序列特异性信息。但是，与微量 HPLC 联用的 ESI-串联 MS 分析所需花费的时间远比 MALDI-PMF 多很多。因此，这种方法主要用于复杂蛋白质样品不完全分离之后的有效鉴定，如 1-D PAGE。图 4.2 是这两种蛋白质鉴定方法的示意图。首先，切下可见的蛋白质条带，然后进行蛋白质酶解并用微量 HPLC 进行水解肽段混合物的分离；肽段从色谱柱流出后通过一条熔融石英毛细管被直接送入纳升级 ESI 离子源发生离子化，然后使用 MS/MS 及相关设备（如离子阱或 qTOF）进行分析。一般是在低能 CID 条件下诱导氨基酸残基间的肽键断裂（肽段序列的详细描述请看文献 Steen and Mann, 2004），形成肽段片段。还可以选择使用另一种被称为 shotgun 的方法，该方法先用序列特异性酶进行最初的蛋白质酶解，再用 2-D 色谱（如 SCX/反向色谱）对这些高度复杂的水解肽段混合物进行分离，最后再与 ESI-MS/MS 联用（Link et al.，1999；Opiteck et al.，1997；Washburn et al.，2001；Wolter et al.，2001）。以上这些鉴定方法中，大剂量的蛋白质鉴定都会利用 Sequest 或 Mascot 等算法工具，在 MS/MS 数据的序列数据库中进行搜索。但是，使用生物信息学工具时需要引入一定的数据标准才能保证蛋白质鉴定的高可信度。需要指出的是，一般鉴定所得结果只是完整蛋白质的片段，通常情况下，片段的信息足以用于蛋白质鉴定，但不能充分描述完整蛋白质的特性。检测蛋白质序列的翻译后修饰和 N 端或 C 端的加工还需要进行更为精密的实验。

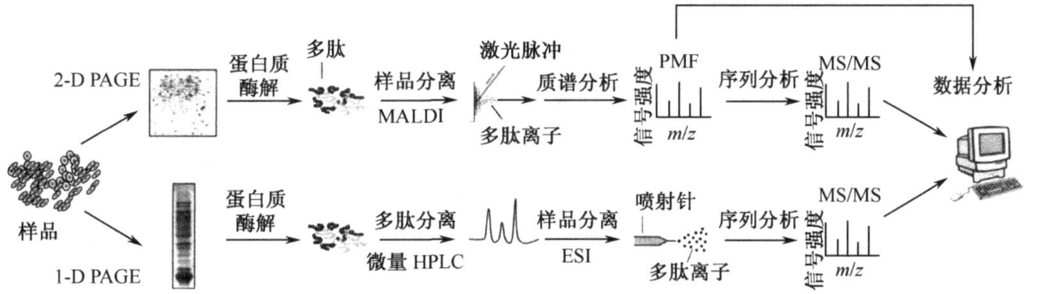

图 4.2　蛋白质组学中两种常用蛋白质鉴定方法的示意图

使用一维（1-D）或二维（2-D）聚丙烯酰胺凝胶电泳（PAGE）分离蛋白质样品。在这两种方法中，进行 MS 分析之前蛋白质都要经过酶解（如胰酶）转化为一组肽段。由 MALDI MS 生成的多肽质量指纹图谱（PMF）主要用于鉴定 2-D PAGE 分离的蛋白质。与此相对应的，1-D PAGE 不完全分离的蛋白质样品使用与微量高效液相色谱（nano HPLC）联用的 ESI 串联 MS（ESI MS/MS）。蛋白质鉴定就是利用所获得的肽段质谱图和序列特异性数据通过生物信息学工具在数据库中进行搜索以确定其身份

4.5　用于比较和功能蛋白质组学的定量质谱

目前在药物开发中出现了一种很有前途的技术——基于 MS 的比较蛋白质组学，它用于在生物学系统中揭示潜在药物靶点或药效、比较疾病组和对照组、有干扰和无干扰样品差异等。定量蛋白质分析是一种靶向蛋白质组学手段，它只针对那些不同程度的转录后修饰对表达情况产生影响或表达量被调节的蛋白质的鉴定。此外，还开发出了采用定量质谱研究蛋白质间相互作用的技术，我们将在稍后的内容中讨论这种技术。因为这种技术使研究者能够将感兴趣的蛋白质放入功能性环境中进行研究，这使其对药物研发中新型靶点的开发具有极其重要的潜在价值。

在定量蛋白质组学中，目前有两种研究方法：第一种是基于 2-D PAGE 并结合了质谱的蛋白质鉴定方法（Haynes and Yates，2000）。这种通过 2-D PAGE 检测蛋白质差异的方法及其最新进展已在本书的另一节中有详细叙述；第二种方法利用质谱和稳定同位素标记相结合，获得蛋白质定量的精确信息。稳定同位素标记的蛋白质或肽段是适用于细胞系或组织提取样品的常用工具，质谱通过这些标记过的蛋白质或肽段进行定量。这种方法还可在同一实验中同时进行定量和鉴定的 shotgun 程序（Wolter et al.，

2001；Washburn et al.，2001，2002，2003）。一般在MS分析之前都会将不同标记物标记的样品以1∶1的比例混合；蛋白质的相对定量信息通过质谱中有标记的肽段获得。MS并不是一种完全定量的手段，它对分析物含量的判定只是以适当内标为参照进行的。也就是说，稳定同位素标记的肽段是在内源肽段合成时掺入了重原子，它由此所增加的质量在样品定量时起内标作用（Desiderio and Zhu，1998）。通过MS检测内源肽段合成的比率就能推算出这种肽段的绝对量。该方法也可用于对感兴趣的蛋白质翻译后修饰程度进行定量检测（Gerber et al.，2003）。尽管合成肽段耗费时间，但是与研究已

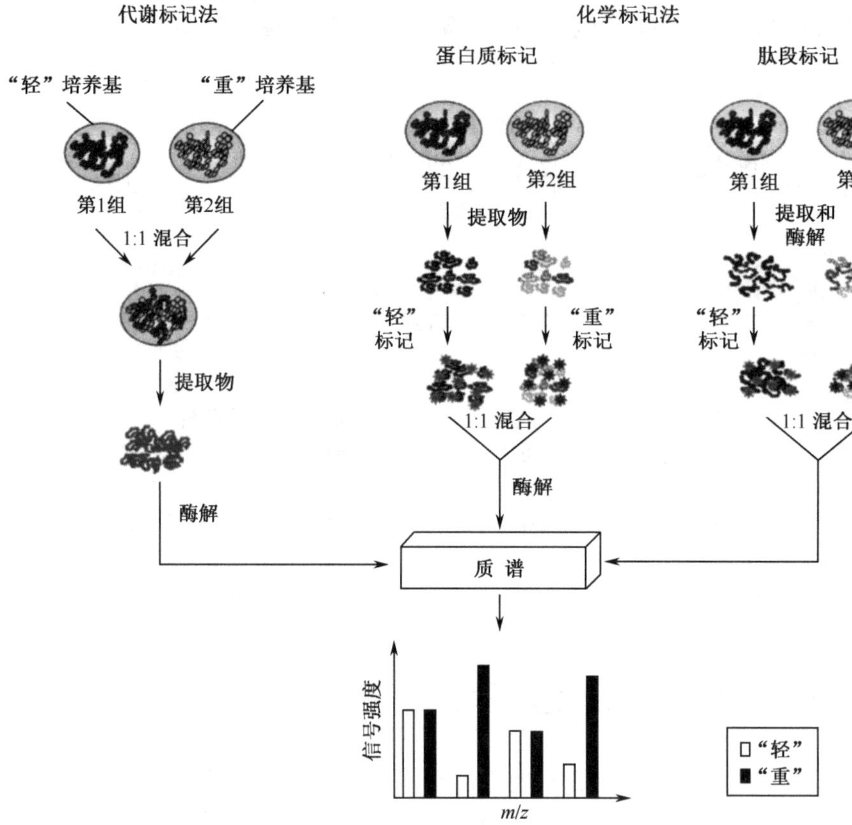

图4.3　图示为MS通过各种稳定同位素标记，判定蛋白质浓度比率的示意图

代谢标记法：通过使用含有^{15}N原子（＞96％）的培养基或含有稳定同位素标记的氨基酸（如$^{13}C_6$-arginine），将同位素在原位掺入细胞群（第2组）的蛋白质组中。另一细胞群（第1组）则由普通培养基（轻）培养，作为相对定量实验的对照。收集细胞之后，立刻将轻和重-标记的两种细胞以1∶1比例混合。然后，将两种细胞一起裂解，提取蛋白质，并进行后续的纯化或分离步骤。也可以将两种不同条件培养的细胞先分别裂解，再融合，然后进行后续步骤。用序列特异性蛋白酶酶解这些蛋白质，然后将水解后的肽段混合物用于MS分析。MS图谱中可以获得肽段的比例，由此能够最终得到两组不同细胞中蛋白质浓度的相对定量

化学标记法：用化学反应在两个细胞组中标记不同的稳定同位素标签（轻和重），并从中提取蛋白质或肽段。很多标签试剂可在蛋白质或肽段内和半胱氨酸残基或原始氨基集团发生特异性反应。一般蛋白质或肽段被标记后，就可将两种不同条件产生的样品进行1∶1混合，酶解消化，并用MS进行相对定量分析。蛋白质水平的标记为研究者提供了使用凝胶电泳或液相色谱同步分离不同标记样品的可能性。这样可以在酶解前很大程度的降低样品复杂度，有利于MS的相对定量分析

知蛋白质不同，这种方法往往用于在复杂生物系统中定量未知蛋白质。此方法促进了比较蛋白质组学研究中若干种稳定同位素标记技术的发展，如使用^{2}H、^{13}C、^{15}N、^{18}O等同位素（Aebersold et al.，2000；Flory et al.，2002；Goshe and Smith，2003；Lill，2003；Tao and Aebersold，2003）。MS能同时分析不同标记的样品，定量信息是经过比较相关质量图谱中成对肽段的离子信号强度和峰值区差异得到的。使用同位素^{13}C、^{15}N、^{18}O的一大优点是，肽段的“重”同位素形态不会在色谱中发生非常明显的，由同位素造成的相对于“轻”型对应物的移位，因此能够通过LC/ESI-MS提高肽段丰度定量的精确度。

添加稳定同位素的培养基能直接应用于将特定同位素标记于蛋白质，而无需结构改变。同位素标签究竟是在肽段水平引入还是在蛋白质水平引入，由选用的标记方法决定。目前，用稳定同位素标记主要有两种方法：代谢标记法（体内）和化学标记法（体外）。图4.3是稳定同位素标记蛋白质和MS用于相对定量分析的不同方法的简要介绍。不考虑所选标记方法，完成蛋白质标记（≥95%）的首要任务是从蛋白质上获得精确的定量信息。

4.6 代谢标记法

代谢标记法是一种利用含有^{15}N或者其他同位素（^{13}C或者^{2}H）的氨基酸，进行原位杂交的方法。在一定条件下，生长于受控培养基中的有机体，可以将其mRNA翻译成为带有统一同位素的蛋白质。因此，这种方法一般限用于细胞培养体系中，不能用来对从体液或者组织切片中分离的蛋白质进行MS定量分析。由于内标是在原位产生的，用不同元素标记的细胞可以在收获后直接混合在一起，统一进行处理，从而确保了蛋白质定量的准确性。此外，代谢标记利于检测者通过凝胶电泳或者液相色谱在蛋白质水平有效地降低生物样品的复杂度。在通过MS分析复杂蛋白质混合物时，酶解前的分离有利于改善所获得的定性或定量信息。

4.6.1 ^{15}N标记

1999年，在对酵母蛋白质进行相对定量MS分析时，引入了利用$^{14}N/^{15}N$培养基的概念（Oda et al.，1999）。在这篇报道中，研究者将野生型和突变型的酵母细胞做了比较，他们利用MS分析方法，同时鉴定并定量了野生型和突变型酵母的蛋白质，同时还提供了蛋白质激酶Ste20磷酸化水平的信息。同年，Pasa-Tolic等证实，通过体内稳定同位素标记结合高分辨率FTICR-MS进行完整质量标签分析的方法，可以定量埃希氏大肠杆菌（*Escherichia coli*）的蛋白质谱（Pasa-Tolic et al.，1999）。利用精确质量标签进行高通量定量的方法得到进一步发展，它被用来分析分别生长在正常培养基和富含^{15}N（>95%）培养基中的两群细菌的全细胞裂解液（Conrads et al.，2001；Smith et al.，2001，2002）。全细胞裂解液中$^{14}N/^{15}N$标记的蛋白质经过酶解后形成肽段混合物，为了简化这一混合物谱的定量过程，Conrads等在FTICR-MS分析前，利用硫醇反应亲和标签特异性地富集了含有半胱氨酸的肽段（Conrads et al.，2001）。然而，胱氨酸标记方法［例如，同位素亲和标签（ICAT），本节随后部分将要讨论］有一个普遍的弊端，那就是许多蛋白质组分并不含有半胱氨酸残基，其余组分中含量通常也很低。所以，采用ICAT技术，通过分析一组合适的同位素标记肽段，来精确反映蛋白质前体定量信息的可能性大大降低了。

当在^{15}N培养基中培养细胞时，随着生长周期的增加，内源蛋白质也变得富含^{15}N原子；最终所有的^{14}N原子将被^{15}N原子所取代。只有已知蛋白质的氨基酸序列，才可以对$^{14}N/^{15}N$标记的蛋白质或肽段的相应质量位移进行预测。这造成利用质谱数据进行定量分析的难度加大。因此，推荐使用高分辨率质谱设备，如FTICR（Conrads et al., 2001)。基于已有的生物蛋白质组学研究，可以以一种适合的算法预测肽段或蛋白质的质量位移。通过在质谱上观测到的同位素分布，可以很容易地区分^{15}N和^{14}N标记的蛋白质。由于使用的^{15}N培养基纯度>96%，无法完全置换^{14}N，所以^{15}N标记的肽段在质谱中会有额外的同位素峰。在对不同蛋白质进行MS鉴定和定量前，通常会使用2-D PAGE，它可以高分辨率地分离$^{14}N/^{15}N$标记的细胞裂解液。此外，已经证明运用一种shotgun法可以大规模确定酵母中$^{14}N/^{15}N$蛋白质的浓度比例（Washburn et al., 2002, 2003)。为了补充shotgun蛋白质组学的数据分析，研究者开发出一种针对蛋白质自动定量的修正算法（MacCoss et al., 2003)。在另外一种非电泳蛋白质组学方法中，Wang和同事们报道了一种反转标记策略，以^{15}N结合MS来简化蛋白质定量（Wang et al., 2002)。使用这一实验方法时，实验组和正常组样品都独立培养在富含^{14}N和^{14}N的培养基中，产生一共四种不同的样品，而不是在常规标记实验中的两种。将不同标记的对照和实验组样品混合、加工，并用质谱加以分析。利用差减分析对所得肽段质谱进行对比，可以发现在浓度上有所改变的肽对。这种方法可以准确地检测到蛋白质浓度变化，但是其工作量和花费也将翻倍，所以只能依据具体情况决定是否运用这一方法。

在细菌、酵母和部分哺乳动物细胞研究中，已经能成功地运用较经济的方法进行原位^{15}N标记。有报道指出，可以用^{15}N标记的*E.coli*细胞（Krijgsveld et al., 2003）或马铃薯植物（Ippel et al., 2004）喂食线虫（*Caenorhabditis elegans*）进行代谢标记和结构蛋白质分析。然而，高等真核生物体内标记需要更高额的花费，而且可能会对生长和蛋白质的表达谱产生显著影响。目前尚没有^{15}N标记对这些系统造成影响的详细报道。

4.6.2 细胞培养中含有稳定同位素的氨基酸标记（SILAC）

细胞培养中利用含有稳定同位素的氨基酸进行标记（SILAC）（Ong et al., 2002)，是另外一种可以在两株特定细胞株间，精确定量测量蛋白质或肽段丰度的巧妙原位方法。Mann和同事们利用缺少基本氨基酸亮氨酸，但补充了该氨基酸非放射性氘化形式（$^{2}H_3$-Leu）的培养基培养哺乳动物细胞（Ong et al., 2002)。细胞的形态分析显示，$^{2}H_3$-Leu并未引起细胞生长的改变。五个细胞周期后，蛋白质完全标记上了$^{2}H_3$-Leu。Jiang和English（2002）报道了一株亮氨酸营养缺陷型酵母株的代谢标记，他们在含有自然丰度的Leu或$^{2}H_{10}$-Leu的合成完全培养基上培养这种酵母。在这一概念应用于定量蛋白质组学之前，研究者曾用含有$^{13}C/^{15}N/^{2}H$标记的氨基酸培养基培养细胞，以提高质量指纹数据库搜索的可信度（Chen et al., 2000）。

为了防止含有同位素$^{1}H/^{2}H$的肽段中出现不同色谱，SILAC法成功地扩展应用了$^{13}C_6$-精氨酸（Ong et al., 2003），从而提高了定量的准确性。在$^{13}C_6$-精氨酸实验中利用胰酶消化蛋白质（应注意胰酶在精氨酸和赖氨酸残基羧基末端一侧切割蛋白质）时，被标记处位于精氨酸肽段的C端，但赖氨酸肽段却没有被标记，因而无法在肽段质谱中提供定量信息。Fenselau和同事们成功的应用了$^{13}C_6$-精氨酸和$^{13}C_6$-赖氨酸进行代谢标记，对具抗药性的乳腺癌细胞系和对照乳腺癌细胞系进行了比较蛋白质组分析（Gehrmann et al., 2004）。这种双同位素标记法曾被用于比较静态与动态的人胚肾脏细胞中蛋白质磷酸化水平的数量变化（Ibarrola et al., 2003）。由于在培养中采用了$^{13}C_6$-精氨酸和$^{13}C_6$-赖氨酸，蛋白质经胰酶消化后所得的水解肽段混合物中，除了原蛋白质的C端，所有肽段的C端都被标记了。尽管仍然可能存在蛋白质与蛋白质的不同，但是在相对定量时，从每一个蛋白质都可以得到足够多的肽段组，这使SILAC法得到极大地改善。

最近，有报道证明SILAC法可以应用到多元实验，测量细胞在受到生长因子或者药物等的刺激时蛋白质丰度的动态变化（Molina et al., 2005）。在正常培养基或缺少正常精氨酸而补充以$^{13}C_6^{14}N_4$-或$^{13}C_6^{15}N_4$-精氨酸的培养基中培养Henrietta Lack（HeLa）细胞。细胞收获后，将不同标记的细胞群以1∶1∶1的比例混合处理，然后进行三次LC/ESI-MS/MS分析以检验技术上的可重复性。有趣的是，尽管采用了数量相同的肽对进行计算，从定量测量中取得的标准偏差在不同的蛋白质中还是存在非常显著的差异。但是，已经证实在单一生物实验中，代谢标记可以有效地测量丰度变化在1.5～2倍的蛋白质。要证明蛋白质表达谱存在的生物学差异，至少需要进行三次独立的生物学实验。

SILAC法也被用于在蛋白质水平研究前列腺癌的转移程度（Everley et al., 2004）。定量MS显示浓度比例发生变化的蛋白质还需要再经过Western blotting的方法进行确认。此外，还曾有文章报道过SILAC结合MS分析作为蛋白质磷酸化定量研究的蛋白质组学方法（Gruhler et al., 2005; Ibarrola et al., 2003, 2004）。一项最近的研究表明，通过稳定同位素$^{13}C^{2}H_3$-甲硫氨酸标记，也可以鉴定并且相对定量HeLa细胞中的蛋白质甲基化位点（Ong et al., 2004）。

从以上的例子可以看出，SILAC是一种灵活、简单而又准确的相对定量方法，通过它可以更加深入地了解基于细胞培养的生物体系。

4.7 化学标记法

化学标记法就是在收集样品之后，如组织活检或收获细胞，利用化学反应在蛋白质或肽段的特殊位点引入同位素标签。体外化学分子标记可以使用不同方法，包括直接酶标、蛋白质酶解之前或蛋白质酶解之后结合的同位素标记法（图4.3）。

4.7.1 蛋白质水平的化学法同位素标记

Gygi等（1999）记述了一种能精确定量和并行检定酵母提取物混合物中单个蛋白

质的方法，他们使用的是一种称为同位素亲和标签（ICAT）的化学试剂和串联 MS。ICAT 试剂含有一个与半胱氨酸反应的碘乙酰基团，一条同位素标记的支链（$^{1}H_{8}$ 或 $^{2}H_{8}$）和一个生物素标签。在这一方法中，两个样品分别用不同标签标记并 1∶1 混合，蛋白质被分离后再经酶解消化。该方法的创新点是亲和性标签能够选择性富集含有半胱氨酸的肽段，在进行 MS 之前将样品的复杂度降低约 10 个百分点。由于 ICAT 标记的特点，它适用于 MS 分析中的低分辨率设备，如离子阱。

ICAT 在细胞和组织的比较蛋白质组学中有广泛的应用前景，但是，它不能用于标记不含半胱氨酸或半胱氨酸含量低的蛋白质，导致无法在 MS 分析中对该类蛋白质精确定量。自从有了第一篇使用 ICAT 方法的报道（Gygi et al., 1999），定量蛋白质组学研究领域中出现了许多以 ICAT 为主的研究项目（Griffin et al., 2001；Han et al., 2001；Smolka et al., 2002；Tao and Aebersold, 2003）。但是，ICAT 方法中也存在许多弊端：①ICAT 试剂的分子质量相对较大（约 500Da），它们附着到蛋白质上之后可能会造成分子的空间位阻；②通常需要延长反应时间使 ICAT 标签与蛋白质充分结合，这可能会使赖氨酸、组氨酸、甲硫酰胺、色氨酸、酪氨酸发生氨基酸局部衍化；③与氧原子结合的硫醚键化学稳定性较低，可能会自发发生 β-消除反应使部分标签断裂。Smolka 等系统地评价了 ICAT 方法，并针对该方法提出标记条件优化的必要性（Smolka et al., 2001）。但是，即便能够完全标记样品，肽段的质量也会因 ICAT 标签明显增加，相关的 MS/MS 质谱分析（尤其是少于 10 个氨基酸的小肽）会因亲和标签基团的增加而变得复杂。然而，ICAT 技术也在不断发展（Tal and Aebersold, 2003），如光解离 ICAT 试剂的出现淘汰了较大的生物素标签（Zhou et al., 2002, 2004），还有经过改良的 ICAT 试剂，这种试剂使用的是酸不稳定性同位素标记提取物（ALICE）（Qiu et al., 2002）。最近，还在 LC 分离中使用含有 ^{13}C 的 ICAT 试剂以保证肽段的流出和收集。新一代 ICAT 已被应用于皮质神经元蛋白质组样品的分析，以鉴定可被抗肿瘤药物喜树碱调节的蛋白质（Yu et al., 2004）。

2003 年报道过一种与 ICAT 类似的稳定同位素标签，它是一种具有膜不渗透性的生物素标记（biotinylating）试剂，其中包含能与主要氨基酸基团发生特异反应的可解离连接键，例如，赖氨酸残基的 ε-氨基酸基团和完整蛋白质的游离氨基末端（Hoang et al., 2003）。这种试剂在相对定量过程中可以显示两种标准蛋白质的量，它能对富含赖氨酸的肽段进行轻链和重链标记。该方法的蛋白质标记在非变性条件下进行，有可能导致标签的不完全结合。所以，这种标记方法的缺陷限制了它的重复性和精确性，使其无法应用于定量蛋白质组学。但是其作者认为，这种方法的设计可以作用于细胞表面蛋白质（不需要分离亚细胞结构），在药物开发中具有应用价值（Hoang et al., 2003）。

最近，Lottspeich 及其同事发表了一种替代方法，称为同位素标记蛋白质标签（isotope coded protein label, ICPL），它可以特异性作用于主要氨基酸基团（Schmidt et al., 2005）。由于 ICPL 是基于蛋白质水平的稳定同位素标签，它可以应用于任何种类的蛋白质样品，包括组织和体液中的提取物。ICPL 标签是人工合成的一种同位素标记的 N-nicotinoyloxy- succinimide（Nic-NHS），它有 $^{1}H_{4}/^{2}H_{4}$ 和 $^{12}C_{6}/^{13}C_{6}$-Nic-NHS 等不同版本，可用于整体蛋白质组定量，其中最后一种能保证色谱层析时同位素肽段的流出以及 LC/MS 的精确定量分析。在 *E. coli* 裂解物与不同标准蛋白质的比较性分析中展示了这种方法的分析效果（Schmidt et al., 2005)。ICPL 方法的优点在于蛋白质中丰富的赖氨酸残基提供了多重标记位点，它提高了已标记肽段在 MS 上的灵敏度，保证了扩大蛋白质序列范围时 MS 的精度和效率。但是，Nic 对蛋白质的修饰造成 pH 发生强烈改变，这使标记蛋白质在 2-D PAGE 的第一维等电聚焦中发生大幅位置迁移(Schmidt et al., 2005)。在碱性蛋白质（如核糖体蛋白质）分析中这可能是优点，但蛋白质的堆积会严重影响 2-D PAGE 的分辨率。

4.7.2 肽段水平的稳定同位素标记

目前已报道过多种 ICAT 和 ICPL 技术的替代方法，他们基本都是基于肽段水平的化学标记。这一节中，我们只讨论最常见和可靠的肽段标记方法（Lill, 2003; Moritz and Meyer, 2003)。

Regnier 和他的同事设计了一种全局内参技术（GIST)，这种技术应用 *N*-乙酰-[$^{2}H_3$]-琥珀酸亚胺（*N*-acetoxy-[$^{2}H_3$]- succinimide）或 $^{2}H_4$-琥珀酸酐（$^{2}H_4$- succinic anhydride）作为乙酰化试剂修饰肽段中所有主要氨基酸基团（Chakraborty and Regnier, 2002; Geng et al., 2000; Ren et al., 2004; Wang et al., 2002; Zhang and Regnier, 2002; Zhang et al., 2001)。近来出现了将 GIST 应用于固定化金属亲和色谱（immobilized metal affinity chromatography, IMAC）富集的磷酸化蛋白质的定量研究（Riggs et al., 2005)。在这项研究中，样品间磷酸化多肽浓度的相对差异是根据质谱中测量到的肽段异构体的同位素比率计算的。但值得注意的是，对赖氨酸残基的修饰会导致分子碱性化，这会降低肽段离子化效率。此外，在 GIST 的定量 MS 分析中，无法检测到 N 端闭合且不含多余赖氨酸残基的肽段。为了解决这个问题，研究者设计了一种将 GIST 与 ^{18}O 标记 C 端羧基相结合的方法，并且用这种方法检测表皮细胞中含有或缺失表皮生长因子时相关蛋白质的表达水平（Liu and Regnier, 2002)。

Schnolzer 等率先报道了用同位素 ^{18}O 标记蛋白质水解多肽用于从头测序实验（*de novo* sequencing)。用同位素 $^{16}O/^{18}O$ 标记肽段 C 端会造成 MS/MS 质谱中 y-ion 出现二倍信号（Schonlzer et al., 1996)。由于 b-ion 不含任何标记，MS/MS 数据非常易于解释。但是，在 MALDI-TOF（Mo er al., 1997)、ESI-离子阱（Qin er al., 1998）和 ESI-FTICR（Kosaka et al., 2000）等系统中，^{18}O 标记对肽段从头测序（*de novo* peptide sequencing）都毫无用处。

2000 年，Reopstorffand 及其同事将 ^{18}O 标记用于肽段和蛋白质的定量（Mirgorodskaya et al., 2000)。但是，这些一或两个 ^{18}O 原子不受控制的与肽段自由结合，两种同位素分布交叠使 MS 中计算肽段比率更为复杂。Fenselau 和他的同事成功地用 shotgun 方法将 ^{18}O 标记应用于比较蛋白质组学（Yao et al., 2003)。一般情况下，两个蛋白质样品同时水解消化，一种生成 $H_2{}^{16}O$，另一种生成 $H_2{}^{18}O$。为了增加这种方法的适用性，也可以在 ^{18}O 标记之前进行水解消化（Yao et al., 2003)。^{18}O 原子与肽段 C 端的结合被丝氨酸蛋白酶（如胰酶）以水解作用催化（Reynolds et al., 2002; Yao et al., 2001, 2003)，在适当的条件下可以得到双重标记（充足的酶解时间、高酶浓度、高酶活)，在肽段中有 4Da 的固定质量变化。不论质谱的分辨率高还是低，都能用于 $^{16}O/^{18}O$

标记肽段的定量分析（Heller et al.，2003；Sakai et al.，2005）。Figeys 和他的同事也对 ^{18}O 标记作为蛋白质组学研究工具的效果进行了评价（Stewart et al.，2001），除此之外还有一系列关于 ^{18}O 标记在生物学相关方面的应用报告（Berhane and Limbach，2003；Blonder et al.，2005；Bonenfant et al.，2003；Brown and Fenselau，2004；Qian et al.，2005；Wang et al.，2001；Zang et al.，2004）。

稳定同位素标记方法一般都是通过改变分子的质量，计算从 MS 得到的肽段峰值进行相对定量，这种方法最初是设计用于二倍体样品的定量分析。即使已经出现了通过 SILAC（Molina et al.，2005）或 ICPL（Schmidt et al.，2005）进行肽段质谱以实现多重蛋白质定量的可能性，但仍需要考虑各种样品复杂度进一步增加所带来的麻烦。因此，在肽段质谱中为了减少峰值重叠，MS 分析前的高分辨率分离就成为蛋白质精确定量的先决条件。为了解决这一问题，最近研制出了新一代稳定同位素标签试剂，被称为 iTRAQ，它能应用于二重到四重样品组同时进行定量比较（Ross et al.，2004）。iTRAQ 是一种 *N*-羟基琥珀酰亚胺酯，它能与肽段中的基本氨基酸发生反应，通过形成酰胺键，给肽段连上一个同位素标记的标签，其中含有一个质量平衡基团（羰基）和一个报告基团（基于 *N*-methyl-pirazine）。在 iTRAQ 方法中，用于比较分析的蛋白质样品分别被蛋白酶酶解，标以不同标签，汇合后统一进行色谱分离，然后再进行串联 MS 分析。基于不同的质量设计，报告基团分别用 ^{13}C、^{15}N 和 ^{18}O 标记，再加上平衡基团，这四种 iTRAQ 试剂的质量不同，它们所标记的肽段在 MS 扫描中显示为单一峰值。当含有 iTRAQ 标签的肽段进行 MS/MS 分析时，标签片段的酰胺键类似于肽键，会发生断裂。半个质量平衡羰基丢失，剩余的部分不带电荷（中性片段），释放出报告基团，报告基团是一个大小在 114.1～117.1Da 的同位素标记片段。标记过的肽段离子片段（如 b-或 y-ion）都是同质异位的（isobaric），而且得到的片段谱中，离子信号强度和序列范围通常都有所提高。肽段的相对浓度可以从 MS/MS 中得到的报告基团离子强度比率推算出来。iTRAQ 方法的应用已经被扩展到了蛋白质谱多重定量研究，有报道将其同时用于野生型与等位基因双突变型酵母的相对和绝对定量分析（Ross et al.，2004）。

这种方法存在的缺点是其定量信息只能从易于进行 MS/MS 分析的肽段获得。这个缺点再次说明在进行串联 MS 分析之前，对肽段进行多维色谱分离（如 SCX/反向 HPLC）的必要性。此外，因为报告基团离子 m/z 比值低，肽段片段谱中不含这个范围片段的信息（去除低质量），所以在定量 iTRAQ 实验中不能使用离子阱设备（Doroshenko and Cotter，1995）。从另一方面讲，利用快速质量扫描有利于对 HPLC 所得的肽段馏分进行 MS/MS 分析。在最近的一项研究中，DeSouza 等使用 iTRAQ 和可解离 ICAT 试剂结合多维 LC 及串联 MS，分析了潜在的子宫内膜癌（EmCa）组织标记物（DeSouza et al.，2005）。与预期结果相同，ICAT 的应用使更多低丰度蛋白质得以鉴定，而 iTRAQ 则倾向于检测高丰度样品的组成（如核糖体蛋白质和转录因子）。从以上这组实验中共发现 9 个 EmCa 的潜在标记物。此外，iTRAQ 和 ICAT 标记实验都发现在 EmCa 组织中丙酮酸激酶过表达（DeSouza et al.，2005）。

无论如何，研究者都希望稳定标记同位素标记法具有他们所需要的各种优点：简便、特异，并且样品在制备过程的早期就能与同位素标签充分结合。此外，研究者还应增加肽谱和同位素模板方面的研究，这些都需要应用多维分离技术和高分辨率质谱分析

(如 FTIRC、TOF/TOF 或 rTOF)。不过，蛋白质的精确定量也可以通过低分辨率质谱实现，如离子阱 (Heller et al.，2003)。一般情况下，rTOF 和 TOF/TOF 分析仪与离子阱设备相比，前者能够在肽段丰度方面提供更为准确的信息，后者则由于空间负荷的限制而有所缺陷。对低丰度组分的精确定量来讲，延长扫描时间非常有利于提高离子统计效率降低信噪比。精确度和动态同位素比率测量范围与所使用的 MS 系统相关，实验的重复性依赖于采取的实验策略。后者要求尽量简化样品分离制备的步骤，因而要在蛋白质水平进行稳定同位素标记（同样适用于化学标记法进行临床和哺乳动物实验的定量分析)。为了保证检测的精确度，必须要以肽对为基础进行蛋白质定量。Heck 等研究表明，在进行稳定同位素标记后，MS 与采用荧光染料的差异 2-D PAGE（DIGE 技术）都能很好地用于蛋白质相对定量检测（Kolkman et al.，2005)。还有一点需要提到，进行生物系统中蛋白质浓度变化的鉴定时，不能采取定量分析中使用的方法分析重复实验(生物学实验至少重复三次)。

4.8 定量 MS：解密蛋白质-蛋白质相互作用

稳定同位素标记结合质谱，在研究胞内蛋白质-蛋白质相互作用的方法革新中大行其道，这些相互作用包括稳定复合体和瞬态相互作用。可用于蛋白质复合体纯化的技术非常广泛，纯化方式的机制和蛋白质复合体 MS 分析的深入信息都可以在文献中获得(Bauer and Kuster，2003；Dzeimbowski and Seaphin，2004；Fritze and Anderson，2000；Gingras et al.，2005；Puig et al.，2001；Riguat et al.，1999；Shevchenko et al.，2002；Terpe，2003)。传统方法中，使用 1-D Page 电泳分离纯化后的复合体和对照组的组分，然后将蛋白质染色并进行带型比对。从胶上切下目标条带，进行胶内蛋白质消化(in-gel protein digestion)，再用 LC/ESI-MS/MS 分析肽段识别蛋白质。然后，比对蛋白质组分的列表，就可将纯化复合物中的背景蛋白质和发生特异性相互作用的蛋白质区别开来。但是，复合物样品中，肽段 MS/MS 分析是分立的（例如，MS/MS 只能分析复合物混合物中一个肽段的亚类)，对照组中未被识别的蛋白质不足以证明它是特异性的蛋白质-蛋白质相互作用复合体，因此还需要进一步验证，如 Western blotting 等生化方法等。

为了解决以上问题，利用定量质谱可以高可信度的识别蛋白质复合物中特异性相互作用的对象。在代谢标记法中，细胞培养期间用稳定同位素标记两个完全不同的细胞群(如一组用于亲和纯化并含有融合标记的饵蛋白质，另一组为对照组)，然后 1∶1 混合，裂解细胞并通过亲和纯化分离蛋白质复合物（图 4.4)。相反，在使用 ICAT 或其他肽段特异性试剂的化学标记方法中，从两种截然不同的分化、发育阶段的细胞系或组织提取的蛋白质复合物通常分开进行亲和纯化，然后再对蛋白质或酶解肽段进行稳定同位素标记。无论在何种情况中，标记步骤完成后都会把样品合并，用 LC/tandem MS 方法统一分析酶解肽段混合物（图 4.4)。这类试验中，蛋白质的识别主要基于肽链片段谱的序列特异性信息。另外，可以通过检测轻链与重链比而将发生特异性作用的蛋白质与共纯化蛋白质区分开来。经过复合物亲和纯化，发生结合的蛋白质被特异性富集，因此在质谱中检测到的肽段比值要比这些蛋白质应有的肽段比值高很多。同时，非特异性结合的蛋白质等量出现，这使肽段比值大约为 1（图 4.4）。对比蛋白质复合物和对照组时，同时对比肽对的比值，可以直接区别出真正的蛋白质间相互作用和非特异性相互作用。

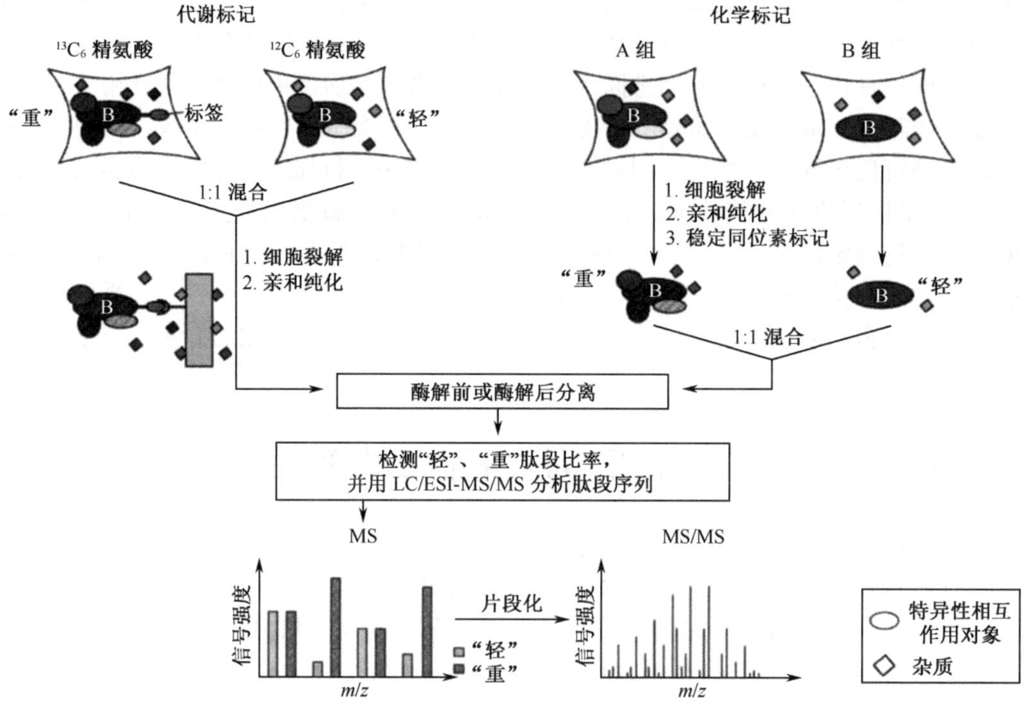

图 4.4

稳定同位素和质谱相结合的方法对蛋白质复合物进行精确测定。相对定量质谱能够区分特异性结合对象与目标蛋白质复合物共纯化过程中产生的污染。代谢标记法中，在培养期间用稳定同位素标记氨基酸（如 $^{13}C_6$-/$^{12}C_6$-精氨酸）分别标记两个细胞群体。标记试验后，含有融合了亲和纯化所需标签的饵蛋白质（称为 B）的重细胞群，以及作为对照的轻细胞群，将被 1∶1 地混合到一起，并进行细胞裂解和蛋白质复合物分离。化学标记法中，从两个完全不同分化发育阶段得到的培养物或组织细胞（记为 A 组和 B 组）分别裂解，然后进行蛋白质复合物的亲和纯化和蛋白质的稳定同位素标记。最后将同位素标记的蛋白质样品 1∶1 混合进行后续步骤。两种方法中，都需要获取酶解肽段混合物，并用液相色谱（LC）分离，再用 MS/MS 作定量或相对定量分析。对比质谱中轻链和重链离子信号密度，可以区分特异性作用对象和共纯化的蛋白质，肽段比值比 1 大很多的话，就表明存在特异性相互作用；肽段比值近于 1，则通常意味着有非特异性相互作用。蛋白质鉴定以 MS/MS 检测到的序列特异性信息为基础

这种方法最主要的优点是可以简化蛋白质混合物的纯化流程，并采用温和的洗脱条件。因此，筛选瞬态或微弱蛋白质间相互作用的能力得到提高。Aebersold 及其同事的实验已经验证了这一点：他们采用 ICAT 技术结合 MS 分析，鉴定出一种大型 RNA 聚合酶 II（Pol II）的特异性相互作用对象，通过单步 DNA 启动子亲和，他们从细胞核提取物中部分分离了该酶的前起始复合物（preinitiation complex，PIC）（Ranish et al.，2003）。

对比分析分离到的两个或多个蛋白质复合物，可以找到其中蛋白质组分中的差异。使用 ICAT，可以检测从不同状态酵母细胞中免疫纯化出的 STE12 复合物在组分和丰度上的动态变化（Ranish et al.，2003），还可以检测 MEL 细胞中成红细胞原生细胞分

化时 MafK 转录因子的相关蛋白质复合物的动态变化（Brand et al., 2004）。Pandey 和他的助手近来为研究蛋白质复合物、蛋白质-蛋白质相互作用、蛋白质丰度的动态变化和翻译后修饰而采用的 SILAC 方法提供了详细的说明（Amanchy et al., 2005）。在以下研究中，这种结合原位标记和亲和吸附的实验方法得到了有效应用：①EGF 刺激和未刺激的 HeLa 细胞中表皮生长因子受体（EGFR）通路相关的信号复合物（Blagoev et al., 2003）；②EGFR 通路中的肽段-蛋白质相互作用（Schulze and Mann, 2004）；③EGFR 信号通路时间过程的早期事件（Blagoev et al., 2004）。Hpchleitner 等最近报道，使用合成肽段和稳定同位素肽段标记，并结合质谱分析，可以对人 U1 的小核糖核蛋白（small nuclear ribonuclearprotein, snRNP）进行绝对蛋白质定量（Hpchleitner et al., 2005）。

上述实例明确地证明，基于定量 MS 的蛋白质组分析是研究生物系统蛋白质功能单元中化学计量学、动力学以及装配过程的有效工具。由于药物也可以用饵蛋白质相同的方式加以利用，因此，这种方法还可以为药物研究中的寻找细胞内靶蛋白质提供有效信息。

4.9 总结

生物质谱代表了蛋白质组研究中的核心技术，其仪器设计和分离技术仍旧处于快速发展阶段。包括 MS、生化以及分子生物学等技术的结合将演绎出新的蛋白质组方法，这预示着在不远的将来，我们在生物系统方面的知识将得到令人瞩目的扩展。对定量蛋白质组学来说，为了从蛋白质定量中得到更有意义的结果，必须充分考虑生物系统的多样性。研究者不能忽视生物多样性的问题，可以运用独立的重复实验和高级数据统计分析方法解决该问题。当然，分析大量的定量数据是一项艰苦的工作，必须运用生物信息学方法。在我们的实验室，也曾缺乏合适的工具软件分析从 MS 或 MS/MS 获得的大量蛋白质浓度数据，为了解决这个问题，我们自行开发了一种有效的工具软件包，它支持任何一种从稳定同位素标记实验中获得的定量分析数据。定量 MS 与表位附加（epitope tagging）的结合为未来蛋白质组研究开创了另一条研究途径，大批量绘制和鉴定蛋白质功能单元图谱成为可能。这预示了蛋白质组学方法在药物研发中的极高前景。当然，蛋白质组学对新药靶点研究的最终影响程度并不容易预见。

致谢

向 Silke Oeljeklaus 博士致以特别的感谢，感谢她对本文草稿的审阅以及非常有帮助的建议，此外她和 Sebastian Wiese 还帮助我们设计了本节中的图表。

参考文献

Aebersold, R., Rist, B., Gygi, S. P. (**2000**). Quantitative proteome analysis: methods and applications. *Ann. N.Y. Acad. Sci.* **919**, 33–47.

Amanchy, R., Kalume, D. E., Pandey, A. (**2005**). Stable isotope labeling with amino acids in cell culture (SILAC) for studying dynamics of protein abundance and posttranslational modifications. *Sci. STKE* **267**, 12.

Banks, J. F. Jr. (**1996**). High-sensitivity peptide mapping using packed-capillary liquid chromatography and electrospray ionization mass spectrometry. *J. Chrom. A* **743**, 99–104.

Barber, M., Bordoli, R. S., Sedgewick, R. D. and Tyler, A. N. (**1981**). Fast-atom bombardment of solids (F. A. B.): a new ion source for mass spectrometry. *J. Chem. Soc. Chem. Commun.* **293**, 325–327.

Bauer, A., Kuster, B. (**2003**). Affinity purification–mass spectrometry. Powerful tools for the characterization of protein complexes. *Eur. J. Biochem.* **270**, 570–578.

Berhane, B. T., Limbach, P. A. (**2003**). Stable isotope labeling for matrix-assisted laser desorption/ionization mass spectrometry and post-source decay analysis of ribonucleic acids. *J. Mass Spectrom.* **38**, 872–878.

Blagoev, B., Kratchmarova, I., Ong, S. E., Nielsen, M., Foster, L. J., Mann, M. (**2003**). A proteomics strategy to elucidate functional protein–protein interactions applied to EGF signaling. *Nat. Biotechnol.* **21**, 315–318.

Blagoev, B., Ong, S. E., Kratchmarova, I., Mann, M. (**2004**). Temporal analysis of phosphotyrosine-dependent signaling networks by quantitative proteomics. *Nat. Biotechnol.* **22**, 1139–1145.

Blonder, J., Hale, M. L., Chan, K. C., Yu, L. R., Lucas, D. A., Conrads, T. P., Zhou, M., Popoff, M. R., Issaq, H. J., Stiles, B. G., Veenstra, T. D. (**2005**). Quantitative profiling of the detergent-resistant membrane proteome of iota-b toxin induced vero cells. *J. Proteome Res.* **4**, 523–531.

Bonenfant, D., Schmelzle, T., Jacinto, E., Crespo, J. L., Mini, T., Hall, M. N., Jenoe, P. (**2003**). Quantification of changes in protein phosphorylation: a simple method based on stable isotope labeling and mass spectrometry. *Proc. Natl. Acad. Sci. USA* **100**, 880–885.

Brand, M., Ranish, J. A., Kummer, N. T., Hamilton, J., Igarashi, K., Francastel, C., Chi, T. H., Crabtree, G. R., Aebersold, R., Groudine, M. (**2004**). Dynamic changes in transcription factor complexes during erythroid differentiation revealed by quantitative proteomics. *Nat. Struct. Mol. Biol.* **11**, 73–80.

Brown, K. J., Fenselau, C. (**2004**). Investigation of doxorubicin resistance in MCF-7 breast cancer cells using shot-gun comparative proteomics with proteolytic 18O labeling. *J. Proteome Res.* **3**, 455–462.

Caputo, E., Moharram, R., Martin, B. M. (**2003**). Methods for on-chip protein analysis. *Anal. Biochem.* **321**, 116–124.

Chakraborty, A., Regnier, F. E. (**2002**). Global internal standard technology for comparative proteomics. *J. Chromatogr. A* **949**, 173–184.

Chaurand, P., Caprioli, R. M. (**2002**). Direct profiling and imaging of peptides and proteins from mammalian cells and tissue sections by mass spectrometry. *Electrophoresis* **23**, 3125–3135.

Chaurand, P., Schwartz, S. A., Caprioli, R. M. (**2002**). Imaging mass spectrometry: a new tool to investigate the spatial organization of peptides and proteins in mammalian tissue sections. *Curr. Opin. Chem. Biol.* **6**, 676–681.

Chen, X., Smith, L. M., Bradbury, E. M. (**2000**). Site-specific mass tagging with stable isotopes in proteins for accurate and efficient protein identification. *Anal. Chem.* **72**, 1134–1143.

Conrads, T. P., Alving, K., Veenstra, T. D., Belov, M. E., Anderson, G. A., Anderson, D. J., Lipton, M. S., Pasa-Tolic, L., Udseth, H. R., Chrisler, W. B., et al. (**2001**). Quantitative analysis of bacterial and mammalian proteomes using a combination of cysteine affinity tags and 15N-metabolic labeling. *Anal. Chem.* **73**, 2132–2139.

Desiderio, D. M., Zhu, X. (**1998**). Quantitative analysis of methionine enkephalin and beta-endorphin in the pituitary by liquid secondary ion mass spectrometry and tandem mass spectrometry. *J. Chromatogr. A* **794**, 85–96.

DeSouza, L., Diehl, G., Rodrigues, M. J., Guo, J., Romaschin, A. D., Colgan, T. J., Siu, K. W. (**2005**). Search for cancer markers from endometrial tissues using differentially labeled tags iTRAQ and cICAT with multidimensional liquid chromatography and tandem mass spectrometry. *J. Proteome Res.* **4**,

377–386.
Doroshenko, V. M., Cotter, R. J. (1995). High-performance collision-induced dissociation of peptide ions formed by matrix-assisted laser desorption/ionization in a quadrupole ion trap mass spectrometer. *Anal. Chem.* **67**, 2180–2187.
Dziembowski, A., Seraphin, B. (2004). Recent developments in the analysis of protein complexes. *FEBS Lett.* **556**, 1–6.
Ericson, C., Phung, Q. T., Horn, D. M., Peters, E. C., Fitchett, J. R., Ficarro, S. B., Salomon, A. R., Brill, L. M., Brock, A. (2003). An automated noncontact deposition interface for liquid chromatography matrix-assisted laser desorption/ionization mass spectrometry. *Anal. Chem.* **75**, 2309–2315.
Everley, P. A., Krijgsveld, J., Zetter, B. R., Gygi, S. P. (2004). Quantitative cancer proteomics: stable isotope labeling with amino acids in cell culture (SILAC) as a tool for prostate cancer research. *Mol. Cell Proteomics* **3**, 729–735.
Fenn, J. B., Mann, M., Meng, C. K., Wong, S. F., Whitehouse, C. M. (1989). Electrospray ionization for mass spectrometry of large biomolecules. *Science* **246**, 64–71.
Flory, M. R., Griffin, T. J., Martin, D., Aebersold, R. (2002). Advances in quantitative proteomics using stable isotope tags. *Trends Biotechnol.* **20**, 23–29.
Fritze, C. E., Anderson, T. R. (2000). Epitope tagging: general method for tracking recombinant proteins. *Methods Enzymol.* **327**, 3–16.
Gehrmann, M. L., Hathout, Y., Fenselau, C. (2004). Evaluation of metabolic labeling for comparative proteomics in breast cancer cells. *J. Proteome Res.* **3**, 1063–1068.
Geng, M., Ji, J., Regnier, F. E. (2000). Signature-peptide approach to detecting proteins in complex mixtures. *J. Chromatogr. A* **870**, 295–313.
Gerber, S. A., Rush, J., Stemman, O., Kirschner, M. W., Gygi, S. P. (2003). Absolute quantification of proteins and phosphoproteins from cell lysates by tandem MS. *Proc. Natl. Acad. Sci. USA* **100**, 6940–6945.
Gingras, A. C., Aebersold, R., Raught, B. (2005). Advances in protein complex analysis using mass spectrometry. *J. Physiol.* **563**, 11–21.
Goshe, M. B., Smith, R. D. (2003). Stable isotope-coded proteomic mass spectrometry. *Curr. Opin. Biotechnol.* **14**, 101–109.
Griffin, T. J., Han, D. K., Gygi, S. P., Rist, B., Lee, H., Aebersold, R., Parker, K. C. (2001). Toward a high-throughput approach to quantitative proteomic analysis: expression-dependent protein identification by mass spectrometry. *J. Am. Soc. Mass Spectrom.* **12**, 1238–1246.
Gruhler, A., Olsen, J. V., Mohammed, S., Mortensen, P., Faergeman, N. J., Mann, M., Jensen, O. N. (2005). Quantitative phosphoproteomics applied to the yeast pheromone signaling pathway. *Mol. Cell Proteomics* **4**, 310–327.
Guo, J., Yang, E. C., Desouza, L., Diehl, G., Rodrigues, M. J., Romaschin, A. D., Colgan, T. J., Siu, K. W. (2005). A strategy for high-resolution protein identification in surface-enhanced laser desorption/ionization mass spectrometry: Calgranulin A and chaperonin 10 as protein markers for endometrial carcinoma. *Proteomics* **5**, 1953–1966.
Gygi, S. P., Rist, B., Gerber, S. A., Turecek, F., Gelb, M. H., Aebersold, R. (1999). Quantitative analysis of complex protein mixtures using isotope-coded affinity tags. *Nat. Biotechnol.* **17**, 994–999.
Han, D. K., Eng, J., Zhou, H., Aebersold, R. (2001). Quantitative profiling of differentiation-induced microsomal proteins using isotope-coded affinity tags and mass spectrometry. *Nat. Biotechnol.* **19**, 946–951.
Haynes, P. A., Yates III, J. R., (2000). Proteome profiling-pitfalls and progress. *Yeast* **17**, 81–87.
Heller, M., Mattou, H., Menzel, C., Yao, X. (2003). Trypsin catalyzed 16O-to-18O exchange for comparative proteomics: tandem mass spectrometry comparison using MALDI–TOF, ESI–QTOF, and ESI–ion trap mass spectrometers. *J. Am. Soc. Mass Spectrom.* **14**, 704–718.
Hoang, V. M., Conrads, T. P., Veenstra, T. D., Blonder, J., Terunuma, A., Vogel, J. C., Fisher, R. J. (2003). Quantitative proteomics employing primary amine affinity tags. *J. Biomol. Tech.* **14**, 216–223.
Hochleitner, E. O., Kastner, B., Frohlich, T., Schmidt, A., Luhrmann, R., Arnold, G., Lottspeich, F. (2005). Protein stoichiometry of a multiprotein complex, the human spliceosomal U1 small nuclear ribonucleoprotein: absolute quantifi-

cation using isotope-coded tags and mass spectrometry. *J. Biol. Chem.* **280**, 2536–2542.

Hutchens, T. W., Yip, T. T. (**1993**). New desorption strategies for the mass spectrometric analysis of macromolecules. *Rapid Commun. Mass Spectrom.* **7**, 576–580.

Ibarrola, N., Kalume, D. E., Gronborg, M., Iwahori, A., Pandey, A. (**2003**). A proteomic approach for quantification of phosphorylation using stable isotope labeling in cell culture. *Anal. Chem.* **75**, 6043–6049.

Ibarrola, N., Molina, H., Iwahori, A., Pandey, A. (**2004**). A novel proteomic approach for specific identification of tyrosine kinase substrates using [13C]tyrosine. *J. Biol. Chem.* **279**, 15805–15813.

Ippel, J. H., Pouvreau, L., Kroef, T., Gruppen, H., Versteeg, G., van den Putten, P., Struik, P. C., van Mierlo, C. P. (**2004**). In vivo uniform (15)N-isotope labelling of plants: using the greenhouse for structural proteomics. *Proteomics* **4**, 226–234.

Jiang, H., English, A. M. (**2002**). Quantitative analysis of the yeast proteome by incorporation of isotopically labeled leucine. *J. Proteome Res.* **1**, 345–350.

Jonscher, K. R., Yates III, J. R. (**1997**). The quadrupole ion trap mass spectrometer – a small solution to a big challenge. *Anal. Biochem.* **244**, 1–15.

Jonsson, A. P. (**2001**). Mass spectrometry for protein and peptide characterisation. *Cell Mol. Life Sci.* **58**, 868–884.

Karas, M., Hillenkamp, F. (**1988**). Laser desorption ionization of proteins with molecular masses exceeding 10,000 daltons. *Anal. Chem.* **60**, 2299–2301.

Kolkman, A., Dirksen, E. H., Slijper, M., Heck, A. J. (**2005**). Double standards in quantitative proteomics: direct comparative assessment of difference in gel electrophoresis and metabolic stable isotope labeling. *Mol. Cell Proteomics* **4**, 255–266.

Kosaka, T., Takazawa, T., Nakamura, T. (**2000**). Identification and C-terminal characterization of proteins from two-dimensional polyacrylamide gels by a combination of isotopic labeling and nanoelectrospray Fourier transform ion cyclotron resonance mass spectrometry. *Anal. Chem.* **72**, 1179–1185.

Krause, E., Wenschuh, H., Jungblut, P. R. (**1999**). The dominance of arginine-containing peptides in MALDI-derived tryptic mass fingerprints of proteins. *Anal. Chem.* **71**, 4160–4165.

Krijgsveld, J., Ketting, R. F., Mahmoudi, T., Johansen, J., Artal-Sanz, M., Verrijzer, C. P., Plasterk, R. H., Heck, A. J. (**2003**). Metabolic labeling of *C. elegans* and *D. melanogaster* for quantitative proteomics. *Nat. Biotechnol.* **21**, 927–931.

Krutchinsky, A. N., Zhang, W., Chait, B. T. (**2000**). Rapidly switchable matrix-assisted laser desorption/ionization and electrospray quadrupole-time-of-flight mass spectrometry for protein identification. *J. Am. Soc. Mass Spectrom.* **11**, 493–504.

Le Blanc, J. C., Hager, J. W., Ilisiu, A. M., Hunter, C., Zhong, F., Chu, I. (**2003**). Unique scanning capabilities of a new hybrid linear ion trap mass spectrometer (Q TRAP) used for high sensitivity proteomics applications. *Proteomics* **3**, 859–869.

Lill, J. (**2003**). Proteomic tools for quantification by mass spectrometry. *Mass Spectrom. Rev.* **22**, 182–194.

Link, A. J., Eng, J., Schieltz, D. M., Carmack, E., Mize, G. J., Morris, D. R., Garvik, B. M., Yates III, J. R. (**1999**). Direct analysis of protein complexes using mass spectrometry. *Nat. Biotechnol.* **17**, 676–682.

Liu, P., Regnier, F. E. (**2002**). An isotope coding strategy for proteomics involving both amine and carboxyl group labeling. *J. Proteome Res.* **1**, 443–450.

Loboda, A. V., Krutchinsky, A. N., Bromirski, M., Ens, W., Standing, K. G. (**2000**). A tandem quadrupole/time-of-flight mass spectrometer with a matrix-assisted laser desorption/ionization source: design and performance. *Rapid Commun. Mass Spectrom.* **14**, 1047–1057.

MacCoss, M. J., Wu, C. C., Liu, H., Sadygov, R., Yates III, J. R. (**2003**). A correlation algorithm for the automated quantitative analysis of shotgun proteomics data. *Anal. Chem.* **75**, 6912–6921.

Mann, M., Hendrickson, R. C., Pandey, A. (**2001**). Analysis of proteins and proteomes by mass spectrometry. *Annu. Rev. Biochem.* **70**, 437–473.

Medzihradszky, K. F., Campbell, J. M., Baldwin, M. A., Falick, A. M., Juhasz, P., Vestal, M. L., Burlingame, A. L. (**2000**). The characteristics of peptide collision-induced dissociation using a high-performance MALDI–TOF/TOF tandem mass spectrometer. *Anal. Chem.* **72**, 552–558.

MENG, C. K., MANN, M., FENN, J. B. (**1988**). On protons of proteins – a beams a beam for a that. *Z. Phys. D* **10**, 361–368.

MIRGORODSKAYA, O. A., KOZMIN, Y. P., TITOV, M. I., KORNER, R., SONKSEN, C. P., ROEPSTORFF, P. (**2000**). Quantification of peptides and proteins by matrix-assisted laser desorption/ionization mass spectrometry using (18)O-labeled internal standards. *Rapid Commun. Mass Spectrom.* **14**, 1226–1232.

MITULOVIC, G., SMOLUCH, M., CHERVET, J. P., STEINMACHER, I., KUNGL, A., MECHTLER, K. (**2003**). An improved method for tracking and reducing the void volume in nano HPLC–MS with micro trapping columns. *Anal. Bioanal. Chem.* **376**, 946–951.

MO, W., TAKAO, T., SHIMONISHI, Y. (**1997**). Accurate peptide sequencing by post-source decay matrix-assisted laser desorption/ionization time-of-flight mass spectrometry. *Rapid Commun. Mass Spectrom.* **11**, 1829–1834.

MOLINA, H., PARMIGIANI, G., PANDEY, A. (**2005**). Assessing reproducibility of a protein dynamics study using in vivo labeling and liquid chromatography tandem mass spectrometry. *Anal. Chem.* **77**, 2739–2744.

MORITZ, B., MEYER, H. E. (**2003**). Approaches for the quantification of protein concentration ratios. *Proteomics* **3**, 2208–2220.

ODA, Y., HUANG, K., CROSS, F. R., COWBURN, D., CHAIT, B. T. (**1999**). Accurate quantification of protein expression and site-specific phosphorylation. *Proc. Natl. Acad. Sci. USA* **96**, 6591–6596.

ONG, S. E., BLAGOEV, B., KRATCHMAROVA, I., KRISTENSEN, D. B., STEEN, H., PANDEY, A., MANN, M. (**2002**). Stable isotope labeling by amino acids in cell culture, SILAC, as a simple and accurate approach to expression proteomics. *Mol. Cell Proteomics* **1**, 376–386.

ONG, S. E., KRATCHMAROVA, I., MANN, M. (**2003**). Properties of 13C-substituted arginine in stable isotope labeling by amino acids in cell culture (SILAC) *J. Proteome Res.* **2**, 173–181.

ONG, S. E., MITTLER, G., MANN, M. (**2004**). Identifying and quantifying in vivo methylation sites by heavy methyl SILAC. *Nat. Methods* **1**, 119–126.

OPITECK, G. J., LEWIS, K. C., JORGENSON, J. W., ANDEREGG, R. J. (**1997**). Comprehensive on-line LC/LC/MS of proteins. *Anal. Chem.* **69**, 1518–1524.

PASA-TOLIC, L., JENSEN, P. K., ANDERSON, G. A., LIPTON, M. S., PEDEN, K. K., MARTINOVIC, S., TOLIC, N., BRUCE, J. E., SMITH, S. R. (**1999**). High throughput proteome-wide precision measurements of protein expression using mass spectrometry. *J. Am. Chem. Soc.* **121**, 7949–7950.

PETRICOIN III, E. F., ORNSTEIN, D. K., PAWELETZ, C. P., ARDEKANI, A., HACKETT, P. S., HITT, B. A., VELASSCO, A., TRUCCO, C., WIEGAND, L., WOOD, K., et al. (**2002a**). Serum proteomic patterns for detection of prostate cancer. *J. Natl. Cancer Inst.* **94**, 1576–1578.

PETRICOIN, E. F., ARDEKANI, A. M., HITT, B. A., LEVINE, P. J., FUSARO, V. A., STEINBERG, S. M., MILLS, G. B., SIMONE, C., FISHMAN, D. A., KOHN, E. C., LIOTTA, L. A. (**2002b**). Use of proteomic patterns in serum to identify ovarian cancer. *Lancet* **359**, 572–577.

PUIG, O., CASPARY, F., RIGAUT, G., RUTZ, B., BOUVERET, E., BRAGADO-NILSSON, E., WILM, M., SERAPHIN, B. (**2001**). The tandem affinity purification (TAP) method: a general procedure of protein complex purification. *Methods* **24**, 218–229.

QIAN, W. J., MONROE, M. E., LIU, T., JACOBS, J. M., ANDERSON, G. A., SHEN, Y., MOORE, R. J., ANDERSON, D. J., ZHANG, R., CALVANO, S. E., et al. (**2005**). Quantitative proteome analysis of human plasma following in vivo lipopolysaccharide administration using 16O/18O labeling and the accurate mass and time tag approach. *Mol. Cell Proteomics* **4**, 700–709.

QIN, J., HERRING, C. J., ZHANG, X. (**1998**). De novo peptide sequencing in an ion trap mass spectrometer with 18O labeling. *Rapid Commun. Mass Spectrom.* **12**, 209–216.

QIU, Y., SOUSA, E. A., HEWICK, R. M., WANG, J. H. (**2002**). Acid-labile isotope-coded extractants: a class of reagents for quantitative mass spectrometric analysis of complex protein mixtures. *Anal. Chem.* **74**, 4969–4979.

RANISH, J. A., YI, E. C., LESLIE, D. M., PURVINE, S. O., GOODLETT, D. R., ENG, J., AEBERSOLD, R. (**2003**). The study of macromolecular complexes by

quantitative proteomics. *Nat. Genet.* **33**, 349–355.
Ren, D., Penner, N. A., Slentz, B. E., Regnier, F. E. (**2004**). Histidine-rich peptide selection and quantification in targeted proteomics. *J. Proteome Res.* **3**, 37–45.
Reynolds, K. J., Yao, X., Fenselau, C. (**2002**). Proteolytic 18O labeling for comparative proteomics: evaluation of endoprotease Glu-C as the catalytic agent. *J. Proteome Res.* **1**, 27–33.
Rigaut, G., Shevchenko, A., Rutz, B., Wilm, M., Mann, M., Seraphin, B. (**1999**). A generic protein purification method for protein complex characterization and proteome exploration. *Nat. Biotechnol.* **17**, 1030–1032.
Riggs, L., Seeley, E. H., Regnier, F. E. (**2005**). Quantification of phosphoproteins with global internal standard technology. *J. Chromatogr. B Anal. Technol. Biomed. Life Sci.* **817**, 89–96.
Ross, P. L., Huang, Y. N., Marchese, J. N., Williamson, B., Parker, K., Hattan, S., Khainovski, N., Pillai, S., Dey, S., Daniels, S., et al. (**2004**). Multiplexed protein quantification in *Saccharomyces cerevisiae* using amine-reactive isobaric tagging reagents. *Mol. Cell Proteomics* **3**, 1154–1169.
Sakai, J., Kojima, S., Yanagi, K., Kanaoka, M. (**2005**). 18O-labeling quantitative proteomics using an ion trap mass spectrometer. *Proteomics* **5**, 16–23.
Schmidt, A., Kellermann, J., Lottspeich, F. (**2005**). A novel strategy for quantitative proteomics using isotope-coded protein labels. *Proteomics* **5**, 4–15.
Schnolzer, M., Jedrzejewski, P., Lehmann, W. D. (**1996**). Protease-catalyzed incorporation of 18O into peptide fragments and its application for protein sequencing by electrospray and matrix-assisted laser desorption/ionization mass spectrometry. *Electrophoresis* **17**, 945–953.
Schulze, W. X., Mann, M. (**2004**). A novel proteomic screen for peptide–protein interactions. *J. Biol. Chem.* **279**, 10756–10764.
Schwartz, J. C., Senko, M. W., Syka, J. E. (**2002**). A two-dimensional quadrupole ion trap mass spectrometer. *J. Am. Soc. Mass Spectrom.* **13**, 659–669.
Shevchenko, A., Chernushevich, I., Ens, W., Standing, K. G., Thomson, B., Wilm, M., Mann, M. (**1997**). Rapid 'de novo' peptide sequencing by a combination of nanoelectrospray, isotopic labeling and a quadrupole/time-of-flight mass spectrometer. *Rapid Commun. Mass Spectrom.* **11**, 1015–1024.
Shevchenko, A., Loboda, A., Shevchenko, A., Ens, W., Standing, K. G. (**2000**). MALDI quadrupole time-of-flight mass spectrometry: a powerful tool for proteomic research. *Anal. Chem.* **72**, 2132–2141.
Shevchenko, A., Schaft, D., Roguev, A., Pijnappel, W. W., Stewart, A. F., Shevchenko, A. (**2002**). Deciphering protein complexes and protein interaction networks by tandem affinity purification and mass spectrometry: analytical perspective. *Mol. Cell Proteomics* **1**, 204–212.
Smith, R. D., Anderson, G. A., Lipton, M. S., Masselon, C., Pasa-Tolic, L., Shen, Y., Udseth, H. R. (**2002**). The use of accurate mass tags for high-throughput microbial proteomics. *Omics* **6**, 61–90.
Smith, R. D., Pasa-Tolic, L., Lipton, M. S., Jensen, P. K., Anderson, G. A., Shen, Y., Conrads, T. P., Udseth, H. R., Harkewicz, R., Belov, M. E., et al. (**2001**). Rapid quantitative measurements of proteomes by Fourier transform ion cyclotron resonance mass spectrometry. *Electrophoresis* **22**, 1652–1668.
Smolka, M., Zhou, H., Aebersold, R. (**2002**). Quantitative protein profiling using two-dimensional gel electrophoresis, isotope-coded affinity tag labeling, and mass spectrometry. *Mol. Cell Proteomics* **1**, 19–29.
Smolka, M. B., Zhou, H., Purkayastha, S., Aebersold, R. (**2001**). Optimization of the isotope-coded affinity tag-labeling procedure for quantitative proteome analysis. *Anal. Biochem.* **297**, 25–31.
Spengler, B. (**1997**). Post-source decay analysis in matrix-assisted laser desorption/ionization mass spectrometry of biomolecules. *J. Mass Spectrom.* **32**, 1019–1036.
Steen, H., Mann, M. (**2004**). The ABC's (and XYZ's) of peptide sequencing. *Nat. Rev. Mol. Cell Biol.* **5**, 699–711.
Stewart, I. I., Thomson, T., Figeys, D. (**2001**). 18O labeling: a tool for proteomics. *Rapid Commun. Mass Spectrom.* **15**, 2456–2465.

STOECKLI, M., CHAURAND, P., HALLAHAN, D. E., CAPRIOLI, R. M. (**2001**). Imaging mass spectrometry: a new technology for the analysis of protein expression in mammalian tissues. *Nat. Med.* **7**, 493–496.

TANG, N., TORNATORE, P., WEINBERGER, S. R. (**2004**). Current developments in SELDI affinity technology. *Mass Spectrom. Rev.* **23**, 34–44.

TAO, W. A., AEBERSOLD, R. (**2003**). Advances in quantitative proteomics via stable isotope tagging and mass spectrometry. *Curr. Opin. Biotechnol.* **14**, 110–118.

TERPE, K. (**2003**). Overview of tag protein fusions: from molecular and biochemical fundamentals to commercial systems. *Appl. Microbiol. Biotechnol.* **60**, 523–533.

WANG, S., ZHANG, X., REGNIER, F. E. (**2002**). Quantitative proteomics strategy involving the selection of peptides containing both cysteine and histidine from tryptic digests of cell lysates. *J. Chromatogr. A* **949**, 153–162.

WANG, Y. K., MA, Z., QUINN, D. F., FU, E. W. (**2001**). Inverse 18O labeling mass spectrometry for the rapid identification of marker/target proteins. *Anal. Chem.* **73**, 3742–3750.

WANG, Y. K., MA, Z., QUINN, D. F., FU, E. W. (**2002**). Inverse 15N-metabolic labeling/mass spectrometry for comparative proteomics and rapid identification of protein markers/targets. *Rapid Commun. Mass Spectrom.* **16**, 1389–1397.

WASHBURN, M. P., ULASZEK, R., DECIU, C., SCHIELTZ, D. M., YATES III, J. R. (**2002**). Analysis of quantitative proteomic data generated via multidimensional protein identification technology. *Anal. Chem.* **74**, 1650–1657.

WASHBURN, M. P., ULASZEK, R. R., YATES III, J. R. (**2003**). Reproducibility of quantitative proteomic analyses of complex biological mixtures by multidimensional protein identification technology. *Anal. Chem.* **75**, 5054–5061.

WASHBURN, M. P., WOLTERS, D., YATES III, J. R. (**2001**). Large-scale analysis of the yeast proteome by multidimensional protein identification technology. *Nat. Biotechnol.* **19**, 242–247.

WILCOX, B. E., HENDRICKSON, C. L., MARSHALL, A. G. (**2002**). Improved ion extraction from a linear octopole ion trap: SIMION analysis and experimental demonstration. *J. Am. Soc. Mass Spectrom.* **13**, 1304–1312.

WILM, M., MANN, M. (**1996**). Analytical properties of the nanoelectrospray ion source. *Anal. Chem.* **68**, 1–8.

WILM, M., SHEVCHENKO, A., HOUTHAEVE, T., BREIT, S., SCHWEIGERER, L., FOTSIS, T., MANN, M. (**1996**). Femtomole sequencing of proteins from polyacrylamide gels by nano-electrospray mass spectrometry. *Nature* **379**, 466–469.

WILM, M., MANN, M. (**1994**). Electrospray and Taylor-Cone theory, Dole's beam of macromolecules at last? *Int. J. Mass Spectrom. Ion Process* **136**, 167–180.

WOLTERS, D. A., WASHBURN, M. P., YATES III, J. R. (**2001**). An automated multidimensional protein identification technology for shotgun proteomics. *Anal. Chem.* **73**, 5683–5690.

YANAGISAWA, K., SHYR, Y., XU, B. J., MASSION, P. P., LARSEN, P. H., WHITE, B. C., ROBERTS, J. R., EDGERTON, M., GONZALEZ, A., NADAF, S., et al. (**2003**). Proteomic patterns of tumour subsets in non-small-cell lung cancer. *Lancet* **362**, 433–439.

YAO, X., AFONSO, C., FENSELAU, C. (**2003**). Dissection of proteolytic 18O labeling: endoprotease-catalyzed 16O-to-18O exchange of truncated peptide substrates. *J. Proteome Res.* **2**, 147–152.

YAO, X., FREAS, A., RAMIREZ, J., DEMIREV, P. A., FENSELAU, C. (**2001**). Proteolytic 18O labeling for comparative proteomics: model studies with two serotypes of adenovirus. *Anal. Chem.* **73**, 2836–2842.

YU, L. R., CONRADS, T. P., UO, T., ISSAQ, H. J., MORRISON, R. S., VEENSTRA, T. D. (**2004**). Evaluation of the acid-cleavable isotope-coded affinity tag reagents: application to camptothecin-reated cortical neurons. *J. Proteome Res.* **3**, 469–477.

ZANG, L., PALMER TOY, D., HANCOCK, W. S., SGROI, D. C., KARGER, B. L. (**2004**). Proteomic analysis of ductal carcinoma of the breast using laser capture micro dissection, LC–MS, and 16O/18O isotopic labeling. *J. Proteome Res.* **3**, 604–612.

ZHANG, R., REGNIER, F. E. (**2002**). Minimizing resolution of isotopically coded peptides in comparative proteomics. *J. Proteome Res.* **1**, 139–147.

ZHANG, R., SIOMA, C. S., WANG, S., REGNIER, F. E. (**2001**). Fractionation of isotopically labeled peptides in quantitative proteomics. *Anal. Chem.* **73**, 5142–5149.

ZHOU, H., BOYLE, R., AEBERSOLD, R. (**2004**).

Quantitative protein analysis by solid phase isotope tagging and mass spectrometry. *Methods Mol. Biol.* **261**, 511–518.

ZHOU, H., RANISH, J. A., WATTS, J. D., AEBERSOLD, R. (**2002**). Quantitative proteome analysis by solid-phase isotope tagging and mass spectrometry. *Nat. Biotechnol.* **20**, 512–515.

5 蛋白质组学中的多维液相柱色谱——我们身在何处？

Egigijus Machtejevas, Klaus K. Unger and Reinhard Ditz

摘要

多维液相色谱（MD-LC）正逐渐成为蛋白质组学研究中强有力的分离技术平台。目前，研究者将毛细管式的反向纳米液相色谱用于分析蛋白质酶解产物经二维凝胶电泳后得到的肽段。作为蛋白质组学研究中质谱（MS）技术的上游技术，MD-LC具有诸多优点，例如，它整合了样品纯化技术，包含一系列的选择性过滤装置作为分离模式，柱料有很强的负载力和协调性；此外，它还是一套兼具自动性、容差性以及易操作性的系统，可以与脱机式或联机式的MS设备配套使用。然而，在样品制备、分辨率、数据分析等方面，MD-LC还需改进，否则它在蛋白质组学研究中的潜能将无法得到全面发挥。此外，液相色谱与等速电泳（ITP）、等电聚焦（IEF）、毛细管电泳（CE）及毛细管电色谱（CEC）等电驱动模式的综合应用还没有在蛋白质组学中得到充分开发。虽然液相色谱装置在使用中已经表现出强大的功能和适应性，但对于包裹体和固相的低质移动阻力和高选择性蛋白质的分离还处于设计、开发和生产的初级阶段。新型强阳离子交换功能的限制性进入材料（RAM-SCX）对直接注入的生物流体表现出高效的样品清除能力。通过使用与MD-LC平台结合的限制性进入材料，可得到包含多于800种肽段、分子质量为1000～3500 Da不等的肽段图谱，使生物标记物筛选成为一种常规实验手段。这种易于操作的全自动分析分离系统能够为不同患者提供肽段图谱，因而在差异蛋白质组学研究中拥有巨大的潜能。

5.1 引言

2005年初，对蛋白质组学领域的发展成就进行概括总结，得出以下要点。

- 蛋白质组学研究重点仍是蛋白质发现和蛋白质结构分析，而不是动态蛋白质组学和蛋白质功能。
- 二维凝胶电泳/质谱（MS）仍然是最主要的技术平台。
- 二维凝胶电泳/MS还未能在制药业的药物研发和寻找生物标记物方面发挥预期作用。
- 液相色谱迄今为止最主要的应用还只是蛋白质酶解后，用于分析肽段的nano-LC。
- 因为缺乏处理含有大量成分和宽动态范围的复杂混合物样品的基本研究及分析手段，多维液相色谱（MD-LC）还没有发展成为蛋白质组学的前沿技术。

- 液相色谱装置已经发展到一个成熟阶段，足以用于蛋白质组学的程式化研究。
- 在新型材料和固相研究方面，尤其是蛋白质分离以及分离机制的理解，都还处于初级阶段，必须进行进一步的改进。

目前的蛋白质组学着重于针对数目大于 10 000 的肽段的精密研究，但是否能以这种处理策略得到所需的结果还存在疑问。此外，主流研究趋势是采用广泛和全面的方法，研究中会这样的情形发生——“如果你不知道你要去哪里，任何一条路都可以走”，应该避免这种情况发生。虽然目前还不知道目标指向性研究方法是否会取得成功，但是这样的方法显然更加经济节约，这种方法的风险在于其所显示的重点实验数据能否被接受。

蛋白质组学的主要目标是开发能广泛应用的诊断和治疗方法。这需要能有效避免误差、方便易用的系统，并且还要求系统的复杂程度较低。MD-LC 有许多基本特性使其有可能发展成为一种强有力的蛋白质组学技术，LC 可以提供大量的筛选方法与强大的 MD-LC 相结合，例如，体积排斥（SEC）、反相（RP）、疏水作用（HIC）、亲水作用（HILIC）、离子交换（IEX）、免疫金属亲和性以及一系列的特异性基团的、仿生化学和特异性亲和色谱模式。LC 的负载性能远远优于双向电泳系统，可以满足 MD 系统的要求。LC 模式可以整合于样品纯化步骤，提高该步骤的选择性、效率和重复性，因而提高最终数据的质量。然而，MD-LC 最重要的特点是它能够以自动控制实现很高的效率和重复性。MD-LC 还可以与电驱动的分离模式，如毛细管电泳（CE）或毛细管电色谱法（CEC）相结合，从而显著增强分离能力。蛋白质组学研究者们可能还没有深入讨论这些潜在的应用性，也没有在基础术语中进行过评论。

5.2 为何需要 MD-LC/MS?

蛋白质组学研究的主要程序包括样品制备、蛋白质或多肽的分离、识别和数据分析。分离技术面临很多挑战，首先，复杂蛋白质混合物的分离不是一项简单的任务，因为人的体液，例如尿液或血液，包含成千上万的蛋白质和多肽。近来发表的论文[1,2]显示，由于一维 LC 分辨率的不足和 MS 动态范围的限制，此类复杂样品的分离（至少包含上千种不同的多肽）不可能在单一 LC 中实现。此外，较长的多肽往往不能用 HPLC 进行分离。样品分离的首要问题是生物样品中通常包括大量的生物分子。从基因组的大小来看，分离中需要处理的蛋白质多达 25 000 种。然而，预期的蛋白质数目可能会远远大于基因数目，因为单一基因可以通过翻译和翻译后修饰、降解中间产物以及选择性剪接产生多种蛋白质。分析单个细胞或血清的蛋白质组的困难在于，举例而言，同一种人类细胞可以在任意时刻表达多达 20 000 种蛋白质[3]，其动态波动范围可达 10^5[4]。使蛋白质组学分析变得更加复杂的是特定的蛋白质组并不保持静态不变，而是处于动态变化中，这是由细胞的基因组、环境和历史共同影响的结果[5]。现有的方法不足以分辨和检测这些处于不同浓度水平的大量蛋白质。另外，由于一些组织或体液只含有很低浓度的多肽激素，分析多肽组学还需要将多肽在分析之前进行预富集[6]。

双向聚丙烯酰胺凝胶电泳（2D PAGE）和 MS 是当前蛋白质组学研究中最完善及最常用的技术。然而 2D PAGE 只能对蛋白质总量提供有限的信息，不能检测到低量蛋白质和小肽[1]。样品制备、选择性富集、高分辨率分离以及检测等步骤都需要开发新的方法和技术以获得高于 2D PAGE 的分辨力。适合于少量蛋白质的灵敏检测仍有待研究。LC 可以解决上面提到的部分问题，与凝胶分离方法相比，它在样品处理和制备方面更为简便和自动化。MD-LC 有许多优点，如高灵敏性、分析时间短、样品量可变（可以使目标物质预富集）和多样的分离机制；最重要的是，它能够进行自动化操作。但是，由于蛋白质动态变化范围宽，单一的色谱或电泳方法不能分辨细胞或组织的蛋白质和多肽的复杂混合物。

目前已能进行一些动态定量研究，以血浆蛋白质组研究为例，可以由商业化临床实验室通过有效的诊断检测方法对蛋白质样品进行测量，再结合血浆蛋白质样品的临床参考范围进行作图分析。对其中高丰度的蛋白质——血清白蛋白（正常浓度范围为35～50 mg/ml）和低丰度的蛋白质——白细胞介素 6（正常浓度范围为 0～5 pg/ml）分别使用炎症和感染的灵敏指示剂进行测量[7]。这两种可用于临床的蛋白质在血浆中的丰度相差达 10^{10} 倍，相当于在浓度为 55 mg/ml 的白蛋白中寻找一种浓度为的 10 pg/ml 的检测物，这是非常困难的，现在它们都已经能在医院实验室进行检测，这表明目前的免疫分析技术已经具备了很强的检测能力。但必须清醒地意识到这种宽泛的动态范围是在假定检测物性质一致的前提下得到的。各种可用于平行检测蛋白质的方法，如双向电泳、LC 或 MS，其典型的动态检测范围只有 10^2 ～ 10^4，这对于绘制综合蛋白质组学图谱而言低了 6～8 个数量级。目前没有一种实验技术或平台能够在蛋白质组学所需检测范围的层次上对样品成分进行分析。因此，研究者们开发了大量的技术和平台来针对特定的子集组分进行分析，以克服其动态检测范围的局限性。

采用不同分离机制进行二或三个正交方向分离的二维或三维分离方法可以显著地提高将复杂蛋白质混合物分解为单个组分的几率，此类多维蛋白质分离技术将会在蛋白质鉴定和定量方面发挥日益重要的作用。

5.3 MD-LC/MS 方法的基本内容

5.3.1 概述

多维（多步骤，多分离柱）色谱很早就被认为是一种分离复杂混合物的有力工具[8]，这一方法的两个倡导者分别是 J.C. Giddings[9,10] 和 J.F.K. Huber[11]。MD-LC 基于多根分离柱以联机或脱机的模式进行组合，并以正交模式进行操作，例如，使用不同的分离机制分离样品混合物。第一根分离柱（第一维）将样品分离成的不同组分可以进行独立的后续处理。这样得到的实际结果是巨大的峰容量（在特定分辨力下辨别出的峰数目）和对每一组分分离条件进行独立优化的潜在可能。同时，还可以选择通过分离组分的方法进行选择性富集/贫化和峰值压缩。

在蛋白质组学的 MD-LC 中，分离柱可以与多维系统相结合，多维系统可以让蛋白质在下列情形下进行分离：成分繁多并在化学结构和组成上具有极大多样性；化学成分差别较小；分子大小和质量差别大；高达 1∶10^8 的丰度比和宽泛的浓度范围（由于组分数目随着浓度的降低呈指数增长）。

为了达到以上期望的组合效果，需要按照下述选择标准对分离系统进行合理的设计。首先，LC 系统的选择和排序（固相、液相）要以达到最高峰容量和最优分辨力为目的，设计的系统需要能有效去除高丰度组分，并富集目标物质，高选择性地过滤剩余杂质。在联机模式中，不同维向的分析速度需要进行协调，使第一根分离柱低速运行以达到适宜分辨率；第二根分离柱则需要高速分析分辨一维分离得到的组分[12]。对于高丰度比的混合物，需要在多维分离开始时有效的去除高丰度蛋白质，以免造成后续分离柱过载，影响其选择性和重复性。换而言之，链式多维分离柱系统的负载力很重要，低负载力会导致发生置换现象和多余的蛋白质间相互作用，这可能会使每一组分的下游组成发生不可逆改变[13]。

5.3.2 需要考虑的问题

在开始设计分离实验之前，需要明确一个重要的问题：想要得到什么样的结果？通过某种特定方式处理蛋白质，可以选择性地增强对目标蛋白质的捕获能力并去除掉不需要的组分。选择正确的过滤顺序对得到高产率和高回收率的目标产物最为重要（图 5.1）。“选择性过滤”包括样品的纯化步骤和方法以及色谱分离。

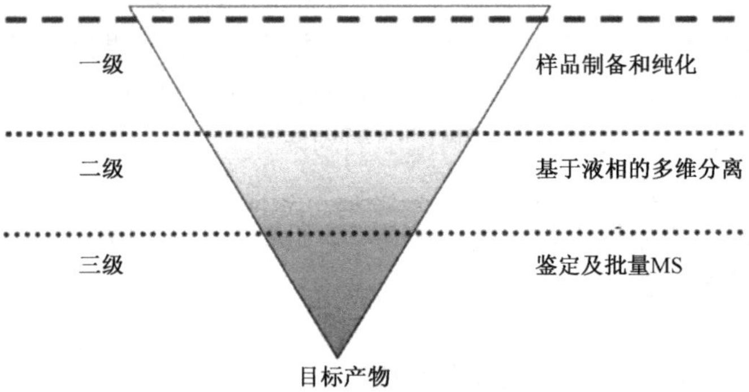

图 5.1 LC 中的选择过滤

每个级别都可选用不同技术手段，例如，一级：SPE，SEC，IEF，ITP；二级：SEC，RPC，HIC，HILIC，IMAC，AC；三级：MS，MS/MS

5.3.3 样品的纯化

这是整个分离鉴定过程中最重要的一步，这一步应对高丰度物质进行选择性去除并对目标物质进行选择性富集。样品的纯化可通过电场中的等电聚焦（IEF）和等速电泳（ITP）方法实现，或采用固相萃取（SPE）的色谱方法进行。SPE 的进一步发展是采用限制性进入材料（RAM）填充的分离柱，结合选择性去除和富集两种色谱模式。市场上有多种亲和柱产品，它们可以有效去除白蛋白、免疫球蛋白和其他高丰度物质。因为手工操作可能引起误差并且降低产量，所以应该尽量避免，最佳选择是采用整合了样品纯化步骤的全自动联机式分离法。

SPE 和 RAM 分离柱具有的大负载力在样品纯化上起着重要的作用。最好在低于负载极限的状态下使用分离柱，否则会发生替换作用或其他现象，例如可能会发生依附成分间的二级作用，导致无法得到目标物质。这在研究中低丰度蛋白质时尤其重要，通常采用较大的毫升级上样体积。

5.3.4 MD-LC 的多相系统选择

根据蛋白质不同物理性质进行分离的方法已经取得了不同程度的进展，研究的最终目标是得到一种能与检测方法（如 MS）相结合的快速分离手段，以便能彻底监控蛋白质组中蛋白质的浓度差异、相互作用以及结构等。多维分离技术主要基于蛋白质两种以上独立的物理性质差异，通常用于分离的物理性质包括分子大小（分子半径）、电荷、疏水性和生物分子间相互作用（亲和性）。当分离方法选用的蛋白质性质彼此独立时，就被认为是正交化方法。

理想情况下，未能在第一步中分离的成分将在第二步中分开。峰容量指的是在单一分离方法中能分辨出的独立组分数目。数学模型显示，如果多维分离方法是正交化的，那么总的峰容量是各维向峰容量的乘积[14]。负载力的定义是：在保持色谱柱分辨力的前提下能够分离的最大样品量。多维分离技术可以设计在第一维大幅增加负载力，从而富集多肽混合物中的低丰度或微量成分，然后在第二维得到必要的峰容量。

确定分离相系统的首要准则是选择性和正交性、负载力和生物相容性（需定量时）。基本原则是：第一维分离相应该拥有足够高的负载力和选择力，以及保持生物活性的能力。离子交换色谱（IEC）可以作为提供电荷选择性的分离方法，在原理上，离子交换色谱有两种选择，分别可采用阳离子和阴离子交换材料，不同的材料反过来也会影响其 pH 工作范围。需要注意的是，该方法只能分离带正电或带负电的蛋白质，即整个蛋白质谱中只有一定数目的成分得以辨析。IEC 柱是通过盐度梯度逐渐增加离子强度进行工作的，因此，需要在转至第二维分离柱之前去除分离组分中的盐分。

通常采用反相色谱（RPC）作为第二维分离方法。RPC 是各种具有不同疏水性的分离柱，应用最多的填充相是 C18 键合硅（RP-18 分离柱）。RP 分离柱的固有特点是脱盐性，当用酸性缓冲液/乙腈进行乙腈浓度逐渐增加的梯度洗脱时，盐分会在色谱的最前沿被洗脱。RP 柱料的疏水表面和疏水洗脱液不能为蛋白质提供适宜的生物相容性环境，蛋白质可能会改变构象甚至变性，出现宽峰、裂峰等情况。RP 柱的负载力大大低于 IEC 柱（每毫克 RP 柱料只能负载 10 mg 蛋白质，而 IEC 柱料则能负载 100 mg）。RPC 的优点是其洗脱产物具有 MS 相容性，只要使用具有挥发性的缓冲液如乙酸铵等即可。

在 MD-LC 联用系统中，第二维的分析速度应该尽可能的高[12]，但这却与高分辨力或高峰容量的要求相矛盾。梯度洗脱 RPC 的最高峰容量可以通过降缓浓度梯度和减慢相对流速得到。因此，不可避免要在所需峰容量和梯度时间上进行折中，蛋白质酶解产物中的多肽通常选择使用几个小时的梯度时间来分析。

研究中经常会遇到这样的问题：我们的 MD-LC 系统究竟需要多少维？表 5.1 列出了 MD-LC 在不同维数下的性能参数，从表中可以明显看出随着维数的增加，峰容量也会增加。正如上所述，在理想情况下 MD-LC 的总峰容量等于各个正交维向中峰容量的乘积！同时，多于两维的 MD-LC 联用需要非常复杂的仪器设置，有一定控制难度。对普通用户而言，蛋白质组学的主要目的是设计一种高效率、低误差和易操作的系统，降低系统的复杂性是系统设计的主要要求之一。我们这里展示的是对内源多肽进行分析的系统，它采用具有可解析维数的（L=25 mm，I. D. =4 mm）单个样品纯化柱（RAM-SCX），进行五步盐度洗脱。用真空管将组分转移至 RP 浓缩柱，再进而将其在 I. D. 为 100 mm 的 RP-18 整体化色谱柱（chromolith performance RP-18 monolithic column）上进行分离。使用这种技术平台，我们可以在 10 h 内对大约 100 μl 人类唾液中的2000～4000 种内源多肽（相对分子质量为 500～4000）进行分析。因此，具有特制静息相的 2D-LC 系统在优化的操作条件下足以分辨高复杂度的混合物。

表 5.1　不同维数 LC 的性能参数

	1D	2D	3D	>3D
选择性（峰容量）	+	++	+++	++++
上样量	-	+	++	+++
灵敏度	++	+	+	+
负载量	++	+	−	−−
效率	++	++	++	++
自动化程度	+++	++	+	+
耐用性	++	+	−	−−
成本	+	−	−−	−−−
操作难易程度	++	+	−	−−

注：“+”代表优势；“−”代表劣势。

McDonald 等[16]报道了第三维/相的使用，他们在最初的 RP 和 SCX 之后增加了一个 RP 材料色谱柱。虽然增加的这个 RP 分离相的确可以识别更多的蛋白质，但却大大延长了数据采集时间。

5.3.5　操作部分

为了给 MS 分析提供足够的样品，分析开始之前通常需要准备大量样品。在 MD-LC 中，研究者最先使用 I.D.值大的分离柱，最后将使用 I.D.值为 50～100 μm 的毛细管分离柱。与分离柱的 I.D.值大小变化相一致，过柱体积流量从每分钟毫升级减少为每分钟纳升级。在固定的柱长下，I.D.值减小，柱料填充量减少，例如，柱长 10 cm，I.D. 4 mm 的分离柱约能填充 1 g 柱料，而 100 mm×100 μm 的毛细柱只能填充约 10 μg 柱料。

柱体 I.D.从毫米级到微米级的小型化除造成流量减少之外，还有另外两种后果：上样量和负载力的减少。流量和上样体积的减少与柱体 I.D.值的减小直接相关，RP 柱对多肽的负载力随着 I.D.值降低而变化，详见表 5.2。

表 5.2　HPLC 柱的最大负载量

I.D 值/μm	流量/(μl/min)	柱容/μl	硅含量/mg	负载量/μg
4600	1000	1660	1100	110
4000	760	1260	830	83
2000	190	310	210	21
1000	47	80	50	5
300	4.3	7	5	0.5
100	0.5	0.8	0.5	0.05
50	0.125	0.2	0.13	0.01
10	0.005	0.08	0.05	0.005

注：假定条件：柱相，$L=10\text{mm}$，总孔隙率 $\varepsilon_1=0.7$，骨架孔隙率 $\varepsilon_s=0.3$，硅骨架密度 2.2g/cm^3

在 MD-LC 中，除 SEC 柱外，所有分离柱都在梯度洗脱条件下进行操作。通常从洗脱液 A 开始，逐渐加入用更强的洗脱溶剂配制的洗脱液 B（线性梯度）。其他梯度操作方法还有阶梯形梯度和脉冲式注入强洗脱液。第一维分离柱中，在相同的上样速度下，使用不同的梯度操作模式可以得到不同的结果。从第一维分离柱中通常可以收集到约 5～40 种等体积组分，每一种组分在第二维分离柱中又可以产生约 50 种组分。第二维分离柱最优组分数由 MS 分析组分所需的时间、选用的 MS 以及需要分辨的肽段数共同决定。操作中，时间长短和数据量需要进行协调，即需要同时考虑时间长度的可行性和所需收集的数据量。值得注意的是，MS 数据分析和系统自动化还有待进一步发展[17]。

第一维得到的组分既可以在合适相的富集柱中保存，也可以直接贮存在第二维分离柱的顶部。直接贮存的方法更简单，需要的装置更少，但是处理时间却大大增加。此外，这种方法并不适于所有情况，如用 SEC 作为第一维的情况。当第一维和第二维的流量差异达到一个数量级以上时（表 5.2），就必须使用富集柱了。

选择尽量少的维数是处理复杂分离的基本原则。增加维数会同时带来优点和缺点（表 5.1）。虽然增加分离的维数可以不断增加峰容量，但必须牢记整个方法必需满足蛋白质组学的分析要求，即分离能力强、自动化和高通量。

5.3.6　尖端技术——含酶解技术

5.3.6.1　多维液相-质谱方法

虽然 MD-LC MS 在分析自然界多肽和蛋白酶切产生的多肽时得到广泛应用，但它不适用于直接分析蛋白质。首先，蛋白质在反相条件下由于固相或液相的诱导效应（强疏水表面、低 pH 和高浓度有机溶剂）容易变性，造成其定量洗脱非常困难。其次，用 MS 测量蛋白质分子质量不足以对其进行辨认。为了克服这些困难，可将蛋白质酶解，并在多肽层次进行分离。有两种处理方法：①蛋白质先分离后酶解（自上而下的蛋白质组学[4]）；②在 shotgun 蛋白质组学中复杂的蛋白质混合物首先被酶解（图 5.2A），然后将肽段进行色谱分析（自下而上的蛋白质组学，见图 5.2B[5]）。这两种方法中，分离技术都在蛋白质识别和分析中起至关重要的作用。

虽然使用 shotgun 方法会使样品的复杂性大大增加，但利用此方法进行人类蛋白质组综合分析的报道正在不断增加。它的优势在于蛋白质酶解后得到的肽段比大型蛋白质更容易分离[16, 18~22]。RP-LC 是 MD-LC 第二维的很好选择，因为它具有高分辨力、高分析速度和脱盐能力[23]。Shotgun 方法的缺点是实验完成后会得到超大数目待辨析的肽段。对生物流体直接进行分析（没有预先酶解步骤）可用于发现生物标记分子。预先酶解让分析高分子质量蛋白质成为可能，但它会让混合物变得更加复杂。假定一种特定的生物流体含有 1000 种蛋白质，每一种蛋白质会产生约 50 种酶解片段，我们就会有 50 000 种以上的多肽需要分辨。这项任务只能通过多维蛋白质识别技术来完成[16~22, 24, 25]。需要强调的是，在复杂的多肽混合物中，共洗脱率高是 MS 识别多肽数目的限制因素。例如电极喷射 MS 的灵敏度依赖于浓度而不是流量，因而在分析更复杂或更稀薄的混合物时在纳米级改变 LC 的流量能力就变得很有用。这项技术被称为“尖峰缓驻”，它已经在利用 LC/MS 分析蛋白质组学实验产生的蛋白质酶解产物时表现出了很大潜能[26]。通过降低分离时的流速可以减缓洗脱峰，但会增加 MS 的分析时间，在这种方法中，可以用更长的时间分离更多的多肽或单一低丰度多肽。

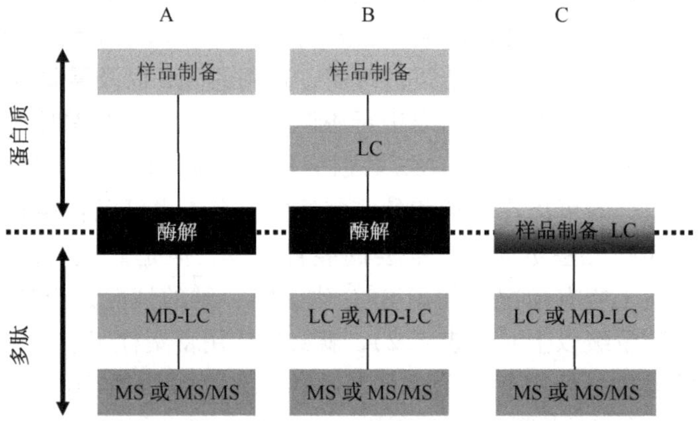

图 5.2 蛋白质组学中 LC 的几种工作流程

A. 自下而上式；B. 自上而下式；C. 样品净化与色谱分离直接结合（“非酶解”式）

另一种很有吸引力的研究方法是先用 IEC 分离蛋白质，即根据软条件（生物相容性）下的电荷分布对蛋白质进行分离，然后收集组分。再将各组分进行酶解，然后重新在 RP 柱上样，通过疏水性进行分离。这一方法的便捷之处在于其第二维（RPC）的液相与 MS 对溶剂的要求相符。该方法的局限性在于其对所研究的蛋白质大小有限制（分子质量<20 000 Da）而且不能溶解和完全分离疏水性强的多肽。用 MS 进一步分析所有包含多肽的组分，得到肽谱[27]。有报道说明，这一方法足以处理蛋白质组中的小子集（例如几百种蛋白）[17]。目前的研究清晰表明，这种方法仍然不适于对极度复杂的整体蛋白质组进行分析。因此，从特定组织中对蛋白质进行预筛选或预分离变得很必要。这一方法已得到成功应用[28]，例如，对人类尿液进行分析时，首先需用 SPE（C-18 柱料）对多肽进行富集，然后用离子交换色谱作为第一维收集到 30 种组分，再用 RP-LC（C-18）作为第二维对收集到的组分进行分析，还有类似的方法用于进行人类血浆滤过

液、血浆和血液超滤液中蛋白质和多肽的分离[31]。

5.4 MD-LC 在蛋白质组学中的应用——现状简介

在 20 世纪 80 年代，很多研究者尝试用 MD-LC 来分辨从较大的目标蛋白质中得到的肽段，用于绘制肽谱。Putnam 的研究团队将阳离子和阴离子交换色谱与 RP-LC 相结合用于绘制高分子质量蛋白质的肽谱[32,33]；Matsuoka 等用一种相似的方法将阴离子交换色谱和 RP-LC 用于分离大脑提取物中的多肽[34]。在这些研究中，离子交换色谱首先以电荷差异分离多肽，然后反相色谱以疏水性差异对多肽进行进一步分离。随后，将多肽混合物加入离子交换柱然后逐步洗脱，收集的组分被移至 RP 柱，使用线形梯度将多肽混合物从 RP 柱上洗脱，再用紫外检测各组分。以反相色谱作为第二维可使多肽混合物在分析之前得以脱盐。由于其脱盐能力，反相色谱在大多数多维液相分离系统中被当作最后一维。这些早期尝试预示着可将多维液相分离系统和 MS 结合用于多肽鉴定。

MD-LC MS 法是将常用的分离技术和 MS 的多方面结合。蛋白质组学分析的成败由 MS 决定，然而 MS 的高识别力又依赖于其对高度复杂的蛋白质混合物的分辨力。显然某一特定蛋白质的识别依赖于 MS 对被检测分子要求的最低分子数。精确的色谱分离方法成为得到高质量数据的必需条件，MS 根据样品量进行的分离为整个分离系统又增加了一维，但它只能用于筛选。MS 通常用于检测或分离，但不适于同时进行检测和分离。MS 在灵敏度上存在局限性，只有一定的浓度才能被检测到，因此需要大量的样品。以下是如何解决上样量的方法：如果 MS 检测系统的阈值和样品中目标物质的浓度范围已知，就可以计算出达到所需灵敏度需要的上样量。另一方面，系统中蛋白质的非特异性损失和低效的分离技术可能会增加样品量损失进而降低总灵敏度。为了减少系统的复杂度并避免分离系统超载，可以使用一些方法去除不需要的蛋白，例如对低分子质量组分的去除。

另一个重要问题是需要寻找一种好的方法将第一维分离得到的组分转至后续的分离柱。最简单的办法是收集并存储从第一维中得到的组分，然后将其加入第二维。然而，分离得到的组分与额外表面的接触可能会因为样品的非特异性吸收造成对低丰度多肽的损失。一种更有前景的方法是以阀门实现柱间的直接转换，使第一维收集得到的组分在第二维分离之前被富集。在这些综合方法中，第二次分离必须设计得远远快于第一次，这样才能在第一维分离过程中完成对所有组分的分析。

也有研究者开发出一些其他的综合系统，用于 MD-LC 分离蛋白质混合物的：强阳离子交换柱（SEC）与反相 LC 相结合，它根据电荷、大小和疏水性对蛋白质进行分离，再用紫外检测和 MS 分析反相 LC 收集得到的组分。

Gygi 等报道，SCX 分离系统与 RP 非联机式结合并和质谱联用，相对于多维蛋白质识别技术（MudPIT）中双相串联 SCX-RP 的方法而言是最优的选择[35]。该文章作者认为，非联机式的 SCX 方法提供了更大的负载力，更好的溶解力，更强的灵活性和样品的重复分析能力。然而，MudPIT 对复杂多肽混合物的综合分析省缺了对阀门进行复杂转换的需要，并且将样品损失减到最低。

对于使用 IEC 进行多肽多维分离而言，阳离子交换色谱是第一维的最佳选择。高负载力和相对温和的分离条件对蛋白质的分离非常有利。高负载力可能有发生置换效应的风险[13]。在低于3的pH条件下，羧基的负电荷和C端由于完全的质子化作用而被中和，剩下精氨酸、赖氨酸和组氨酸残基以及N端，为多肽提供净正电荷。完全质子化的多肽可以通过SCX-LC进行分离。对于阴离子交换色谱而言，完全去质子化的碱性残基需要高于12的pH。这种极碱性的pH与LC的硅制柱料填充物不相容，因为柱料在这种条件下不稳定。多聚阴离子交换柱料也不能完全解决这一问题，因为高碱性pH造成树脂自身功能团的去质子化。虽然在IEX模式中控制多肽滞留的主要特性是静电作用，但多数离子交换材料都表现出一定程度的疏水特性[36]。这种作用部分解释了带有等数目正电荷残基的多肽能够被IEX-LC区分开的原因。

一维或二维LC法，例如阳离子交换色谱及其后的RP-LC MS联用，在鉴定胰酶酶解后复杂蛋白质混合物的过程里表现出强大的分辨力。Adkin等对亚毫升体积的血清进行蛋白质组学分析，扩大了血液中蛋白质的浓度测量范围。他们使用protein A/G去除血浆中的免疫球蛋白，然后用胰酶酶解剩余的蛋白质。在血浆中，使用反相毛细管LC和离子阱质谱联用，检测到490种蛋白，发现了一些浓度在纳克级每毫升的低丰度血浆蛋白质，包括人类生长激素和白细胞介素。Chong等[38]使用无孔RP-LC-ESI-TOF MS联用系统在人乳腺癌细胞株的细胞裂解液中检测到了几百种蛋白质。在无孔C18包被的2 μm硅珠上进行RP-LC，分离范围为5～90 kDa。作者检测到了几百种蛋白质，并且指出其中75～80种蛋白质在癌细胞中的表达量高于正常的人类乳腺细胞。Spahr等发表了一种精细检测尿液中多肽的方法[39]。他们用LC和MS相结合的方法分析胰酶酶解后的人类尿液蛋白质片段，鉴定得到超过100种多肽。Raida等使用和MS相结合的SCX和RP-LC对人类滤过血（hemofiltrate）中超过3000种多肽进行了分析[29]。以上两种LC已分别在不同的实验中得到使用，尽管大多数分离出的多肽还不能被MS辨认，但这一研究证明了MD-LC和MS在分离和分析数目庞大多肽时的强大作用。

Washburn等[22]和Wolters等[4]优化了MudPIT方法并将其自动化，他们使用挥发性盐将多肽从SCX柱上洗脱，用计算机控制LC，使单一双相柱上的多维蛋白质组学分析完全完全自动化。双相代表分离柱含有两种固定相：阳离子交换柱料和C-18键硅柱料。让每一个独立的多肽组分从SCX柱直接进入至RP柱，然后在RP柱上进行分离、洗脱，最后将组分转至质谱仪。将这一过程重复进行12次，逐渐增加SCX柱上的盐梯度洗脱液浓度和RP柱上有机洗脱溶剂的浓度[22]。把SCX柱料和RP柱料填充在同一根毛细管相反的两端，以减少两相转移间样品的损失。这一分离技术的主要优点是整个系统直接同MS联用，能够以高通量的方式直接识别大量多肽。二相柱中SCX固相的超大负载力和MS的灵敏度使得识别低丰度蛋白质成为可能，如转录因子和蛋白激酶，而这些蛋白质一般在全细胞裂解液的2D PAGE中无法显现。Link等[24]将MD-SCX和RP-LC与MS前后相连，用于分辨生物复合体中的蛋白质，这个方法称为大型蛋白质复合物的直接分析法。他们发现可以在单一的双相柱中进行2D-LC分离，它比单相的分离柱有更强的分辨力和负载力。在这种方法中，SCX柱充当多肽仓库的作用。SCX-LC的负载力至少是RP柱的四倍，它极大地提高了分析蛋白质酶解片段数量的能力，使混合物中低丰度蛋白质的检测成为可能。从SCX柱上洗脱的多肽组分被转至RP柱，RP柱的盐浓度递增。RP柱将每一个SCX组分中的多肽在MS分析之前加以分离。

选择在SCX-RP柱上分离得到的蛋白质多肽片段用于后续 MS 分析，并用与基因组关联的计算机软件分析识别这些组分。在这一研究中，鉴定出已知的 80 种真核核糖体组分中的 75 种以及一个新的组分[24]。人们认为这种方法是一种强大的工具，可以直接用于分辨蛋白质复合物中的组分。应该指出的是，较长的梯度时间和较大的组分数目使得多维方法非常耗时。例如，大概需要 83 h 才能收集到足够 MS 识别 1484 种蛋白质的数据[22]。

有人可能会认为 1000 种蛋白质在生物流体样品中仍然只是一个很小的数目。使用综合性方法，例如，2D PAGE 或 MD-LC MS 都非常耗时，这就使它们更适合用于研究发现的最初阶段而不是更大规模的临床检验研究。因为在临床应用阶段，没有必要为了发现其表达差异并找到新型分子标记而去研究到每一种低丰度的蛋白质。

Opiteck 及其研究组将 SEC 和 RPC 相结合，并基于大小和疏水性使用 MD 对多肽进行分离[40, 41]。在变性或非变性的条件下进行 SEC 操作，多肽被上样至 SEC 柱，然后洗脱液通过新型的计算机控制系统被直接转移至 RP 柱，这种控制系统将两种分离色谱直接相连。第一维得到的洗脱峰被自动送至 RP-LC 以疏水性分离大小相似的蛋白质。RP-LC 系统同时除去样品中的盐分，使得它们不受 SEC 流动相的影响，能在 215 nm 处检测到紫外吸收峰。估计这一系统的峰容量为 495 种多肽。然而，SEC 较低的分辨力限制了它在分析单一蛋白质酶解产物多肽混合物时的效用。

多数常用的 RP-LC 技术优势都可以在 SEC 中体现，例如检测方式选择多样性，高样品负载力，固相可变性和大规模选择性。通常在 SEC 中，在检测物和固相之间可以观察到与大小无关的排斥效应，如亲电和疏水作用。可以通过优化流动相、流量、柱长和样品量而改进分离效果，还有人编写了关于改进 SEC 方法的操作指南[42]。

总而言之，尽管 SEC 的分离效率很低，但可以通过下列经验步骤对其进行优化。通过成组排列分离柱可使柱长加倍，理论塔板数将从 7100 增至 14 000[42]，这一方法的缺点在于它同时增加了柱体余压和分析时间。将流速从 0.5 减至 0.25 ml/min 可使分辨力提高 50%以上（从 1.4 提高到 2.3），分辨力的提高对蛋白质等大型分子影响更加明显，因为它们从柱料孔隙出入的扩散速度很慢[42]；还可以通过减少样品体积来提高分辨力，例如 200μl 和 2 μl 的样品体积分别能得到 0.7 和 1.3 的分辨力。

Wall 等[43]使用等电点（PI）和疏水性作为区分特征，通过液相 IEF 结合快速 RP-LC 来分离哺乳动物细胞裂解液中的蛋白质，他们这种方法得到高达 1000 的峰容量。这一系统识别低分子质量和基本蛋白质的能力也优于双相凝胶电泳。Lubmann[44] 和 Kachmann 等[45]使用 2D-LC 分离系统和 ESI MS 对卵巢表面上皮细胞和卵巢癌细胞株所含的蛋白质成分绘制图谱。在第一维中使用 IEF，在第二维中使用无孔的 RP 色谱（柱内填充有无孔的 2 μm RP-18 颗粒），然后与 ESI-TOF MS 仪联用，所得结果为类似 2D PAGE 的 PI-相对分子质量（Mr）的二维图谱。他们研究中使用的 pI 值共有三个范围，每个范围都包含超过 50 种蛋白质，其中超过 40%的蛋白质都在数据库中得到检索确认。使用 IEX 和 RP 相结合的色谱，即 2D-LC，可以成功分析复杂多肽混合物，但不能用于蛋白质混合物分析。在第一维分离相中，多肽通过 IEC 进行分离，每一个组分在第二维的 RP 中得到进一步的分离。收集到的组分最终通过 MS 检测来完成肽谱的绘制。这种多肽模式可进一步用于识别正常样本（对照）和患者样本之间的差异，从而发现新型的生物标记物[27,46]。

5.5 样品的纯化：克服蛋白质组学分析“瓶颈”的方法

对样品进行蛋白质组学分析通常包括四个步骤：蛋白质的提取、蛋白质的分离、蛋白质的检测和对分离所得蛋白质的最终鉴定/分析。其中样品的加工、处理和纯化应受到特别注意，因为这一步中出现的任何错误或样品损失都会影响最终结果。

大多数生物流体都含有大量的已知蛋白质，如白蛋白和免疫球蛋白，它们充斥着分离系统并使得低丰度蛋白质和多肽的检测变得非常困难，因此如果能将这些蛋白质在酶解和分离之前去除就会非常有利于后续研究。除了已经讨论过的基于大小排斥的方法，还有其他方法可以减少蛋白质总量，例如亲和柱料对白蛋白和免疫球蛋白的特异性吸收[47～51]。虽然通常情况亲和柱料的特异性较高，但是在样品含量较高时其特异性就会受到限制。高选择性免疫亲和柱料和低选择性强亲和力的合成配体柱料的特异性存在不同程度的差异，许多亲和柱料对人类血浆中白蛋白的去除能力都是基于其抗体亲和性或染色配体亲和性来实现的。其中以抗体介导的方法去除白蛋白效率更高并且选择性强；染色配体色谱是一种在蛋白质色谱中广泛使用的技术，虽然损失了一定的选择性，但它有着惊人的分离效率[52]，尤其在结合力和色谱柱使用寿命方面。

经常有些含量很少的目标分子，需要在鉴定之前进行选择性分离和富集。在很多多维分离方法中，可以采用特异性相互作用对蛋白质和多肽进行选择性保留的亲和色谱，以便实现选择性富集目标蛋白质。磷酸化、糖基化或衍生化的氨基酸通常是第一维中亲和色谱的作用对象。固定化金属亲和色谱（IMAC）使用 Fe^{3+} 或 Ga^{3+} 富集磷酸化的多肽[53,54]。很多研究组都报道了使用 IMAC- Fe^{3+} 和 RP 色谱联用识别双向多肽谱或合成多肽混合物中的磷酸化多肽。

最近 Heck 的研究组报道了一种新型的富集磷酸化多肽的分析方法，他们使用一种改进的 2D-LC MS/MS 纳米流装置对非磷酸化和磷酸化的多肽分别进行检测[57]。这一方法依赖于 Titansphere 独特的离子交换特性，Titansphere 是一种由氧化钛颗粒组成的新型柱料。和 IMAC 相比，这一色谱方法的优势是所需的过柱处理步骤更少，因此，它将是一种更加有力的选择性富集和在复杂混合物中鉴定磷酸化多肽的方法。

包含不同碳水化合物成分修饰的多肽可以通过他们与特异性外缘凝集素的亲和性而得到富集。Regnier 的小组通过使用凝集素 ConA 来研究糖基化多肽，他们将凝集素亲和色谱和 RP 色谱结合使用[58]。使用亲和色谱的多维分离技术中，报道最多的是以使用同位素亲和标签（ICAT）为基础的技术[59]，在这种方法里，蛋白质中的半胱氨酸残基被一种带有生物素结构的硫醇反应剂修饰。当这些蛋白质被酶解后，带有修饰残基的多肽被固定相的抗生物素蛋白质色谱吸附。用亲和色谱分离含半胱氨酸的多肽主要是为了减少样品的复杂程度；然而，由于这种基于 ICAT 的方法是为综合蛋白质组学研究而设计的，经过亲和色谱之后的样品成分仍然很复杂。

使用亲和多肽捕获及 RP-HPLC 分离的方法已经在应用中取得了不同程度的成功。总而言之，多维亲和色谱已经在样品纯化、蛋白质组中特殊多肽和蛋白质家族的识别和鉴定中发挥着越来越重要的作用。

正如许多报道所述，生物样品中，如血清和尿液，还存在大量的低分子质量组分信息有待识别。血清或血浆可以通过超滤或 SEC 分离为高分子质量和低分子质量组分。尽管如此，即使以 10 kDa 为分离点进行超滤仍然会将很多白蛋白留在尿液或超滤后的血清中，因为以分子质量作为分离点并不精确，分离效果可能还与孔径大小的分布有关。

机体内产生的多肽通常小于肾脏的分子大小分界点，因此往往能从尿液或血液透析液中采集到，它们提供了血浆蛋白质组中低分子质量部分的许多信息，它们含有大量小于 45 kDa 的蛋白质和多肽。使用色谱和 MS 联合的方法分析这些材料，鉴定出约 5000 种不同的多肽，包括 75 种不同蛋白质的片段[60]。这些片段中 55%来自血浆蛋白，7%为多肽激素、生长因子和细胞因子。

近年来，开发出一些具有限制性进入性质的特殊 SPE 材料[61~65]，利用它们，能将未处理过的生物样品直接注入 SPE-LC 联用系统。

Hagestam 和 Pinkerton[61]在 1985 年发表了第一种限制性进入材料（RAM）。RAM 具有一种通过大小和形状的屏障作用，能限制样品混合物中大分子质量成分进入内表面的能力，它有利于捕获那些能够通过外表面屏障到达内表面的小分子质量分析物。综述[66]中介绍的 RAM 根据吸收表面结构和屏障类型可以分为混合或双重相、盾状疏水相、半通透性表面和内表面 RP 层[67~69]。低分子质量的分析物可以在 RAM 柱中通过传统的保留机制如疏水作用、离子作用和亲和作用进行富集。同时，大分子间的相互作用受到基于 SEC 材料中的扩散屏障限制，这种限制作用依赖于柱料的孔径大小（Chrompack 的 ChromSper 5 Biomatrix 柱料和 Merck 的 LiChrospher ADS 柱料）或颗粒外表面多聚体提供的化学屏障（Supelco 的 Hisep 柱料、Hypersil 的 Ultrabiosep 柱料、Chromtech 的 Biotrap 500 柱料，以及 Shiseido 的 Capcell Pak 柱料）。

不经过任何样品处理步骤就将生物样品直接注入色谱柱的方法在很多情况下容易出现问题并且可能导致分离柱不可逆的污染，造成色谱柱功能和选择性的降低。一种能有效克服所有问题的方法是使用 RAM 进行样品处理，RAM 是 SEC 与吸收型色谱的结合，在药代产物和其他低分子质量化合物分析中广泛应用，但直到近来才开始应用于蛋白质组学研究[69]。RAM 设计为表面带有孔径为 20～40 μm 小孔的多孔硅颗粒，颗粒外表面有电中性的亲水丙基氧化配体，它对生物高分子的吸收力较弱，而孔径内表面分别由 C-18、C-8 和 C-4 配体覆盖，或是由具有阳离子或阴离子的交换基团（如磺酸基团）覆盖。这些吸收剂的优点在于两种色谱分离机制的同时出现：针对低分子分析物的选择性 RP 或 IEC 和针对样品中大分子成分的 SEC。通过调节颗粒的孔径大小，可以改变分子质量的排斥作用并得到不同分子质量的分离范围，使某些特定分析物留在内表面。在这种情况下，只有小于一定形状和大小的蛋白质和多肽能够进入 RAM 的内孔径表面，并且停留在其中。大蛋白质只能接触到亲水的、非吸收性外表面，并在接下来的清洗步骤中被洗掉。在 RAM 中，带有磺基配体的强阳离子交换柱（RAM-SCX）用于蛋白质样品纯化步骤中，事实证明它对带正电的多肽和蛋白质有足够的容纳力。前面提到的 RAM 的这些特征如果能与分离柱转换有机地结合起来，就可以成为全自动 MD-LC 平台中直接分析内源蛋白质的有力工具。

研究者发现，将 RAM-SCX 用于滤过血（hemofiltrate）的分析时，其样品的制备步骤可以和后续的色谱分离步骤联机进行[12]。Wagner 等[12]发明了一种快速自动 MD-

LC 联用系统，它用于蛋白质和多肽图谱的绘制，并同时整合了人类滤过血中分子质量小于 20 kDa 的蛋白质的样品处理。按大小进行分离的步骤及其后续的阴离子或阳离子交换色谱是第一维分离，第二维联机分离使用具有转换技术的分离柱，包括四根 RP 柱。这个系统用于人类滤过血和人类胚胎成纤维细胞裂解液等生物样品的蛋白质图谱绘制，这些分离都是在蛋白质水平上完成的。使用该系统可以在 2 h 内完成约 1000 个蛋白质峰的分析。通过与二维色谱分离系统结合，它可以让峰容量增加到约 5000，这个数字可以与高度优化的 2D PAGE 中蛋白质点的数目相比。这种高分辨率的多维系统有潜在能力为生物标记物的发现与现代质谱和数据分析软件相结合提供技术平台。

近来开发出一种极其简单的整合了样品纯化步骤的 2D-LC 分离系统，它可用于分析唾液中的内源蛋白质。在对 30 mm×15 mm I. D. 的 RAM-SCX 柱上样之后，进行清洗，然后用五个递增的盐度梯度将捕获的多肽从 RAM-SCX 柱上洗脱，得到的五个组分分别直接转移至单独的 4.6 mm I. D. RP 柱并脱盐，进一步根据多肽的疏水性被分离为 20 个组分[70]；最后，将得到的人类唾液样品分离组分填充至 100 孔的 MALDI 板，用 MS 进行分析；在质谱中得到约 1500 种信号，质量范围 800～4000 Da。通过对得到的数据进行分析，可以得出结论：从 RAM-SCX 根据质量分离得到的组分中的多肽出现得非常随机（图 5.3），没有明显的重复性。令人惊讶的是，相隔很近的组分之间几乎没有重叠区域，它们中的每一个都表现出了独特的多肽图谱。

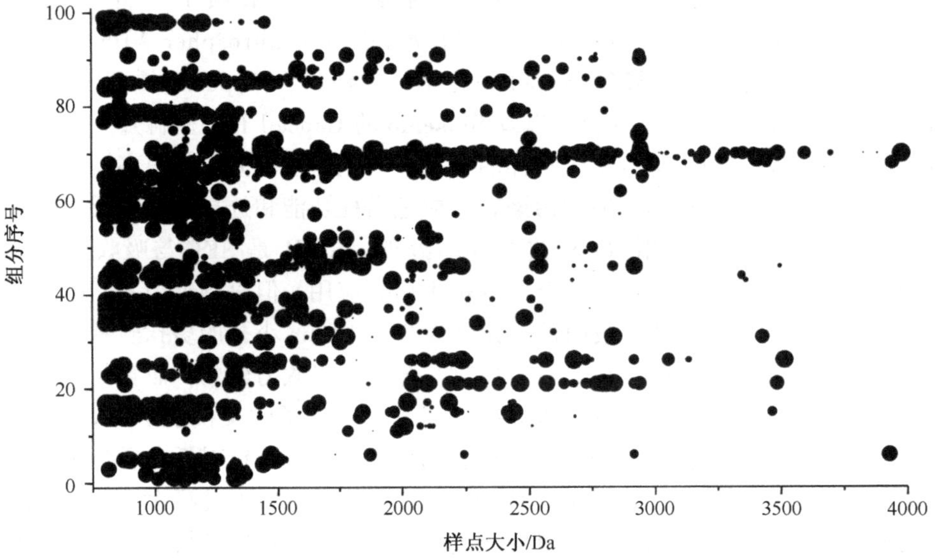

图 5.3　100μl 人类唾液中多肽和小蛋白质图谱

色谱柱：样品制备使用 RAM-SCX；分析柱使用 Chromolith Performance RP-18，100mm×4.6mm I. D.；组分精密分析使用 MALDI-TOF MS；组分顺序依时间排列；样品点大小与信号强度相关

在人们寻找具有增强传质特性的材料为蛋白质组学研究设计新型分离柱的过程中，开发并生产出了整体柱（monolithic column），它与同类的颗粒柱相比表现出更低的压力降，同时拥有更强的分辨力[71]。

将能够进行有效分离的全自动二维 LC 系统（图 5.4）与非联机的 MALDI-TOPMS

相结合，有可能实现人类多肽组学的日常筛选。通过分析初步结果，可以从少至 150 μl 的人类唾液样品中得到约 1500 种 MS 信号，并绘制肽谱。这个系统具有很高的灵活性，可以通过优化以对其他生物流体进行有效的分析。

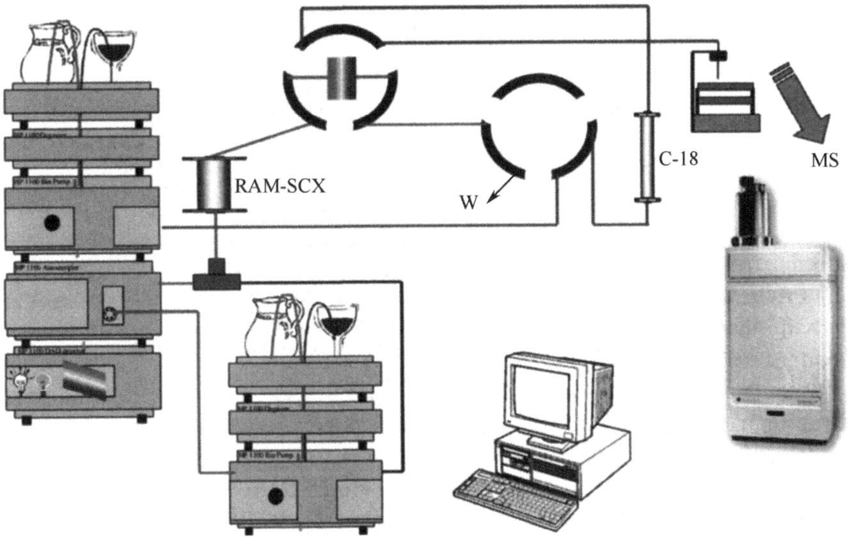

图 5.4　多维色谱系统的配置

RAM-SCX 柱、RP 分析柱、MALDI-TOF MS

5.6　总结

蛋白质组学是对蛋白质表达层次的大规模研究以及蛋白质组或亚系统中所有蛋白质活性状态的洞察。MD-LC 和 2D-LC 及其后续的 MS 是用于蛋白质识别和蛋白质组学检测的快速而精确的技术。许多研究组都投入了大量精力进行研究，然而，大多数的 LC 设计都显得更适合于基础研究，而不适于大型临床诊断研究。

具有强阳离子交换功能的新型 RAM 在直接联机上样之后的样品纯化步骤中表现出很高的效率。将用于自动样品纯化的强阳离子交换 RAM 柱整合入 2D-LC 系统，再将其与 MALDI-TOF-TOF MS/MS 非联机结合显示出很高的应用潜能，这种技术平台大大增强了从人类生物流体中识别目标多肽的选择性、灵敏性、通量和稳定性。使用这种平台可以得到分子质量范围 1000～3500 kDa 的超过 800 种多肽的肽谱，使得生物分子的筛选成为一种常规手段。这种全自动、易操作的分析分离系统可以反复的为不同的患者提供肽谱，而且它还在差异蛋白质组学研究中具有巨大的应用潜能。

蛋白质组学将在未来的药物研发中发挥主要作用，加快其中的若干步骤——靶标确定、靶标分析和药品发现（药效、特异性和作用模式）。在这种常规应用的基础上，MD-LC 可以提供所需的数据，然后与生物学相互关联，最终找到多种疾病的解决方法。

参考文献

1 Issaq, H. J. (2001). *Electrophoresis* 22, 3629–3638.

2 Aebersold, R., Goodlett, D. R. (2001). *Chem. Rev.* 101, 269–295.

3 Celis, E., Gromov, P. (1999). *Electrophoresis* 20, 16–21.

4 Wolters, D. A., Washburn, M. P., Yates III, J. R. (2001). *Anal. Chem.* 73, 5683–5690.

5 Regnier, F., Amini, A., Chakraborty, A., Geng, M., Ji, J., Riggs, L., Sioma, C., Wang, S., Zhang, X. (2001). *LC–GC* 19, 200–213.

6 Oosterkamp, A. J., Gelpi, E., Abian, J. (1998). *J. Mass Spectrom.* 33, 976–983.

7 Anderson, N. L., Anderson, N. G. (2002). *Mol. Cell Proteomics* 1.11, 845–867.

8 Cortes, H. J. (1990). *Multidimensional chromatography, techniques and applications.* Marcel Dekker, New York.

9 Giddings, J. C. (1984). *Anal. Chem.* 56, 1258–1270.

10 Giddings, J. C. (1995). *J. Chromatogr. A* 703, 3–15.

11 Huber, J. F. K., Lamprecht, G. (1995). *J. Chromatogr. B* 666, 223–232.

12 Wagner, K., Miliotis, T., Marko-Varga, G., Bischoff, R., Unger, K. K. (2002). *Anal. Chem.* 74, 809–820.

13 Willemsen, O., Machtejevas, E., Unger, K. K. (2004). *J. Chromatogr. A* 1025, 209–216.

14 Giddings, J. C. (1987). *J. High Resolut. Chromatogr.* 10, 319–323.

15 Lundell, N., Markides, K. (1992). *Chromatographia* 34, 369–375.

16 McDonald, W. H., Ohi, R., Miyamoto, D. T., Mitchison, T. J., Yates III, J. R. (2002). *Int. J. Mass Spectrom.* 219, 245–251.

17 Hille, J. M., Freed, A. L., Wätzig, H. (2001). Review, *Electrophoresis* 22, 4035–4052.

18 Gevaert, K., Van Damme, J., Goethals, M., Thomas, G. R., Hoorelbeke, B., Demol, H., Martens, L., Puype, M., Staes, A., Vandekerckhove, J. (2002). *Mol. Cell Proteomics* 1, 896–903.

19 Griffin, T. J., Gygi, S. P., Ideker, T., Rist, B., Eng, J., Hood, L., Aebersold, R. (2002). *Mol. Cell Proteomics* 1, 323–333.

20 MacCoss, M. J., McDonald, W. H., Saraf, A., Sadygov, R., Clark, J. M., Tasto, J. J., Gould, K. L., Wolters, D., Washburn, M., Weiss, A., Clark, J. I., Yates III, J. R. (2002). *Proc. Natl. Acad. Sci.* 99, 7900–7905.

21 McDonald, W. H., Yates III, J. R. (2002). *Dis. Markers* 18, 99–105.

22 Washburn, M. P., Wolters, D., Yates III, J. R. (2001). *Nat. Biotechnol.* 19, 242–247.

23 Liu, H., Lin, D., Yates III, J. R. (2002). *Biotechniques* 32, 898–902.

24 Link, A. J., Eng, J., Schieltz, D. M., Carmack, E., Mize, G. J., Morris, D. R., Garvik, B. M., Yates III, J. R. (1999). *Nat. Biotechnol.* 17, 676–682.

25 Pang, J. X., Ginnanni, N., Donge, A. R., Hefta, S. A., Opiteck, G. J. (2002). *J. Proteome Res.* 1, 161–169.

26 Moseley, M. A., Blackburn, K., Burkhart, W., Vissers, H., Bordoli, R. (2000). Presented at the 48th American Society for Mass Spectrometry Conference, Long Beach, CA, June 2000.

27 Schulz-Knappe, P., Zucht, H.-D., Heine, G., Jürgens, M., Hess, R., Schrader, M. (2001). *Combinatorial Chem. High Throughput Screening* 4, 207–217.

28 Heine, G., Raida, M., Forssmann, W.-G. (1997). *J. Chromatogr. A* 766, 117–124.

29 Raida, M., Schulz-Knappe, P., Heine, G., Forssmann, W.-G. (1999). *J. Am. Mass Spectrom.* 10, 45–54.

30 Richter, R., Schulz-Knappe, P., Schrader, M., Standker, L., Jurgens, M., Tammen, H., Forssmann, W.-G. (1999). *J. Chromatogr. B* 726, 25–35.

31 Schrader, M., Jurgens, M., Hess, R., Schulz-Knappe, P., Raida, M., Forssmann, W.-G. (1997). *J. Chromatogr. A* 766, 139–145.

32 Takahashi, N., Takahashi, Y., Putnam, F. W. (1983). *J. Chromatogr.* 266, 511–522.

33 Takahashi, N., Ishioka, N., Takahashi, Y., Putnam, F. W. (1985). *J. Chromatogr.* 326, 407–418.

34 Matsuoka, K., Taoka, M., Isobe, T., Okuyama, T., Kato, Y. (1990). *J. Chromatogr.* 515, 313–320.

35 Gygi, S. P., Rist, B., Griffin, T. J., Eng, J., Aebersold, R. (2002). *J. Proteome Res.* 1, 47–54.

36 Zhu, B.-Y., Mant, C. T., Hodges, R. S. (1992). *J. Chromatogr.* 594, 75–86.

37 Adkins, J. N., Varnum, S. M., Auberry, K. J., Moore, R. J., Angell, N. H., Smith, R. D., Springer, D. L., Pounds, J. G. (2002). *Mol. Cell Proteome* 1, 947–955.

38 Chong, B. E., Hamler, R. L.,

Lubmann, D. M., Ethier, S. P., Rosenspire, A. J., Miller, F. R. (**2001**). *Anal. Chem.* **73**, 1219–1227.

39 Spahr, C. S., Davis, M. T., McGinley, M. D. (**2001**). *Proteomics* **1**, 93–107.

40 Opiteck, G. J., Jorgenson, J. W. (**1997**). *Anal. Chem.* **69**, 2283–2291.

41 Opiteck, G. J., Ramirez, S. M., Jorgenson, J. W., Moseley, M. A. (**1998**). *Anal. Biochem.* **258**, 349–361.

42 Ricker, R. D., Sandoval, L. A. (**1996**). *J. Chromatogr. A* **743**, 43–50.

43 Wall, D. B., Kachman, M. T., Gong, S., Hinderer, R., Parus, S., Miek, D. E., Hanash, S. M., Lubman, D. M. (**2000**). *Anal. Chem.* **72**, 1099–1111.

44 Lubmann, D. M., Kachmann, M. T., Wang, H., Gong, S., Yan, F., Hamler, R. L., O'Neil, K. A., Zhu, K., Buchanan, N. S. Barder, T. J. (**2002**). *J. Chromatogr. B* **782**, 183–196.

45 Kachmann, M. T., Wang, H., Schwartz, D. R., Cho, K. R., Lubmann, D. M. (**2002**). *Anal. Chem.* **74**, 1779–1791.

46 Schrader, M., Schulz-Knappe, P. (**2001**). *Trends Biotechnol.* **19/S1**, S55–S60.

47 Georgiou, H. M., Rice, G. E., Baker, M. S. (**2001**). *Proteomics* **1**, 1503–1506.

48 Kassab, A., Yavuz, H., Odabasi, M., Denizli, A. (**2000**). *J. Chromatogr. B* **746**, 123–132.

49 Nakamura, K., Suzuki, T., Kamichika, T., Hasegawa, M., Kato, Y., Sasaki, H., Inouye, K. (**2002**). *J. Chromatogr. A* **972**, 21–25.

50 Wang, Y. Y., Cheng, P. C., Chan, D. W. (**2003**). *Proteomics* **3**, 243–248.

51 Govorukhina, N. I., Keizer-Gunnink, A., van der Zee, A. G. J., de Jong, S., de Bruijn, H. W. A., Bischoff, R. (**2003**). *J. Chromatogr. A* **1009**, 171–178.

52 Andrecht, S., Anders, J., Hendriks, R., Machtejevas, E., Unger, K. (**2004**). *Laborwelt* **5/2**, 4–7.

53 Andersson, L., Porath, J. (**1986**). *Anal. Biochem.* **154**, 250–254.

54 Posewitz, M. C., Tempst, P. (**1999**). *Anal. Chem.* **71**, 2883–2892.

55 Watts, J. D., Affolter, M., Krebs, D. L., Wange, R. L., Samelson, L. E., Aebersold, R. (**1994**). *J. Biol. Chem.* **269**, 29520–29529.

56 Li, S., Dass, C. (**1999**). *Anal. Biochem.* **270**, 9–14.

57 Pinkse, M. W. H., Uitto, P. M., Hilhorst, M. J., Ooms, B., Heck, A. J. R. (**2004**). *Anal. Chem.* **76**, 3935–3943.

58 Geng, M., Ji, J., Regnier, F. E. (**2000**). *J. Chromatogr.* **870**, 295–313.

59 Gygi, S. P., Rist, B., Gerber, S. A., Turecek, F., Gelb, M. H., Aebersold, R. (**1999**). *Nat. Biotechnol.* **17**, 994–951.

60 Schepky, A. G., Bensch, K. W., Schulz-Knappe, P., Forssmann, W. G. (**1994**). *Biomed. Chromatogr.* **8**, 90–94.

61 Hagestam, I. H., Pinkerton, T. C. (**1985**). *Anal. Chem.* **57**, 1757–1763.

62 Gurley, B. J., Marx, M., Olsen, K. (**1995**). *J. Chromatogr. B* **670**, 358–364.

63 Rudolphi, A., Boos, K. S., Seidel, D. (**1995**). *Chromatographia* **41**, 645.

64 Yu, Z., Westerlund, D., Boos, K. S. (**1997**). *J. Chromatogr. B* **689**, 379–386.

65 Boos, K. S., Rudolphi, A. (**1997**). *LC–GC Int.* **15**, 602–611.

66 Pinkerton, T. C. (**1991**). *J. Chromatogr.* **544**, 13–23.

67 Pinkerton, T. C. (**1989**). *Eur. Clin. Lab.* **8**, 11.

68 Boos, K. S., Rudolphi, A., Vielhauer, S., Walfort, A., Lubda, D., Eisenbeiss, F., Fresenius, J. (**1995**). *Anal. Chem.* **352**, 684–690.

69 Boos, K. S., Grimm, C. H. (**1999**). *Trends Anal. Chem.* **18**, 175–180.

70 Unger, K. K., Machtejevas, E., Hennessy, T. P., Ditz, R. (**2004**). *Laborwelt* **5/4**, 4–10.

71 Nakanishi, K., Soga, N. (**1992**). *J. Non Cryst. Solids* **139**, 1–24.

6　多肽组学技术及其在药物研究中的应用

Michael Schrader, Petra Budde, Horst Rose, Norbert Lamping, Peter Schulz-Knappe and Hans-Dieter Zucht

摘要

从药物靶点的发现到市场化开发，其过程是冗长且昂贵的。尽管人类基因组测序帮助人们发现了若干潜在致病基因，然而用这些新靶点成功设计出的新药都是凤毛麟角。造成这种高损耗率的原因是多方面的，其中的一个主要原因在于从基因表达途径来预测其生物学功能及基因表达产物的信号通路这种方法存在缺陷。相比较而言，编码生命蓝图的基因只有大约 20 000 种，而相应蛋白质的种类却至少要比这大一个数量级。对蛋白质组动态变化的全面研究为增进人类对疾病分子复杂度的了解开避了一片新天地。由于大部分药物都作用于功能异常的蛋白质，所以制药业中，蛋白质组学技术与药物开发过程的整合程度越来越高。蛋白质组有显著的动态特征和特殊的翻译后调控机制。其中一个十分重要的不可逆调控过程就是蛋白质通过水解作用释放数量更多的肽段。目前，已在人类基因组中发现了大约 500 种蛋白质水解酶，这些水解酶或者参与蛋白质降解或者用于释放有生物活性的肽段。肽段参与重要的细胞和生理功能的调控，而且在治疗糖尿病、动脉硬化和骨质疏松方面都有广阔的应用前景。在成功应用人工合成胰岛素这一治疗性小肽的激励下，短肽的合成及体内释放技术在近几十年来得到迅猛发展，人们对未来治疗性多肽所能带来的经济收益寄予厚望。多肽组学为人们广泛了解和鉴定所有内源性肽段及小蛋白质（多肽组）在生理、病理及药物干预作用下的动态变化提供了一条新途径。多肽组学技术平台包括肽段及小蛋白质（＜20kDa）的纯化，复杂蛋白质混合物经过 HPLC 高效分离后，再由质谱分析其肽段馏分而纯化出肽段及小蛋白质（＜20kDa）。这一途径对筛选新型多肽类药物及发现与发病机制相偶联的生物标记物有重要意义。这些生物标记物在药物研发的各个阶段扮演着重要角色，并且为药物的安全性、有效性、毒理性及副作用等指标提供了有效的检测方法。总之，结合基因组学、蛋白质组学及多肽组学可以鉴定并开发多肽生物标记物，在已知其氨基酸序列的前提下，这些多肽生物标记物可以应用于诸如放射性免疫分析（RIA）及酶联免疫分析（ELISA）等临床检测中。

6.1　引言

肽以庞大的数量和多变的种类存在于人类所有体液、细胞和组织中。它们具有很多生理功能，如激素信使、细胞素、抗生素和蛋白酶抑制剂等。它们也是信息携带者，由于它们是由体内新陈代谢尤其是大蛋白质降解产生的，所以它们反映整个机体的状态。多肽组学是一门基于全面广泛的揭示复合体系中肽段特点的学科，它已成为蛋白质组学研究领域的新分支（Ganshirt et al.,2005）。多肽组学通过研究肽段在不同位点的拓扑学分布、浓度和结构，及功能的相关性来揭示其生物学和药学的相关性。对于药物研发来说，多肽组学为人们提供了很多重要并且诱人的商机，比如说确定候选新型多肽药物及靶点。通常用肽段作为生物标记物加以鉴定，以便解释不同患者组间的药效和作用差异（如有反应者 vs.无反应者）。多肽重要性的另一个原因在于，它反映了蛋白酶的活性，蛋白酶是医学指征的核心，作为药物靶点，具有不可低估的社会经济学重要性。

诸如糖尿病、心血管疾病、退行性疾病等很多疾病的研究领域都会得益于多肽组学带来的巨大商机。

6.2 药物研究中的肽

6.2.1 肽的研究历史

蛋白质（protein 一词源于 proteios，在希腊语中是主要的意思）是组成生命最基本的物质。肽段（peptide 一词源于 peptein，在希腊语中含义为消化）的相关性及其泛素化作用从一开始就被人们用于生物化学及药物开发领域的研究。人类在肽化学研究上的早期突破性进展令人振奋，发现了具有生物活性的肽，尤其是具有生理活性的肽激素。肽化学是一项受技术驱动的领域，早期的工作总是与肽段的分离、分析和合成技术有关。肽激素方面的药物研究在胰岛素疗法发展过程中取得了突破性进展。这项成功的基础是 Banting 和 Best 在多伦多的研究，他们首次用胰岛提取物治疗糖尿病患者（Banting et al.,1991；Rosemfeld，2002）。直到几百年后，这一多肽的初级结构才被 Sanger（1959）解析出来，随之这一多肽开始以现在的药物形式正式应用于临床。在 20 世纪后半期，肽的研究得到深入发展，很多具有重要生理作用的多肽都被鉴定出来。从早期多肽激素的发现开始，最杰出的例子莫过于垂体/下丘脑多肽，例如：与催产素一起纯化出来的血压调解抗利尿激素（Acher and Chauvet，1953；Acher et al.,1958）、神经多肽 TSH-释放因子（TRH）（Burgus et al.,1970）、黄体激素-释放因子（LH-RH），以及生长激素抑制激素和胃肠分泌激素、胃泌素、肠促胰酶肽（Sewald and Jakubke，2002；Wieland and Bodanszky，1991）等。此后，在 20 世纪 80 年代，伴随分析方法的进步（Rehfeld，1998），人们发现了生长因子和细胞周期素，更多具有生物活性的化合物被检测出来。随着分离出来的肽激素数量与种类的持续增长，人们能够对人体几乎所有重要的生理功能进行越来越多的检测。

人类基因组项目计划的完成大大加速了多肽的研究进程。获得 DNA 序列信息使人们可以通过对 DNA 及其表达文库进行筛选，快速发现新肽。利用生物信息学工具（Antelmann et al.,2001；Chen et al.,2003），人们已经预测出了大量未知多肽，因其潜在的分泌性或蛋白酶特性，有些多肽已被列入药物候选名单。

“多肽组学”（peptidomics）这一词汇是在 2000 年 2 月举办的 ABRG 会议“从单一到整体，生物系统分析”上提出的，该会议由 R.Aebersold 在美国主办（Schrader and

Schulz-Knappe, 2001)。这个词汇由 peptide 和 proteomics 的缩写形式产生，它是指在一定的生物系统中对所有肽段和小蛋白质进行大量全面的定性和定量分析。在比利时的鲁汶，L.Schoofs 领导的另一个研究小组，几乎同时独立的引入了这个词汇（Clynen et al.,2001)。到了 2001 年，随后的几种出版物已经将多肽组学这一词汇应用到他们杂志文章的标题上（Bergquist and Ekman,2001；Ramstrom and Bergquist,2004；Schrader and Schulz-Knappe,2001；Schulz-Knappe et al.,2001；Verhaert et al.,2001)。近年来，尽管在这一领域中应用多肽组学这一名词的出版物数量增长缓慢，但增幅稳定。对这一词汇的另一解释是基于蛋白质表达系统筛选抗体多肽，这方面内容在本节中不加赘述。

6.2.2 多肽的简易生化特性

肽是由多个氨基酸由肽键共价连接形成的。目前没有明确的官方定义来区别划分多肽和蛋白质（IUPAC-IUB Joint Commission on Biochemical Nomenclature)。按照以往的习惯，人们把含有 10～20 个残基的氨基酸序列称作寡肽；将含有 50 个以上氨基酸残基的复合物称作蛋白质。这里，我们用肽这个词作为肽段和小蛋白质的统称，其范围从二肽到含有大约 150 个残基的多肽，相应的分子质量范围大概是 20kDa，这主要是基于多肽和蛋白质的物化性质进行划分的。内源性多肽往往比蛋白质亲水性更强，它们易溶于液体溶剂。多肽具有二级结构，但不易形成具有刚性结构的三级空间构型，因此，它们的折叠能力最具可逆性。肽段的稳定性，比如在高温条件下，会强于蛋白质。蛋白质易变性，且这一过程通常是不可逆的。

除原核生物和低等真核生物外，肽段的合成均始于核糖体合成的大蛋白质前体，这些前体会经过随后的蛋白质修饰和剪切作用进一步加工。多肽是间接的基因产物，需要经过一系列后续步骤的剪裁。精确的蛋白质水解和降解被认为是最普遍的翻译后修饰。在某些情况下，单个蛋白质前体会被剪切为许多个肽段。最典型的例子就是大量多肽激素的产生，如大脑中的前阿黑皮素（POMC）和胰脏及内脏中糖原前体的蛋白质水解过程。这些分泌性多肽激素的加工过程往往作用于二盐基剪切位点，并且被特异性的激素前体转换酶在细胞内囊泡中进行催化（Seidal and Chretien, 1999；Sterner, 2002)。由于这种前激素转换混合体只存在于特定的组织中，所以这些前激素的后加工过程具有组织特异性并且呈多样化。翻译后修饰，如糖基化或磷酸化修饰，在多肽中较少见，多肽中较常见的是利用二硫键来稳定的三维空间结构（Sillard et al., 1993)，如多肽激素（胰岛素、内皮质激素、利钠肽家族等）或多肽抗体，如防御素（Hancock and Lehrer, 1998；Rehfeld, 1998)。二硫键可促进稳定刚性结构的形成；与 N 端焦谷胺酰化或 C 端的酰基化（Harris, 1989）一样，二硫键的形成也能防止肽段在前成熟期被过早的水解，因此延长了肽段生物活性的半衰期。

6.2.3 多肽药物

肽是一种具有良好药用前景的复合物，现在已经实现药用的多肽主要是激素类药物，如胰岛素、甲状腺素（PTH）、脑利钠肽（BNP）及降钙素（表6.1），其他的例子还有抗生肽（Ganz，2004；Hancock and Lehrer，1998；Zasloff，1987）、蛋白酶体抑制剂和生长因子。然而，多肽药物的应用存在一个严重的缺点：口服多肽药物非常难于吸收，因为多肽通常会在消化后被蛋白酶分解。尽管很难找到适当的分子化合物作为多肽药物的替代物，但由于多肽药物的这个缺点，与其他类复合药物相比，多肽药物在制药行业中总体印象较差。胰岛素是市场上最重要的多肽类药物，几十年以来其每年销售量都可达几十亿欧元。尽管制药工业每年投入巨额研究经费，目前仍没有找到合适的小分子来替代它。多肽药物通常需要通过注射方式给药，为了克服这一弊端，研究者们新近又致力于多肽药物的剂型研究，研究适合在鼻内、肠内或是吸入式的给药方式（Kochendoerfer，2003；Niwa et al.，1995；Owen，2002）。最近，已有许多处于临床试验末期或正在进行治疗性应用申请的蛋白质药物，它们都是分子质量小于40kDa的小蛋白质。我们期待在不久的将来可以有更方便的给药方式来推进多肽药物被人们接受的进程。

表6.1 制药公司的多肽药物

商品号	相关多肽或小蛋白质	分子质量/kDa	公司	治疗对象	2002年销售额/百万美元
Humulin	胰岛素	5.7	Eli lilly	糖尿病	1004
Humalog	胰岛素	5.7	Eli lilly	糖尿病	834
Betaseron	干扰素β	23	Schering	多发性硬化症	740
Glucagon	胰高血糖素	3.5	Novo Nordisk	低血糖症	110
Forteo	醋酸立特帕肽（Teriparatide）［人类甲状腺激素（1-34）］	6	Eli lilly	骨质疏松	>2000
Miacalcin	降钙素	3.4	Novartis	骨质疏松	435
Genotropin/ Somatropine	人生长激素	22	Pfizer	矮小症	551
Sandimmune	环孢霉素	1.2	Novartis	移植后排斥反应	1037
Refludan	水蛭素（重组）	6.98	Schering	自稳态症	20
Octreotide Sandostatin	生长激素抑制素	1	Novartis	肢端肥大症	314
Natrecor	尿钠人类B型利钠肽合成类似物（BNP）	3.5	Scios	充血性心力衰竭	107

多肽及多肽组学的特点也许同样可以间接地应用于药物研发：多肽的鉴定可以作为新酶靶点或受体的信息。在这种情况下，由此生产的产品与酶抑制剂极为接近，比如血管收缩素转换酶抑制剂或血管收缩素受体拮抗物就可以用来作为抗高血压药物，此外还可制成收缩剂，如LH-RL收缩剂可以用来治疗前列腺瘤。

6.2.4 多肽生物标记物

蛋白质与多肽的合成和代谢，能够反映生理和病理上的变化。生物标记物的定义是

“一个可以用来衡量和评价正常生物学过程、病理过程或药物干预的药理学应答反应的特征性指标”（NIH 生物标记物定义工作组，1998)。生物标记物的变化可以从组织、细胞外液体中检测到。细胞外液是细胞间、组织间、器官间最主要的连接物质，是蛋白质或多肽的分泌、转运、扩散及进一步加工时产生的物质。生物标记物是进行临床研究和疾病诊断的重要工具（Aebersold and Mann，2003；Davidsson et al.，2003；Ilyin et al.，2004；Zolg and Langen，2004)。体液是药物研究和临床诊断中最重要的样本，通过对一些易于获得的临床样本的分析，就可以达到特定的疾病诊断目的，如血液、血浆、血清、尿液、脑脊髓液，从量更少的范围说还有泪液和唾液。在疾病的诊断中，诊断技术常常不是决定性因素，而更为至关重要的是被检测样本的类型、质量和数量。

6.2.5 临床多肽组学

在早期阶段，人们认为血液是多肽研究中具有临床代表性的最佳样品。然而，由于它的复杂性及所含的几种高丰度蛋白质，如血清白蛋白、纤维原蛋白、免疫球蛋白等，使血清几乎成了所有蛋白质组学样本中最复杂的一种（Aderson and Aderson，2002)。此外，血液中含有多种血细胞，这些细胞都能释放多肽或蛋白酶，从而对样本的多肽组分产生无法预测的影响。而且，血凝是一种严重影响多肽成分的过程，因为这是一个蛋白酶叠加反应，如凝血酶或 Xa 因子。为此，人们采用各种对策来解决以上问题，包括从样本中去除高丰度蛋白质或根据其分子质量的大小进行色谱层析以分离目的组分(Rose et al.,2004；Schrade and Schulz-Knappe，2001；Tammen et al.,2005；Villanueva et al.,2004)。由于血液样本内在的复杂性，分析血液多肽仍然是一个挑战，但它在临床诊断和研究中不容置疑的重要作用使这些问题最终将被逐步解决。除了生物技术产业和制药业的努力外，一项更广泛、多国共同参与的，揭示生物资源的项目已经随着人类血浆蛋白质组工程（Human Plasma Proteome Project）的开始而揭开序幕。

从胰岛素前体获得的多肽是目前血液中多肽生物标记物的最好范例。胰岛素本身是一种治疗性化合物，但同时它也被当作诊断糖尿病的生物标记物（表 6.2)。此外，激素加工过程中的副产品也可用于疾病诊断，比如，连接肽（C-肽）就可以作为糖尿病的生物标记物进行检测并与胰岛素检测结果相比较。它的半衰期长于胰岛素，因而比胰岛素更易检测，所以可以作为一种长效的胰岛素浓度指示物。胰岛素前体是胰岛素基因产物的第三种衍生物，最近的研究将胰岛素前体作为评价 β 细胞衰竭的指示物（Pfutzner et al.,2004)。另一种多肽生物标记物是降钙素前体，它是诊断败血症的黄金指标（表 6.2)。还有一个更新的多肽诊断性生物标记物应用实例，就是用脑利钠肽（BNP）来检测心血管疾病的发生，诸如心衰等。具有 C 端生物活性的 BNP 则被用来治疗急性心衰，而针对 N 端一段 8.5kDa 多肽（NT-proBNP）的特异性检测已经在临床上应用于慢性心衰的诊断（Hobbs，2003；Karl et al.，1999；Wei et al.，1993；Yamamoto et al.，1996)，并取得巨大成功（表 6.2)。除了应用于疾病诊断外，这种分子参数或生物标记物还可以在无法获知其他参数的情况下监视疾病的治愈过程。在监视退行性疾病的延缓过程中，就需要利用这种多肽生物标记物，β-淀粉样肽就是人们已知的一个很好的生物标记物。β-淀粉样肽是反映阿尔茨海默症（Alzheimer's disease）患者脑脊髓液中淀粉体和蛋白斑形成情况的指标（Aebersold and Mann，2003；Blennow and Hampel，2003）（表 6.2）。监测 RNA 或蛋白质表达谱是一种检测癌症中异质基因很有效的方法。很多研究结果表明多肽组学非常适合统筹描述肿瘤细胞系（Sasaki et al.,2002；Sato et al.，2002；Tammen et al.，2003）。例如，以肽段为基础的表达谱中，比较哺乳动物正常细胞和 MCF-7 乳腺癌细胞系，有高达 2300 种不同的多肽表达方式，而这两种不同的细胞系之间大约只有 8%的肽段有表达差异，其余大部分肽段都是共有的（Tammen et al.，2003）。这些差异肽段中的一部分很可能与癌症的形成、发展和转移有关，并且将来可能成为乳腺癌生物标记物。有了更好的分子参数的帮助，人们就可以大大加快新药开发速度并改进这些疾病的治疗方法。在开发新型多肽生物标记物的过程中，还需要相应的有效性规范，使这些新的生物标记物最终实现从分析水平上的可行性到临床诊断应用形式的转换。免疫检测，如放射性免疫分析（RIA）或酶联免疫吸附分析（ELISA）是目前临床检测和药物开发中使用最广泛的分析方法，也是未来发展新型多肽生物标记物最有潜力的分析系统。

表 6.2 基于多肽的诊断方法和生物标记物

多 肽	分子质量/kDa	疾 病
胰岛素	5.7	糖尿病
C-肽	3.1	糖尿病
脑利钠肽（BNP）	3.5	充血性心力衰竭
N 端-原 BNP（NT-proBNP）	8.5	充血性心力衰竭
淀粉体 Aβ 1-40	4.1	阿尔茨海默症
淀粉体 Aβ 1-42	4.3	阿尔茨海默症
胰蛋白酶原活化肽（TAP）	0.9	胰腺炎
原降钙素（PCT）	14	细菌感染/败血症
β-2 微球蛋白	12	肾衰竭
骨钙素	5.8	骨质疏松
cystatinC	13	肾衰竭

6.3 多肽组学技术的发展

6.3.1 多肽分析方法进展

生物活性肽往往以极少的数量、极低的浓度存在于复杂生物基质当中。造成这一现象的主要原因有两方面：第一，生物活性肽需要与细胞表面结合受体相结合来向细胞内传送信息，这一信息在细胞内经由第二信使或其他信号传导链得以进一步的放大，因此，生物活性肽通常会以低浓度存在，并且常常是与其他肽类共存；第二，由于生物活性肽通常作用于受精细调控达到平衡状态的生物调控系统，所以它们的定位和半衰期都会受到诸如（蛋白质水解酶）失活或肾脏排泄等影响而达到精确调节。因此，寻找生物活性肽就像大海捞针一样困难（Mutt，1992）。由此可见，多肽研究的进展主要取决于分析化学技术手段的发明创新。由于蛋白质和多肽之间物化性质的差异，对多肽的分析手段不同于其他更大的蛋白质。有两项重大进展对多肽研究起到极大的推动作用，其中一项是19世纪60年诞生代的新型分离技术，包括高效液相色谱（HPLC）以及相应的多种高效液相色谱媒介（如反相色谱），这项新技术使人们得以从复杂基质中分离纯化低浓度组分（Andersson et al.,2000；Pearson et al.,1982；Schulz-Knappe et al.,2001）。尤其是在过去的20年中，质谱分析技术的飞跃性发展（Aebersold and Mann，2003；Roepstorff，1997）使多肽分析技术在精确性、特异性和速度上进步了几个数量级。与以往相比，这种技术的突破点在于能够使整个肽段缓慢离子化，并且在真空环境下加速，用这种方法可以防止肽段的断裂，这样就很好地保持了肽段整体结构和信号强度。两种常用的肽段离子化技术包括电极喷射电离（ESI）和基质辅助激光解吸电离技术（MALDI），其中前者由J.B.Fenn及其合作者发明（Fenn et al.,1989），后者由M. Karas和F. Hillenkamp（Karas et al.,1987；Karas，1996）发明。2002年John B. Fenn因这项技术与Koichi Tanaka一同被授予诺贝尔化学奖。

MALDI-MS具有高灵敏度和不易被盐及其他化合物干扰的特点，这些特点使得人们能够从复杂的生物混合物中检测出多肽激素而不必将大量精力浪费在样本准备上。现在，人们已经可以利用这项技术对组织样本、动物切片及单个细胞进行分析。Garden等（Li et al.,2000）在其所写的综述中描述了MALDI-time of flight（TOF）-MS令人激动的发展进程。此外，还有很多其他方面的应用技术，包括以20kDa分子滤膜处理晚期肾病患者血液后，对所得的大型天然多肽文库进行深入分析（Schulz-Knappe et al.,1997）；微克量级大规模纯化已知多肽（Schrader et al.,1997）以及大规模血清多肽测序（Raida et al.,1999；Richter et al.,1999）。后一项实验直接应用于血清样本，确认了许多以前的多肽鉴定结果。

6.3.2 多肽组学概论

转录表达分析是一项目前公认的高成效描述基因在特定细胞或组织类型中表达的技术。人们利用这项技术对化合物进行分类，并在整体水平上描述药物的作用，展示子基因变化。需要指出的是，蛋白质表达不一定与其相应的mRNA表达水平完全吻合，因为除生物合成速度外，mRNA及蛋白质的降解速度也决定特定蛋白质含量（Anderson and Seilhamer，1997；Gygi et al.,1999）。此外，蛋白质的翻译后修饰也会改变蛋白质性质，而这一点无法从mRNA水平上检测到（Rehfeld and Goetze，2003）。

蛋白质组不可忽视的多样性成为很多候选药物分子商业化过程中的障碍。在这一技术发展的初始阶段，人们认为用于基因组鉴定的大规模并行测序方法也同样适用于蛋白质组。我们注意到当今针对更为严格的亚蛋白质序列分析方法已经发生了变化，目前主要是与一种针对蛋白质差异性表达的比较方法相结合。差异表达蛋白质组学（Pandey and Mann，2000）基于准确的生物学假设、精确选择的样本数量和良好的海量信息过滤能力。半定量二维凝胶电泳仍然是蛋白质组学的常规技术。对于差异表达多肽的研究来说，MS需要以定量的方式来进行，这对于样本制备的坚实度和标准化以及检测流程来说仍然是一个很大的挑战。

用 MS 技术进行蛋白质或多肽的定量化分析已有若干年的研究历史（Pandey and Mann，2000）。这些方法大部分依靠液相色谱（LC）与 MS 技术的结合（LC-MS）（John and Standker，2004；Wang et al.,2003）。作为（绝对）定量原则，需要对分析物（肽段）加上一种化学标签，以计算多个分析物的相对含量（Sechi and Oda，2003），而对于单个样本来说，则需要预先制备标准校正曲线（Buchnall et al.,2002）；尤其是 MALDI-TOF-MS 系统，其飞行长度决定其是否稳定以便进行量化处理。最早基于差异表达的应用是采取不同色谱法分析大鼠的神经间质突出（Jimenez et al.,1997）和果蝇的血淋巴（Uttenweiler-Joseph et al.,1998）。从此以后，人们期待着，如果这些基本研究方法能够转换成稳定且标准化的实验程序，就可以应用复杂生物样本和成熟模式生物系统进行药物研究。

MS 与 LC 的结合使类似于 ESI-LC-MS 或 LC-MALDI-MS 的技术平台得以发展。这些技术在原则上都可以对肽段进行全面深入的大规模检测，并能用于处理生物样本的复杂性。我们发明了一种半定量肽谱提取制备方法并已获得专利，这种方法可以以一种比较的方式分析复杂生物系统（Forssmann et al.，1996；Schrader and Schulz-Knappe2001）。最优化样本制备、分离技术及 MS 技术都需要与特殊的生物信息学数据分析软件（spectromania）相结合（Lamerz et al.，2005），在这些工具软件的帮助下，强大的多肽组学研究技术日趋成熟，如今已能应用于生物标记物和药物发现领域，以及人类流行病学和临床研究中（Sasaki et al.，2002；Schrader and Schulz-Knappe，2001；Stoeckli et al.，2001）。多肽组学研究使传统的蛋白质和 mRNA 表达谱研究具有更为重要的战略价值。

肽谱可以在不同分辨率和灵敏度水平上进行研究。一个典型的简易一维方法就是由 Ciphergen Biosiystems 标记的表面增强激光解吸电离（SELDI）技术平台。这种技术与 MALDI 相似，它用一个经过化学修饰的芯片表面选择性捕获，并富集样本中的肽段及蛋白质，这些肽段和蛋白质随后被用于质谱分析。迄今为止，已经有相当大量的 SELDI-MS 生物标记物分析报道，其中主要是针对人类血清中候选生物标记物的多肽和小蛋白质的研究（Chen et al.，2004；Carrette et al.，2003；Petricoin and Liotta，2004）。目前，其他用于提取体液中多肽的技术主要包括磁珠或分批萃取等。

6.3.3 对内源性多肽的 Top-Down 鉴定

在差异性肽谱的帮助下，与对照组差异显著的肽段会被挑选出来，随后进行序列鉴定。序列鉴定是合理解释生物机制、确认验证过程以及使研究结果获得发展和应用的重要前提。现如今，大部分多肽序列信息都是通过 MS 结合数据库比较的方法获得的。这反映了该方法与以前人们所采用的方法（如 Edman 测序或氨基酸分析等方法）相比，具有高通量能力的特点。在传统蛋白质组学中，蛋白质序列是通过胰酶消化蛋白质所获得的特征性多肽指纹图谱与已有的 *in silico* 大型数据库相比较而获得的。这种方法并不适用于肽段结构鉴定，内源性多肽通常只含有少数几个蛋白质水解酶切位点。多肽或小蛋白质氨基酸序列的鉴定是通过一种叫“top-down”的方法获得的，这种方法涉及高分辨率质谱分析技术及整体解析法、气相电离（Kelleher，2004）等技术。虽然缺少以top-down方法鉴定混合物中内源性多肽的实际操作经验，但新近开发的优化实验指南能克服这一缺点。现在，它已展现出在未来研究中巨大的应用前景（Baggerman et al.，2004；Mohring et al.，2005）。

top-down法适用于体液、组织或其他生物来源的多肽，该方法也同样适用于翻译后修饰的鉴定。从我们的实践经验来讲，我们会推荐根据所分析的肽段或蛋白质的最大分子质量调整所用仪器和方法。对于分子质量小于3kDa的肽段或蛋白质来说，适合采取MALDI-TOF-TOF-MS/MS方法（如Ultraflex，Bruker，D；4700型蛋白质组分析仪，Applied Biosystems，USA）；对于分子质量更大的肽段或蛋白质，我们推荐使用ESI-TOF杂交仪（如Q-ToF，Micromass，UK；QSTAR，Applied Biosystems，USA）。如果蛋白质的分子质量确定大于10kDa，那么无论是经典的多肽图谱技术（Aebersold and Mann，2003）或全方位傅里叶变换离子回旋共振质谱仪（FT-ICR-MS）都是适用的（Kelleher，2004）。后者在质谱中具有对分子进行预纯化的优点，但同时也需要更为复杂的仪器配置。

6.4 差异多肽组学的应用

6.4.1 药物开发中的多肽组学

新型治疗性药物的开发是一项高风险、高投入、长期性的过程。最近的一项调查（DiMasi et al.，2003）表明，开发一种新药物或新化学实体（NCE）投入市场需要8000万美元的资金。药物的开发过程，包括从发现靶点到投入市场，需要10～15年的时间。整个过程可以分为三个阶段：临床前研发阶段，2～4年；临床研发阶段，3～6年；其余时间均为调整阶段。进入研发阶段的新化学实体大约只有10%能最终进入市场。尽管近年来药物发现和早期开发的研发效率已大有增加，但是在2002～2003年间向FDA申请进入Ⅰ期临床试验阶段的NCE数量比1996～1997年度下降了50%。药物开发总研究经费中大约有58%都投入了临床试验。然而，这些新药中有50%在临床Ⅲ期后期阶段中实验失败。导致新药开发失败的主要原因是药物的安全性和毒副作用，以及药效过低。此后的资金投入主要用于后期评价，因为制药公司需要从专业健康人士那里得到反馈意见以确定药物的长期副作用、风险因子以及与其他药物的相互作用。制药市场越来越大的经济压力带来的风险导致制药公司只注重于开发市场价值>10亿美元的新药，而不再资助那些相对经济收益较少的针对罕见疾病的药物开发。

为了增加开发效率和成功率，加快药物开发进程并减少Ⅲ期临床试验阶段开销的耗损率（DiMasi，2002）是很必要的。增加成功率需要在临床前阶段对NCE进行更严格的规划，如果在开发早期阶段就能去除不合格先导化合物，那么就可以从根本上降低临床试验阶段的损耗和支出。大部分制药公司现在已经意识到，在开发策略中增加生物标记物来加快药物开发进程是宜早不宜迟的事情（Richardson，2002；Walgren，Thompson，2004）。人们期待着应用生物标记物在药物开发的早期阶段能更准确地预测其在临床试验晚期的结果。将来，生物标记物在药物安全性和药效评估方面，以及药物反应的个体差异性中都将发挥重要作用（Frank and Hargreaves，2003）。

NIH 对生物标记物的定义在概念上不仅仅局限于对生物系统或病理过程有指示剂作用的蛋白质（Lesko and Atkinson，2001）。但是，大多数生物药都是直接作用于蛋白质或影响其表达，所以生物标记物的先驱研究者们应用蛋白质组学尤其是多肽组学技术进行的研究越来越多（Richardson，2002；Zolg and Langen，2004）。从技术上讲，蛋白质组学和多肽组学在监测机体内蛋白质及多肽组成变化方面互为补充。蛋白质组学的一个主要目标就是在整体范围内研究蛋白质（分子质量为 10～200kDa）表达的特点。然而，蛋白质水平并非静态不变的，而是高度动态的。很多酶和蛋白质都会在翻译后修饰的调节下改变其活性，但丰度却保持不变。此外，蛋白质的水解作用也是影响蛋白质在机体内的分布、活性、功能及丰度的重要因素（Overall et al.,2004）。蛋白酶在很多生理过程中都发挥了重要的作用，如消化、蛋白质的成熟、肽类激素的加工、组织重建、清除误折叠和损伤蛋白质及调节信号通路等过程。蛋白质水解过程会释放出一些小的蛋白质和多肽，多肽组学技术就是用于检测及研究这些多肽和小蛋白质活性变化的广泛技术平台（Baggerman et al.，2004；Schrader and Schulz-Knappe，2001）。

药物的发现过程从确定靶点开始，随着人类基因组计划的完成，基因组学和转录组学正以无数的新靶点冲击着制药工业，但这些靶点很难在疾病背景下得到验证。一个主要问题是：信息量（mRNA）并不等同于蛋白质活性及蛋白质含量。如何应用多肽组学技术发现新靶点呢？主要包括以下内容：

• 蛋白酶作用的底物、切割产物及抑制剂的确定；
• 发现新的多肽激素作为靶点或先导物；
• 发现对转录激活子有应答的新肽段。

科学家们在人类基因组中已经发现了 500 种编码蛋白酶的基因，其中很多都具有重要的药用价值（Puente et al.，2003）。MEROPS 数据库全面提供蛋白酶及其抑制剂信息（Rawlings et al.，2004）。蛋白酶是很有应用潜力的药物靶点，可以用来治疗很多疾病，如血栓（凝血酶及 X 因子）、高血压［血管紧缩素传递酶（ACE）及神经肽链内切酶（NEP)］、癌症［基质金属蛋白酶（MMP）及组织蛋白酶］、HIV 感染及糖尿病［二联二肽酶（DPPIV)］。其中的主要问题就是要了解这些新蛋白酶在组织和器官中的生理功能，以及伴随蛋白质水解活性改变的病理作用。为了评估某种蛋白酶作为药物靶点的可行性，确定它的作用底物及生物活性切割产物就显得很重要。详细了解蛋白酶作用的底物对药物开发过程非常重要，只有这样才能最准确的预测出其特异性抑制物，从而降低副作用。

传统上采用标准或优化的多肽文库测定蛋白酶的特异性，包括小识别位点、*de novo* 筛选、噬菌体文库（Richardson，2002）等技术。这些技术可能成为最早的有效筛选方法，然而，这些方法却不足以在体内环境下预测抑制蛋白质水解酶活性所产生的结果。

随后，人们发现了治疗Ⅱ型糖尿病（T2DM）的新方法，该方法以抑制多肽加工酶 DPPIV 为基础（Drucker，2003）。许多制药公司（Novartis、Merck、GlaxoSmithKline、Prosidion 和 Bristol-Myers Squibb）将 DPPIV 抑制剂作为新型糖尿病治疗药物进行开发，多数已进行到临床评估的高级阶段。DPPIV 与淋巴细胞糖蛋白 CD26 相同，是一种在组织中广泛表达的多功能细胞表面丝氨酸蛋白酶（de Meester et al., 2003）。DPPIV 有一种可溶形式会进入循环系统并且选择性的从各种第二位氨基酸为脯氨酸或丙氨酸的生物活性肽中去除其 N 端二肽。DPPIV 能使多肽激素水解失活，被称为内激素，它在食物消化的应激反应下由肠道释放，在维持葡萄糖体内平衡上发挥重要作用。内激素 GLP-1（胰高血糖素样肽-1）和 GIP（葡萄糖依赖性胰岛素释放肽或胃抑制肽）以一种葡萄糖剂量依赖性效应刺激胰岛素分泌，并且与 DPPIV 快速反应失活（Mentlein et al., 1993）。抑制 DPPIV 的活性可以打乱这条多肽激素降解的信号通路，从而增强胰岛素分泌。此外，DPPIV/CD26 缺失可以预防老鼠患糖尿病和肥胖症（Conarello et al., 2003；Marguet et al., 2000）。DPPIV 能增强内激素的浓度和作用，它的Ⅱ型糖尿病啮齿类动物模型及其在患者中葡萄糖耐受性的良好效用，促进了它的特异性抑制剂的发展（Ahren et al., 2004；Reimer et al., 2002）。除了蛋白质水解活性，DPPIV/CD26 还调控趋药性，并发挥 T 细胞辅助刺激因子的作用。它还可以与胞外基质纤维蛋白和胶原蛋白、腺苷脱氨酶、HIV gp120 蛋白、化学趋化因子受体 CXCR4，以及酪氨酸磷酸化酶 CD45 发生相互作用。除此以外，DPPIV 也在肿瘤发展过程中起重要作用，抑制 DPPIV 的活性可能成为一种治疗癌症的新方法（Adams et al., 2004）。在体外实验中已证实，DPPIV 的剪切易感性具有广泛的底物。一些细胞周期素及化学趋化因子中含有 Xaa-Pro 结构，剪切后它们的活性及受体结合谱都会发生改变（de Meester et al., 2003）。尽管人们一致预测认为 DPPIV 对免疫系统有潜在的副作用，但人们对 DPPIV 的内源性底物还知之甚少，缺乏特异性 ELISA 检测切割后多肽是造成这一点的部分原因。为了克服技术上的不足，我们正致力于利用多肽组学的研究方法来确定 DPPIV 在组织和体液中的底物，这与体内情况相类似。由于其在组织水平广泛的表达，DPPIV 通过中断多肽介导的信号传递而影响多个系统；因此，DPPIV 抑制技术也可以作为开发工具用于系统性筛选内源性多肽，筛选得到的内源性多肽很可能具有治疗潜力。该方法同样可以用于寻找已经确定的药物的作用模式，如拓展 DPPIV 抑制剂在抗肿瘤治疗中的用途。

6.4.2 多肽组学在体内实验中的应用

为了获得内源性蛋白酶作用底物的信息，人们需要一种足够灵敏的发现方法从大量蛋白质中检测定性差异。为了证明多肽组学方法的可信性，我们选择了在编码羧肽酶 E（Cpe）的基因上有一个点突变的 *fat/fat* 肥胖小鼠模型作为实验对象（Leiter, 1997；Naggert, 1995）。Cpe 是一种多肽外切酶，它可以修剪掉激素原加工酶剪切后多肽上的残留碱性氨基酸。目前，已有几种得到广泛认可的 Cpe 作用底物，并且这种 $Cpe^{fat/fat}$ 小鼠还具有筛选新底物的巨大应用潜力，这使它成为一种令人瞩目的动物模型（Bures et al., 2001；Fricker et al., 1996）。为了区别Ⅱ型糖尿病患者胰腺组织中多肽激素生成过程的差异，我们进行了多肽组学分析。$Cpe^{fat/fat}$ 型小鼠表现肥胖及血糖水平升高的表型，但是用胰岛素处理后这些小鼠的血糖水平恢复正常。由葡萄糖摄入升高引起的胰腺 β 细胞胰岛素分泌能力异常是Ⅱ型糖尿病的共同特征。对于人类来说，编码前激素转换酶-1/3（PC1/3）的基因突变很少见，它的作用与 Cpe 近似（Jackson et al.，1997），患者症状与 *fat/fat* 小鼠模型表型类似。为了研究 Cpe 受损导致的酶切产物改变，我们比较了 $Cpe^{fat/fat}$ 小鼠和对照瘦小鼠的胰腺多肽提取物差异。图 6.1（见彩图）展示了如何利用多肽组学技术制作多肽图谱以显示 Cpe 活性的下降。整合两个对照组中的多肽图谱，并按照以下的方式进行定性和定量分析：两组中含量没有变化的多肽以黑色和灰度梯度表示；在 Cpe 缺乏型小鼠中增加的多肽用红色标记，减少的用蓝色标记。从 $Cpe^{fat/fat}$ 型小鼠多肽图谱的变化中观察得到特征模型，它与一个或两个精氨酸或赖氨酸引起的分子质量迁移有关，也与由疏水残基增加引起的色谱迁移有关。用这种技术还检测到 $Cpe^{fat/fat}$ 型小鼠中的许多变化：$Cpe^{fat/fat}$ 型小鼠中两种胰岛素的加工能力严重受损，胰岛素作为胰腺β细胞中公认的 Cpe 底物，Cpe 活性下降导致β细胞中胰岛素前体水平上升，这与血浆中检测到成熟胰岛素水平下降的表型相一致。总之，这些例子展示了如何利用多肽组学技术研究前激素加工、水解酶活性，以及同时确定其作用底物的方法。

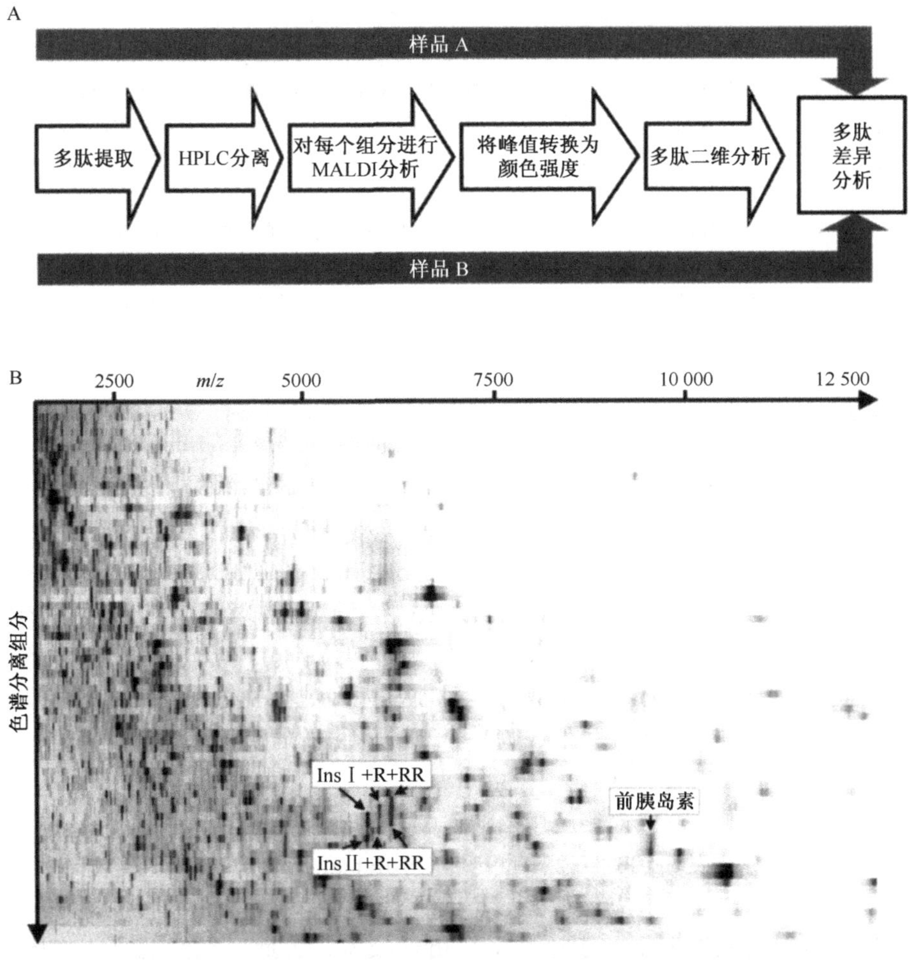

图 6.1

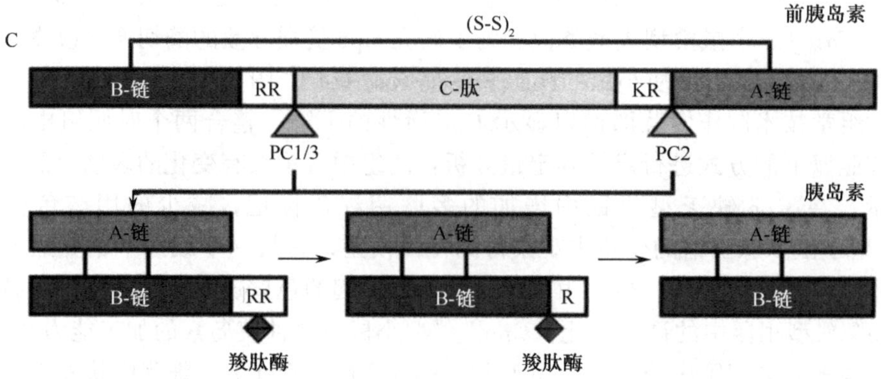

图 6.1 多肽组学方法研究羧肽酶 E 活性缺陷型小鼠（$Cpe^{fat/fat}$小鼠）的前激素加工受损（见彩图）

A. 获得不同多肽的过程简述：利用反向（RP）-HPLC 分离从单一样品中提取的多肽，得到 96 种组分（第一维）。每种组分再用 MALDI-TOF-MS 分析得到荷质比（m/z，第二维）。使用 Spectromania 工具软件提取信号并转换为二维凝胶样图谱，其中信号峰值强度以颜色强度表示。以非参数统计法计算对照组与 $Cpe^{fat/fat}$小鼠之间的绝对和相对差异，生成有显著信号差异的多肽列表；

B. 对照组与 $Cpe^{fat/fat}$小鼠多肽差异分析。整合两个对照组的多肽图谱，并按照以下的方式进行定性和定量分析：两组中含量没有变化的多肽以黑色表示；在 Cpe 缺乏型小鼠中增加的多肽用红色标记，减少的用蓝色标记。以上这些复杂的数据处理均由 Spectromania 工具软件执行。图中标示了小鼠体内所含的两种胰岛素异构体的位置（insulin I，m/z 5801 和 insulin II，m/z 5796）。CpE 活性降低导致 C 端未完全加工的insulin I 和 insulin II 增加，并使其质量大小发生了 1 或 2 个精氨酸的迁移；

C. 胰岛素是由其前体经过水解加工后释放出的。基于现有的模型，胰岛素前体的加工始于前激素转换酶 1/3（PC1/3），它切断 B-链与 C-肽的连接点，然后 PC2 切开 C-肽与 A-链的连接点。由 PC1/3 和 PC2 切下的前激素在 C 端含有碱性氨基酸残基，成熟胰岛素最终释放到循环系统之前还要经过 Cpe 的进一步修整

6.5 展望

长达一个世纪的多肽研究产生了大量药物开发及临床诊断的应用资源。以往生物功能单一或疾病相关单基因的单一标记物诊断，以及单一药物治疗，都已经不再有效（Miklos and Maleszaka，2001）。人类基因组中大约有 20 000～25 000 个蛋白质编码基因（Southan，2004），由于转录及翻译过程中的变异会导致 3～10 倍于该数目的多样性蛋白质（Galas，2001；Kettman et al.，2002）。随后的翻译后修饰及蛋白质水解酶的加工在一个多肽组中产生了无数的多肽成员。目前，大多数相关生物系统中的多肽组尚未被人们研究过，多肽组学毫无疑问地成为一个充满活力的研究领域，它就像是一片未开垦的处女地一样等待人们去探索。

在药物研发过程中，就像人们应用内激素 GLP-1 及其衍生物治疗Ⅱ型糖尿病一样，新型生物活性肽成为开发新治疗方法的希望（Holst and Deacon，2004）。今天的多肽组学已经成熟到可以在临床上应用于大型患者群（多至 1000 人）的程度，临床研究的设计和成功可能很大程度上得益于这些多肽组学技术，为此，我们冠以“临床多肽组学”来特指这种应用。临床多肽组学能够用于辅助辨别疾病的不同类型、阶段、潜在危害、不同治疗措施引起的不同反应，以及特定患者对同一疾病或治疗反应的个体差异。

单一或成组的多肽生物标记物可用于临床开发并提高其水平，多肽研究同样也能提高药物开发项目的效率。总之，对特异性多肽组学的研究能完善人们对蛋白质组的探索进程，并且将会成为人们研究药理学的重要工具。

致谢

我们要特别感谢在 für Peptidforschung 研究所（现在的 IPF 配药品研究中心）工作的 Wof-Georg Forssmann 教授，他是我们的前同事。他在血液样品的多肽分析中做了大量开创性工作；还有 Manfred Raida 博士（目前在 Cellzome AG），他在肽化学分析上做了很多价值非凡的工作。本研究工作由德国教育研究部，BMBF（FKZ0312815）以及萨克森经济技术部（203.19-32329-5-354）共同资助。

BioVisioN、Peptidomics、Differential Peptide Display 和 Spectromania 都是德国 Hannover 的 BioVisioN AG 公司的注册商标。

参考文献

Acher, R., Chauvet, J. (**1953**). The structure of bovine vasopressin. *Biochim. Biophys. Acta* **12**, 487–488.

Acher, R., Light, A., Du Vigneaud, V. (**1958**). Purification of oxytocin and vasopressin by way of a protein complex. *J. Biol. Chem.* **233**, 116–120.

Adams, S., Miller, G. T., Jesson, M. I., Watanabe, T., Jones, B., Wallner, B. P. (**2004**). PT-100, a small molecule dipeptidyl peptidase inhibitor, has potent antitumor effects and augments antibody-mediated cytotoxicity via a novel immune mechanism. *Cancer Res.* **64**, 5471–5480.

Aebersold, R., Mann, M. (**2003**). Mass spectrometry-based proteomics. *Nature* **422**, 198–207.

Ahren, B., Landin-Olsson, M., Jansson, P. A., Svensson, M., Holmes, D., Schweizer, A. (**2004**). Inhibition of dipeptidyl peptidase-4 reduces glycemia, sustains insulin levels, and reduces glucagon levels in type 2 diabetes. *J. Clin. Endocrinol. Metab.* **89**, 2078–2084.

Anderson, L., Seilhamer, J. (**1997**). A comparison of selected mRNA and protein abundances in human liver. *Electrophoresis* **18**, 533–537.

Anderson, N. L., Anderson, N. G. (**2002**). The human plasma proteome: history, character, and diagnostic prospects. *Mol. Cell Proteomics* **1**, 845–867.

Andersson, L., Blomberg, L., Flegel, M., Lepsa, L., Nilsson, B., Verlander, M. (**2000**). Large-scale synthesis of peptides. *Biopolymers* **55**, 227–250.

Antelmann, H., Tjalsma, H., Voigt, B., Ohlmeier, S., Bron, S., van Dijl, J. M., Hecker, M. (**2001**). A proteomic view on genome-based signal peptide predictions. *Genome Res.* **11**, 1484–1502.

Baggerman, G., Verleyen, P., Clynen, E., Huybrechts, J., De Loof, A., Schoofs, L. (**2004**). Peptidomics. *J. Chromatogr. B Analyt. Technol. Biomed. Life Sci.* **803**, 3–16.

Banting, F. G., Best, C. H., Collip, J. B., Campbell, W. R., Fletcher, A. A. (**1991**). Pancreatic extracts in the treatment of diabetes mellitus: preliminary report 1922. *CMAJ* **145**, 1281–1286.

Bergquist, J., Ekman, R. (**2001**). Future aspects of psychoneuroimmunology – lymphocyte peptides reflecting psychiatric disorders studied by mass spectrometry. *Arch. Physiol. Biochem.* **109**, 369–371.

Blennow, K., Hampel, H. (**2003**). CSF markers for incipient Alzheimer's disease. *Lancet Neurol.* **2**, 605–613.

Bucknall, M., Fung, K. Y., Duncan, M. W. (**2002**). Practical quantitative biomedical applications of MALDI–TOF mass spectrometry. *J. Am. Soc. Mass Spectrom.* **13**, 1015–1027.

Bures, E. J., Courchesne, P. L., Douglass, J., Chen, K., Davis, M. T., Jones, M. D., McGinley, M. D., Robinson, J. H., Spahr, C. S., Sun, J., Wahl, R. C., Patterson, S. D. (**2001**). Identification of incompletely processed potential carboxypeptidase E substrates from CpEfat/CpEfat mice. *Proteomics* **1**, 79–92.

Burgus, R., Dunn, T. F., Desiderio, D.,

Ward, D. N., Vale, W., Guillemin, R. (**1970**). Characterization of ovine hypothalamic hypophysiotropic TSH-releasing factor. *Nature* **226**, 321–325.

Carrette, O., Demalte, I., Scherl, A., Yalkinoglu, O., Corthals, G., Burkhard, P., Hochstrasser, D. F., Sanchez, J. C. (**2003**). A panel of cerebrospinal fluid potential biomarkers for the diagnosis of Alzheimer's disease. *Proteomics* **3**, 1486–1494.

Chen, Y., Yu, P., Luo, J., Jiang, Y. (**2003**). Secreted protein prediction system combining CJ-SPHMM, TMHMM, PSORT. *Mamm. Genome* **14**, 859–865.

Chen, Y. D., Zheng, S., Yu, J. K., Hu, X. (**2004**). Application of serum protein pattern model in diagnosis of colorectal cancer. *Zhonghua Zhong Liu Za Zhi* **26**, 417–420.

Clynen, E., Baggerman, G., Veelaert, D., Cerstiaens, A., Van der Horst, D., Harthoorn, L., Derua, R., Waelkens, E., De Loof, A., Schoofs, L. (**2001**). Peptidomics of the pars intercerebralis–corpus cardiacum complex of the migratory locust, *Locusta migratoria*. *Eur. J. Biochem.* **268**, 1929–1939.

Conarello, S. L., Li, Z., Ronan, J., Roy, R. S., Zhu, L., Jiang, G., Liu, F., Woods, J., Zycband, E., Moller, D. E., Thornberry, N. A., Zhang, B. B. (**2003**). Mice lacking dipeptidyl peptidase IV are protected against obesity and insulin resistance. *Proc. Natl. Acad. Sci. USA* **100**, 6825–6830.

Davidsson, P., Brinkmalm, A., Karlsson, G., Persson, R., Lindbjer, M., Puchades, M., Folkesson, S., Paulson, L., Dahl, A., Rymo, L., Silberring, J., Ekman, R., Blennow, K. (**2003**). Clinical mass spectrometry in neuroscience *Proteomics* and peptidomics. *Cell Mol. Biol.* (*Noisy-le-grand*) **49**, 681–688.

de Meester, I., Lambeir, A. M., Proost, P., Scharpe, S. (**2003**). Dipeptidyl peptidase IV substrates An update on *in vitro* peptide hydrolysis by human DPPIV. *Adv. Exp. Med. Biol.* **524**, 3–17.

DiMasi, J. A. (**2002**). The value of improving the productivity of the drug development process: faster times and better decisions. *Pharmacoeconomics* **20** (Suppl. 3), 1–10.

DiMasi, J. A., Hansen, R. W., Grabowski, H. G. (**2003**). The price of innovation: new estimates of drug development costs. *J. Health Econ.* **22**, 151–185.

Drucker, D. J. (**2003**). Enhancing incretin action for the treatment of type 2 diabetes. *Diabetes Care* **26**, 2929–2940.

Fenn, J. B., Mann, M., Meng, C. K., Wong, S. F., Whitehouse, C. M. (**1989**). Electrospray ionization for mass spectrometry of large biomolecules. *Science* **246**, 64–71.

Forssmann, W. G., Schulz-Knappe, P., Schrader, M., Opitz, H. G. (**1996**). Process for determining the status of an organism by peptide measurement [WO 98/07036] 13-8-1996. Published 19-2-1998.

Frank, R., Hargreaves, R. (**2003**). Clinical biomarkers in drug discovery and development. *Nat. Rev. Drug Discov.* **2**, 566–580.

Fricker, L. D., Berman, Y. L., Leiter, E. H., Devi, L. A. (**1996**). Carboxypeptidase E activity is deficient in mice with the fat mutation Effect on peptide processing. *J. Biol. Chem.* **271**, 30619–30624.

Gänshirt, D., Harms, F., Schulz-Knappe, P. (**2005**). *Peptidomics in Drug Development*. Editio Cantor Verlag, Aulendorf.

Galas, D. J. (**2001**). Sequence interpretation. Making sense of the sequence. *Science* **291**, 1257–1260.

Ganz, T. (**2004**). Defensins: antimicrobial peptides of vertebrates. *C. R. Biol.* **327**, 539–549.

Gygi, S. P., Rochon, Y., Franza, B. R., Aebersold, R. (**1999**). Correlation between protein and mRNA abundance in yeast. *Mol. Cell Biol.* **19**, 1720–1730.

Hancock, R. E., Lehrer, R. (**1998**). Cationic peptides: a new source of antibiotics. *Trends Biotechnol.* **16**, 82–88.

Harris, R. B. (**1989**). Processing of pro–hormone precursor proteins. *Arch. Biochem. Biophys.* **275**, 315–333.

Hobbs, R. E. (**2003**). Using BNP to diagnose, manage, treat heart failure. *Cleve Clin. J. Med.* **70**, 333–336.

Holst, J. J., Deacon, C. F. (**2004**). Glucagon-like peptide 1 and inhibitors of dipeptidyl peptidase IV in the treatment of type 2 diabetes mellitus. *Curr. Opin. Pharmacol.* **4**, 589–596.

Ilyin, S. E., Belkowski, S. M., Plata-Salaman, C. R. (**2004**). Biomarker discovery and validation: technologies and integrative approaches. *Trends Biotechnol.* **22**, 411–416.

Jackson, R. S., Creemers, J. W., Ohagi, S., Raffin-Sanson, M. L., Sanders, L., Montague, C. T., Hutton, J. C., O'Rahilly, S. (**1997**). Obesity and impaired prohormone processing associated with mutations in the human prohormone convertase 1 gene. *Nat. Genet.* **16**, 303–306.

JIMENEZ, C. R., LI, K. W., DREISEWERD, K., MANSVELDER, H. D., BRUSSAARD, A. B., REINHOLD, B. B., VAN DER SCHORS, R. C., KARAS, M., HILLENKAMP, F., BURBACH, J. P., COSTELLO, C. E., GERAERTS, W. P. (**1997**). Pattern changes of pituitary peptides in rat after salt-loading as detected by means of direct, semiquantitative mass spectrometric profiling. *Proc. Natl. Acad. Sci. USA* **94**, 9481–9486.

JOHN, H., STANDKER, L. (**2004**). Peptide separation and analysis. *J. Chromatogr. B Analyt. Technol. Biomed. Life Sci.* **803**, 1–2.

KARAS, M., BACHMANN, D., BAHR, U., HILLENKAMP, F. (**1987**). Matrix-assisted ultraviolet laser desorption of non-volatile compounds. *Int. J. Mass Spectrom. Ion Processes* **78**, 53–68.

KARAS, M. (**1996**). Matrix-assisted laser desorption ionization MS: a progress report. *Biochem. Soc. Trans.* **24**, 897–900.

KARL, J., BORGYA, A., GALLUSSER, A., HUBER, E., KRUEGER, K., ROLLINGER, W., SCHENK, J. (**1999**). Development of a novel, N-terminal-proBNP (NT-proBNP) assay with a low detection limit. *Scand. J. Clin. Lab. Invest. Suppl.* **230**, 177–181.

KELLEHER, N. L. (**2004**). Top-down proteomics. *Anal. Chem.* **76**, 197A–203A.

KETTMAN, J. R., COLECLOUGH, C., FREY, J. R., LEFKOVITS, I. (**2002**). Clonal proteomics: one gene – family of proteins. *Proteomics* **2**, 624–631.

KOCHENDOERFER, G. (**2003**). Protein & Peptide Drug Delivery – Third International Conference. Minimally invasive delivery methods 22–23 September 2003, Philadelphia, PA, USA. *IDrugs* **6**, 1043–1045.

LAMERS, J., SELLE, H., SCAPOZZA, L., CRAMERI, R., SCHULZ-KNAPPE, P., MOHRING, T., KELLMANN, M., KHAMENIA, V., ZUCHT, H.-D. (**2005**). Correlation-associated peptide networks of human cerebrospinal fluid. *Proteomics* **5**, 2789–2798.

LEITER, E. H. (**1997**). Carboxypeptidase E and obesity in the mouse. *J. Endocrinol.* **155**, 211–214.

LESKO, L. J., ATKINSON, A. J. (**2001**). Use of biomarkers and surrogate endpoints in drug development and regulatory decision making: criteria, validation, strategies. *Annu. Rev. Pharmacol. Toxicol.* **41**, 347–366.

LI, L., GARDEN, R. W., SWEEDLER, J. V. (**2000**). Single-cell MALDI: a new tool for direct peptide profiling. *Trends Biotechnol.* **18**, 151–160.

MARGUET, D., BAGGIO, L., KOBAYASHI, T., BERNARD, A. M., PIERRES, M., NIELSEN, P. F., RIBEL, U., WATANABE, T., DRUCKER, D. J., WAGTMANN, N. (**2000**). Enhanced insulin secretion and improved glucose tolerance in mice lacking CD26. *Proc. Natl. Acad. Sci. USA* **97**, 6874–6879.

MENTLEIN, R., GALLWITZ, B., SCHMIDT, W. E. (**1993**). Dipeptidyl-peptidase IV hydrolyzes gastric inhibitory polypeptide, glucagon-like peptide-1(7-36)amide, peptide histidine methionine and is responsible for their degradation in human serum. *Eur. J. Biochem.* **214**, 829–835.

MIKLOS, G. L., MALESZKA, R. (**2001**). Protein functions and biological contexts. *Proteomics* **1**, 169–178.

MÖHRING, T., KELLMANN, M., JÜRGENS, M., SCHRADER, M. (**2005**). Top-down identification of endogenous peptides up to 9 kDa in cerebrospinal fluid and brain tissue by nanoelectrospray quadrupole time-of-flight tandem mass spectrometry. *J. Mass Spectrom.* **40**, 214–226.

MUTT, V. (**1992**). On the necessity of isolating peptides. In SCHNEIDER, C. H., EBERLE, A. N. (Eds.), *Peptides.* ESCOM, Leiden, pp. 3–20.

NAGGERT, J. K., FRICKER, L. D., VARLAMOV, O., NISHINA, P. M., ROUILLE, Y., STEINER, D. F., CARROLL, R. J., PAIGEN, B. J., LEITER, E. H. (**1995**). Hyperproinsulinaemia in obese fat/fat mice associated with a carboxypeptidase E mutation which reduces enzyme activity. *Nat. Genet.* **10**, 135–142.

NIWA, T., TAKEUCHI, H., HINO, T., KAWASHIMA, Y. (**1995**). Aerosolization of lactide/glycolide copolymer (PLGA) nanospheres for pulmonary delivery of peptide-drugs. *Yakugaku Zasshi* **115**, 732–741.

OVERALL, C. M., TAM, E. M., KAPPELHOFF, R., CONNOR, A., EWART, T., MORRISON, C. J., PUENTE, X., LOPEZ-OTIN, C., SETH, A. (**2004**). Protease degradomics: mass spectrometry discovery of protease substrates and the CLIP-CHIP, a dedicated DNA microarray of all human proteases and inhibitors. *Biol. Chem.* **385**, 493–504.

OWENS, D. R. (**2002**). New horizons – alternative routes for insulin therapy. *Nat. Rev. Drug Discov.* **1**, 529–540.

PANDEY, A., MANN, M. (**2000**). *Proteomics* to

study genes and genomes. *Nature* **405**, 837–846.

Pearson, J. D., Lin, N. T., Regnier, F. E. (**1982**). The importance of silica type for reverse-phase protein separations. *Anal. Biochem.* **124**, 217–230.

Petricoin, E. F., Liotta, L. A. (**2004**). SELDI-TOF-based serum proteomic pattern diagnostics for early detection of cancer. *Curr. Opin. Biotechnol.* **15**, 24–30.

Pfützner, A., Kunt, T., Hohberg, C., Mondok, A., Pahler, S., Konrad, T., Lubben, G., Forst, T. (**2004**). Fasting intact proinsulin is a highly specific predictor of insulin resistance in type 2 diabetes. *Diabetes Care* **27**, 682–687.

Puente, X. S., Sanchez, L. M., Overall, C. M., Lopez-Otin, C. (**2003**). Human and mouse proteases: a comparative genomic approach. *Nat. Rev. Genet.* **4**, 544–558.

Pusch, W., Flocco. M. T., Leung, S. M., Thiele, H., Kostrzewa, M. (**2003**). Mass spectrometry-based clinical proteomics. *Pharmacogenomics* **4**, 463–476.

Raida, M., Schulz-Knappe, P., Heine, G., Forssmann, W. G. (**1999**). Liquid chromatography and electrospray mass spectrometric mapping of peptides from human plasma filtrate. *J. Am. Soc. Mass Spectrom.* **10**, 45–54.

Ramstrom, M., Bergquist, J. (**2004**). Miniaturized proteomics and peptidomics using capillary liquid separation and high resolution mass spectrometry, *FEBS Lett.* **567**, 92–95.

Rawlings, N. D., Tolle, D. P., Barrett, A. J. (**2004**). MEROPS: the peptidase database. *Nucleic Acids Res.* **32**, Database issue, D160–D164.

Rehfeld, J. F. (**1998**). The new biology of gastrointestinal hormones. *Physiol. Rev.* **78**, 1087–1108.

Rehfeld, J. F., Goetze, J. P. (**2003**). The post-translational phase of gene expression: new possibilities in molecular diagnosis. *Curr. Mol. Med.* **3**, 25–38.

Reimer, M. K., Holst, J. J., Ahren, B. (**2002**). Long-term inhibition of dipeptidyl peptidase IV improves glucose tolerance and preserves islet function in mice. *Eur J. Endocrinol.* **146**, 717–727.

Richardson, P. L. (**2002**). The determination and use of optimized protease substrates in drug discovery and development. *Curr. Pharm. Des.* **8**, 2559–2581.

Richter, R., Schulz-Knappe, P., Schrader, M., Standker, L., Jürgens, M., Tammen, H., Forssmann, W. G. (**1999**). Composition of the peptide fraction in human blood plasma: database of circulating human peptides. *J. Chromatogr. B Biomed. Sci. Appl.* **726**, 25–35.

Roepstorff, P. (**1997**). Mass spectrometry in protein studies from genome to function. *Curr. Opin. Biotechnol.* **8**, 6–13.

Rose, K., Bougueleret, L., Baussant, T., Bohm, G., Botti, P., Colinge, J., Cusin, I., Gaertner, H., Gleizes, A., Heller, M., Jimenez, S., Johnson, A., Kussmann, M., Menin, L., Menzel, C., Ranno, F., Rodriguez-Tome, P., Rogers, J., Saudrais, C., Villain, M., Wetmore, D., Bairoch, A., Hochstrasser, D. (**2004**). Industrial-scale proteomics: from liters of plasma to chemically synthesized proteins. *Proteomics* **4**, 2125–2150.

Rosenfeld, L. (**2002**). Insulin: discovery and controversy. *Clin. Chem.* **48**, 2270–2288.

Sanger, F. (**1959**). Chemistry of insulin; determination of the structure of insulin opens the way to greater understanding of life processes. *Science* **129**, 1340–1344.

Sasaki, K., Sato, K., Akiyama, Y., Yanagihara, K., Oka, M., Yamaguchi, K. (**2002**). Peptidomics-based approach reveals the secretion of the 29–residue COOH-terminal fragment of the putative tumor suppressor protein DMBT1 from pancreatic adenocarcinoma cell lines. *Cancer Res.* **62**, 4894–4898.

Sato, K., Sasaki, K., Tsao, M. S., Yamaguchi, K. (**2002**). Peptide differential display of serum-free conditioned medium from cancer cell lines. *Cancer Lett.* **176**, 199–203.

Schrader, M., Jürgens, M., Hess, R., Schulz-Knappe, P., Raida, M., Forssmann, W. G. (**1997**). Matrix-assisted laser desorption/ionisation mass spectrometry guided purification of human guanylin from blood ultrafiltrate. *J. Chromatogr. A* **776**, 139–145.

Schrader, M., Schulz-Knappe, P. (**2001**). Peptidomics technologies for human body fluids. *Trends Biotechnol.* **19**, S55–S60.

Schulz-Knappe, P., Schrader, M., Standker, L., Richter, R., Hess, R., Jürgens, M., Forssmann, W. G. (**1997**). Peptide bank generated by large-scale preparation of circulating human peptides. *J. Chromatogr. A* **776**, 125–132.

Schulz-Knappe, P., Zucht, H. D.,

Heine, G., Jürgens, M., Hess, R., Schrader, M. (**2001**). Peptidomics: the comprehensive analysis of peptides in complex biological mixtures. *Comb. Chem. High Throughput Screen* **4**, 207–217.

Scrivener, E., Barry, R., Platt, A., Calvert, R., Masih, G., Hextall, P., Soloviev, M., Terrett, J. (**2003**). Peptidomics: A new approach to affinity protein microarrays. *Proteomics* **3**, 122–128.

Sechi, S., Oda, Y. (**2003**). Quantitative proteomics using mass spectrometry. *Curr. Opin. Chem. Biol.* **7**, 70–77.

Seidah, N. G., Chretien, M. (**1999**). Proprotein and prohormone convertases: a family of subtilases generating diverse bioactive polypeptides. *Brain Res.* **848**, 45–62.

Sewald, N., Jakubke H-D (**2002**). *Peptides: Chemistry and Biology.* Wiley-VCH, Weinheim.

Sillard, R., Jornvall, H., Carlquist, M., Mutt, V. (**1993**). Chemical assay for cyst(e)ine-rich peptides detects a novel intestinal peptide ZF-1, homologous to a single zinc-finger motif. *Eur. J. Biochem.* **211**, 377–380.

Southan, C. (**2004**). Has the yo-yo stopped? An assessment of human protein-coding gene number. *Proteomics* **4**, 1712–1726.

Steiner, D. F. (**2002**). The prohormone convertases and precursor processing in protein biosynthesis. In Dalbey, R. E., Sigman, D. S. (Eds.), *The enzymes: co- and post-translational proteolysis of proteins,* Vol. XXII. Academic, San Diego.

Stoeckli, M., Chaurand, P., Hallahan, D. E., Caprioli, R. M. (**2001**). Imaging mass spectrometry: a new technology for the analysis of protein expression in mammalian tissues. *Nat. Med.* **7**, 493–496.

Tammen, H., Kreipe, H., Hess, R., Kellmann, M., Lehmann, U., Pich, A., Lamping, N., Schulz-Knappe, P., Zucht, H. D., Lilischkis, R. (**2003**). Expression profiling of breast cancer cells by differential peptide display. *Breast Cancer Res. Treat* **79**, 83–93.

Tammen, H., Schulte, I., Hess, R., Mencel, C., Kellmann, M., Mohring, T., Schulz-Knappe, P. (**2005**). Peptidomic analysis of human blood specimens: comparison between plasma specimens and serum by differential peptide display. *Proteomics* **5**, 414–422.

Uttenweiler-Joseph, S., Moniatte, M., Lagueux, M., Van Dorsselaer, A., Hoffmann, J. A., Bulet, P. (**1998**). Differential display of peptides induced during the immune response of Drosophila: A matrix-assisted laser desorption ionization time-of-flight mass spectrometry study. *Proc. Natl. Acad. Sci. USA* **95**, 11342–11347.

Verhaert, P., Uttenweiler-Joseph, S., de Vries, M., Loboda, A., Ens, W., Standing, K. G. (**2001**). Matrix-assisted laser desorption/ionization quadrupole time-of-flight mass spectrometry: an elegant tool for peptidomics. *Proteomics* **1**, 118–131.

Villanueva, J., Philip, J., Entenberg, D., Chaparro, C. A., Tanwar, M. K., Holland, E. C., Tempst, P. (**2004**). Serum peptide profiling by magnetic particle-assisted, automated sample processing and MALDI-TOF mass spectrometry. *Anal. Chem.* **76**, 1560–1570.

Walgren, J. L., Thompson, D. C. (**2004**). Application of proteomic technologies in the drug development process. *Toxicol. Lett.* **149**, 377–385.

Wang, W., Zhou, H., Lin, H., Roy, S., Shaler, T. A., Hill, L. R., Norton, S., Kumar, P., Anderle, M., Becker, C. H. (**2003**). Quantification of proteins and metabolites by mass spectrometry without isotopic labeling or spiked standards. *Anal. Chem.* **75**, 4818–4826.

Wei, C. M., Heublein, D. M., Perrella, M. A., Lerman, A., Rodeheffer, R. J., McGregor, C. G., Edwards, W. D., Schaff, H. V., Burnett, J. C. Jr. (**1993**). Natriuretic peptide system in human heart failure. *Circulation* **88**, 1004–1009.

Wieland, T., Bodanszky, M. (**1991**). *The World of Peptides. A Brief History of Peptide Chemistry.* Springer-Verlag, Berlin.

Yamamoto, K., Burnett, J. C. Jr., Jougasaki, M., Nishimura, R. A., Bailey, K. R., Saito, Y., Nakao, K., Redfield, M. M. (**1996**). Superiority of brain natriuretic peptide as a hormonal marker of ventricular systolic and diastolic dysfunction and ventricular hypertrophy. *Hypertension* **28**, 988–994.

Zasloff, M. (**1987**). Magainins, a class of antimicrobial peptides from Xenopus skin: isolation, characterization of two active forms, and partial cDNA sequence of a precursor. *Proc. Natl. Acad. Sci. USA* **84**, 5449–5453.

Zolg, J. W., Langen, H. (**2004**). How industry is approaching the search for new diagnostic markers and biomarkers. *Mol. Cell Proteomics* **3**, 345–354.

7 蛋白质生物芯片在蛋白质组学中的应用

Angelika Lücking *and Dolores J. Cahill*

摘要

高密度 DNA 微阵列技术在分析全基因组及其表达模式的研究中起着重要的作用。目前，寡核苷酸片段或 cDNA 阵列能够用于成千上万个个体基因的研究，它已经得到广泛应用，并能用于描绘机体或组织的整体基因表达模式，也能用于健康样品和病理样品的比较。尽管 DNA 微阵列技术的应用相当成功，然而很显然，生物体的功能是通过诸如蛋白质这样的生物大分子实现的。因此作为一种可能的筛选工具，蛋白质生物芯片技术随 DNA 微阵列技术应运而生。我们将在本节中介绍几种不同的生物芯片技术包括：蛋白质和抗体阵列、多糖类阵列、多肽和活细胞阵列。同时我们将对以下内容进行讨论：芯片的高通量能力、表面化学过程、分子连接、检测方法等的最新进展和技术瓶颈，以及它们在蛋白质组学和药物研发方面的应用。

7.1 引言

人类基因组测序已经完成，我们将面临揭示这些新发现基因功能的挑战。为了达到这个目的，研究者开发出高通量技术，此类技术通过分析基因在特定组织中的复杂表达模式来监控它们在转录水平上的活性。运用寡核苷酸或 cDNA 微阵列可以高效监控不同基因的表达。这种方法以多个代表个体基因的 cDNA 或寡核苷酸作为捕捉分子，将它们固定在一个很小的区域上进行实验（Epstein and Butow，2000；Lockhart and Winzeler，2000）。为了研究基因表达的差异，研究者从不同组织和细胞系提取 RNA 并进行反转录，得到相应的探针，再将其与微阵列上的捕捉分子杂交。尽管微阵列技术在 DNA 表达谱研究方面相当成功，然而很显然，生物体是通过蛋白质发挥生物功能的。因此，作为一种可能的筛选工具，蛋白质生物芯片技术随 DNA 微阵列技术应运而生，它可用于筛选蛋白质与其他生物分子发生的相互作用（如 DNA、RNA、蛋白质、抗体、多肽、适体或其他连接子），或催化酶的反应（如磷酸化反应）（Cahill and Nordhoff，2003）。

mRNA 只含有四种核苷酸，而蛋白质是一种由 22 种氨基酸组成的高度多样化分子。因为组成成分上的差别，一些蛋白质高度亲水，如血清蛋白；而另一些完全不溶，如角蛋白。此外，蛋白质的加工过程，如选择性剪切、蛋白质和多肽的解理、多蛋白质复合体的形成和一些翻译后修饰（如糖基化、乙酰化或磷酸化），使得蛋白质的种类要比组织和机体中呈现的基因种类多 5～10 倍（Anderson and Seilhancer，1997；Wilkins et al.,1996)。蛋白质的这种多样性和复杂性使得机体能够适应不同生物系统和环境的需要，抵抗感染和疾病。然而，这种多样性为蛋白质芯片的发展带来巨大挑战。

蛋白质组学是研究机体或某种特定组织中所有蛋白质的学科。蛋白质组学中研究蛋白质谱的经典方法是二维凝胶电泳（2-DE）（Klose，1975；O'Farrell，1975），它通常与质谱法（MS）结合使用，以此来鉴定分离得到的蛋白质点，例如，基质辅助激光解吸电离飞行时间分析法（MALDI-TOF）（Giavalisco et al.,2003；Gobom et al.,2001）。在 2-DE 中，蛋白质根据它们的电荷和质量大小被分离。这项技术被广泛的应用于蛋白质表达模式的比较研究中，例如：药物处理和未处理的组织、病理组织和正常组织（Marcus et al.,2003；Ostergaard et al.,1997）以及病原体和非病原体的比较研究（Mahairas et al.,1996）。这些实验可以看作是非倾向性或者探索指向性（discovery-oriented）的蛋白质组学方法，它们产生大量的数据组。这类方法区别于系统指向性（system-oriented）蛋白质组学方法，后者只针对特定的一类相关蛋白质进行分析，比如在功能和序列上相关的蛋白质家族，或属于同一条信号通路的一系列蛋白质。虽然蛋白质芯片主要在探索指向性蛋白质组学中起作用，但我们仍然期望它也可以应用于系统指向性蛋白质组学，以便对特定的蛋白质或复合体进行排列和分析。

系统指向性蛋白质组学方法的主要目的在于检测某一类目的蛋白质的浓度、定位和修饰上的变化。这种定量检测要求发展新的芯片分析技术，芯片上应包括抗体或者能捕获目的抗原的抗体类似物（Kusnezow et al.,2003a）。系统指向蛋白质组学方法的另一项任务是阐明特定蛋白质的生物学功能，包括与其发生相互作用的蛋白质或酶的特异底物进行识别。这需要在阵列中固定种类繁多的纯化蛋白质，并且还要在纯化和固定过程中尽量保持它们的功能和活性。

在这一节中，我们将介绍几种不同的生物芯片，包括蛋白质和抗体阵列，糖类阵列，多肽和活细胞阵列。同时我们将对以下内容进行讨论：芯片的高通量能力、表面化学过程、分子连接、检测方法等的最新进展和技术瓶颈，以及它们在蛋白质组学和药物研发方面的应用。

7.2 技术概况

7.2.1 蛋白质的固定和表面化学

蛋白质或抗体微阵列品质的好坏取决于几个因素，其中之一是选择合适的微阵列表面，它要求适于蛋白质或抗体样品的固定。大多数传统微阵列表面源于 DNA 芯片技术，通过其磷酸骨架与正电荷表面物质发生的静电作用，能很容易的固定 DNA。前面已经提到，与 DNA 不同，蛋白质在化学性质和结构上都更加的复杂，呈现出多种电荷状态，这都可能影响蛋白质附着的效率。此外，蛋白质很容易丧失结构特性和生化活性，例如，球蛋白由亲水的外部域和疏水的内部域组成，当它被固定到一个疏水表面后，内部域会翻转出来，这很可能破坏结构和活性的稳定。由于这些原因，蛋白质的固定非常复杂。

理论上，微阵列的支持物可以分成三种类型，分别为一维、二维和三维表面（表

7.1)。蛋白质在一维表面上可以通过化学连接分子共价结合固定，如多元胺（Madoz-Gurpide et al.,2001；Sreekumar et al.,2001）、醛类（MacBearth and Schreiber，2000；Zhu et al.,2000）或环氧化合物（Angenendt et al.,2002；Kusnezow et al.,2003b），也可以通过多聚L赖氨酸表面来实现非共价固定（Haab et al.,2001）。用这种方法解决了一些芯片技术的缺点，如模糊效应或非同源点形。在一维基质中用到的这些功能基团同样也可用于二维基质中的涂层，该涂层位于支持基质和捕捉蛋白质之间，它是由多聚乙醛（PEG）、树状分子或自聚合层（selfassenbled layer，SAM）等分子形成的大间隔区（Benters et al., 2001；2002；Jo and Park，2000；Piehler et al., 1996；Schaeferling et al.,2002）。这种涂层作为间隔区阻止蛋白质和表面直接接触以防止蛋白质变性，还能消除对减少背景结合所用的封闭剂的需求。数据显示，应用这种间隔区能提高信号强度和分析物的结合效率（Angenendt et al.,2003b；Kusnezow et al.,2003b）。

表 7.1　微阵列表面

附着方式	表　面	结合机制	优点和缺点
吸附 吸收	多聚L赖氨酸，聚苯乙烯，氨基硅烷 硝化纤维 PVDF 聚丙烯酰胺凝胶 琼脂糖凝胶	静电作用和疏水作用 扩散	无需蛋白质修饰，廉价/随机性定向，存在表面干扰 结合能力高，无需蛋白质修饰，点形态性好/背景高，随机性定向 结合能力高，无需蛋白质修饰，点形态性好/随机性定向
共价，随机	环氧化合物，醛，碳化二亚胺基团	与赖氨酸和精氨酸的主氨基反应	可高密度布点，蛋白质结合力很强/随机性定向，存在表面干扰
共价，随机，附着于大层面	SAM，树状分子或含有环氧化合物、醛、碳化二亚胺基团的PEG层	与赖氨酸和精氨酸的主氨基反应	可高密度布点，蛋白质结合力很强不存在表面干扰/定向具有随机性
共价，有方向性	氨基酸基团，联氨	与抗体FC域的糖类残基相结合	可高密度布点，蛋白质结合力很强，定向固定/存在表面干扰
共价，有方向性，附着于大层面	氨基酸基团，联氨	与抗体FC域的糖类残基相结合	可高密度布点，蛋白质结合力很强，定向固定，表面干扰少/需要糖类的氧化
其他作用，有方向性	ProteinA 或 G 镍，亲和素	与抗体FC域亲和结合 与融合蛋白质的His-或Strep-标签或生物素标记的蛋白质结合	功能基团间的作用力和特异性很强，定向固定 功能基团间的作用力和特异性很强，定向固定/需要获得重组的融合蛋白质

这种二维表面方法的进一步完善是将螯合剂亚氨乙酰乙酸连接到聚乙二醇上，该螯合剂可以与 Cu^{2+} 结合，它是一个针对蛋白质中 His_6 标签的高特异性结合位点（Cha et al.,2004）。另一种改进方法是采用金表面微阵列，其优点在于它能将表面薄膜共振技术（surface plasma resonance，SPR）和MS相结合，对被捕捉的蛋白质进行进一步检测和分析（Bieri et al.,1999；Houseman et al.,2002a；Rich and Myszka，2000）。三

维表面可以是一层由聚丙烯酰胺或琼脂糖组成的薄胶层（Afanassiev et al.,2000；Arenkov et al.,2000；Guschin et al.,1997；Lueking et al.,1999），也可以是一层硝化纤维或聚偏乙烯二氟酯（PVDF）涂层（Kersten et al.,2003；Kukar et al.,2002；Lueking et al.,1999）。由于该基质高度多孔且亲水性强，蛋白质能够很容易的渗入孔中并且在那里通过疏水作用被固定。与二维芯片相比，三维芯片的结构表现出更强的蛋白质结合能力和更高的检测灵敏度（Angenendt et al.,2002）。聚丙烯酰胺或琼脂糖涂层为蛋白质形成一个天然的水环境，在这个亲水层中尽可能的避免了蛋白质的变性并保持了一些特定酶的酶活性，如辣根过氧化物酶、碱性磷酸酶和β-D-葡萄糖醛酸苷酶（Arenkov et al.,2000）。有关蛋白质微阵列的报道称，他们采用带有亲水点的疏水表面作为预制表面（Schuerenberg et al.,2000）。

蛋白质芯片技术最大的挑战是如何保持蛋白质的生物活性状态。应用特殊的复合物进行定向附着具有很多优点，与普通的随机固定不同，定向附着技术能够使蛋白质活性域得以释放，并使其能够与其他分子发生相互作用。在含氯的玻璃表面上，可以以定向的方式吸附小分子或蛋白质的醇类基团。在早期筛选实验中，研究者用这种方法鉴定得到一个特异的蛋白质-蛋白质相互作用（Hergenrother et al.,2000）。在另一个更深入的研究实例中，研究者将5800个带有His标签的酵母融合蛋白质固定在一个镍包被的载物片上，用于鉴定它们与蛋白质和磷脂的相互作用能力。该研究鉴定出了几个新的钙调蛋白以及能与磷脂蛋白发生作用的蛋白质（Zhu et al., 2001a）。这种方法已经扩展应用于其他亲和标签，例如，谷胱甘肽转移酶（GST）标签与谷胱甘肽包被载物片的结合；链球菌或生物素蛋白质与抗生蛋白链菌素或抗生物素蛋白包被载物片的结合（Lesaicherre et al., 2002；Mooney et al., 1996；Ruiz-Taylor et al., 2001；Utteamchandani et al., 2004）。在抗体的直接附着实验中，还曾使用过另一类实验方法，包括：通过位于铰链区或轻重链之间的巯基基团进行结合；与顺丁烯二酰亚胺衍生物结合（Horejsi et al.,1997；Zhang and Czupryn, 2002）；以及通过Fc区的糖类基团固定于酰肼衍生物或蛋白质A-或G-包被的载玻片上（Anderson et al., 1997；Arenkov et al., 2000；Johnson et al., 2003；Vijayendran and Leckband, 2001）。与随机固定相比较，定向吸附在大多数情况下可以获得更高的信号强度（Arenkov et al., 2000；Kusnezow et al., 2003b；Peluso et al., 2003）。

然而，到目前为止，仍然没有一种完美的蛋白质或抗体固定方法。

7.2.2 蛋白质的转印和检测

一般来讲，蛋白质阵列点样和制图所用的自动点样仪和扫描仪与制作DNA阵列中所用的设备相同。大多数的芯片设备都是针状系统，用实心针、条形针或环形针将纳升量级的样品转印到芯片上。实验显示，与条形针和其他微剂量系统（墨注射印刷或电喷射沉淀）相比，实心针对不同样品的黏性很不敏感（Avseenko et al., 2001, 2002；Roda et al.,2000）。研究者开发出一种高度多样化的免疫法微阵列技术，它运用配备有实心针的标准点样仪，其分析物的量最少可以达到400zmol（Angenendt et al.,2003a, 2004b）。蛋白质芯片的成像系统大多基于荧光反应，它们采用直接的配体标记或通过放大信号的二抗标记作间接检测。应用放射性同位素和滚环扩增（rolling circle amplification，RCA）技术，可以进一步提高灵敏度（Morozov et al.,2002；Schweitzer et al.,2002）。将捕获蛋白质的抗体芯片和 MS 联用，可以进行蛋白质鉴定并分析其翻译后修饰（Austen et al.,2000；Davies et al.,1999；Morozov et al.,2003）。最近报道了一种新型的无标记读取技术，这种技术基于色氨酸和酪氨酸的自体荧光，由于没有化学物质变化带来的空间干扰，它能直接用于检测蛋白质及其相互作用（Striebel et al.,2004）。但是，与荧光标记样品的检测方法相比，这种方法的检测灵敏度要低五倍。

7.2.3 芯片内含物

制作蛋白质芯片，特别是作为探索指向性方法，需要有大量抗原或连接分子。根据所要制作的微阵列种类，人们需要生产不同的生物分子，这是芯片技术面临的主要挑战，它要求高度平行的、自动化程度高的重组表达系统。

此方面已经有很多研究报道，研究者们将基因组可读框（ORF）的高通量亚克隆应用于蛋白质芯片的制作中，这些可读框分别来源于人类基因组、酿酒酵母基因组、拟南芥基因组、线虫基因组等（Kersten et al., 2003；Reboul 3；Wiemann et al.,2003；Zhu et al., 2000，2001a）。这种大规模亚克隆方法在很大程度上依赖于这些物种的基因组测序和注释工作的进展（Heyman 1999；Walhout et al., 2000）。该方法的缺点是可能会遗漏那些没有鉴定出来的蛋白质，这可能会对它作为探索性工具的应用产生一定局限性。此外，由于存在不同的剪接方式，对表达序列的注释很难完全正确。鉴于这些原因，如果芯片所包含的蛋白质来源于彻底已知的物种，如酿酒酵母、线虫，那么这种方法制作出的芯片才有使用价值（Reboul et al.,2003；Zhu et al.,2001a）。通过生成cDNA表达文库阵列而得到各个 cDNA 表达结构，这样可以同时得到数以千计的 cDNA 的表达产物（Bussow et al., 1998；Gutjahr et al., submitted；Holz et al., 2001；Lueking et al., 2000）。有了 cDNA 表达文库的应用，将不再需要单独构建每个目的蛋白质的表达克隆。在 cDNA 的 5′端引入一段亲和标签（如 His 标签、GST 标签）对应的 DNA 序列，通过融合了 His 或 GST 标签的蛋白质可以很快识别出相应的表达克隆。大肠杆菌是一种有效且方便的宿主，它在自主重组表达和纯化技术中的应用相当广泛（Braun et al., 2002；Brizuela et al., 2002；Bussow et al., 2000）。但许多真核蛋白质在大肠杆菌中表达时，只能从细胞质中得到无活性的包含体形式。即便是无活性状态，保留的抗原决定簇已经足够用于抗原抗体筛选，但是这样得到结果不能解释蛋白质的功能及其生物角色。酿酒酵母（Holz et al., 2002，2003；Zhu et al., 2000，2001a）或者毕赤酵母（*Pichia pastoris*）已经作为真核表达系统应用于高通量表达和纯化技术中（Boettner et al., 2002；Lueking et al., 2000，2003a）。这些系统同样也可以用来检测蛋白质的翻译后修饰。Albala 及其同事在 96 孔板中应用一种杆状病毒表达系统，高通量地表达了 72 种特异性人类 cDNA 克隆，得到 42%的可溶蛋白质产物（Albala et al., 2000）。另外，非细胞表达系统通常能够生产可溶的，有功能的蛋白质。He 和 Taussig（2001）发明了一种蛋白质原位阵列（PISA），这种方法将功能性抗体片段的体外表达与样品固定相结合，只用一步完成。还有一种类似的方法，将含有 GST 标签序列的质粒 DNA 与 GST 标签的抗体同时固定在微阵列上，用哺乳动物的网织红细胞裂解液（reticulocyte lysate）进行体外表达后，就能观察到表达 GST 标签蛋白质与 GST 标签抗体的结合。这种蛋白质芯片被成功地应用于蛋白质-蛋白质相互作用和结合表位（binding epitope）的研究中（Ramachandran et al.，2004）。在机制证明实验中，研究者在毫微孔中直接实现了非细胞表达，并对这些表达的蛋白质进行酶活检测（Angenendt et al.，2004a）。虽然所有的这些实验都还很基础，但它们都有实现自动化的潜力，并且能用于蛋白质数量非常大的情况。

活细胞阵列也应用了可读框的直接克隆，在该种阵列中，克隆到哺乳动物表达载体中的 cDNA 被点样在显微载玻片上。在这些印记区域培养哺乳动物细胞，使这些细胞表达 cDNA 就可得到相应的基因产物（Ziauddin and Anbatini，2001）。

与蛋白质芯片类似，制作抗体阵列同样需要大量的高亲和力、高特异性的蛋白质结合配体，而且是对目的蛋白质组中每种蛋白质都合适的配体。如果考虑所有不同的翻译后修饰，对于人类基因组来说就意味着生产的蛋白质配体要多于 100 000 个。此外，这些配体还需有已知的连接方式（理想的配体为 K_{on} 高，K_{off} 低）、亲和性和特异性。这是一项重要的工作，应在科学界的共同努力下完成。一些令人激动的先驱工作已经充分证明了这一点，如瑞典的人类蛋白质组资源项目（HPR）（www.biotech.Kth.se/molbio/hpr/）。在 HPR 项目中，研究者制作了经过亲和纯化和组织阵列筛选的多克隆抗体。另一种方法是用鼠免疫法生产成千上万的多克隆或单克隆抗体，这种方法很昂贵，而且会引起伦理学和知识产权方面的争议。因此，有研究者开发出重组抗体作为一种替代技术（Holt et al.,2000）。抗原的结合片段，如 Fab 或 ScFvs，提供了简单的抗体模式，可以通过展示技术，如噬菌体展示或核糖体展示（Schaffitzel et al.，1999；Walter et al.,2001）进行体外亲和筛选。另外，通过指数级增长的富集过程（SELEX），结合于蛋白质上的配体技术得到系统的发展（Jayasena，1999），它带动了被称作为适体（aptamer）的单链寡核苷酸技术的发展。因为它们可以与识别的蛋白质进行光偶联，并且样品中其他蛋白质产生的背景很低，所以它们是一种很有应用前景的新型阵列探针。因为这种阵列上没有固定其他蛋白质，所以可以用非特异性的蛋白质斑检测配体（Brody and Gold，2000；Brody et al.,1999）。

7.3 蛋白质芯片的应用

最近几年，不同形式的生物芯片，如蛋白质阵列、多肽阵列、抗体阵列、活细胞阵列、组织阵列和多糖阵列，都得到了相应发展（图 7.1）。它们有着不同的用途以及各自的优势和瓶颈。

由固定化蛋白质组成的蛋白质阵列是一种新兴的芯片技术。制作如此高通量的蛋白质阵列，其瓶颈之一在于种类如此繁多的蛋白质的生产效率。这是芯片技术面临的主要挑战，如前文所述，它要求有高度平行、高度自动化的重组表达系统。蛋白质和抗体（自体抗体）谱、蛋白质和配体相互作用的研究中都已用到蛋白质芯片技术。这里所指的配体可以是其他蛋白质、多肽、DNA 或 RNA。此外，蛋白质芯片还可用于检测酶活性和酶底物的特异性。

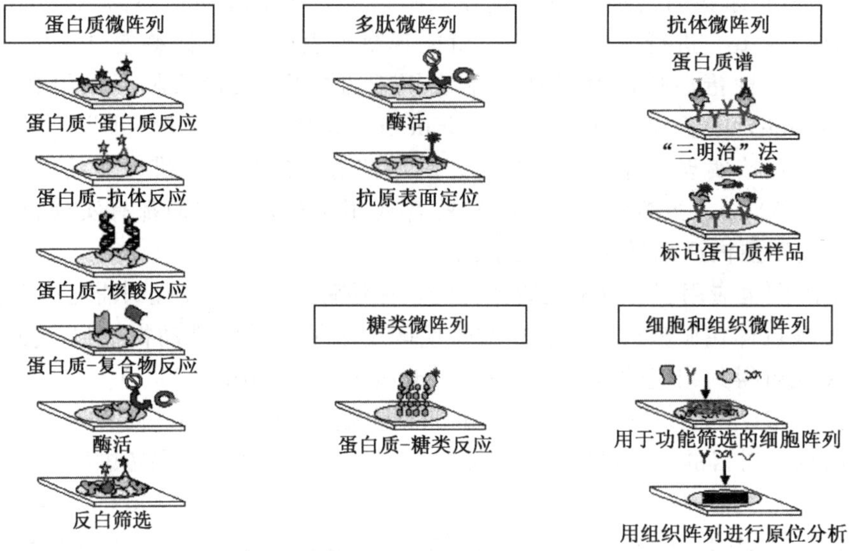

图 7.1　蛋白质微阵列的类型及其应用

利用高含量蛋白质芯片，已经成功的检测了抗体的特异性和交叉反应（Lueking et al., 1999，2003b；Michaud et al., 2003)。当以抗体作为诊断工具时，它们的结合特异性尤为重要。此外，鉴定得到的抗体对生产高特异性抗体阵列也很有价值。抗体抗原反应可以应用于医药相关领域，如自体免疫疾病。用蛋白质芯片筛选自体免疫患者血清或血浆不仅能鉴定潜在新型自体抗原，还能以患者体内存在特异性自体抗体为基础，实现自体免疫疾病的分型和诊断，进而得到患者的抗体库（Lueking et al.,2003b；Robinson et al.,2002)。用噬菌斑筛选人 λgt11 噬菌体文库或用 1-DE/2-DE 分离组织提取物制备样品的方法仍然存在一些问题，因为后续步骤中对候选自体抗原的分析工作量很大(Latif et al., 1993；Pohlner et al., 1997）。尽管质谱法鉴定蛋白质已经得到很大改进，但这种方法通常需要昂贵的蛋白质测序，也需要大量的纯化蛋白质。微阵列技术可以大大简化这种自体抗体文库的制作过程，蛋白质阵列含有数量庞大的蛋白质种类，它们来自于一个有序的重组源，所以它们的序列是已知的。而且，用蛋白质阵列作为诊断手段可以减少天然组织提取物发生变化，增加实验的可重复性。一旦找到疾病特异性抗原，就能做出小巧且易于检测的蛋白质诊断阵列。研究者将 cDNA 表达文库与蛋白质微阵列结合，建立了扩张性心肌病（DCM）患者体液的自体免疫文库，并用它做成一个疾病相关的蛋白质芯片（Horn et al.,submitted；图 7.2)。第一步，运用含有大约 37 200 种冗余人类蛋白质的蛋白质芯片分析患者的血浆样品，将获得的数据与相应年龄和性别的对照组数据相比较。从这些结果中，生成了一个更小的只含 50～200 种纯化蛋白质的库，利用这个库以蛋白质微阵列技术对更大的患者群进行进一步定量定性分析。经过生物信息学分析，发现了一些与心力衰竭有关的蛋白质抗原（Horn et al., 2005)。还有研究者制作过一个由代表主要自体抗原的 196 个不同生物分子组成的蛋白质阵列，并用它检测各种自体免疫疾病患者的血清，这些疾病主要包括：系统性红斑狼疮（SLE)、干燥综合征（Sjogren syndrome）和风湿性关节炎（RA)，该阵列检测出一些不同的自体抗体形式，表明这个蛋白质芯片可以用于诊断。使用荧光标记的第二抗体，可以在一个线性范围内（1～900ng/ml）检测到自体抗体的结合，其灵敏度比传统的ELISA方法高4～8倍。最近的研究表明，DNA疫苗编码的自体抗原会产生特异的免疫耐受性（Garren et al.,2001；Ruiz et al.,1999；Urbanek-Ruiz et al.,2001）。为了研究在急性和慢性实验性自体免疫性脑脊髓炎（EAE）中自体抗体B细胞的应答反应，研究者建立了一个多发性硬化症（MS）小鼠模型和一个含有232种特异性髓鞘质蛋白质的抗原微阵列（Robinson et al.,2003）。研究者确定了潜在的自体抗原，随后进行了抗原特异性耐受治疗。治疗结果显示，自活化B细胞反应的表位伸展减弱，复发率降低。这种免疫应答反应的分析方法同样可以应用于其他疾病。例如，分析体液对癌症的免疫应答反应，从LoVo结肠腺癌细胞系得到的可溶性蛋白质被分成1760组，排布在微阵列板上，将其与新诊断出的结肠癌患者的血清一同孵育；与结肠癌血清强烈反应的蛋白质进行进一步MS分析，以此找出潜在的抗原（Nam et al.,2003）。另一个芯片应用实例是用过敏原阵列筛选患者样品中存在的特殊IgE分子。传统的方法中一般使用过敏原的简单提取物，这种提取物广泛应用在皮试实验中，用它确定患者身体中可能的过敏反应源。通过阵列技术和重组过敏原（如花粉和真菌蛋白质）的结合，可用相对较大的阵列进行筛选（Deinhofer et al., 2004；Hiller et al., 2002；Jahn-Schmid et al., 2003；Wiltshire et al., 2000）。这些阵列同样也能够运用非蛋白质过敏原，如乳胶等。

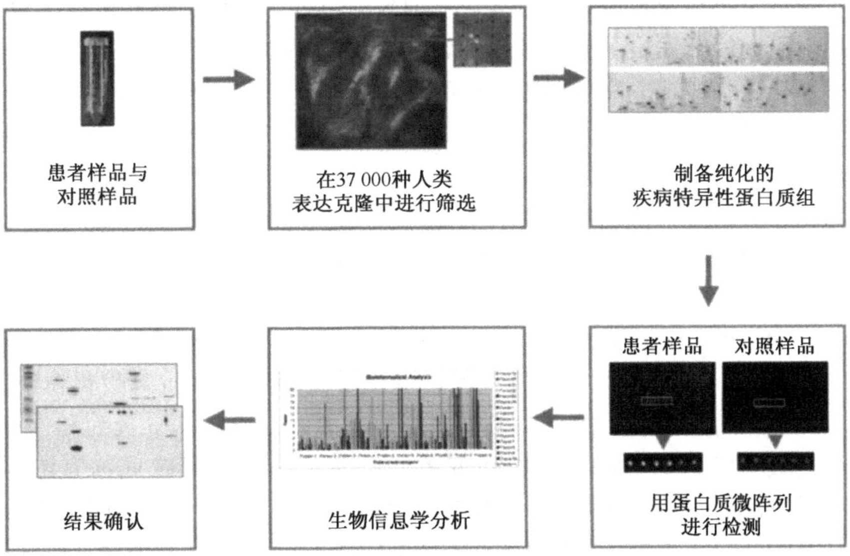

图7.2　结合蛋白质微阵列技术和大规模cDNA表达库，建立自体免疫患者的抗体库

第一步，运用有大约37 200种人类蛋白质组成的蛋白质芯片来分析患者的血浆样品。将获得的数据与相应年龄和性别的对照组进行比较。从这些结果中，生成了一个更小的只含50～200种纯化蛋白质的库，利用这个库以蛋白质微阵列技术对更大的患者群进行进一步定量定性分析。经过生物信息学分析，发现了一些可能与自体免疫疾病相关的蛋白质抗原，它们还需在下一步用Western杂交等方法加以验证

蛋白质微阵列非常适合于蛋白质-配体相互作用的研究，配体可以是蛋白质、多肽、DNA、RNA、寡糖或化学复合物。在早期研究阶段，Ge（2002）采用低密度蛋白质阵列研究蛋白质与蛋白质、DNA、RNA和小化学配体探针之间的相互作用。在另一项研

究中，研究者采用了原子力显微镜监测的微米级单层表面芯片，他们用这种芯片检测限制性酶与双链 DNA 之间的相互作用（O'Brien et al.,2000）。在一种探索指向的方法中，研究者用一个含有 5800 个重组蛋白质的酵母蛋白质组芯片鉴定已知的和新发现的钙调素结合因子（Zhu et al.,2001a）。此外，肌醇磷酸杂合脂质体（phosphoinositide-doped liposomes）也能用于研究脂类结合的特异性。在一项集中研究中，芯片上检测到 DNA 修复蛋白质 RAD51B 和组蛋白之间的相互作用，该芯片是由染色质相关蛋白质组成的低含量蛋白质阵列（Coleman et al.,2003）。另一个例子，系统指向性方法，研究者使用一种来自于血小板膜蛋白整联蛋白的特殊保守性细胞质定位域 KVGFFKR，进行相互作用研究。以前的研究曾证实这个保守域在调节血小板整联蛋白 $\alpha_{IIb}\beta_3$ 活性方面发挥着重要作用（Larkin et al.,2004；Stephens et al.,1998）。用含有大约 37 000 个大肠杆菌克隆表达的重组人类蛋白质的高密度阵列筛选带有标签的多肽（生物素——KVG-FFKR），实验结果鉴定出 13 种与标签多肽发生结合的不同蛋白质（Büssow et al., 1998；Lueking et al., 1999）。通过体外多肽结合实验（pull-down assay）和共沉淀实验，证实了氯通道、ICln 和整联蛋白 $\alpha_{IIb}\beta_3$ 之间的相互作用（Larkin et al.,2004）。这个实验反映出蛋白质阵列技术的巨大潜力，它不仅能用于鉴定新的蛋白质相互作用，还将在阐明生物通路方面有所贡献。

蛋白质和糖类之间的相互作用对各种生物过程都很重要，因为在糖蛋白、糖脂及蛋白聚糖中含的糖类都涉及功能识别过程，如细胞的附着、迁移、信号传导。为了研究这类相互作用，研究者开发出了糖类微阵列，其中与载体连接的分子包括多糖、天然复合糖、单糖、寡糖等（Feizi et al.,2003；Galanina et al.,2003；Wang 2003；Wang et al., 2002）。但是，这种技术仍处于起步阶段，至今尚不清楚它能带来的影响及在医药开发领域的作用。

在蛋白质、多肽和纳孔微阵列中可以检测不同酶的活性，这些酶包括磷酸酶、过氧化物酶、半乳糖苷酶、限制酶和蛋白激酶（Angenendt et al., 2004a；Arenkov et al., 2000；Bulyk et al., 1999；Burns-Hamuro et al., 2003；Houseman et al., 2002a；Kramer et al., 2004；MacBeath and Schreiber, 2000；Reineke et al., 2001；Uttamchandani et al., 2004；Zhu et al., 2000）。举例来说，蛋白质激酶对蛋白质磷酸化在调节细胞功能中发挥着核心作用，它的相关作用与很多疾病有关，如糖尿病、炎症和癌症，因此，蛋白质激酶是最具潜力的药物靶点，研究者们对鉴定新的激酶及底物有浓厚的兴趣。Zhu 等建立了 *S.cerevisiae* 激酶的蛋白质阵列（Zhu et al., 2000），他们总共表达了 119 个已知和预测的蛋白质激酶，并以 GST 融合蛋白质的形式纯化并排列，交联在蛋白质芯片上。经过同位素标记 ATP 的处理，用 17 种不同的底物来鉴定它们的自磷酸化（Zhu et al., 2000）。另一项实验中，研究者从大麦表达谱中纯化出 768 种蛋白质并制成芯片，然后在这个蛋白质芯片上孵育大麦蛋白激酶 CK2alpha。从这 768 种蛋白质中，鉴定出 21 种潜在的靶点，它们是新发现的和已知的 CK2alpha 的底物，如高迁移率蛋白质（high mobility group protein）和钙网蛋白（calreticulin）（Kramer et al., 2004）。类似的研究还包括由预合成或原位合成的多肽组成的多肽阵列（Houseman et al., 2002b；Reineke et al.,2001）。多肽阵列已经用于抗体表位鉴定和蛋白酶底物特异性鉴定等方面。以线性表位或结构域为基础，如 SH2、SH2PH、PDZ、WW 或 Kringle 结构域。多肽阵列似乎很适合用于蛋白质与蛋白质之间相互作用的研究（Apweiler et al.，2001；Reineke，2004；Salisbury et al.，2002）。这些研究说明，多肽阵列将对蛋白质组学的研究产生重要的影响，促使分子识别的分析、生物活性和功能相关表位的鉴定成为可能。

为了用最少量的细胞研究蛋白质组中的关键蛋白质，研究者开发出了逆时期蛋白质阵列（RPPA）技术（Charboneau et al.，2002），Paweletz 等（2001）用这种方法分析正常前列腺上皮、前列腺上皮内肿瘤和侵入性前列腺癌患者的促存活（prosurvival）检验点蛋白质。每种细胞都从 10 个单独个体中分离、裂解，并排入阵列中，然后用不同的抗体进行检测。数据显示，癌变过程与 Akt 磷酸化的增强和 ERK 磷酸化的减弱有关。类似的系统指向性方法中，研究者用色谱分离组织裂解液或亚细胞组分中的蛋白质，他们大约使用了 600～1200 种不同的蛋白质组分制作阵列，并通过特异抗体进行分析（Madoz-Gurpide et al.，2001）。与传统的 2-DE 方法和 Western 杂交结合不同，因为芯片很小，RPPA 只需要很少的生物材料即可，如细胞裂解液、抗体。

另一种研究蛋白质的方法是应用与微量免疫测定相对应的抗体阵列。在芯片上固定捕捉抗体，然后与生物样品一起孵育，洗涤之后就可检测到结合上的蛋白质，并通过使用标记的样品、或能够识别目的蛋白质表位的标记二抗进行检测。研究者建立了不同的细胞因子特异性抗体阵列，用于检测脂多糖或 TNF 刺激后细胞因子的分泌量，以及脂多糖、TNF 与抗炎症药物共同刺激下的分泌量（Moody et al.，2001；Schweitzer et al.，2002）。利用这种含有细胞因子抗体的阵列，能够把所有细胞因子的表达形式与生物相关信息和临床信息联系起来。目前市场上有许多直接与细胞因子发生反应的商业化蛋白质芯片，这并不稀奇，因为许多年前就已开发出细胞因子特异性抗体，并且早已商业化应用于诊断。此外，细胞因子是一种由细胞分泌的蛋白质，与细胞裂解液相比，它是一种相对简单的混合物。Haab 及其同事所做的研究显示，针对细胞内蛋白质设计的抗体更为难以使用。他们分别在 115 个孔中种下特征性抗体，并且将其与荧光标记的蛋白质抗原混合物共同孵育（Haab et al.，2001）。在这些抗体中，60%的抗体在有相应抗原存在时出现信号，但是仅有 23%的结果能够用于定量分析。在该实验中，随着其他非抗原蛋白质数量的上升，背景值也随之升高。可以用一种“三明治”法解决这个问题，此方法中包括了二抗对非标记样品中抗原的检测，虽然这种方法能得到高特异性的结果，但是也有缺点，它需要两种特异性结合试剂。在一项关于鳞片细胞癌的大型研究中，研究者将含有 368 种抗体的抗体阵列与 0.5μg 由激光捕获显微分离（LCM）得到的蛋白质共同孵育（Knezevic et al.，2001）。他们检测到 11 种蛋白质在靠近癌细胞的上皮或基质中有差异性表达。Screekumar（2001）用含有 146 种抗体的抗体阵列分析离子辐射处理后结肠癌细胞系中蛋白质表达水平上的变化，尽管只有 14%的抗体有效，但他们鉴定出 11 种蛋白质，这些蛋白质在高含量或磷酸化状态时表现出再生能力的变化。用一种含有 360 种抗体的抗体阵列，可以监测不同培养条件下哺乳动物细胞中翻译后修饰的情况，如蛋白质酪氨酸磷酸化、泛素化和乙酰化（Ivanov et al.，2004）。这些探索指向的方法将对鉴定新型生物标记产生强大影响，它将促进诊断、预后和定制药学的发展。

组织微阵列技术（TMA）有望对临床研究中靶点的有效性证明产生重大影响（Kononen et al.，1998）。组织微阵列使特殊分子靶点高效高通量的原位分析成为可能，而且可以同时在 DNA、RNA 和蛋白质水平实现。这些样品来源于肿瘤组织或癌组织等的病理活检样品（Kononen et al.,1998），组成组织阵列最小集合。组织微阵列使分子的数据与各种肿瘤和患者的数据相联系。现在大多数 TMA 研究都在癌症研究领域中进行。

但是，很显然，想要鉴定得到的目的基因（如微阵列筛选到的基因），必须要经过实验证明它们在功能上有活性，例如，基于基因到基因的分子学或细胞学方法。为了证实药物-靶点之间的相互作用，还需要设计特殊的以靶点功能（如酶活性）为基础的生化实验。当然，这种由不同基因组和蛋白质组研究产生的靶基因的数量增长极其缓慢。

活细胞阵列是将细胞（哺乳动物）和脂质转染试剂涂布于显微载玻片上，这种载玻片上的印迹有克隆了 cDNA 的表达载体（Ziauddin and Sabatini，2001）。在这些细胞转染以后，这个微阵列就是一群过表达特异基因产物的细胞群。在一项理论证明性研究中，192 种克隆到表达载体上的不同的 cDNA 组成一个活细胞阵列，研究者用该阵列研究酪氨酸激酶信号通路、细胞凋亡和细胞附着的相关蛋白质（Ziauddin and Sabatini，2001）。未来的活细胞阵列可能应用在以下几方面：筛选影响特定细胞表型的生物活性底物；结合 RNA 干扰技术（RNAi）研究特定基因低表达或完全失活时产生的影响（Fuchs et al.,2004）。

7.4 对药物研究和开发的贡献

蛋白质阵列技术具有应用可行性，例如靶标鉴定和分析、靶标应用、诊断性标记物的鉴定和应用、临床研究监测和患者分型。近期有文章回顾了最新的基因组重组、蛋白质组和生物芯片技术研究的价值以及它们对整个药物发展过程产生的影响（Huels et al.,2002）。在研究历史上首次诞生了用于研究生物系统中干扰现象的工具，如基因和蛋白质表达水平上的疾病或药物治疗。

以蛋白质为对象的研究主导着药物研究和开发。其中，以配体受体相互作用和酶为目标物的研究占据了主要地位，分别占靶点研究的 45%和 28%（Drews，2000）。此外，许多治疗性蛋白质，尤其是人类抗体，都处于临床开发中。最终，终极高通量筛选工具将会以一种高度平行的方式检测新型先导化合物和靶标。目前已经出现了若干这方面的应用实例。最近，研究者开发出一种免疫传感器阵列，它能同步检测临床分析物（Rowe et al.,1999）。在这个实验中，用液流槽（flow chamber）以交叉方式将捕捉抗体和分析物排布在显微玻片上。目前的这种阵列还只是低密度形式（6×6 模式），但由于包含了自动图像分析系统和微流体系统，它具有高通量研究的潜力，已经成为酶活性检测等研究的一种未来模式（Cohen et al.,1999）。在另一项研究中，有活性的酶被分为若干小组，固定在亲水基质上，可以检测酶对底物的剪切作用，并能用抑制剂终止反应（Arenkov et al.,2000）。最近，还有研究者报道了一种适合测定酶抑制作用的酶阵列（Park and Clark，2002）。用微阵列进行受体配体相互作用研究的早期结果显示，可以检测到被固定的复合物与溶液中蛋白质之间的相互作用（MacBeath and Schreiber，2000；Mangold et al.,1999；Zhu et al.,2001b）。这项技术使研究者仅利用少量样品就可以对配体受体间相互作用进行高通量筛选。

蛋白质阵列的多效平行性特点能对个体进行更好的选择和分类，有利于实现临床前、毒理学和临床研究的优化，也能促进诊断技术在药物开发中的应用。

致谢

作者的部分研究由德国教育部，BMBF GRANT0811870（BioFuture）、健康教育局和 SFI、Dublin2、Ireland 资助。

参考文献

Afanassiev, V., Hanemann, V., Wolfl, S. (**2000**). Preparation of DNA and protein micro arrays on glass slides coated with an agarose film. *Nucleic Acids Res.* **28**, E66.

Albala, J. S., Franke, K., McConnell, I. R., Pak, K. L., Folta, P. A., Rubinfeld, B., Davies, A. H., Lennon, G. G., Clark, R. (**2000**). From genes to proteins: high-throughput expression and purification of the human proteome. *J. Cell Biochem.* **80**, 187–191.

Anderson, G. P., Jacoby, M. A., Ligler, F. S., King, K. D. (**1997**). Effectiveness of protein A for antibody immobilization for a fiber optic biosensor. Biosens Bioelectron **12**, 329–336.

Anderson, L., Seilhamer, J. (**1997**). A comparison of selected mRNA and protein abundances in human liver. *Electrophoresis* **18**, 533–537.

Angenendt, P., Glokler, J., Konthur, Z., Lehrach, H., Cahill, D. J. (**2003a**). 3D protein microarrays: performing multiplex immunoassays on a single chip. *Anal. Chem.* **75**, 4368–4372.

Angenendt, P., Glökler, J., Murphy, D., Lehrach, H., Cahill, D. J. (**2002**). Towards antibody microarrays: a comparison of current microarray support materials. *Anal. Biochem.* **309**, 253–260.

Angenendt, P., Glökler, J., Sobek, J., Lehrach, H., Cahill, D. J. (**2003b**). Next generation of protein microarray support materials: evaluation for protein and antibody microarray applications. *J. Chromatogr.* **1009**, 97–104.

Angenendt, P., Nyarsik, L., Szaflarski, W., Glokler, J., Nierhaus, K. H., Lehrach, H., Cahill, D. J., Lueking, A. (**2004a**). Cell-free protein expression and functional assay in nanowell chip format. *Anal. Chem.* **76**, 1844–1849.

Angenendt, P., Wilde, J., Kijanka, G., Baars, S., Cahill, D. J., Kreutzberger, J., Lehrach, H., Konthur, Z., Glokler, J. (**2004b**). Seeing better through a MIST: evaluation of monoclonal recombinant antibody fragments on microarrays. *Anal. Chem.* **76**, 2916–2921.

Apweiler, R., Attwood, T. K., Bairoch, A., Bateman, A., Birney, E., Biswas, M., Bucher, P., Cerutti, L., Corpet, F., Croning, M. D., et al. (**2001**). The InterPro database, an integrated documentation resource for protein families, domains and functional sites. *Nucleic Acids Res.* **29**, 37–40.

Arenkov, P., Kukhtin, A., Gemmell, A., Voloshchuk, S., Chupeeva, V., Mirzabekov, A. (**2000**). Protein microchips: use for immunoassay and enzymatic reactions. *Anal. Biochem.* **278**, 123–131.

Austen, B. M., Frears, E. R., Davies, H. (**2000**). The use of seldi proteinchip arrays to monitor production of Alzheimer's betaamyloid in transfected cells. *J. Pept. Sci.* **6**, 459–469.

Avseenko, N. V., Morozova, T., Ataullakhanov, F. I., Morozov, V. N. (**2001**). Immobilization of proteins in immunochemical microarrays fabricated by electrospray deposition. *Anal. Chem.* **73**, 6047–6052.

Avseenko, N. V., Morozova, T. Y., Ataullakhanov, F. I., Morozov, V. N. (**2002**). Immunoassay with multicomponent protein microarrays fabricated by electrospray deposition. *Anal. Chem.* **74**, 927–933.

Benters, R., Niemeyer, C. M., Drutschmann, D., Blohm, D., Wohrle, D. (**2002**). DNA microarrays with PAMAM dendritic linker systems. *Nucleic Acids Res.* **30**, E10.

Benters, R., Niemeyer, C. M., Wohrle, D., Drutschmann, D., Blohm, D. (**2001**). Dendrimer-activated solid supports for nucleic acid and protein microarrays. DNA microarrays with PAMAM dendritic linker systems. *Chembiochem.* **2**,

686–694.

Bieri, C., Ernst, O. P., Heyse, S., Hofmann, K. P., Vogel, H. (**1999**). Micropatterned immobilization of a G protein-coupled receptor and direct detection of G protein activation, *Nat. Biotechnol.* **17**, 1105–1108.

Boettner, M., Prinz, B., Holz, C., Stahl, U., Lang, C. (**2002**). High-throughput screening for expression of heterologous proteins in the yeast *Pichia pastoris. J. Biotechnol.* **99**, 51–62.

Braun, P., Hu, Y., Shen, B., Halleck, A., Koundinya, M., Harlow, E., LaBaer, J. (**2002**). Proteome-scale purification of human proteins from bacteria. *Proc. Natl. Acad. Sci. USA* **99**, 2654–2659.

Brizuela, L., Richardson, A., Marsischky, G., Labaer, J. (**2002**). The FLEXGene repository: exploiting the fruits of the genome projects by creating a needed resource to face the challenges of the post-genomic era. *Arch. Med. Res.* **33**, 318–324.

Brody, E. N., Gold, L. (**2000**). Aptamers as therapeutic and diagnostic agents. *J. Biotechnol.* **74**, 5–13.

Brody, E. N., Willis, M. C., Smith, J. D., Jayasena, S., Zichi, D., Gold, L. (**1999**). The use of aptamers in large arrays for molecular diagnostics. *Mol Diagn.* **4**, 381–388.

Bulyk, M. L., Gentalen, E., Lockhart, D. J., Church, G. M. (**1999**). Quantifying DNA-protein interactions by double-stranded DNA arrays. *Nat. Biotechnol.* **17**, 573–577.

Burns-Hamuro, L. L., Ma, Y., Kammerer, S., Reineke, U., Self, C., Cook, C., Olson, G. L., Cantor, C. R., Braun, A., Taylor, S. S. (**2003**). Designing isoform-specific peptide disruptors of protein kinase A localization. *Proc. Natl. Acad. Sci. USA* **100**, 4072–4077.

Büssow, K., Cahill, D., Nietfeld, W., Bancroft, D., Scherzinger, E., Lehrach, H., Walter, G. (**1998**). A method for global protein expression and antibody screening on high-density filters of an arrayed cDNA library. *Nucleic Acids Res.* **26**, 5007–5008.

Büssow, K., Nordhoff, E., Lübbert, C., Lehrach, H., Walter, G. (**2000**). A human cDNA library for high-throughput protein expression screening. *Genomics* **65**, 1–8.

Cahill, D. J., Nordhoff, E. (**2003**). Protein arrays and their role in proteomics. *Adv. Biochem. Eng. Biotechnol.* **83**, 177–187.

Cha, T., Guo, A., Jun, Y., Pei, D., Zhu, X. Y. (**2004**). Immobilization of oriented protein molecules on poly(ethylene glycol)-coated Si(111). *Proteomics* **4**, 1965–1976.

Charboneau, L., Scott, H., Chen, T., Winters, M., Petricoin 3rd, E. F., Liotta, L. A., Paweletz, C. P., Grubb, R. L., Calvert, V. S., Wulkuhle, J. D., et al. (**2002**). Utility of reverse phase protein arrays: applications to signalling pathways and human body arrays. *Brief Funct. Genomic Proteomic* **1**, 305–315.

Cohen, C. B., Chin-Dixon, E., Jeong, S., Nikiforov, T. T. (**1999**). A microchip-based enzyme assay for protein kinase A. *Anal. Biochem.* **273**, 89–97.

Coleman, M. A., Miller, K. A., Beernink, P. T., Yoshikawa, D. M., Albala, J. S., Wiseman, S. B., Singer, T. D., Kurdistani, S. K., Grunstein, M. (**2003**). Identification of chromatin-related protein interactions using protein microarrays. *Proteomics* **3**, 2101–2107.

Davies, H., Lomas, L., Austen, B. (**1999**). Profiling of amyloid beta peptide variants using SELDI protein chip arrays. *BioTechniques* **27**, 1258–1261.

Deinhofer, K., Sevcik, H., Balic, N., Harwanegg, C., Hiller, R., Rumpold, H., Mueller, M. W., Spitzauer, S. (**2004**). Microarrayed allergens for IgE profiling. *Methods* **32**, 249–254.

Drews, J. (**2000**). Drug discovery: a historical perspective. *Science* **287**, 1960–1964.

Epstein, C. B., Butow, R. A. (**2000**). Microarray technology – enhanced versatility, persistent challenge. *Curr. Opin. Biotechnol.* **11**, 36–41.

Feizi, T., Fazio, F., Chai, W., Wong, C. H. (**2003**). Carbohydrate microarrays – a new set of technologies at the frontiers of glycomics. *Curr. Opin. Struct. Biol.* **13**, 637–645.

Fuchs, U., Damm-Welk, C., Borkhardt, A. (**2004**). Silencing of disease-related genes by small interfering RNAs. *Curr. Mol. Med.* **4**, 507–517.

Galanina, O. E., Mecklenburg, M., Nifantiev, N. E., Pazynina, G. V., Bovin, N. V. (**2003**). GlycoChip: multiarray for the study of carbohydrate-binding proteins. *Lab Chip* **3**, 260–265.

Garren, H., Ruiz, P. J., Watkins, T. A., Fontoura, P., Nguyen, L. T., Estline, E. R., Hirschberg, D. L., Steinman, L. (**2001**). Combination of gene delivery and DNA vaccination to protect from and reverse Th1 autoimmune disease via deviation to the Th2 pathway. *Immunity* **15**, 15–22.

GE, H. (**2000**). UPA, a universal protein array system for quantitative detection of protein–protein, protein–DNA, protein–RNA and protein–ligand interactions. *Nucleic Acids Res.* **28**, e3.

GIAVALISCO, P., NORDHOFF, E., LEHRACH, H., GOBOM, J., KLOSE, J., MUELLER, M., EGELHOFER, V., THEISS, D., SEITZ, H. (**2003**). Extraction of proteins from plant tissues for two-dimensional electrophoresis analysis: A calibration method that simplifies and improves accurate determination of peptide molecular masses by MALDI-TOF MS. *Electrophoresis* **24**, 207–216.

GOBOM, J., SCHUERENBERG, M., MUELLER, M., THEISS, D., LEHRACH, H., NORDHOFF, E. (**2001**). α-Cyano-4–hydroxycinnamic acid affinity sample preparation. A protocol for MALDI-MS peptide analysis in proteomics. *Anal. Chem.* **73**, 434–438.

GUSCHIN, D., YERSHOV, G., ZASLAVSKY, A., GEMMELL, A., SHICK, V., PROUDNIKOV, D., ARENKOV, P., MIRZABEKOV, A. (**1997**). Manual manufacturing of oligonucleotide, DNA, and protein microchips. *Anal. Biochem.* **250**, 203–211.

GUTJAHR, C., MURPHY, D., LUEKING, A., KOENIG, A., JANITZ, M., O'BRIEN, J., KORN, B., HORN, S., LEHRACH, H., CAHILL, D. J. (**2005**). Mouse protein arrays from a TH1 cell cDNA library for antibody screening and serum profiling. *Genomics* **85**, 285–296.

HAAB, B. B., DUNHAM, M. J., BROWN, P. O. (**2001**). Protein microarrays for highly parallel detection and quantitation of specific proteins and antibodies in complex solutions. *Genome Biol.* **2**, research00040001–00040013.

HE, M., TAUSSIG, M. J. (**2001**). Single step generation of protein arrays from DNA by cell-free expression and *in situ* immobilisation (PISA method). *Nucleic Acids Res.* **29**, E73–73.

HERGENROTHER, P. J., DEPEW, K. M., SCHREIBER, S. L. (**2000**). Small-molecule microarrays: covalent attachment and screening of alcohol-containing small molecules on glass slides. *J. Am. Chem. Soc.* **122**, 7849–7850.

HEYMAN, J. A., CORNTHWAITE, J., FONCERRADA, L., GILMORE, J. R., GONTANG, E., HARTMAN, K. J., HERNANDEZ, C. L., HOOD, R., HULL, H. M., LEE, W. Y., et al. (**1999**). Genome-scale cloning and expression of individual open reading frames using topoisomerase I-mediated ligation. *Genome Res.* **9**, 383–392.

HILLER, R., LAFFER, S., HARWANEGG, C., HUBER, M., SCHMIDT, W. M., TWARDOSZ, A., BARLETTA, B., BECKER, W. M., BLASER, K., BREITENEDER, H., et al. (**2002**). Microarrayed allergen molecules: diagnostic gatekeepers for allergy treatment. *FASEB J.* **16**, 414–416.

HOLT, L. J., ENEVER, C., DE WILDT, R. M., TOMLINSON, I. M. (**2000**). The use of recombinant antibodies in proteomics. *Curr. Opin. Biotechnol.* **11**, 445–449.

HOLZ, C., HESSE, O., BOLOTINA, N., STAHL, U., LANG, C. (**2002**). A micro-scale process for high-throughput expression of cDNAs in the yeast *Saccharomyces cerevisiae*. *Protein Expr. Purif.* **25**, 372–378.

HOLZ, C., LUEKING, A., BOVEKAMP, L., GUTJAHR, C., BOLOTINA, N., LEHRACH, H., CAHILL, D. J. (**2001**). A human cDNA expression library in yeast enriched for open reading frames. *Genome Res.* **11**, 1730–1735.

HOLZ, C., PRINZ, B., BOLOTINA, N., SIEVERT, V., BUSSOW, K., SIMON, B., STAHL, U., LANG, C. (**2003**). Establishing the yeast *Saccharomyces cerevisiae* as a system for expression of human proteins on a proteome-scale. *J. Struct. Funct. Genomics* **4**, 97–108.

HOREJSI, R., KOLLENZ, G., DACHS, F., TILLIAN, H. M., SCHAUENSTEIN, K., SCHAUENSTEIN, E., STEINSCHIFTER, W. (**1997**). Interheavy disulfide bridge in immunoglobulin G (IgG) reacting with dithionitrobenzoate. A unique feature in serum proteins. *J. Biochem. Biophys. Methods* **34**, 227–236.

HORN, S., LUEKING, A., MURPHY, D., STAUDT, A., GUTJAHR, C., SCHULTE, K., KOENIG, A., LANDSBERGER, M., LEHRACH, H., FELIX, S. B., CAHILL, D. (**2005**). Profiling humoral auto-immune repertoire of dilated cardiomyopathy (DCM) patients and development of a disease-associated protein chip. *Proteomics*, in press.

HOUSEMAN, B. T., HUH, J. H., KRON, S. J., MRKSICH, M. (**2002a**). Peptide chips for the quantitative evaluation of protein kinase activity. *Nat. Biotechnol.* **20**, 270–274.

HOUSEMAN, B. T., MRKSICH, M., HUH, J. H., KRON, S. J. (**2002b**). Towards quantitative assays with peptide chips: a surface engineering approach. *Trends Biotechnol.* **20**, 279–281.

HUELS, C., MUELLNER, S., MEYER, H. E., CAHILL, D. J. (**2002**). The impact of protein biochips and microarrays on the drug development process. *Drug Discov. Today* **7**, S119–124.

IVANOV, S. S., CHUNG, A. S., YUAN, Z. L., GUAN, Y. J., SACHS, K. V., REICHNER, J. S., CHIN, Y. E. (**2004**). Antibodies Immobilized as arrays to profile protein post-translational modifications in mammalian cells. *Mol. Cell Proteomics* **3**, 788–795.

JAHN-SCHMID, B., HARWANEGG, C., HILLER, R., BOHLE, B., EBNER, C., SCHEINER, O., MUELLER, M. W. (**2003**). Allergen microarray: comparison of microarray using recombinant allergens with conventional diagnostic methods to detect allergen-specific serum immunoglobulin E. *Clin. Exp. Allergy* **33**, 1443–1449.

JAYASENA, S. D. (**1999**). Aptamers: an emerging class of molecules that rival antibodies in diagnostics. *Clin. Chem.* **45**, 1628–1650.

JO, S., PARK, K. (**2000**). Surface modification using silanated poly(ethylene glycol)s. *Biomaterials* **21**, 605–616.

JOHNSON, C. P., JENSEN, I. E., PRAKASAM, A., VIJAYENDRAN, R., LECKBAND, D., VIJAYENDRAN, R. A., LECKBAND, D. E. (**2003**). Engineered protein a for the orientational control of immobilized proteins. A quantitative assessment of heterogeneity for surface-immobilized proteins. *Bioconjug. Chem.* **14**, 974–978.

KERSTEN, B., FEILNER, T., KRAMER, A., WEHRMEYER, S., POSSLING, A., WITT, I., ZANOR, M. I., STRACKE, R., LUEKING, A., KREUTZBERGER, J., et al. (**2003**). Generation of Arabidopsis protein chip for antibody and serum screening. *Plant Mol. Biology* **52**, 999–1010.

KLOSE, J. (**1975**). Protein mapping by combined isoelectric focusing and electrophoresis of mouse tissues A novel approach to testing for induced point mutations. *Humangenetik* **26**, 231–143.

KNEZEVIC, V., LEETHANAKUL, C., BICHSEL, V. E., WORTH, J. M., PRABHU, V. V., GUTKIND, J. S., LIOTTA, L. A., MUNSON, P. J., PETRICOIN 3RD, E. F., KRIZMAN, D. B. (**2001**). Proteomic profiling of the cancer microenvironment by antibody arrays. *Proteomics* **1**, 1271–1278.

KONONEN, J., BUBENDORF, L., KALLIONIEMI, A., BARLUND, M., SCHRAML, P., LEIGHTON, S., TORHORST, J., MIHATSCH, M. J., SAUTER, G., KALLIONIEMI, O. P. (**1998**). Tissue microarrays for high-throughput molecular profiling of tumor specimens. *Nat. Med.* **4**, 844–847.

KRAMER, A., FEILNER, T., POSSLING, A., RADCHUK, V., WESCHKE, W., BURKLE, L., KERSTEN, B. (**2004**). Identification of barley CK2alpha targets by using the protein microarray technology. *Phytochemistry* **65**, 1777–1784.

KUKAR, T., ECKENRODE, S., GU, Y., LIAN, W., MEGGINSON, M., SHE, J. X., WU, D. (**2002**). Protein microarrays to detect protein–protein interactions using red and green fluorescent proteins. *Anal. Biochem.* **306**, 50–54.

KUSNEZOW, W., HOHEISEL, J. D., JACOB, A., WALIJEW, A., DIEHL, F. (**2003a**). Solid supports for microarray immunoassays. Antibody microarrays: an evaluation of production parameters. *J. Mol. Recognit.* **16**, 165–176.

KUSNEZOW, W., JACOB, A., WALIJEW, A., DIEHL, F., HOHEISEL, J. D. (**2003b**). Antibody microarrays: an evaluation of production parameters. *Proteomics* **3**, 254–264.

LARKIN, D., MURPHY, D., REILLY, D. F., CAHILL, M., SATTLER, E., HARRIOTT, P., CAHILL, D. J., MORAN, N. (**2004**). ICln, a novel integrin alphaIIbbeta3-associated protein functionally regulates platelet activation. *J. Biol. Chem.* **279**, 27286–27293.

LATIF, N., BAKER, C. S., DUNN, M. J., ROSE, M. L., BRADY, P., YACOUB, M. H. (**1993**). Frequency and specificity of antiheart antibodies in patients with dilated cardiomyopathy detected using SDS-PAGE and western blotting. *J. Am. Coll. Cardiol.* **22**, 1378–1384.

LESAICHERRE, M. L., LUE, R. Y., CHEN, G. Y., ZHU, Q., YAO, S. Q. (**2002**). Intein-mediated biotinylation of proteins and its application in a protein microarray. *J. Am. Chem. Soc.* **124**, 8768–8769.

LOCKHART, D. J., WINZELER, E. A. (**2000**). Genomics, gene expression and DNA arrays. Nature **405**, 827–836.

LUEKING, A., HOLZ, C., GOTTHOLD, C., LEHRACH, H., CAHILL, D. (**2000**). A system for dual protein expression in *Pichia pastoris* and *Escherichia coli*. *Protein Expr. Purif.* **20**, 372–378.

LUEKING, A., HORN, M., EICKHOFF, H., BÜSSOW, K., LEHRACH, H., WALTER, G. (**1999**). Protein microarrays for gene expression and antibody screening.

Anal. Biochem. **270**, 103–111.
LUEKING, A., HORN, S., LEHRACH, H. J. C. D. (**2003a**). A dual-expression vector allowing expression in *E. coli* and *P pastoris*, including new modifications. *Methods Mol. Biol.* **205**, 31–42.
LUEKING, A., POSSLING, A., HUBER, O., BEVERIDGE, A., HORN, M., EICKHOFF, H., SCHUCHARDT, J., LEHRACH, H., CAHILL, D. J. (**2003b**). A nonredundant human protein chip for antibody screening and serum profiling. *Mol. Cell Proteomics* **2**, 1342–1349.
MACBEATH, G., SCHREIBER, S. L. (**2000**). Printing proteins as microarrays for high-throughput function determination. *Science* **289**, 1760–1763.
MADOZ-GURPIDE, J., WANG, H., MISEK, D. E., BRICHORY, F., HANASH, S. M. (**2001**). Protein based microarrays: a tool for probing the proteome of cancer cells and tissues. *Proteomics* **1**, 1279–1287.
MAHAIRAS, G. G., SABO, P. J., HICKEY, M. J., SINGH, D. C., STOVER, C. K. (**1996**). Molecular analysis of genetic differences between *Mycobacterium bovis* BCG and virulent *M. bovis*. *J. Bacteriol.* **178**, 1274–1282.
MANGOLD, U., DAX, C. I., SAAR, K., SCHWAB, W., KIRSCHBAUM, B., MULLNER, S. (**1999**). Identification and characterization of potential new therapeutic targets in inflammatory and autoimmune diseases. *Eur. J. Biochem.* **266**, 1184–1191.
MARCUS, K., MOEBIUS, J., MEYER, H. E. (**2003**). Differential analysis of phosphorylated proteins in resting and thrombin-stimulated human platelets. *Anal. Bioanal. Chem.* **376**, 973–993.
MICHAUD, G. A., SALCIUS, M., ZHOU, F., BANGHAM, R., BONIN, J., GUO, H., SNYDER, M., PREDKI, P. F., SCHWEITZER, B. I. (**2003**). Analyzing antibody specificity with whole proteome microarrays. *Nat. Biotechnol.* **21**, 1509–1512.
MOODY, M. D., VAN ARSDELL, S. W., MURPHY, K. P., ORENCOLE, S. F., BURNS, C. (**2001**). Array-based ELISAs for high-throughput analysis of human cytokines. *Biotechniques* **31**, 186–190, 192–184.
MOONEY, J. F., HUNT, A. J., McINTOSH, J. R., LIBERKO, C. A., WALBA, D. M., ROGERS, C. T. (**1996**). Patterning of functional antibodies and other proteins by photolithography of silane monolayers. *Proc. Natl. Acad. Sci. USA* **93**, 12287–12291.
MOROZOV, V. N., GAVRYUSHKIN, A. V., DEEV, A. A. (**2002**). Direct detection of isotopically labeled metabolites bound to a protein microarray using a charge-coupled device. *J. Biochem. Biophys. Methods* **51**, 57–67.
MOROZOV, V. N., MOROZOVA, T. Y., JOHNSON, K. L., NAYLOR, S. (**2003**). Parallel determination of multiple protein metabolite interactions using cell extract, protein microarrays and mass spectrometric detection. *Rapid Commun. Mass Spectrom.* **17**, 2430–2438.
NAM, M. J., MADOZ-GURPIDE, J., WANG, H., LESCURE, P., SCHMALBACH, C. E., ZHAO, R., MISEK, D. E., KUICK, R., BRENNER, D. E., HANASH, S. M. (**2003**). Molecular profiling of the immune response in colon cancer using protein microarrays: occurrence of autoantibodies to ubiquitin C-terminal hydrolase L3. *Proteomics* **3**, 2108–2115.
O'BRIEN, J., STICKNEY, J. T., PORTER, M. D. (**2000**). Preparation and characterisation of self-assembled double-stranded DNA (dsDNA) microarrays for protein: dsDNA screening using atomic force microscopy. *Langmuir* **16**, 9559–9567.
O'FARRELL, P. H. (**1975**). High resolution two-dimensional electrophoresis of proteins. *J. Biol. Chem.* **250**, 4007–4021.
OSTERGAARD, M., RASMUSSEN, H. H., NIELSEN, H. V., VORUM, H., ORNTOFT, T. F., WOLF, H., CELIS, J. E. (**1997**). Proteome profiling of bladder squamous cell carcinomas: identification of markers that define their degree of differentiation. *Cancer Res.* **57**, 4111–4117.
PARK, C. B., CLARK, D. S. (**2002**). Sol-gel encapsulated enzyme arrays for high-throughput screening of biocatalytic activity. *Biotechnol. Bioeng.* **78**, 229–235.
PAWELETZ, C. P., CHARBONEAU, L., BICHSEL, V. E., SIMONE, N. L., CHEN, T., GILLESPIE, J. W., EMMERT-BUCK, M. R., ROTH, M. J., PETRICOIN, I. E., LIOTTA, L. A. (**2001**). Reverse phase protein microarrays which capture disease progression show activation of pro-survival pathways at the cancer invasion front. *Oncogene* **20**, 1981–1989.
PELUSO, P., WILSON, D. S., DO, D., TRAN, H., VENKATASUBBAIAH, M., QUINCY, D., HEIDECKER, B., POINDEXTER, K., TOLANI, N., PHELAN, M., et al. (**2003**). Optimizing antibody immobilization strategies for the construction of protein microarrays. *Anal. Biochem.* **312**, 113–124.
PIEHLER, J., BRECHT, A., GECKELER, K. E.,

GAUGLITZ, G. (**1996**). Surface modification for direct immunoprobes. *Biosens. Bioelectron.* **11**, 579–590.

POHLNER, K., PORTIG, I., PANKUWEIT, S., LOTTSPEICH, F., MAISCH, B. (**1997**). Identification of mitochondrial antigens recognized by antibodies in sera of patients with idiopathic dilated cardiomyopathy by two- dimensional gel electrophoresis and protein sequencing. *Am. J. Cardiol.* **80**, 1040–1045.

RAMACHANDRAN, N., HAINSWORTH, E., BHULLAR, B., EISENSTEIN, S., ROSEN, B., LAU, A. Y., WALTER, J. C., LABAER, J. (**2004**). Self-assembling protein microarrays. *Science* **305**, 86–90.

REBOUL, J., VAGLIO, P., RUAL, J. F., LAMESCH, P., MARTINEZ, M., ARMSTRONG, C. M., LI, S., JACOTOT, L., BERTIN, N., JANKY, R., et al. (**2003**). *C. elegans* ORFeome version 11: experimental verification of the genome annotation and resource for proteome-scale protein expression. *Nat. Genet.* **34**, 35–41.

REINEKE, U. (**2004**). Antibody epitope mapping using arrays of synthetic peptides. *Methods Mol. Biol.* **248**, 443–463.

REINEKE, U., VOLKMER-ENGERT, R., SCHNEIDER-MERGENER, J. (**2001**). Applications of peptide arrays prepared by the SPOT-technology. *Curr. Opin. Biotechnol.* **12**, 59–64.

RICH, R. L., MYSZKA, D. G. (**2000**). Advances in surface plasmon resonance biosensor analysis. *Curr. Opin. Biotechnol.* **11**, 54–61.

ROBINSON, W. H., DIGENNARO, C., HUEBER, W., HAAB, B. B., KAMACHI, M., DEAN, E. J., FOURNEL, S., FONG, D., GENOVESE, M. C., DE VEGVAR, H. E., et al. (**2002**). Autoantigen microarrays for multiplex characterization of autoantibody responses. *Nat. Med.* **8**, 295–301.

ROBINSON, W. H., FONTOURA, P., LEE, B. J., NEUMAN DE VEGVAR, H. E., TOM, J., PEDOTTI, R., DIGENNARO, C. D., MITCHELL, D. J., FONG, D., HO, P., et al. (**2003**). Protein microarrays guide tolerizing DNA vaccine treatment of autoimmune encephalomyelitis. *Nat. Biotechnol.* **21**, 1033–1039.

RODA, A., GUARDIGLI, M., RUSSO, C., PASINI, P., BARALDINI, M. (**2000**). Protein microdeposition using a conventional ink-jet printer. *Biotechniques* **28**, 492–496.

ROWE, C. A., SCRUGGS, S. B., FELDSTEIN, M. J., GOLDEN, J. P., LIGLER, F. S. (**1999**). An array immunosensor for simultaneous detection of clinical analytes. *Anal. Chem.* **71**, 433–439.

RUIZ, P. J., GARREN, H., RUIZ, I. U., HIRSCHBERG, D. L., NGUYEN, L. V., KARPUJ, M. V., COOPER, M. T., MITCHELL, D. J., FATHMAN, C. G., STEINMAN, L. (**1999**). Suppressive immunization with DNA encoding a self-peptide prevents autoimmune disease: modulation of T cell costimulation. *J. Immunol.* **162**, 3336–3341.

RUIZ-TAYLOR, L. A., MARTIN, T. L., ZAUGG, F. G., WITTE, K., INDERMUHLE, P., NOCK, S., WAGNER, P. (**2001**). Monolayers of derivatized poly(L-lysine)-grafted poly(ethylene glycol) on metal oxides as a class of biomolecular interfaces. *Proc. Natl. Acad. Sci. USA* **98**, 852–857.

SALISBURY, C. M., MALY, D. J., ELLMAN, J. A. (**2002**). Peptide microarrays for the determination of protease substrate specificity. *J. Am. Chem. Soc.* **124**, 14868–14870.

SCHAEFERLING, M., SCHILLER, S., PAUL, H., KRUSCHINA, M., PAVLICKOVA, P., MEERKAMP, M., GIAMMASI, C., KAMBHAMPATI, D. (**2002**). Application of self-assembly techniques in the design of biocompatible protein microarray surfaces. *Electrophoresis* **23**, 3097–3105.

SCHAFFITZEL, C., HANES, J., JERMUTUS, L., PLUCKTHUN, A. (**1999**). Ribosome display: an *in vitro* method for selection and evolution of antibodies from libraries. *J. Immunol. Methods* **231**, 119–135.

SCHUERENBERG, M., LUEBBERT, C., EICKHOFF, H., KALKUM, M., LEHRACH, H., NORDHOFF, E. (**2000**). Prestructured MALDI-MS sample supports. *Anal. Chem.* **72**, 3436–3442.

SCHWEITZER, B., ROBERTS, S., GRIMWADE, B., SHAO, W., WANG, M., FU, Q., SHU, Q., LAROCHE, I., ZHOU, Z., TCHERNEV, V. T., et al. (**2002**). Multiplexed protein profiling on microarrays by rolling-circle amplification. *Nat. Biotechnol.* **20**, 359–365.

SREEKUMAR, A., NYATI, M. K., VARAMBALLY, S., BARRETTE, T. R., GHOSH, D., LAWRENCE, T. S., CHINNAIYAN, A. M. (**2001**). Profiling of cancer cells using protein microarrays: discovery of novel radiation-regulated proteins. *Cancer Res.* **61**, 7585–7593.

STEPHENS, G., O'LUANAIGH, N., REILLY, D., HARRIOTT, P., WALKER, B., FITZGERALD, D., MORAN, N. (**1998**). A sequence within the cytoplasmic tail of GpIIb independently activates platelet aggregation and thromboxane synthesis. *J. Biol. Chem.* **273**, 20317–20322.

fluorescence for label-free detection. *Proteomics* **4**, 1703–1711.

Urbanek-Ruiz, I., Ruiz, P. J., Paragas, V., Garren, H., Steinman, L., Fathman, C. G. (**2001**). Immunization with DNA encoding an immunodominant peptide of insulin prevents diabetes in NOD mice. *Clin. Immunol.* **100**, 164–171.

Uttamchandani, M., Chen, G. Y., Lesaicherre, M. L., Yao, S. Q., Lue, R. Y., Zhu, Q., Li, D. (**2004**). Site-specific peptide immobilization strategies for the rapid detection of kinase activity on microarrays. Site-specific immobilization of biotinylated proteins for protein microarray analysis. Enzymatic profiling system in a small-molecule microarray. Intein-mediated biotinylation of proteins and its application in a protein microarray. Developing site-specific immobilization strategies of peptides in a microarray. *Methods Mol. Biol.* **278**, 191–204.

Vijayendran, R. A., Leckband, D. E. (**2001**). A quantitative assessment of heterogeneity for surface-immobilized proteins. *Anal. Chem.* **73**, 471–480.

Walhout, A. J., Temple, G. F., Brasch, M. A., Hartley, J. L., Lorson, M. A., van den Heuvel, S., Vidal, M. (**2000**). GATEWAY recombinational cloning: application to the cloning of large numbers of open reading frames or ORFeomes. *Methods Enzymol.* **328**, 575–592.

Walter, G., Konthur, Z., Lehrach, H. (**2001**). High-throughput screening of surface displayed gene products. *Comb. Chem. High Throughput Screen* **4**, 193–205.

Wang, D. (**2003**). Carbohydrate microarrays. *Proteomics* **3**, 2167–2175.

Wang, D., Liu, S., Trummer, B. J., Deng, C., Wang, A. (**2002**). Carbohydrate microarrays for the recognition of cross-reactive molecular markers of microbes and host cells. *Nat. Biotechnol.* **20**, 275–281.

Wiemann, S., Mehrle, A., Bechtel, S., Wellenreuther, R., Pepperkok, R., Poustka, A. (**2003**). CDNAs for functional genomics and proteomics: the German Consortium. *C. R. Biol.* **326**, 1003–1009.

Striebel, H. M., Schellenberg, P., Grigaravicius, P., Greulich, K. O. (**2004**). Readout of protein microarrays using intrinsic time resolved UV

Wilkins, M. R., Pasquali, C., Appel, R. D., Ou, K., Golaz, O., Sanchez, J. C., Yan, J. X., Gooley, A. A., Hughes, G., Humphery-Smith, I., et al. (**1996**). From proteins to proteomes – large-scale protein identification by 2-dimensional electrophoresis and amino-acid-analysis. *Bio-Technology* **14**, 61–65.

Willats, W. G., Rasmussen, S. E., Kristensen, T., Mikkelsen, J. D., Knox, J. P. (**2002**). Sugar-coated microarrays: a novel slide surface for the high-throughput analysis of glycans. *Proteomics* **2**, 1666–1671.

Wiltshire, S., O'Malley, S., Lambert, J., Kukanskis, K., Edgar, D., Kingsmore, S. F., Schweitzer, B. (**2000**). Detection of multiple allergen-specific IgEs on microarrays by immunoassay with rolling circle amplification. *Clin. Chem.* **46**, 1990–1993.

Zhang, W., Czupryn, M. J. (**2002**). Free sulfhydryl in recombinant monoclonal antibodies. *Biotechnol. Prog.* **18**, 509–513.

Zhu, H., Bilgin, M., Bangham, R., Hall, D., Casamayor, A., Bertone, P., Lan, N., Jansen, R., Bidlingmaier, S., Houfek, T., et al. (**2001a**). Global analysis of protein activities using proteome chips. *Science* **293**, 2101–2105.

Zhu, H., Bilgin, M., Bangham, R., Hall, D., Casamayor, A., Bertone, P., Lan, N., Jansen, R., Bidlingmaier, S., Houfek, T., et al. (**2001b**). Global analysis of protein activities using proteome chips. *Science* **293**, 2101–2105.

Zhu, H., Klemic, J. F., Chang, S., Bertone, P., Casamayor, A., Klemic, K. G., Smith, D., Gerstein, M., Reed, M. A., Snyder, M. (**2000**). Analysis of yeast protein kinases using protein chips. *Nat. Genet.* **26**, 283–289.

Ziauddin, J., Sabatini, D. M. (**2001**). Microarrays of cells expressing defined cDNAs. *Nature* **411**, 107–110.

8　体外鉴定蛋白质相互作用的研究进展

Daniela Moll, Bastian Zimmermann,
Frank Gesellchen and Friedrich W. Herberg

摘要

在药物研究中，新型候选药物的发现和验证变得越来越重要。除了基于结构信息的药物设计，针对现有靶点潜在药物的高通量筛选（high-throughput screening，HTS）（Ohtsuka et al.，1999）已经成为标准化程序。HTS的固有缺陷是假阳性结果较多，这大大增加了新药验证过程的难度和周期。因此，必须采用一些适当的方法对高通量筛选进行补充，并用独立的实验方法验证HTS中推论出的分子间相互作用。此外，为了使药物设计合理化，必须对整个蛋白质相互作用网络进行精细的研究。生物分子的相互作用分析技术（biomolecular interaction analysis，BIA），尤其是小分子、蛋白质、多肽或其他生物分子间结合作用的定量研究为研究者提供了一种有效的工具，它能为我们提供分子间结合的高度精确且与生理学相关的数据。本节阐述并比较了几种基于不同生理学理论的BIA方法。基于表面胞质基因共振（SPR）光学原理的生物传感器在芯片技术中得到广泛应用，它可以用于计算差异率和稳态结合常数。还有一些基于荧光标记技术的BIA方法，可以应用于多种体内体外测定方法。荧光极化（fluorescence polarization，FP）是一种高速且简单易行的测定方法，常常用于鉴定抑制物的功能。增强化学发光近均质测定法（amplified luminescence proximity homogeneous assay，Alpha筛选）是一种均质、以微珠为基础的方法，它具有强大的发光读取功能，非常适于HTS技术。等温滴定量热法（isothermal titration calorimetry，ITC）是一种真正无需标记的方法，它具有同源测定模式，能够计算热动力学参数。此节中将提供以上各种方法的实例，并讨论其优缺点。

8.1　引言

生物分子相互作用的鉴定是药物发现过程的重要组成部分。为了让研发的物质对其结合靶点具有更高的亲和力，合理的药物设计需要对相关组分的结合特性进行深入了解。这样才能开发出剂量更小、特异性更高、药效更强、副作用更小、抗药性更低的新药。生物分子相互作用分析（BIA）已经成为一种鉴定结合亲和力的有力工具，目前能够用多种方法进行这种分析。基于实验装置和检测原理的不同，研究者开发出一些可以使用不同物理参量的BIA。

每种方法都有它的优点和缺点，原则上可以用固相或液相/同源方法测定（图8.1）。采用表面胞质基因共振（SPR）技术的生物传感器一般应用于固体相，它要求相互作用分子与基质相结合，类似于最近得到广泛应用的蛋白质阵列技术（图 8.1A）。另一方面，基于液相的方法通常需要用荧光染料或放射性同位素标记相互作用分子（图 8.1B）。此类方法包括：停流法（stopped flow，SF）、荧光极化（FP）和微珠法（如 AlphaScreen）（图 8.1C）。AlphaScreen 系统适用于没有具体结合数据的情况下筛选特异性相互作用。量热法（如等温滴定量热法，ITC）（图 8.1D），不需要固定和标记，但是需要制备大量的受体和配体。除了基本的动力学参数，ITC 还能鉴定分子间相互作用的热动力学和化学计量学特征。除稳定结合常数 K_A 之外，ITC 也能计算自由能（ΔG），焓（ΔH）和熵（ΔS）。

通过 BIA 实验可以读取稳态结合常数（K_A 或 K_D）或结合速率常数 k_{ass} 和分离速率常数 k_{diss}。读取这些常数需要相应的实验装置，实时检测结合反应并排除分离反应。

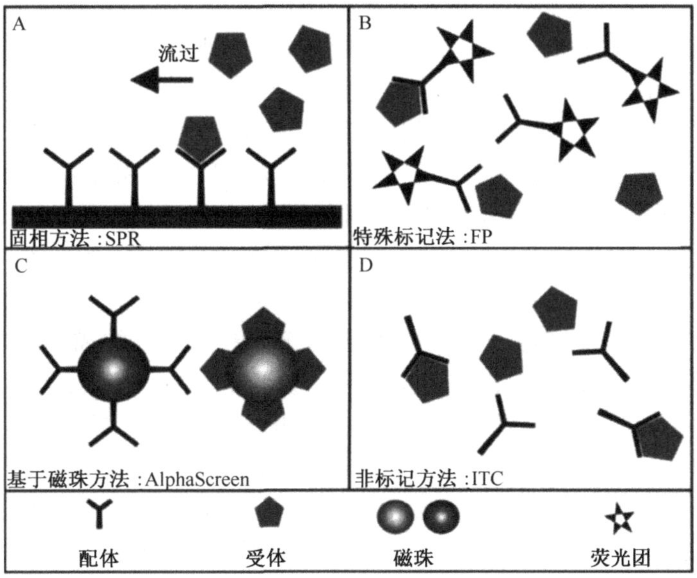

图 8.1　BIA 实验可以在固相（A）或液相（B～D）测定中实现
它们的应用方法如图所示，详细内容见文中所述

8.2　cAMP-依赖性蛋白激酶模型系统

合适的生物模型系统有利于更好地应用相互作用检测系统，下文中将介绍 cAMP-依赖性蛋白激酶（PKA）模型系统。真核细胞中，PKA 是第二信使 cAMP 的主要靶分子，它被用于治疗多种人类疾病。cAMP 类似物可以调节 PKA 活性，人们对这方面的研究已经产生了极大兴趣。

PKA 在无活性状态下是一个四聚体酶，由两个调节亚基（R，人类蛋白质组中为四个异构体 R_α^I、R_β^I、R_α^{II}、R_β^{II}）和两个催化亚基（C，人类有很多 C 的异构体）组成。R 亚基的二聚体与四聚体的 cAMP 结合，四聚体解离，释放出有活性的 C 亚基（Taylor et al.,2004）。

8.3 用SPR生物传感器实时监控相互作用

在过去的10年里，基于SPR的现代生物传感器已经成为生物分子相互作用实时分析的标准技术。SPR技术的主要优点在于它能分别检测结合和分离动力学特征，并且具有高灵敏度、重复性好和样品消耗量少的特点。它能同时检测多种流体细胞，而且可以实时减少对照表面。SPR生物传感器产生的精确数据使对生物分子间相互作用的研究成为可能，如蛋白质-蛋白质的反应、蛋白质-DNA、DNA-DNA、蛋白质-脂类、蛋白质-多糖以及小分子药物与受体间的反应。因此，SPR生物感应器技术几乎在现代药物研发过程的每一个步骤中都得到越来越多的应用。

商业化的Biacore生物传感器检测系统（Biacore，Sweden）同样以SPR技术为基础。Biacore系统由金包被的玻璃表面和流体细胞缓冲液组成。当光从一个位于两种不同折射率介质之间的金属包被界面被全反射时，会产生一种光学现象，瞬时光和金表面的表面胞质团之间发生共振偶联，这种偶联发生在瞬时光的特殊角度上，它吸收一部分光能并引起这一特殊角度反射光密度陡然下降。该共振角取决于流体细胞介质的折射率，如果传感器表面有分子结合，就会引起折射率改变，并被直接检测到。

实验开始之前，要将被称为配体的反应物固定在功能感应表面，并将被称为分析物的反应物注入微流体系统。实验可以采用不同的结合方式，如化学修饰的共价结合或特异性的非共价结合，以及锚钉分子和抗体反应（对固定技巧的描述见综述 Hahnefeld et al.，2004；Herberg and Zimmermann，1999）。为了避免人为的测量误差，精细的实验设计必不可少，配体密度、流体速度、缓冲液组成和分析物浓度范围等实验参数都需要我们加以考虑。此外，还需要针对特异性表面选择能提供足够的生化和生物物理参数的对照表面。对一整套不同浓度分析物的数据分析，可以得到一套具有不同形状结合曲线的完整数据。这套数据可用于计算结合和分离速率常数（k_{ass}和k_{diss}）。有很多用于数据分析的软件包，这些软件能够自动选择合适的算法来模拟发生在不同复合物间的生物反应。

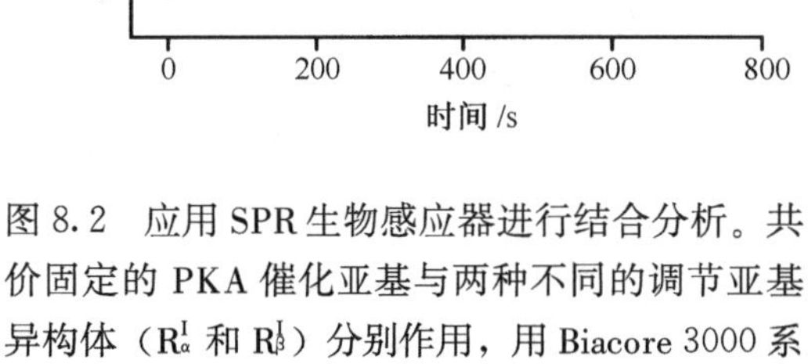

图8.2 应用SPR生物感应器进行结合分析。共价固定的PKA催化亚基与两种不同的调节亚基异构体（R^I_α和R^I_β）分别作用，用Biacore 3000系统在低分子质量辅助因子MgATP存在或不存在的时候对相互作用进行检测。实验检测到结合相为300s，注入缓冲液后500s，结合物发生分离

例如，分别在MgATP存在和不存在的情况下，监测PKA调节亚基的两个不同异构体与固定的催化亚基的结合情况（图8.2），不同形状的结合曲线描述了蛋白质相互作用的动力学特征以及不同生理条件下目标蛋白质不同的相互作用方式（详细见图8.2注释）。反应中含有低分子质量辅助因子MgATP时，I型αR亚基表现为快速结合，当不含辅助因子时，这种结合会很快消失。在这种情况下，I型β异构体不能结合。

随着近几年的技术革新，研究者已经

能够进行低分子质量底物结合研究，它几乎渗透到药物开发过程中的各个阶段，其中包括：底物验证、二次筛选、功效验证、检测方法开发、血清蛋白质结合［如吸收、扩散、代谢、分泌（ADME）研究］、免疫反应等（Zimmermam et al.，2002）。还需要进行更深入的应用研究是抗原抗体反应的鉴定、重组蛋白质的质量控制以及核酸相互作用分析等。以 SPR 为基础的系统很灵活，几乎能广泛应用于所有生物分子结合特征分析，它使得研究者能够综合全面地分析蛋白质相互作用。

8.4 药物设计中的 ITC

ITC 能直接检测配体结合受体过程中热量的释放（吸收），它为体外研究药物和治疗靶点间的非共价反应平衡提供了一种直接的途径。自 1994 年以来，ITC 方面的文章数量每两年翻一倍。蛋白质与小分子（生理配体）、药物、抑制剂、核苷酸、多糖或者脂类之间的相互作用分析在这些文章中都有所描述（Cliff and Ladbury，2003）。

ITC 之所以能够在制药方面得到广泛应用，是因为它能够描述稳态结合反应完整的热力学特征，它是通过计算相互作用反应的化学计量学值（n）、稳态结合常数 K_A 和 K_D、自由能 ΔG、焓 ΔH 和熵 ΔS 得到的。这些数据为研究反应机制提供了重要信息。ΔH 反应药物和靶点间的反应动力，它与溶剂有关，主要取决于氢键的形成和范德华力。当 ΔH 是负值时，结合反应会导致焓增。焓增的反应需要使氢键受体和供体基团在结合表面处于适当位置。

$T\Delta S$ 为正值时（见下文 Gibbs-Helmholtz 方程），发生熵增反应。熵增变化值主要由疏水作用和溶剂的熵决定，溶剂的熵增是由疏水基团的包埋、结合中的失水以及结构上自由度的丧失引起的。高亲和力的药物对靶点都有一个合适的负 ΔH 值，它是相应氢键形成的特征指标，但反应中 ΔS 不能为负值。这样的药物有高度的柔性，并且极性很高，因此可能引起体内膜渗透性方面的问题；另一方面，药物具有合适的 $T\Delta S$，意味着它的结合由疏水作用所驱动，但如果 ΔH 值不合适，可能使它难溶于水，结构上的限制可能导致药物适应性差（Luque and Freire，2002）。一般认为 ITC 检测中，ΔH 为负值且 $T\Delta S$ 为正值的物质适合作为药物。这些热力学参数与自由能 ΔG 和 K_D 有直接联系，它们通过 Gibbs-Helmholtz 方程相关联（Perrin，1926）：

$$\Delta G = \Delta H - T\Delta S = -\mathrm{R}T\ln(1/K_D) \tag{8.1}$$

式中，R 代表通用气体常数；T 代表溶解温度。

经典 ITC 实验中（详细实验步骤和仪器见 Pierce et al.，1999）关键步骤是向受体溶液中持续注射体积精确的配体；配体和受体都要溶解于完全一致的缓冲液中；配体滴定加入缓冲液时的热量必须要减掉稀释产生的热量。

下面来举一个 ITC 检测的例子：cAMP 作为一种配体与其受体之一 PKA 的调节亚基相结合，检测结果如图 8.3 所示，这个过程是一个放热结合过程。图 8.3A 显示，在 20℃下，将注射器中 5μl 体积的 cAMP（54μmol/L）滴定到含有 1.9μmol/L 调节亚基的细胞溶液样本中时，得到的原始数据。图 8.3B 为 MicroCal Origion（Microcal LLC，Northampton，MA，USA）软件处理后，扣除了缓冲液对照值的等温结合曲线。

根据等温结合曲线，可以推断出结合化学计量值为 $n=2$，它代表一个特异的结合

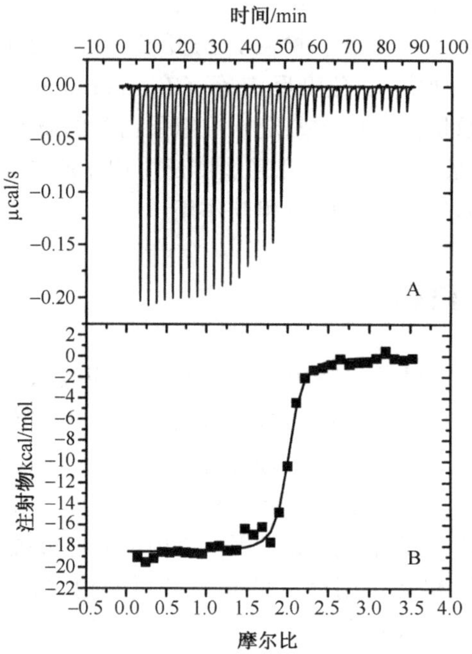

图 8.3 应用 ITC 分析配体结合

A. 用 54μmol/L cAMP（5μl 体积）滴定 1.9μmol/L 调节亚基溶液所得的数据。它们都被溶解于 150mmol/L NaCl，20mmol/L Mops，1mmol/L β-氢硫基乙醇，pH 为 7，温度为 20.1℃的溶液中（VP-ITC MicroCalorimeter；MicroCal LLC.，Northampton MA）。放热速率按时间标出；

B. 扣除缓冲液对照值（未显示）之后，对应于蛋白质摩尔百分比的每摩尔注射物的热交换（A 图中每个峰值下的完整区域）。可以用 MicroCal Origin 从图中计算最适模型（称为单结合位点模型），每个调节亚基单体结合两个 cAMP 分子。等温结合曲线的拐点（摩尔比值为 2）表示两个 cAMP 分子与一个调节亚基结合

位点系列。计算得出解离平衡常数（K_D）为 6.4nmol/L，焓（ΔH）为－18.6kcal/mol，熵（ΔS）为－0.025kcal/mol/k。由此，通过 Gibbs-Helmholtz 等式计算得出自由焓（ΔG）为-11.0kcal/mol。这些结果与 cAMP 在细胞里第二信使的功能完全相符。生物系统中，ΔH 为负值，意味着 cAMP 对调节亚基有很高的亲和性；ΔS 为负值，意味着 cAMP 的膜渗透性很弱。这些信息是研究开发 cAMP 类似物的前提，这种类似物要求能够穿过细胞膜，并且保证它能与调节亚基高亲和性的结合。

8.5 高通量筛选工具——荧光极化

荧光极化（fluorescence polarization，FP）也是同源检测中经常采用的方法，它为其他 BIA 技术提供了一种快速、简便的补充方法。1565 年，一位西班牙物理学家 Nicolas Monardes 首次发现并报道了荧光现象。他观察到水中的山葵（*Lignum nephriticum*）提取液能发出特殊的光。大约 300 年后，Stocks 发表了一篇惊人之作《光的可折射度变化》（Stocks，1852），文章的脚注中，他第一次把观察到的现象称作“荧光”。荧光发光的基本原理是荧光团吸收高能量的光子（短波长），然后以低能量（长波长）

的形式释放。典型的荧光团有奎宁（饮料 tonic water 中的成分）、罗丹明 B（通常用于细胞染色）、吖啶橙（DNA 染料）和荧光黄。大约半个世纪后，人们发现了荧光团的另一个物理性质，称为极化（同义词：各向异性）。在一项 FP 实验中，只有方向与入射光轴平行的荧光团才能吸收光子，进入激发态。在光被完全发射出去之前，激发态有一定的寿命。这时，荧光团发生旋转，光向不同的方向释放，称为去极化。因为激发平面也发生旋转，入射光无法对荧光团再激发。在非黏性溶液水环境中，荧光团随机取向，表现出的极化信号趋近于零。如果荧光团与一个大分子相互作用，荧光团的旋转将会因结合而减慢。与自由荧光团不同，在激发状态中，发生结合的荧光团不能够旋转偏离激发平面，意味着此时荧光团放射出的光仍然是极化光。放射出的极化光强度与和大分子结合的荧光团数量相关。Francis Perrin 用等式 8.2 描述了他观察到的极化现象和物理参数之间的数量关系，该等式以他的名字命名：

$$p = p_0 \frac{1}{1 + \left(1 - \frac{1}{3} p_0\right) \frac{RT}{V\eta} \tau} \tag{8.2}$$

式中，p 代表极化；p_0 代表不旋转时的极化（称作限制性极化）；R 是通用气体常数；τ 是激发状态的寿命。因此，与其他分子相同，荧光团的旋转速度取决于旋转单位的有效摩尔体积（V）、绝对温度（T）和溶液黏度（η）。若绝对温度和溶液黏度恒定，则极化信号由有效摩尔体积决定，因此可以用于检测复合物的形成。

标准方法中，测量去极化要采用小于 5kDa 的荧光标记配体和寿命是毫微秒级的荧光团。值得注意的是，FP 信号不受荧光团浓度的影响，因为荧光团使光去极化不是由其浓度产生的功能，而是它处于激发态时的旋转能力。根据这一点，才能够以同源方法对荧光标记的小配体与大分子（50～100kDa）之间的相互作用进行 HTS 实验。目前的标准操作方法中，使用 384 孔微量滴定板，总的标准测量体积为 40μl，也可以拓展到 1536 孔板。FP 技术可以应用于蛋白质结合的研究、核酸杂交或酶活测定等。可以预计，FP 将在药物开发过程中的治疗性靶点研究方面得到越来越多的应用，例如激酶、磷酸化酶、蛋白酶、G 蛋白偶联受体或核受体等。*Combinatorial Chemistry and High Throughput Screening* 杂志 2003 年第 6 卷刊登过一篇关于 FP 在药物开发中应用的综述文章。

有一种竞争性剂量反馈 FP 测定技术普遍应用于药物筛选中，在这种方法中，受体和荧光标记配体 A 的浓度仍然是合计浓度。为了达到最大的精确度，两个反应物的浓度必须达到 K_D 的 2～5 倍。竞争性配体 B 的浓度各异，但至少相差六个数量级。实验结果中，极化信号强度与配体 B 的浓度对数成反比，剂量反馈曲线呈 S 型。从这一点来看，可以由曲线得到 IC_{50} 值（抑制浓度 50%），此时，在平衡状态下，给定浓度的受体中，配体 B 占据了 50%的结合位点。当已知配体 A 对受体的结合常数（K_D）时，可以通过 IC_{50} 值估算抑制剂平衡结合常数（K_i），它代表配体 B 对受体的亲和性。

8.6 Alpha 筛选在药物筛选上的应用

增强化学发光近均质测定法，简称 Alpha 筛选，是一种同源微珠检测法，它适用于在微型板上进行生物分子间相互作用的 HTS 实验，它基于供体和受体微珠之间的物理性接近。将生物分子结合于相应的微珠上，通过分子间相互作用力使微珠相互靠近。通过一种嵌入型光感器，使供体微珠释放单线态氧原子以便产生信号。光感器用激光激发周围的氧分子转变成激发单线态，在单线态氧回复为基态前有一个大约为 4μs 的半衰期，在这期间供体微珠能够发出最长达 200nm 的漫射（Ullman et al.,1994）。如果一个受体微珠位于供体微珠附近——受到微珠携带的生物分子间的特异性相互作用吸引——单线态氧的能量就被转移到受体微珠的二甲基噻吩衍生物上，使它释放出可读取光信号（图 8.4A）。应注意的是，这种光以一种比激发激光波长（520～620nm vs. 680nm）更短的波长形式发射，因此背景非常低，通过时间分辨测量法它可被进一步减弱，即激发后暂时不能进行信号检测。

Alpha 筛选检测通常在 384 孔板上以 25μl 体系进行，它也可以在 1536 孔板上以 5μl 体系进行。因为供体微珠有光敏感性，所以必须在暗光下进行检测。在所有组分都添加好后，孵育 1h，然后才能检测光信号。

设计 Alpha 筛选时，首先要考虑的是检测模式。在大多数情况下，取决于所研究的相互作用分子和可用于检测的生物学工具。相互作用分子可以通过活性醛基的还原胺化作用直接与微珠结合，类似于 Biacore 传感器芯片的固定（见前述）。这种方法的应用受反应条件限制，不适于保持生物分子的生物活性构型。因此，目标生物分子通常不会与微珠直接结合，而是通过抗体捕捉固定，这种方法还能避免空间位阻。实验中经常采用可被链霉素亲和素包被的供体微珠捕获的生物素分子。

在直接检测方法中，生物素组分直接与受体微珠上结合的抗体或该抗体捕获的蛋白质相结合（图 8.4A）。在间接检测方法中，用于捕捉生物分子的抗体与二抗或蛋白 A 相结合，二抗或蛋白 A 则结合在受体微珠上的。原则上说，任何能够将相互作用分子分别捕捉到供体和受体微珠上的方法都适合于 Alpha 筛选。

Alpha 筛选测定的读数实际上是受体微珠产生的光信号，它取决于不同的检测方法，可以检测信号的增强或减弱。简单来说，如果可以直接检测所研究的生物分子（如通过抗体），那么这个生物分子浓度的提高将伴有发光强度的提高。在其他方法中，如存在小分子配体时，也许就不能直接检测目的分子。这时就可以采用竞争性检测方法，它会使信号减弱。下文中将以 cAMP 激动效应的检测实例对此加以说明（图 8.4）。

实验中含有的组分包括：链霉素亲和素包被的供体微珠以及抗 GST 受体微珠（Perkin Elmer LAS，Boston，USA），还有作为 cAMP 传感器（生物反应系统）的 PKA 亚基。cAMP 与各个调节亚基（R）结合后，PKA 全酶解离释放出催化亚基（C）。当 cAMP 不存在时，PKA 全酶是完整的，被 Alpha 筛选供体和受体微珠捕捉的 C 亚基和 R 亚基距离拉近，产生光信号。如果加入 cAMP 或 cAMP 激动剂，信号将随着亚基，即微珠的分离而减弱（图 8.4B）。

随着检测技术的发展，研究者发现不能直接将 PKA 亚基结合在微珠上，这可能是因为结合过程会使 PKA 丧失生物活性。为此，研究者找到了一种间接方法，该方法运用生物素 C-和带有谷氨酰胺-S-转移酶（GST）标签的 R 亚基，两种标记的亚基分别被链霉素亲和素包被的供体微珠与抗 GST 抗体包被的受体微珠捕获。这种方法可以产生一种很强的 Alpha 筛选信号，cAMP 或 cAMP 激动剂可使该信号发生剂量效应型减弱

（图 8.4C）。从剂量反馈曲线可以确定 EC_{50} 值，比较激动剂的强弱。

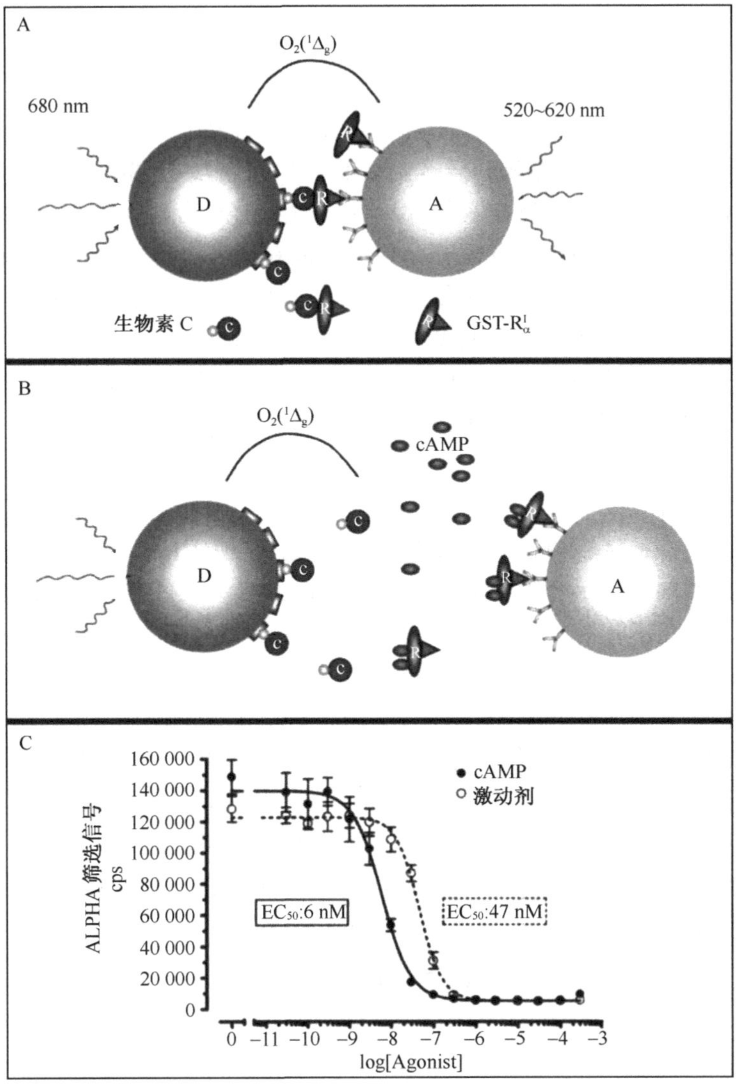

图 8.4　Alpha 筛选原理和数据读取

A. Alpha 筛选中，通过激光（λ=680nm）激发，供体微珠（D）释放单线态氧 [O_2 ($^1\Delta_g$)]，产生光信号。如果受体微珠（D）位于 200nm 以内的位置，单线态氧的能量将转化为光信号（λ=520～620nm）。微珠之间的相互作用由特异的生物分子间相互作用介导，此例中是 PKA 催化亚基（C）和调节亚基（R^I_α）之间的结合；

B. 添加 cAMP（或 cAMP 激动剂）之后，C 和 R 亚基分离，单线态氧因为附近没有受体微珠而降解，进而导致发光减弱；

C. 对捕获的光信号（每秒的读数，cps）与激动剂浓度对数作图绘制曲线，得到符合剂量反馈模型的 S 形曲线

这种测定方法呈现出很好的信号背景比率，而且重复性好。虽然实验得到的 EC_{50} 值与之前配体结合测定中的报道不同（Schaap et al., 1993），它很可能是因为实验设计上的本质差异，但是，本实验能正确反映出 cAMP 和 cAMP 激动剂的相对能力差，它

们大约相差一个数量级。

8.7 总结

事实证明，BIA在药物研发过程中各个步骤都是重要工具。在传统药物开发过程中（药物靶点的鉴定，靶物、先导物和候选物的验证和优化），生物组分（药物靶点）和候选药物之间的相互作用都需进行定量描述。由于得到的药物靶点数量有限，而且，另一方面制药公司一直在加快药物研发过程，所以只能在研发过程的不同步骤应用蛋白质相互作用分析技术。相关的分析技术必须适应每一步骤的不同需求，这些需求的差异体现在通量、物理参数、精度或生物相关度等方面。

药物研发平均过程约为12年，其中几乎要花10年时间用于临床前研究。因此，加快新型候选药物的设计变得越来越重要。为了满足这种需求，研究者们不得不越来越依赖HTS技术。药物通常是其靶蛋白的抑制剂或者活化剂，因此对药物和靶点之间相互作用的精确鉴定十分重要。

比如，治疗慢性粒细胞白血病（CML）的新药——Gleevec（Imatinib），就是一种特异性受体的抑制剂。由于药物特异性高，与标准治疗方法相比，采用Gleevec治疗有明显的优势，它避免了传统的细胞稳定法或放射线治疗法的副作用。Gleevec通过抑制组成性活化BCR-ABL蛋白质，干扰引起失控生长的特殊分子机制（Smith et al., 2004）。

Gleevec的例子也说明，必须在分子水平上描述细胞内的蛋白质网络，尽可能多的鉴定相互作用分子，由此来了解整个蛋白质相互作用网络。对于验证药物靶点及保证候选药物特异性来说，这尤其重要。在药物开发过程的早期，它可以用于消除假阳性结果，进而节省时间和经费。可以有很多方法达到这个目的，其中的一些已在本文中介绍。每种方法都有自己的优点和缺点，详见表8.1。

表8.1 不同BIA方法的比较

	SPR	FP	ITC	Alpha筛选
相互作用分子的修饰	偶联	标记	无	偶联
检测形式	固相（基于芯片）	均质	均质	均质（基于微珠）
受体/配体的数量	低	低	中等	高
数据输出	SPR	荧光	热	发光
最小化和自动化潜力	中等	高	低	非常高
优点	不同的速度常数，实时检测	快速，测定装置简单	热力学参数	扎实的实验设计，可兼容HTS
局限性	大规模样品转移限制，分析速度	需要标记LMW复合物	需消耗大量蛋白质	只有相对结合数据
得到的物理参数	k_{ass}，k_{diss}，K_D，EC_{50}	K_D，EC_{50}	ΔH，ΔG，ΔS，n，K_D	EC_{50}

注：LMW：低分子质量。

研究中，应该依据生物组分的不同、筛选所需的数量以及所需要物理参数的精确度，选择一种或是几种 BIA 方法相结合。每次检测所需的经费不仅仅由化学品和硬件开销决定，同时也受配体和受体的可用性影响。

SPR 提供了结合和解离速率常数的实时直接检测方法，但是它需要固定一方相互作用分子。FP 是一种快速、简便的测定方法，但是受一些物理参数的限制。ITC 不需要使用任何标记，但是它依赖于生物系统，需要很高的受体和配体数量。Alpha 筛选方法可以检测所有类型的分子间相互作用，但是它无法获得任何动力学常数。

致谢

我们非常感谢 Dr. Christian Hammanm（University of Kassel Germany）对 ITC 测定方法提出的有效建议。本工作由以下项目资助：BMBF 031U202F，EU CRAFT QLK2-CT-2002-72419 和 DFG He1818/4-1。

参考文献

Burlingham, B. T., Widlanski, T. S. (**2003**). An intuitive look at the relationship of K_i and IC_{50}. A more general use for the Dixon Plot. *J. Chem. Educ.* **80**, 214–218.

Cheng, Y., Prusoff, W. H. (**1973**). Relationship between the inhibition constant (K1) and the concentration of inhibitor which causes 50 per cent inhibition (I50) of an enzymatic reaction. *Biochem. Pharmacol.* **22**, 3099–3108.

Cliff, M. J., Ladbury, J. E. (**2003**). A survey of the year 2002 literature on applications of isothermal titration calorimetry. *J. Mol. Recognit.* **16**, 383–391.

Hahnefeld, C., Drewianka, S., Herberg, F. W. (**2004**). Determination of kinetic data using surface plasmon resonance biosensors. *Methods Mol. Med.* **94**, 299–320.

Herberg, F. W., Zimmermann, B. (**1999**). Analysis of protein kinase interactions using biomolecular interaction analysis. In Hardie, D. G. (Ed.), *Protein Phosphorylation – A Practical Approach.* Oxford University Press, pp. 335–371.

Luque, I., Freire, E. (**2002**). Structural parameterization of the binding enthalpy of small ligands. *Proteins* **49**, 181–190.

Ohtsuka, T., Hata, Y., Ide, N., Yasuda, T., Inoue, E., Inoue, T., Mizoguchi, A., Takai, Y. (**1999**). nRap GEP: a novel neural GDP/GTP exchange protein for rap1 small G protein that interacts with synaptic scaffolding molecule (S-SCAM). *Biochem. Biophys. Res. Commun.* **265**, 38–44.

Perrin, F. (**1926**). Polarisation de la lumière de fluorescence Vie moyenne des molécules dans l'état excité. *J. Phys.* **7**, 390–401.

Pierce, M. M., Raman, C. S., Nall, B. T. (**1999**). Isothermal titration calorimetry of protein–protein interactions. *Methods* **19**, 213–221.

Schaap, P., van Ments-Cohen, M., Soede, R. D., Brandt, R., Firtel, R. A., Dostmann, W., Genieser, H. G., Jastorff, B., van Haastert, P. J. (**1993**). Cell-permeable non-hydrolyzable cAMP derivatives as tools for analysis of signaling pathways controlling gene regulation in Dictyostelium. *J. Biol. Chem.* **268**, 6323–6331.

Smith, J. K., Mamoon, N. M., Duhe, R. J. (**2004**). Emerging roles of targeted small molecule protein–tyrosine kinase inhibitors in cancer therapy. *Oncol. Res.* **14**, 175–225.

Stokes, G. G. (**1852**). On the change of refrangibility of light. *Philos. Trans. R Soc. London*, 463–562.

Taylor, S. S., Yang, J., Wu, J., Haste, N. M., Radzio-Andzelm, E., Anand, G. (**2004**). PKA: a portrait of protein kinase dynamics. *Biochim. Biophys. Acta* **1697**, 259–269.

Ullman, E. F., Kirakossian, H., Singh, S., Wu, Z. P., Irvin, B. R., Pease, J. S., Switchenko, A. C., Irvine, J. D., Dafforn, A., Skold, C. N. (**1994**). Luminescent oxygen channeling immunoassay: measurement of particle binding kinetics by chemiluminescence. *Proc. Natl. Acad. Sci. USA* **91**, 5426–5430.

Zimmermann, B., Hahnefeld, C., Herberg, F. W. (**2002**). Applications of biomolecular interaction analysis in drug development. *Targets* **1**, 66–73.

9　完整细胞和组织中的分子网络——生物学和药物开发中的机遇

Walter Schubert, Manuela Friedenberger, Marcus Bode

摘要

细胞内的功能至少能划分为四个不同的层次：基因组、转录组、蛋白质组和拓扑组。拓扑组是所有蛋白质网络的全部，它被描述为在细胞原位的自然环境中（如组织中）单个细胞水平上的模式。我们开发出一种光子显微自动机技术（MELK），这种技术能够在形态完整的细胞和组织里标记并观察数以百计（可能数以千计）的不同分子组分（如蛋白质）。MELK 说明了一个事实：每个细胞里的蛋白质必须在合适的时间和地点以合适的浓度与其他在空间上有组织的蛋白质网络相互作用。由此获得的拓扑组图展示了亚细胞成分的几何学形态，它代表组合分子模型（CMP），直观地反映分子网络，使无数不同的功能得为人知。MELK 拓扑组技术可与工业化的药物开发相结合，能够高通量/多内容的进行有效靶点和药物的筛选。

9.1　引言

新药研发的成本正在逐年上升，根据“新药开发研究中心”（Start Centre for the Study of Drug Development，2001）的研究，2000 年平均每种新药研发的成本已经增至 8.02 亿美元，然而临床的治愈率并不令人满意。若每一种药物的治愈率能从现在的 1∶5 上升到 1∶3，那么成本就会降低近 2.35 亿美元（Tufts，2002）。

根据 Lehmann Brothers & Mckinsey 的研究（2001），制药业发展缓慢主要是由于靶标筛选不利造成的，这也是在任何药物开发的初始阶段就面临的主要难题。其他事实也同样证明了这种情况，1995 年前（传统制药平台），平均每个制药公司的每个靶标和新化学药品（new chemical entity，NCE）的平均净现值（mean net present value，NPV）是每年 2.64 亿美元。但当新的制药平台（基因组学平台）出现后，尽管平均筛选的靶标数量在 1995～2001 年间增加了 4%，但 2001 年每个靶标的 NPV 已经下降到 0.34 亿美元。近些年来，研究者建立了大规模表达谱筛选的方法，从而能够很快找到在疾病中高表达的蛋白质。而根据 Lehmann Brothers & Mckinsey 的研究，得到的这些海量信息并不能在药物筛选过程中真正反映相关的生物学功能。很显然，其中的问题在于靶标的选择，正如近几年美国药业制造商（PhRMH）报道的那样，现在的药物研发项目仍在受到效率低下的困扰。尽管制药业尝试过很多办法来解决这一问题，但毫无疑问，筛选好的靶标的问题最终是要靠科学创新来解决的（Jessen，2005）。

本节简述了一种新的药物靶标筛选方法，该方法建立在对形态完整的细胞和组织进行分子网络的研究基础之上。

9.2 一个关于细胞的比喻

为了解释细胞中自然条件下蛋白质是如何行使功能的，可以用语言学打这样一个比方：语义的表达不是由字母本身而是由字母的正确组合（字母被组合成单词、句子、文章等）来实现的。如图 9.1，两个意思完全不同的句子，比较一下，句中的字母几乎都是相同的，其中字母“p”只在一个句子中出现。所以，不能简单地根据字母来区别这两个句子。然而，从单词上看，两个句子就很不相同。三个单词确定了句子 1 的意思，而另外三个单词确定了句子 2 的意思。所以，是句子的构造使两句话有不同的含意。

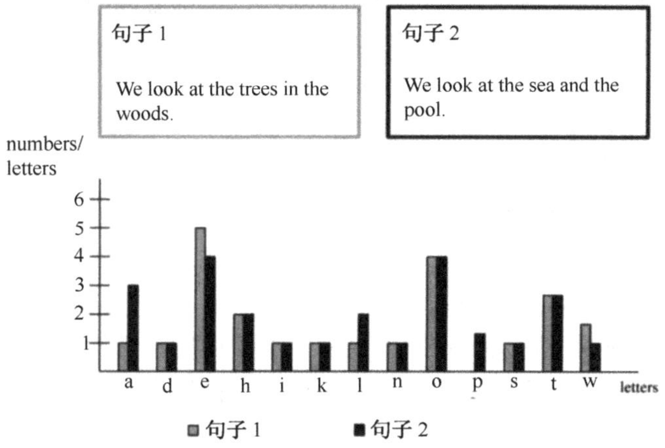

不同的字母：只有字母“p”只在句子 2 中出现。

不同的单词：	句子 1	句子 2
	trees	pool
	woods	sea
	in	and

图 9.1 用语言中字母和语义关系的比喻来类比蛋白质和拓扑组蛋白质网络集合的关系（整个蛋白质网络）。是语义而不是字母的差别造成两句话不同

生物系统是怎样表达含意的呢？联想上面的语义比喻，根据这个比喻，蛋白质被比作字母，字母组成了特殊的语言符号（一串，复合物等），表现细胞的功能。如果把蛋白质从它所在的生物环境中分离出来，那么它将失去部分功能信息。此外，单个蛋白质的分子功能不能简单的等同于它在细胞中的功能：一个具有“x”功能的蛋白质分子在细胞中的功能是由在时间和空间上与它有关联的蛋白质决定的（网络 1）。同样的蛋白质 x 在和其他蛋白质发生作用时（网络 2）很可能产生新的功能。所以蛋白质分子本身的功能和它在细胞中的功能是不同的，后者由很多蛋白质不同的空间排布决定。基于这些认识，接下来重要的步骤就是在蛋白质组水平上，通过在完整的细胞和组织中对蛋白质的时空排布进行透彻地分析，从而阐明蛋白质在细胞中的功能。

在这方面，上面进行的语言学的比喻很有意思，因为它暗示了在细胞中可能存在类

似于句法和语义结构的“语法”决定蛋白质的排布：在细胞的蛋白质组中有更高水平的排列。Bruce Alberts 的一个关于细胞的相同比喻是这样说的：整个细胞可以被看作是一个由相互连接的蛋白质组成的机器（Alberts，1998）。无论用什么样的比喻来认识和理解有关细胞的概念，从蛋白质网络在时空上的相互作用来认识细胞功能都是后基因组时代的一个重大挑战。很明显，信息需要从整个细胞中获取。现在使用的蛋白质相互作用分析方法（Alberts 1998；Dandekar et al.，1998；Enright et al.，1999；Gavin et al.，2002；Giot et al.，2003；Ho et al.，2002；Hughes et al.，2000；Ito et al.，2001；Marcotte et al.，1999；Overbeek et al.，1999；Pellegrini et al.，1999；Roberts et al.，2000；Uetz et al.，2000）有很大的局限（Huynen and Bork，1998；von Mering et al.，2002），不能反映体内发生反应的真实情况。我们尤其需要的研究方法是不仅能知道蛋白质在细胞中如何被组装，更需要能够了解到哪些蛋白质之间的作用是微弱的、暂时的，而不是错误地认为这些蛋白质有很强的相互作用达到能提纯的程度。

9.3 分子调控网络图：理论基础

绘制分子调控网络图必须在理论上认识到细胞在进化过程中产生了无数的细胞功能，也许有人会假想：在每一个细胞中，蛋白质都不是随机分布的，而是在时间和空间上严格组织的。每一个细胞每一个蛋白质都遵循这一原则在合适的时间、地点，以合适的浓度和另外的蛋白质相互作用。在空间上有序的蛋白质分子的分子网络产生不同的功能，细胞中的每个蛋白质网络的特性都由特定模式连接组合的蛋白质所决定。这些组合模式具有研究潜力，可以用适当的技术来定位单个细胞中某一组合模式里的每个蛋白质，得到一种“马赛克图”：蛋白质的空间排布。如果能对每个细胞给出数量适宜的数据点，就可以以足够的分辨率解析不同亚细胞结构，实现为所有蛋白质网络绘制特定模板。得到的生物学信息中包括绘制的图谱，图谱能提供亚细胞定位的蛋白质浓度和相同数据集里蛋白质的排列。后者是从系统生物学的角度认识处于细胞和组织环境中蛋白质的基础（Schubert，2003）。目前开发出一种光子学影像技术，称为多抗原配体图谱（MELK）（Schubert，2003），它通过在同一样品上反复标记蛋白质，能够用于定位随机数量的蛋白质（Schubert，1990）。此项技术最初与一种新的标志蛋白质（Schubert et al.，1989）联合使用，发现了骨骼肌纤维的再生是依靠血管内皮细胞重编程为肌源细胞而成的（Schubert，1992）。此研究的成功是因为在原位同时定位了 9 种细胞表面蛋白质，直接观察到再生肌纤维的肌内膜管中内皮细胞转变为肌肉细胞。这个例子首次证实了 MELK 技术的正确性，后来血管中上皮细胞在肌肉再生过程中的作用也被其他人进一步证实（De Angelis et al.，1999）。

所有这些数据说明，当有足够多的蛋白质分子在细胞和组织中同时存在时，复杂的细胞内调控机制可以直接在组织内被观察到。就像语言学的那个比喻：只有把字母放在正确的语境中才能反应语法结构，例如，由字母组成单词和句子。大致来讲，分析每一个拓扑组织的系统，例如细胞中的蛋白质系统，都需要知道各组分独立的定位来了解它语义学的结构。

9.4 设想会骑车的机器人

为了系统地分析细胞和组织中蛋白质的排列，建立了 MELK 技术（Schubert，2003）作为一个自动机器化工作站。这些自动化机器包括多吸液管单元、荧光显微镜和 CCD 相机。把大的标签库（抗体、凝集素或其他多种配体）固定在细胞和组织上来定位其中的分子组成；每种标签都含有特异染料，比如 FITC，并且按照顺序应用在样品上。每一步标记以后都会立即拍照并漂白，这就形成了交互式的标记、拍照和漂白（重复温育—拍照—漂白步骤）。这些拍照后的成像结果是每个相应样品中亚细胞数据点的蛋白质指纹图谱（或是分子指纹图谱）。通过这些指纹图谱的比较分析（疾病的和正常的比较），某种细胞的特殊状态就可以被识别并绘制。这项技术的一个重要优点就是细胞中蛋白质的空间区域性被保留下来，而且能够在组织中对细胞进行逐一分析。此方法可以得到基于环境的蛋白质信息，这些信息本来会在细胞匀浆或蛋白质分离时丢失，这些信息使得蛋白质网络在每一个单独的细胞中在空间上被确定为功能单元（不同的功能=不同的细胞蛋白质网络=特异的细胞蛋白质类型）。图 9.2 描述了细胞中指纹图谱如何识别正常和异常细胞的蛋白质相对组成。然而，如果细胞被匀浆了，这个例子中的蛋白质组成就没有区别了。根据后一种情况作出的结论是，这些蛋白质和疾病没有关系。然而，利用蛋白质网络（图 9.2，右面部分）就会得到相反的结论。MELK 结合适当的计算机模型能够对具有不同特征的蛋白质指纹图谱的细胞进行鉴别。例如，MELK 的应用效果已经在侵袭细胞（免疫细胞、肿瘤细胞）的分析中证实了，它能在高度特异性的蛋白质模板（或指纹图谱）下同时定位 20～100 个细胞表面蛋白质，特异的描述疾病过程（待发表）。最近的实验结果支持这样一个论点：每一细胞都遵循一个近于无限的“数据空间”中的不同模板以对应不同的功能。然而，正如预期的那样，这些存在于细胞中（体内）的模板，是高度受限且不随机。所以这些模板的鉴别对于理解细胞蛋白质组的组成和功能特征是非常重要的。MELK 支持在大型数据库中搜索相关模板或“读码框”，然后进行蛋白质的功能聚类，如疾病分析。从纯数学的观点来看，MELK 和普通生化方法提纯蛋白质相比，前者提供的信息是巨大的：假如能够从细胞或组织匀浆（经典的蛋白质组学分析）中得到 20 种蛋白质；它就能对每一种蛋白质给出 250 种不同的浓度（0～250），不同蛋白质浓度的组合最多将会达到 250^{20} 种。然而，每个细胞都会以不同的方式把蛋白质排列在不同的亚细胞结构中。100 万个细胞中的每个细胞可以测出 2000 个亚细胞数据点（MELK），得到可能的最大组合数是 $1\times10^{6}\times2000\times250^{20}$。所以使用 MELK 与经典的蛋白质分析相比，得到的信息量呈指数级递增。MELK 给出这些读码框，使得我们能够通过比较疾病中的细胞或不同状态的细胞（收集大量的蛋白质组片段）得出相应信息。根据特异细胞类型的参考图，可以在几小时或是几天

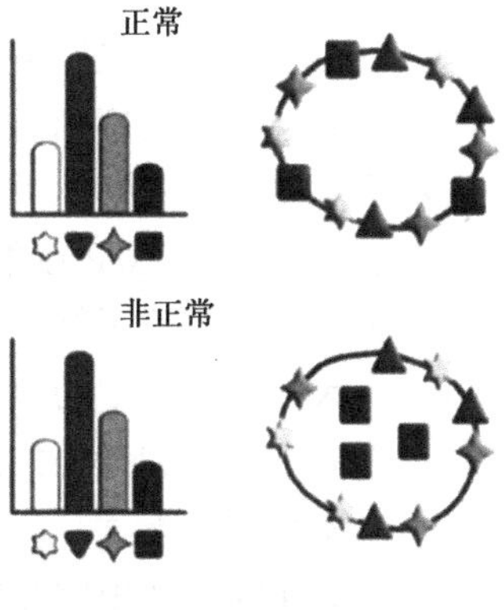

图 9.2　细胞蛋白质类型的比较（代表了空间上确定的蛋白质网络）和蛋白质概况

之内很快得到疾病特异的细胞指纹图谱（Nattkemper et al.，2001）。图 9.3（见彩图）显示了两个肌肉细胞的亚细胞蛋白质的图，相当于部分拓扑组图。紧密包裹的小泡很容易被识别，每一个小泡含有一个特异的蛋白质，被直接的划分成为不同的小泡类型。如图 9.3 所示，两个细胞表现出明显不同的小泡排列形式。这意味着这些细胞处于不同的细胞状态：右侧细胞处于融合状，左侧细胞处于迁移状态。

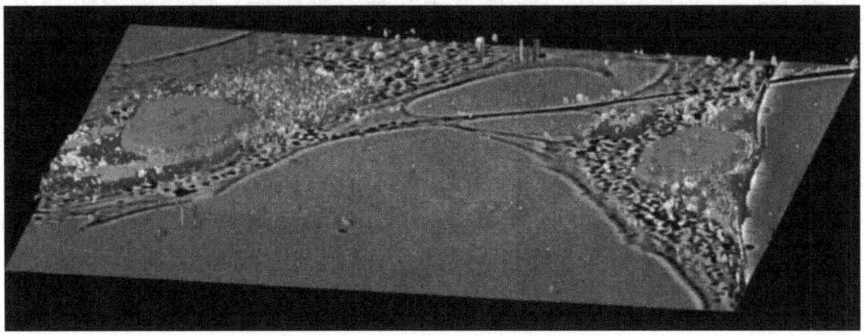

图 9.3　两个肌肉细胞的亚细胞拓扑组指纹图谱（见彩图）

右侧细胞：融合-能力。左侧细胞：迁移的状态。注意不同的颜色代表不同的囊泡类型，每一种都由唯一的蛋白质组合来决定

9.5　以分子网络模块标准化为几何目标

通过数学方法对细胞内的蛋白质分子网络进行正规描述，作为特定结构或模板是细胞蛋白质组学定量分析的基础。细胞基于 MELK 的数字化拓扑数据对于进一步解读完整蛋白质网络，对于细胞功能影响的“语法”非常重要。我们把具有特定细胞功能的蛋白质拓扑集合定义为一个蛋白质网络模块，如图 9.4 所示。不同细胞表面的蛋白质分子网络形成不同的组合。MELK 能检测到单个的蛋白质并作为光信号成像。最初每一个蛋白质信号分子被定义为一个灰度值（由所给的荧光浓度确定），代表了每一个蛋白质分子的相对浓度。经验表明，使用二元数据可以使分析过程效率更高。每一个蛋白质的表达与否用一个限定的灰度值表示（表达［1］，不表达为［0］＝1bit）。基本图像信息还含有每一个蛋白质灰度值分布情况，与二维矢量坐标结合，用 $x/y/z$ 坐标进行几何学描述表示。如图 9.4，可以轻易地判断生物环境中是否有某种组合分子模型（CMP）存在。这个例子中，CMP 在细胞膜表面发生变化。生物学上，这种区别可以被归类为细胞膜表面不同的超分子结构域。比较分析寻找这些 CMP 的共性对功能研究很重要。如图 9.4 所示，细胞 1 中的蛋白质 1 是唯一一个在同一细胞表面不同区域（CMP）都出现的，这个蛋白质和其他的蛋白质以不同组合方式共同存在于不同的区域（图 9.4 中这种变化的关系用 * 表示）。蛋白质 7 与蛋白质 1 互斥（图 9.4［0］＝蛋白质 7）。但是，蛋白质 7 在细胞 2 中所有的区域都存在。我们使用高通量 MELK 分析这些 CMP 之间的相同和不同特性——其结果被称为拓扑模块（或者蛋白质网络模块）——它对于特殊的细胞功能和细胞类型是高度特异的（详细数据待发表）。在所有区域都出现的蛋白质，具有特殊的功能（图 9.4：细胞 1 中的蛋白质 1，细胞 2 中的蛋白质 7），我们称这

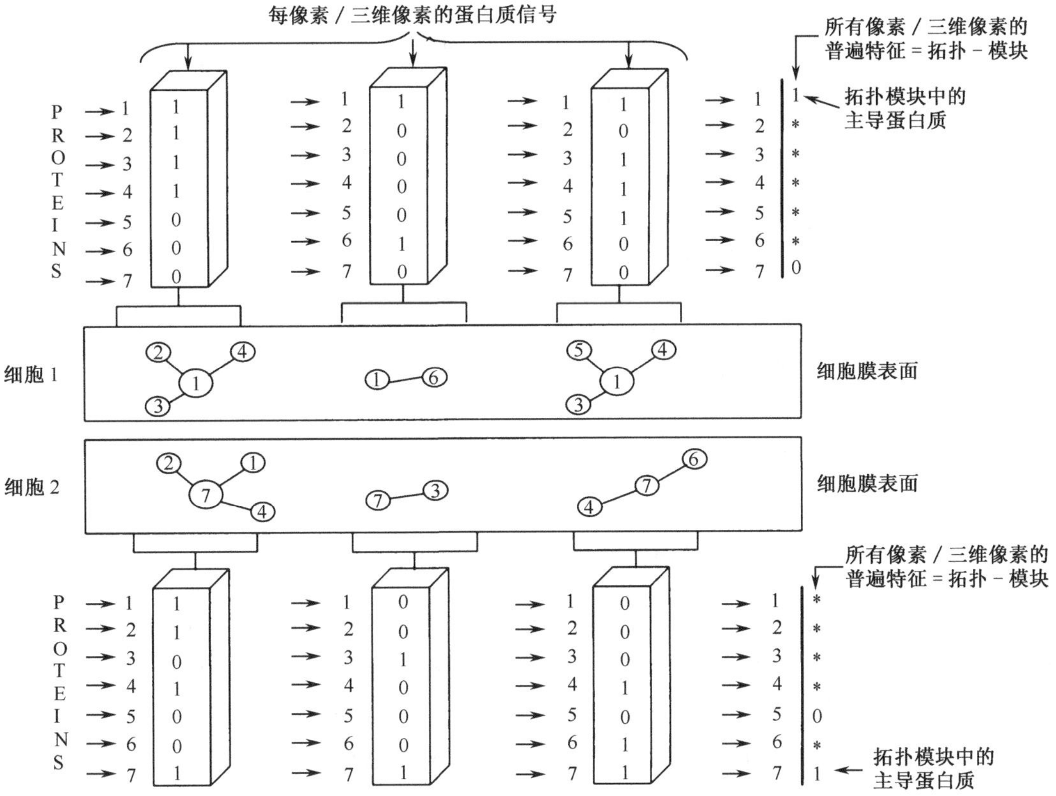

图 9.4 两个不同细胞的表面分子网络拓扑图示

蛋白质 1 到 7 以不同的形式组合。这些类型可以由 MELK 设备工作站的双编码系统（combinatorial molecular pattern，CMP）。CMP 列出相同和不同的特征（图表中的垂直比较）。所有的 CMP 组合起来形成一个拓扑模块（蛋白质-网络-模块）如右侧所述。[1] 为主要蛋白质，[*] 为随主要蛋白质而变化的蛋白质，[0] 为蛋白质和主导蛋白质负关联的蛋白质

些蛋白质为主导蛋白质（Schubert，2003）。选择性地抑制这些蛋白质，而不影响其他关联的蛋白质（*），会导致细胞功能的显著改变，这一点已在适当的生物模型体系中得到证实（体外培养的细胞或者小鼠模型）（即将发表）。从这些实验中我们得出结论：蛋白质网络中的主导蛋白质处于重要的支配地位。这些基于二维几何学数据的实验发现了主导蛋白质，它是细胞中系统分析蛋白质网络的基础。图 9.5 系统地解释了在迁移细胞中进行的实验结果：一个迁移细胞表面膜上有两个不同的主导蛋白质（图 9.5A），抑制其中任何一个蛋白质（蛋白质 1 或者蛋白质 2）都会出现同样的结果：第一，蛋白质模型发生破坏（图 9.5B，原始的蛋白质还都在膜上，但从拓扑学上看它们已经解聚）；第二，细胞膜表面的分子网络被破坏，严重影响了细胞迁移。根据这些结果，我们预测两个主导蛋白质如果都被抑制（图 9.5），将会产生更强的效果：更加严重地影响迁移。然而，实验却观察到相反的现象：CMP 类型在很大程度上得到维持（图 9.5C），并且细胞迁移速度增加了几倍。从这里得到结论不能根据简单的分子逻辑来预测蛋白质的亚细胞功能，因为蛋白质之间的结构和内拓扑关系制约着网络中单个蛋白质的细胞学功能。

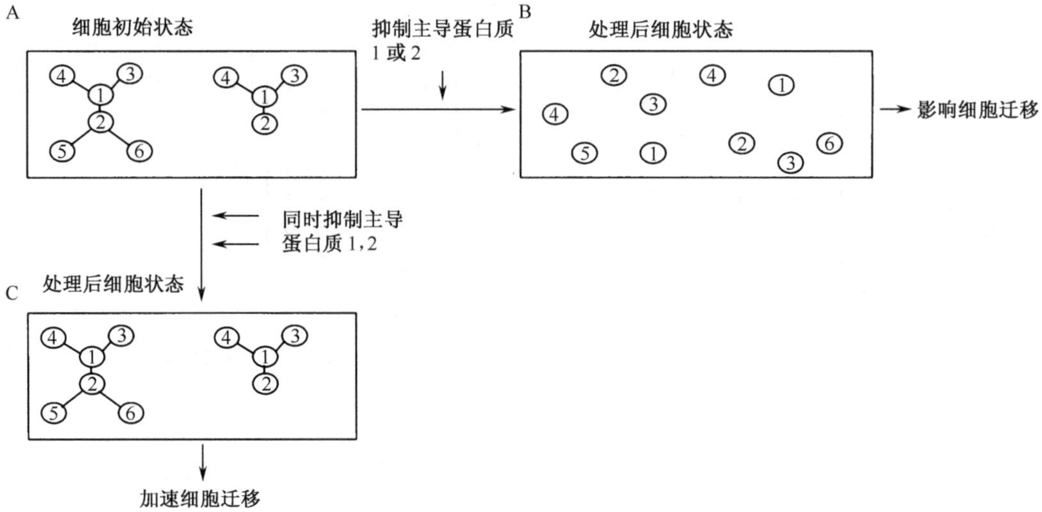

图 9.5　细胞膜表面分子网络的实验分析图示

总之，将 MELK 拓扑组学和实验相结合可以帮助我们达到下面目标：①以特定的几何学模型描述蛋白质网络；②阐明蛋白质网络中每种蛋白质分子精确的（潜在的）细胞学功能。更重要的是，主导蛋白质非常重要，因为它们是控制整个蛋白质网络形成正确拓扑结构的核心元素。最后，在疾病相关的蛋白质网络里，主导蛋白质可被作为首要的药物靶标。

9.6　获取功能信息：展望药物研发

我们建立了拓扑组学的分析系统，它包括以下内容：测量（MELK）、过滤（在多维数据分析空间里比较细胞的拓扑组学模型）、预测（疾病的特异靶标＝主导蛋白质）和实验检测（可以用来评估的生物模型）。在这种探测设备的辅助下，有可能找到神经疾病和癌症的靶标和药物（Schubert，1999，2001）。目前基因敲除的小鼠模型证实了（Mohamed et al.,2002）通过 MELK 找到的肌萎缩性（脊髓）侧索硬化症（ALS）的关键靶标分子（Schubert，1999），这也进一步证明了 MELK 强大的预测功能。同时说明，MELK 拓扑组学分析是一种寻找和疾病发病机制高度相关蛋白质的有效途径。

在药物研发的过程中，MELK 可以以不同方式和其他蛋白质组学的分析方法和高通量筛选相结合。尤其是利用 MELK 分析由其他方法（如蛋白质组学分析）找到的候选药物，以拓扑组学蛋白质数据为基础优化候选药物。此外，MELK 还提供了一个拓扑组评价平台，用以评价由经典基因组学和蛋白质组学找到的候选基因。

参考文献

Alberts, B. (**1998**). The cell as a collection of protein machines: preparing the next generation of molecular biologists. *Cell* **92**, 291–294.

De Angelis, L., Berghella, L., Coletta, M., Lattanzi, L., Zanchi, M., Cusella-De Angelis, M. G., Ponzetto, C., Cossu, G. (**1999**). Skeletal myogenic progenitors originating from embryonic dorsal aorta coexpress endothelial and myogenic markers and contribute to postnatal muscle growth and regeneration. *J. Cell Biol.* **147**, 869–878.

Dandekar, T., Snel, B., Huynen, M., Bork, P. (**1998**). Conservation of gene order: a fingerprint of proteins that physically interact. *Trends Biochem. Sci.* **23**, 324–328.

Enright, A. J., Iliopoulos, I., Kyrpides, N. C., Ouzounis, C. A. (**1999**). Protein interaction maps for complete genomes based on gene fusion events. *Nature* **402**, 86–90.

Gavin, A. C., Bosche, M., Krause, R., Grandi, P., Marzioch, M., Bauer, A., Schultz, J., Rick, J. M., Michon, A. M., Cruciat, C. M., et al. (**2002**). Functional organization of the yeast proteome by systematic analysis of protein complexes. *Nature* **415**, 141–147.

Giot, L., Bader, J. S., Brouwer, C., Chaudhuri, A., Kuang, B., Li, Y., Hao, Y. L., Ooi, C. E., Godwin, B., Vitols, E., et al. (**2003**). A protein interaction map of *Drosophila melanogaster*. *Science* **302**, 1727–1736.

Ho, Y., Gruhler, A., Heilbut, A., Bader, G. D., Moore, L., Adams, S. L., Millar, A., Taylor, P., Bennett, K., Boutilier, K., et al. (**2002**). Systematic identification of protein complexes in *Saccharomyces cerevisiae* by mass spectrometry. *Nature* **415**, 180–183.

Hughes, T. R., Marton, M. J., Jones, A. R., Roberts, C. J., Stoughton, R., Armour, C. D., Bennett, H. A., Coffey, E., Dai, H., He, Y. D., et al. (**2000**). Functional discovery via a compendium of expression profiles. *Cell* **102**, 109–126.

Huynen, M. A., Bork, P. (**1998**). Measuring genome evolution. *Proc. Natl. Acad. Sci. USA* **95**, 5849–5856.

Ito, T., Chiba, T., Ozawa, R., Yoshida, M., Hattori, M., Sakaki, Y. (**2001**). A comprehensive two-hybrid analysis to explore the yeast protein interactome. *Proc. Natl. Acad. Sci. USA* **98**, 4569–4574.

Jessen, T. (**2005**). *Future drug discovery.* Business Briefing, p. 10.

Lehman Brothers, Mc Kinsey & Co. (**2001**). *The Fruits of Genomics.*

Marcotte, E. M., Pellegrini, M., Ng, H. L., Rice, D. W., Yeates, T. O., Eisenberg, D. (**1999**). Detecting protein function and protein–protein interactions from genome sequences. *Science* **285**, 751–753.

Mohamed, H. A., Mosier, D. R., Zou, L. L., Siklos, L., Alexianu, M. E., Engelhardt, J. I., Beers, D. R., Le, W. D., Appel, S. H. (**2002**). Immunoglobulin Fc gamma receptor promotes immunoglobulin uptake, immunoglobulin-mediated calcium increase, and neurotransmitter release in motor neurons. *J. Neurosci. Res.* **69**, 110–116.

Nattkemper, T. W., Ritter, H. J., Schubert, W. (**2001**). A neural classifyer enabling high-throughput topological analysis of lymphocytes in tissue sections. *IEEE Trans. Inf. Technol. Biomed.* **5**, 138–149.

Overbeek, R., Fonstein, M., D'Souza, M., Pusch, G. D., Maltsev, N. (**1999**). The use of gene clusters to infer functional coupling. *Proc. Natl. Acad. Sci. USA* **96**, 2896–2901.

Pellegrini, M., Marcotte, E. M., Thompson, M. J., Eisenberg, D., Yeates, T. O. (**1999**). Assigning protein functions by comparative genome analysis: protein phylogenetic profiles. *Proc. Natl. Acad. Sci. USA* **96**, 4285–4288.

Roberts, C. J., Nelson, B., Marton, M. J., Stoughton, R., Meyer, M. R., Bennett, H. A., He, Y. D., Dai, H., Walker, W. L., Hughes, T. R., et al. (**2000**). Signaling and circuitry of multiple MAPK pathways revealed by a matrix of global gene expression profiles. *Science* **287**, 873–880.

Schubert, W., Zimmermann, K., Cramer, M., Starzinski-Powitz, A. (**1989**). Lymphocyte antigen Leu19 as a molecular marker of regeneration in human skeletal muscle. *Proc. Natl. Acad. Sci. USA* **86**, 307–311.

Schubert, W. (**1990**). Multiple antigen – mapping microscopy of human tissue. *Adv. Analytical Cell Pathol.*, 97–98.

Schubert, W. (**1992**). Antigenic determinants of T lymphocyte a/b receptor and other leukocyte surface proteins as differential markers of skeletal muscle regeneration: detection of spatially and timely restricted patterns by MAM microscopy. *Eur J. Cell Biol.* **58(2)**, 395–410.

Schubert, W. (**1999**). US Patents 09/367,011, 09/802,305, 09/801,414.

Schubert, W. (**2001**). US Patent 6,150,173 (2000), EP 1 069 431 (00 114 8543).

Schubert, W. (**2003**). Topological proteomics, toponomics MELK technology. *Adv. Biochem. Eng. Biotechnol.* **83**, 189–211.

Tufts (**2002**). *CSDD Impact Report*, Vol. 4, No. 5.

Uetz, P., Giot, L., Cagney, G., Mansfield, T. A., Judson, R. S., Knight, J. R., Lockshon, D., Narayan, V., Srinivasan, M., Pochart, P., et al. (**2000**). A comprehensive analysis of protein–protein interactions in *Saccharomyces cerevisiae*. *Nature* **403**, 623–627.

von Mering, C., Krause, R., Snel, B., Cornell, M., Oliver, S. G., Fields, S., Bork, P. (**2002**). Comparative assessment of large-scale data sets of protein–protein interactions. *Nature* **417**, 399–403.

第三篇　应　　用

10　从靶标到先导化合物

Stefan Müllner，*Holger Stark*，*Päivi Niskanen*，*Erich Eigenbrodt*，
Sybille Mazurek and Hugo Fasold

摘要

寻找疾病分子标记物和相应新药是非常耗费时间和金钱的，所以，需要有新颖可靠的方法快速找到药物靶标和先导化合物。这一节介绍的靶标小分子修饰法（small molecule adaptation on research target，SMART）就代表了这样的思想。我们着重研究了风湿性关节炎（RA），它是一种人类自身免疫疾病，是现代医学最大的挑战之一。还介绍了 Leflunomid（Arava），它是一种新型的具有复杂反应模式特点的药物。SMART 方法不仅仅能用于新药物靶点的鉴定和验证，而且能够设计潜在先导化合物的结构。

10.1　引言

当今全球的制药公司每年在主要医学领域都要花费数十亿美元开发新药和新的治疗方法，这些医学领域包括：心血管疾病、中枢神经疾病、代谢疾病、炎症、免疫学和肿瘤学。所有的制药公司都感到市场压力日益增加，希望以低成本寻找到更多具有专利结构、具有特异性且副作用少的药物。然而，拥有专利结构的新药被批准后仍然有很高的失败风险。在过去的十年中，所有制药公司都在花大力气研究新技术，如基因组学、高通量筛选、机械手技术、蛋白质结晶等，目前已经能看到这些技术在降低风险和成本上的效果。

Protagen AG 公司是应用蛋白质科学领域的专家，该公司的研究者设计了一种寻找靶标和鉴定先导物的新方法——靶标小分子修饰法（small molecule adaption on research target，SMART）（图 10.1）。这个方法以常规手段为基础，并且假设市场上的每一种药物都会与一个以上的蛋白质（药物靶标）作用。他们认为，将蛋白质科学中的高端技术组合使用可以使人们更进一步解释治疗性化合物的作用模式，进而完成整组新药靶标的鉴定，这将成为新药设计的基础。其中所说的高端技术包括：基质辅助激光解吸电离（MALDI）、电极喷射电离（ESI）和质谱（MS）、等离子共振（plasmon resonance）、高分辨率二维凝胶电泳、亲和色谱等等。

成功应用 SMART 方法的先决条件是选择一种具备可研究性药理学特征的药物，这个药物必须已经在人体内得到证明，并且有很好的靶标指向性。另外，所有用于蛋白质组学分析的药理学模型都应该是得到广泛应用并被科学界认可的。理想的情况是，采用在研发过程中刚刚发表的药理学模型。

除了寻找各种癌症的有效治疗方法外，如何治疗风湿性关节炎（RA，一种人的自

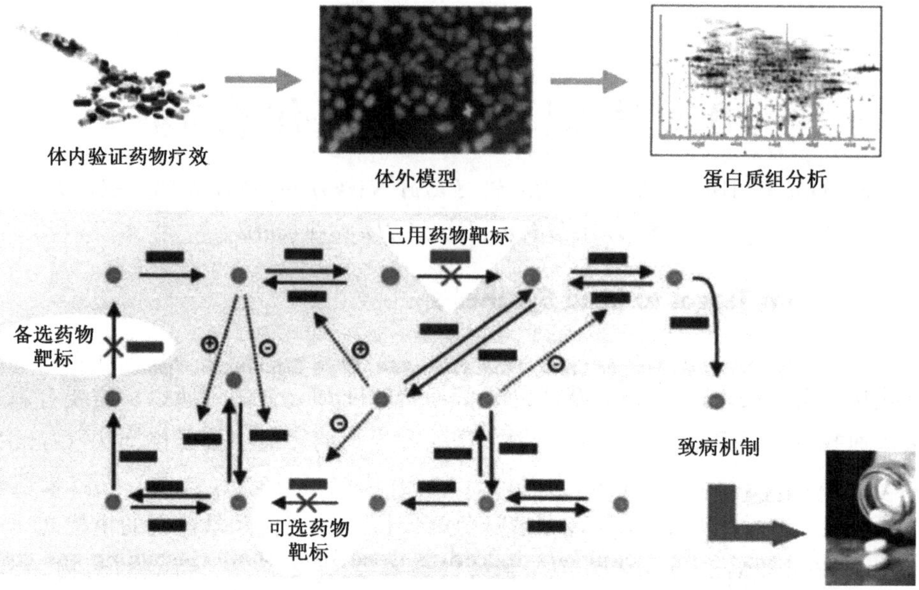

图 10.1　SMART 方法是在已经经过体外功效验证的药物、常规体外药理模型和高分辨率蛋白质组学技术基础上建立的。它在随后的药物筛选程序中鉴定并评估备选的药物靶标

体免疫疾病)，也是现代医学最富挑战性的问题之一。在现有的临床研究及疗法中，该病的病原学和发病机制（Feldmann et al.,1996；Vyse and Todd，1996)、免疫抑制剂和抗炎症药物的作用模式都没有研究透彻。患病关节处的慢性炎症是该疾病的主要症状，所以常规的治疗方法是服用抗炎症药物。

Leflunomide（Arava）是一种口服免疫调节剂，能有效治疗 RA，它是一种疾病缓解型抗风湿药物（Bartlett et al., 1991；Strand et al., 1999；Smolen et al.,1999；Emery et al.,2000；Breedveld and Dayer，2000)。体内实验表明，Leflunomide 能很快转变成具有药理活性的代谢物 A77 1726（Herrmann et al., 2000)。尽管尚不清楚 Leflunomide 在体内的确切药效，但体外实验证明，A77 1726 能可逆地抑制二氢乳清酸盐脱氢酶（dihydro-orotate dehydrogenase，DHODH）活性，它是重新合成嘧啶的限速步骤（Cherwinski et al., 1995；Williamson et al., 1996)。A77 1726 对 DHODH 活性的抑制也许能从一个方面解释其消炎机制。

Leflunomide 是一种无细胞毒性的有效抑制剂，它能抑制 B 细胞和 T 淋巴细胞增殖，这种增殖依赖于重新合成嘧啶来满足细胞的代谢需要（Breedveld and Dayer，2000；Herrmann et al., 2000)。体外实验中，可以通过向细胞培养液中添加尿嘧啶或胞嘧啶来对抗这种抗增殖效应，这个实验再次强调了这种作用机制的重要意义（Cao et al., 1995；Williamson et al., 1995；Zielinski et al., 1995；Silva et al., 1996)。此外，Leflunomide 还能在 T 细胞中通过抑制核因子 κB 实现阻断肿瘤坏死因子（TNF)-α 介导的细胞应答，这种机制也依赖于嘧啶的生物合成（Manna and Aggarwal，1999；Manna et al., 2000)。另外，在体外、体内实验中均证实，A77 1726 能直接抑制环氧化酶（COX-2）的活性（Hamilton et al., 1999；Burger et al., 2003)。

最后的结论是：在较高浓度时，A77 1726 抑制细胞因子和生长因子信号传导通路中涉及的不同类型的受体和非受体的酪氨酸激酶（Mattar et al., 1993；Xu et al., 1996；Elder et al., 1997）。然而，A77 1726 的很多抑制效应，例如，抑制 IgM 转变为免疫球蛋白 IgG（Siemasko et al., 1996）和对多种酪氨酸激酶的抑制不能通过添加尿嘧啶完全恢复（Silva et al., 1997），这表明 Leflunomide 发挥作用也许还有其他分子机制。

Leflunomide 在一些重要生物合成通路和信号通路中的不同药理效果表明，将这个小分子药物应用于 SMART 方法，可以鉴定候选靶标以及设计先导物结构。

10.2 材料和方法

10.2.1 细胞和培养条件

细胞内蛋白质的提取制备均在 4℃或是冰上进行。

用 Dulbecco's 改进的 Eagle's 培养基（Sigma）在 37℃和 10% CO_2 条件下培养小鼠的 RAW 264.7 单核细胞/巨噬细胞。培养基中需加入 10%的胎牛血清和盘尼西林/链霉素（分别是 50U/ml 和 50μg/ml）。收集到大约 2×10^8 个细胞后，用预冷的 PBS（phosphate-buffer saline）清洗。细胞于 4℃以 200*g* 的转速离心 10min，在沉淀中加入 10ml 的裂解液并用玻璃搅拌器混匀。裂解液的成分为：20mmol/L Tris、2mmol/L $MgCl_2\times6H_2O$、含有蛋白酶抑制剂（1μg/ml Leupeptin，2 mmol/L benzamidine/HCl，0.05mmol/L pefabloc SC）的 1mmol/L DTT（pH 7.0）。在 4℃以 22 000 *g* 的转速离心 35min 得到细胞液的成分，上清用裂解液稀释至 30ml 然后直接挂在色谱柱上，留取 2ml 作为参照。

10.2.2 体外活性检测

将 0.1×10^6 的 Novikof 细胞种在塑料培养瓶里。用 DMSO 溶解待测化合物，再用相同体积的 Hanks 液稀释，然后加到细胞培养基里，记录化合物在液体培养基里的终浓度。将细胞培养 4d，然后在光学显微镜下进行计数。IC_{50} 表示 $N=6$ 的平均值。用没有加待测化合物的细胞作为对照。

10.2.3 亲和色谱

为了确定与 Leflunomid 结合的细胞质蛋白质，用小鼠的 RAW 264.7 单核细胞/巨噬细胞的细胞液以 1ml/min 的流速流过预先用水平衡过的 A95 0277（图 10.2）衍生 Fractogel 色谱柱（1cm×5cm，内径×长度）。收集流出液，然后以每分钟 3ml 的速度洗脱。先用去离子水和 PBS 冲洗柱子，接着依次以 0～0.5mol/L NaCl 梯度浓度的高盐溶液洗脱，再用 PBS 进行二次冲洗；然后，用 A77 1726 浓度梯度溶液进行特异性洗脱；用连续的水、6mol/L 的尿素和 60%的氰化甲烷/0.1% TFA 除去剩余蛋白质；除了氰化甲烷和相应洗脱液之外，每一种流出组分都用水进行透析；然后将组分冻干，冻干后的蛋白质组分溶解于1ml的水里，然后用双辛可宁酸（bicinchoninic acid）方法（Pierce）测定蛋白质的浓度。再次冻干蛋白质，用SDS-PAGE上样缓冲液将蛋白质的浓度调至1mg/ml。

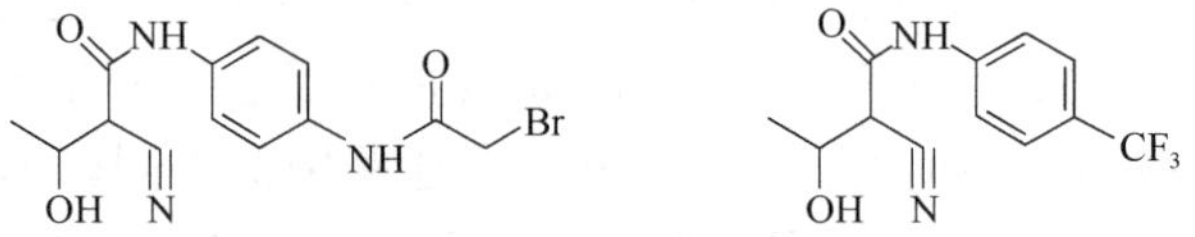

A95 0277的结构　　A77 1726的结构

图10.2 Leflunomide的代谢产物A77 1726和其衍生物A95 0277的分子结构

A95 0277可成功地与激活的Fractogel基质偶联，并用来进行亲和色谱分析，还能用于BIAcore芯片进行结合分析

10.2.4 电泳和蛋白质鉴定

按照以往传统方法（Laemmli，1970）进行SDS-PAGE电泳，以14A/h的速度在10%～17%的梯度胶中跑过夜。按照Heukeshoven和Dernick（1985）的方法，对用于分析的PAA胶进行银染，制备胶则采用考马斯亮蓝染色。

为了进行蛋白质鉴定，每块制备胶以1mg的总蛋白质量上样，用考马斯亮蓝R染色法观察。通过SDS-PAGE制备电泳分析Leflunomid结合的蛋白质，被考马斯亮蓝染色的蛋白质条带都要经过MS鉴定。

10.2.5 BIAcore分析

在羧甲基纤维素化传感器芯片CM5（Pharmacia Biosensor，Uppsala，Sweden）的表面注入35μl的0.05mol/L *N*-羟基琥珀酰亚胺（NHS）/0.2mol/L *N*-乙基-*N*′(二甲氨基丙基）碳二亚胺（EDC)，将它激活。在传感器芯片上，BIAcore的IFC形成四组平行的细胞流。它们中的三组含有40mmol/L胱胺-二氢氯化物/乙醇胺，比例分别为4∶1、2∶1和1∶1。第四组细胞未作派生处理，作为阴性对照。用乙醇胺氢氯化物（pH 8.5）中和表面基质上过量的反应结构。用0.1mol/L的DTT（溶解在硼酸盐缓冲液中，pH 8.5）激活反应基团。样品与Leflunomid衍生物A95 0277以5μl/m的速度进行偶联。底物的浓度设定为10mg/ml，溶解于硼酸钠缓冲液中（pH 7.5）。通过BIAcore分析检测潜在的Leflunomid结合蛋白质的结合特异性。用HBS缓冲液溶解各种可买到的商品化酶（MDH、LDH、GAPDH、丙酮酸激酶、DHODH和肌动蛋白)，分别得到5μmol/L、1μmol/L、0.5μmol/L、0.1μmol/L、50nmol/L和10nmol/L浓度的溶液。通过BIAcore2000对照和评估软件分析结合数据。

10.2.6 酰基氰化物的合成

合成酰基氰化物所需的一些原初化合物通常以酸或酸酐形式出售，根据Smith等（1991）的亚硫酰氯化物方法可以得到各种酰基氯化物。在无水条件和氩环境中，将酰基氯化物与三甲基氰硅烷进行反应（Hünig and Schaller，1982）。实验所用的玻璃器具使用前都要放入烘箱烘干。

为了合成 1.0ml 的酰基氯化物，需要在冰浴中搅拌加入 1.0～1.4ml 的三甲基氰硅烷。15min 后，终止冰浴，在室温下继续搅动 2～4h。

用微蒸馏设备进行真空蒸馏，用于提纯酰基氰化物。

以四甲硅烷基（TMS）作为参照，用 AM250 和 Avance400 仪器记录^{1}H 和^{13}C 的光谱。用 250MHz，300 MHz 和 400 MHz 的频率测量氢原子；用 50.3 MHz，62.9 MHz，75.5 MHz 和 100.6 MHz 的频率测量碳原子。用 Fisons MALDI-time-of-flight（TOF）光谱仪或 Fisons Platform II ESI 光谱仪测量 MS 光谱；用 Foss Heraeus CHN-O-Rapid 分析仪分析 CNH 元素组成。

10.2.6.1 Methyl 5-cyano-5-oxopentanoate

产物：0.58g (3.74mmol，12%)。

^{1}H NMR（$CDCl_3$）δ 1.97（*m*，2H，J=7.0Hz），2.34（*t*，2H，J=7.0Hz），2.81（*t*，2H，*J*=7.0Hz），3.63（*s*，3H）

^{13}C NMR（$CDCl_3$） δ 17.60 31.84 43.96 51.67 113.02（CN） 172.52 176.03

IR：从 IR 光谱中得到：氰化物（CN）峰值（−2230cm^{-1}），碳（C═O）峰值（−1725cm^{-1}）。

成分分析：

测量值：C，53.94%；H，5.87%；N，8.66%。

计算值：C，54.19%；H，5.85%；N，9.03%。

10.2.6.2 Methyl 6-cyano-6-oxohexanoate

产物：2.06g (12.18mmol，43%)。

^{1}H NMR（CDCI3）δ，1.65～1.80（*m*，CH），2.346（*t*，2H，*J*=7.0Hz），2.78（*t*，2H，*J*=7.0Hz），3.68（*s*，3H）

^{13}C NMR（CDCI3）δ，21.92，23.53，33.18，44.58，51.52，113.02（CN）173.08，176.30

IR：从 IR 光谱中得到 CN 峰值：（−2150cm^{-1}）碳（C═O）峰值（−1685cm^{-1}）。

成分分析：

测量值：C，56.88%；H，6.69 %；N，7.85%。

计算值：C，56.80%；H，6.55 %；N，8.28%。

10.2.6.3 Methyl-5-cyano-3- methyl-5-oxopentanoate

产物：5.65 g (33.40mmol，占全部产物的 86%)。

^{1}H NMR（$CDCl_3$）5，1.06（*d*，3H，*J*=6.6Hz），2.34（*dd*，2H，*J*=6.6Hz，1.6Hz），2.71（*d*，2H，*J*=7.3Hz），2.87～2.93（*m*，^{1}H），3.68（*s*，3H）

MS：（TofSpec Linear LDI+）M［H^+］=170 发现峰值。

成分分析：

测量值：C，56.66 %；H，6.57 %；N，8.07%。

计算值：C，56.80%；H，6.55 %；N，8.28%。

10.3 结果

参与免疫应答和炎症过程的细胞包括 PMN、血小板、淋巴细胞、血浆细胞和巨噬细胞。尤其是其中的巨噬细胞，它在这个调控网络中起关键作用。它们和吞噬作用、主要的组织相容复合体Ⅱ（MHCⅡ）介导的抗原呈递有关，它们是生物体内分泌最旺盛的细胞。通过释放细胞因子、补体、蛋白酶和急性期蛋白质，巨噬细胞参与免疫应答的起始、调节和抑制，并且在对 T 细胞的抗原呈递中起作用。此外，它们还表达针对各种细胞因子的疾病相关受体（Kirchner，1996）；体外实验中，当有细菌脂多糖刺激时，就会引发巨噬细胞释放前炎症反应的细胞因子（Gessani et al.，1993；Wright et al.，1990）。

第一组差异蛋白质组法的目的在于分析和描述参与炎症过程和 Leflunomid 作用模式的蛋白质（Dax et al.，1998），该方法中使用了小鼠的单核白细胞/巨噬细胞系 RAW 264.7。将正常的未受外界刺激的 RAW 264.7 细胞蛋白质组和分别被 LPS 刺激或药物处理的 RAW 264.7 细胞蛋白质组进行比较。选用 RAW 264.7 细胞进行实验，是因为它是成功应用于免疫应答研究的合适模型（Bahl et al.，1994）。

在这项研究中，研究者鉴定出肌动蛋白丝切蛋白（cofilin）和角化细胞脂质结合蛋白质是与 LPS 刺激效应和 Leflunomid 作用直接相关的蛋白质。丝切蛋白属于小肌动蛋白结合蛋白家族，它在所有细胞系中均有表达。它能与肌动蛋白单体和肌动蛋白丝形成复合体。肌动蛋白聚合、解聚的可逆过程，部分受到它与磷酸化/非磷酸化形式丝切蛋白相互作用的调控（Abe et al.，1996；Gunsalus et al.，1995；Edwards et al.，1994；Suzuki et al.，1995；Lappalainen and Drubin，1997）。有研究证明，丝切蛋白是激活 T 细胞的重要因素（Samstag et al.，1994，1996）。

角化细胞脂质结合蛋白质的功能尚未研究清楚。它属于细胞内脂结合蛋白质家族，这种蛋白质在皮肤癌中是过表达的（Krieg et al.，1993）。这种复合蛋白质对长链脂肪酸有高度亲和性，如油酸、花生四烯酸和二十烷酸（Kane et al.，1996），所以可能因此而调节炎症反应。

Ortlepp 等（1998）曾用另一种不同方法阐明 Leflunomid 的作用模式。实验材料是一种小鼠的 B 细胞——A20N，实验中，随着时间的延长，用浓度递增的药物处理细胞。这种方法的原理是药物处理细胞后，细胞会过表达药物的主要靶蛋白质。用这种方法得到一种新细胞系——A20T，与它的父代细胞系相比，它对 Leflunomid 有 40 倍的耐受力（Kirschbaum et al.，1999）。通过一维 SDS 梯度电泳和二维凝胶电泳，比较两种细胞系的蛋白质表达谱。实验结果表明，在 A20T 细胞中，至少有一个 135kDa 的蛋白质表达明显增强，它被称为 p135。p135 属于 DEAH-box RNA 解旋酶家族。用鼠的 cDNA 序列在数据库中搜索，找到相应的人的同源基因，经过对 cDNA 序列的比较分析，克隆到了人的 p135 cDNA。分析表明，p135 和酵母中的剪切因子 Prp16p 具有 41%的序列同源性。

药物研发过程中，临床前的筛选是药物化学合成和体外药理学之间的桥梁，基于这样一个理论，靶标驱动型药物开发项目和筛选（高通量）实验所需蛋白质的选取都需要满足若干先决条件。

因为结合抑制剂或酶抑制剂的研究在实验中已经标准化，此类研究条件易于建立并有实现自动化的可能，所以研究者更希望用受体或酶作为药物靶标。因为转运蛋白质、离子通道和转录因子等蛋白质在药物筛选项目中自动化成本高且难以实现，所以很少受到重视。另外，药物筛选对仪器精密性和专业技术的需求也很高。

考虑到合成化学家和技术开发者的需要，用于筛选的理想靶蛋白质应该是一种具有以下特征的酶：能够用重组技术大量表达；可以提取到有活性的分子；不需要协同因子；能够稳定放置于塑料或玻璃表面；能够溶解在多种有机溶剂里。尽管上述描述的蛋白质具有科学适用性和吸引力，并且这些特点都很必要，但是，这种新靶标并不符合筛选程序的要求。

为了找到更多适用于高通量筛选的靶蛋白质，研究者采用了亲和色谱的方法寻找与 Leflunomid 结合的蛋白质。

曾有研究者用光亲和标记的方法分析一些免疫活性细胞系的细胞膜碎片（Williamson et al.，1995），他们确定了 Leflunomid 的主要靶标之一，即嘧啶生物合成中的关键酶——DHODH。为了进一步了解它作用的模式，研究者对单核细胞/巨噬细胞系 RAW 264.7 的胞液馏分进行亲和色谱分析，以确定细胞内与 Leflunomid 结合的所有蛋白质。把 Leflunomid 衍生物 A95 0277（图 10.2）作为配体偶联到亲和柱上，将细胞液流过亲和柱。

为了减小蛋白质-药物之间的非特异性作用，在用 A77 1726 特异性洗脱之前需要预先洗涤多次。首先用 NaCl 高盐洗脱，接下来用水、尿素和乙腈连续洗脱以去除紧密结合的蛋白质和脂类（Mangold et al.，1999）。然后再用 SDS-PAGE 分析亲和色谱得到的蛋白质馏分。图 10.3 是用该药物特异性洗脱得到的馏分的电泳图谱。

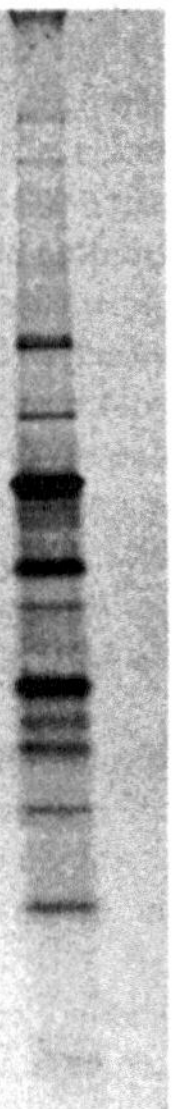

图 10.3 用 A77 1726 从亲和柱上特异性洗脱下来的蛋白质组分。使用 10%～17%梯度 SDS-PAGE，银染

通过随后的内源多肽片段蛋白质序列分析，鉴定出了图中标记的 10 个 A77 1726 的潜在细胞质结合分子。其中的四个，GAPDH、磷酸甘油酸变位酶、LDH 和丙酮酸激酶属于第二类糖酵解酶复合物。两种热激蛋白（HSP）HSP84 和 HSC73，还有 MDH，也被 A77 1726 特异性洗脱下来。此外，还从中鉴定出肌动蛋白、延伸因子 1α（EF-1α）和巨噬细胞 23kDa 的

应激蛋白。

通过亲和色谱得到的结果提供了很好的证据，但是仍不能证明这些蛋白质直接参与Leflunomid的作用模式。有趣的是，四种糖酵解通路中的酶及MDH能被特异性洗脱下来。

尽管通常希望用酶作为药物筛选的靶标，但是这些蛋白质是酵糖解酶复合物的组分，这个事实也非常重要。完整的复合物包括已糖激酶、GAPDH、磷酸甘油酸激酶、磷酸甘油酸变位酶、烯醇酶、丙酮酸激酶、LDH、核苷二磷酸激酶、腺苷酸激酶和葡萄糖-6-磷酸脱氢酶。此外，还包括起稳定作用的富含AU的mRNA，这个mRNA结合在细胞骨架上（Eigenbrodt et al.，1994）。A77 1726和特定蛋白质之间的亲和作用可能会导致蛋白质的共洗脱，共洗脱的蛋白质可能不与药物反应，但却与糖酵解酶复合物发生反应。

用BIAcore分析验证鉴定到的A77 1726的酶结合蛋白质，减少潜在蛋白质靶标的数目。通过表面硫醇法将Leflunomid衍生物A95 0277共价偶联到羧甲基右旋糖酐基质上，即CM5商品芯片。用BIACore芯片能分析多种商品化蛋白质，包括：GAPDH、丙酮酸激酶、CDH、磷酸甘油酸变位酶、MDH和肌动蛋白，这些可以用于进一步探索结合特异性和蛋白质药物的亲和力。蛋白质的结合检测与它们的浓度相关，并且还需要与一个已知的Leflunomid结合分子——DHODH进行对比。五种酶都溶解在HBS缓冲液中，分别配制浓度为10nmol/L、50nmol/L、0.1μmol/L、0.5μmol/L、1μmol/L和5μmol/L的溶液。其中的DHODH由Loeffler教授（University of Marburg）慷慨提供。由于可用蛋白质的量较少，无法检测5μmol/L浓度的酶。图10.4是蛋白质结合能

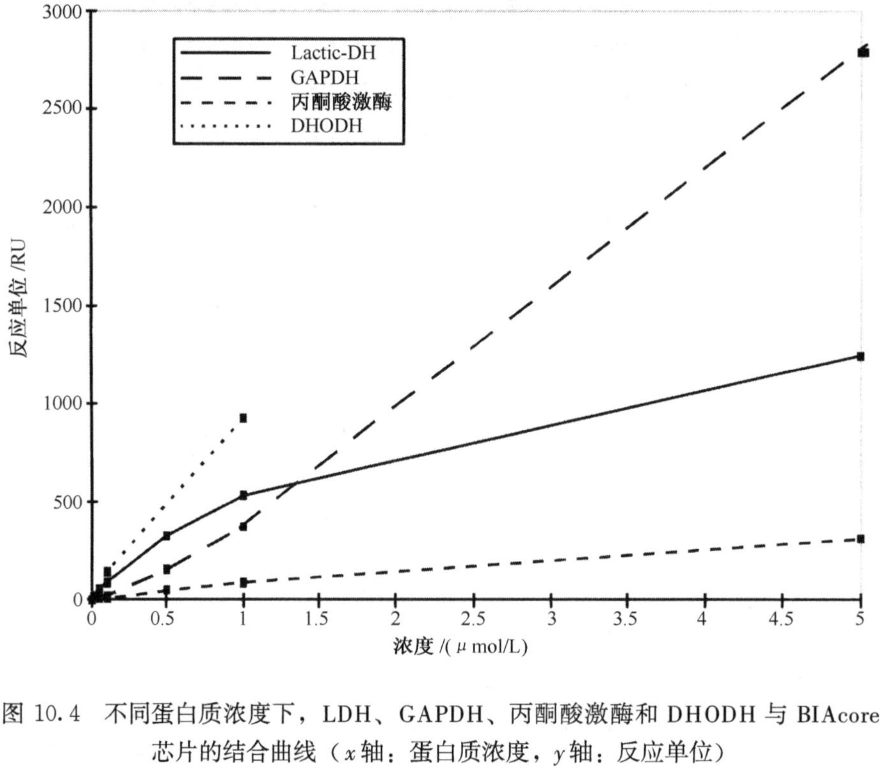

图10.4　不同蛋白质浓度下，LDH、GAPDH、丙酮酸激酶和DHODH与BIAcore芯片的结合曲线（x轴：蛋白质浓度，y轴：反应单位）

力与浓度的关系图。其中有趣的是，GAPDH 的结合能力表现出指数增长趋势，而 LDH 则是饱和结合曲线。

除了这四种酶，MDH 和肌动蛋白也是 Leflunomid 可能的结合分子。MDH 对 BIAcore 芯片的亲和力与 LDH 进行比较，它们的结合曲线与 LDH 相似（图 10.5）；肌动蛋白不与 BIAcore 芯片发生反应。

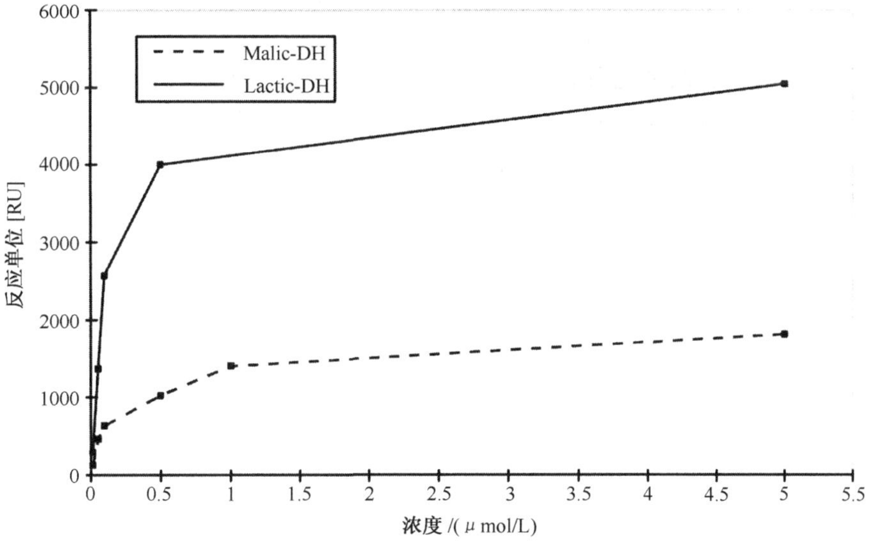

图 10.5　不同蛋白质浓度下，MDH 和 LDH 与 BIAcore 芯片的结合曲线（x 轴：蛋白质浓度，y 轴：反应单位）

从已有结果可以看出，Leflunomid 明显干扰细胞内的多种靶蛋白质，而且直接或间接地抑制产能所需的关键酶。

所有增殖的细胞，如肿瘤细胞或正在正常生长的细胞，都要通过不同代谢途径产生能量。然而，肿瘤细胞能够在不适宜的环境中继续生长，如低氧或低糖，因为它们能够选择其他产能途径，为子代细胞提供 DNA 和结构蛋白质所需材料。肿瘤细胞能够在缺氧环境下通过糖酵解或者在有氧条件下通过分解代谢将谷氨酰胺转化成乳酸产生能量，这个过程被称作谷氨酰胺分解反应（glutaminolysis）。由于这些原因，癌细胞形成糖酵解酶复合物的蛋白质的组分会发生改变。作为糖酵解过程中的最后一个调节酶，丙酮酸激酶的浓度随着肿瘤的增大而增加（Eigenbrodt et al., 1998）。在哺乳动物中发现了丙酮酸激酶的四种同工酶，这些同工酶以它们存在的组织命名，L-型同工酶多数存在于肝脏，R-型存在于红细胞，M1-型存在于肌肉；丙酮酸激酶的 M2 型同工酶在多种组织中都有发现，如肾、肠、肺和胃。所有这些同工酶都有它们各自特异的电泳、动力学和免疫学特性（Ashizawa et al., 1991）。

为了调整不同氧气或葡萄糖供应条件下的代谢途径，增殖肿瘤细胞表达 M2 型丙酮酸激酶（M2-PK）（EC 2.7.1.40）。M2-PK 可以将其自身由四聚体转变为二聚体，在正常细胞中，它通常是以四聚体的形式存在的，四聚体与丙酮酸有很高的亲和性，但二聚体的亲和性却很低，并且二聚体在正常生理状态下没有活性。所以，在正常细胞中只有有限的葡萄糖上的碳原子参与代谢，如产生核酸。这一点同样说明，葡萄糖在正常细胞代谢中生成乳酸盐产生能量。但在癌细胞中，二聚体（dim-M2-PK 或者肿瘤 M2-PK）是主导形式。癌细胞和高度增殖的细胞中 M2-PK 的这种非活性形式阻碍了依赖于 PK 的糖酵解过程，从而使糖酵解产生的所有的含磷代谢产物成为合成 DNA、磷脂、氨基酸的材料，以供给分裂后产生的子代细胞。

Zwerschke 等（1999）报道了肿瘤的形成和 M2-PK 的二聚体-四聚体相互转换有关，Hacker 等（1998）在大鼠的晚期肝细胞瘤中发现丙酮酸激酶从 L-型变成 M2-型。这种同工酶类型的转变似乎是所有细胞从正常细胞转为增殖细胞的代谢特性，尤其可以在肿瘤细胞中检测到（Yilmaz et al.，2003）。M2-PK 含量高的典型细胞一般都是癌细胞、分裂期细胞、激活的免疫系统细胞或干细胞。所以，研究者认为丙酮酸激酶的 M2-型同工酶是一个早期肿瘤标记物（Eigenbrodt et al.，1998）。

为了证明 Leflunomid A77 1726 对 M2-PK 形成不同稳定异构体（二聚体和四聚体 M2-PK）的影响，用 60μmol/L 的 A77 1726 和 Novikoff 细胞裂解液在冰上共同孵育 1h；然后用等电聚焦电泳分离细胞提取液。实验表明，在 A77 1726 的影响下，M2-PK 更容易发生二聚化（图 10.6）。

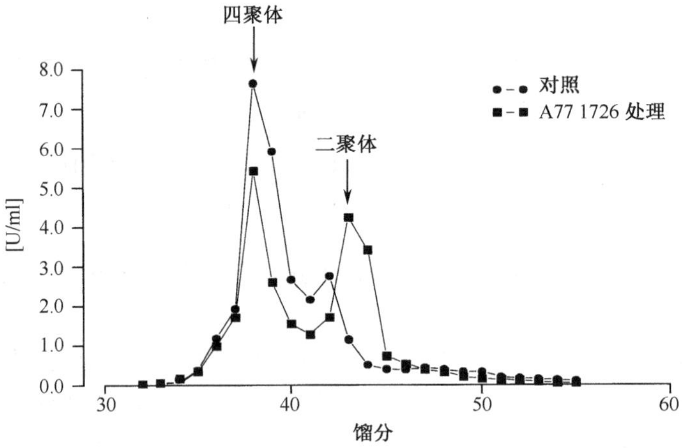

图 10.6　在 60μmol/L A77 1726 作用下，反应得到的 M2-PK 二聚体

除了丙酮酸激酶，研究者还鉴定出磷酸甘油酸变位酶是代谢开关中一个关键的调节因素（Mazurek and Eigenbrodt，2003）。所以，研究糖酵解复合物及其对动态变化的易感性，以及药物作用过程中靶标的谷氨酰胺分解反应是非常有意义的。已有的亲和色谱实验和 BIAcore 实验强有力地证明了 Leflunomid 与糖酵解酶复合物中高亲和性蛋白质的相互作用具有代谢活性。下一步需要通过细胞实验证明，Leflunomid 对葡萄糖和谷氨酰胺的代谢有直接影响。

在第二次实验中，研究者检测了 A77 1726 对巨噬细胞系 RAW264.7 排出的主要代谢物的影响。研究者通过测量代谢物中葡萄糖、谷氨酰胺和培养基中乳酸的含量，得到这些代谢物消耗和产生的数据。图 10.7 显示，A77 1726 对葡萄糖生成乳酸有很强的抑制性。这表明在抑制糖酵解的情况下，很容易发生谷氨酰胺分解。

通过对谷氨酰胺、A77 1726 以及其他在糖酵解过程中的代谢产物和普通 RA 药物

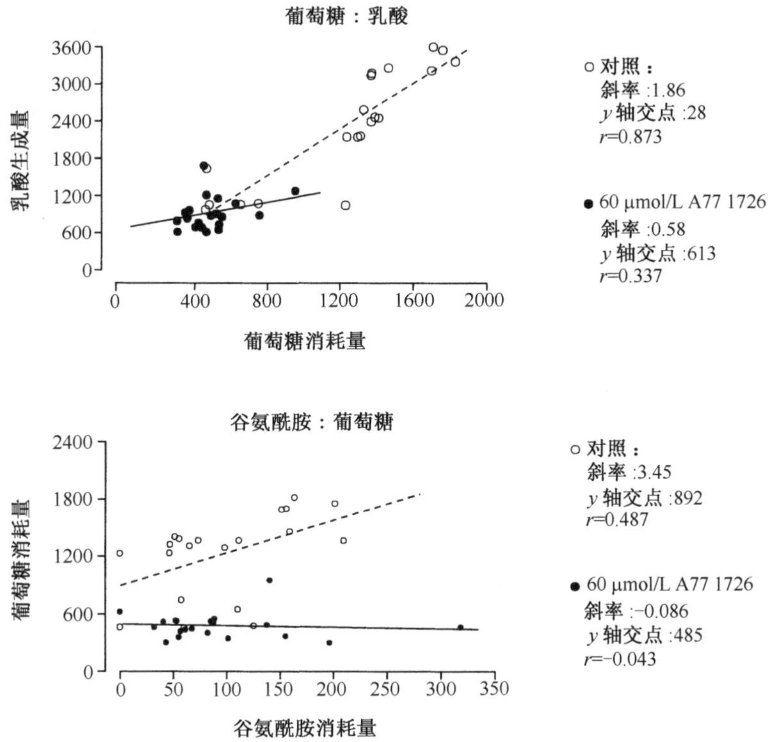

图 10.7 Leflunomide（A77 1726）对葡萄糖消耗和糖酵解的直接影响。上图表明药物能抑制乳酸的产生和葡萄糖的消耗。下半部分表明药物可诱导谷氨酰胺发生分解

的结构特征进行比较，最终合成了 Methyl 4-cyano-4-oxobuturate，或称为 carbomethoxypropionyl- cyanide（CMPC），它是一种在体外有活性的新型小分子化合物，具有先导性结构（Müllner and Eigenbrodt，2001）（图 10.8）。研究者（Tang and Sen，1998）在 Novikoff 肝癌细胞中比较 A77 1726 与合成的 CMPC 的活性。Novikoff 是一种来源于大鼠肝脏的癌细胞系，与其他细胞系相比，它的丙酮酸激酶活性最高（Mazurek et al.，1998），所以 Novikoff 是用于体外筛选干扰丙酮酸激酶和糖酵解复合物中其他成分的理想模型。研究者用该细胞模型评估一些从 CMPC 演化得到的新型酰基氰化物的结构-活性关系（表 10.1）。从这些衍生物和它们各自的 IC_{50} 值来看，它们与 Leflunomid（A77 1726）相比具有同样高的生物活性。尽管链的增长会增加活性，但 C 链分支使 Methyl-5-cyano-3-methyl-5-oxopentanoate 降低的活性还不到 CMPC 的 10%。

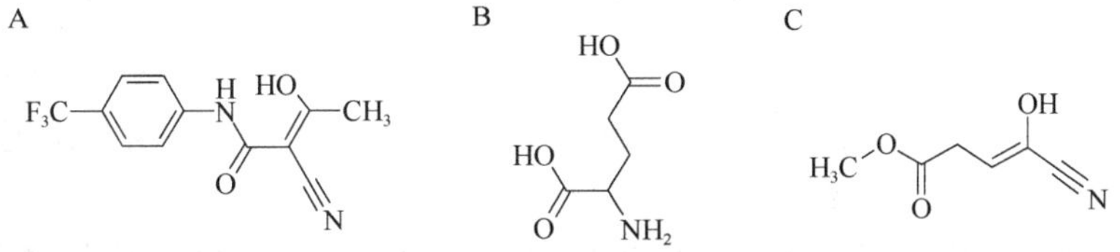

图 10.8 Leflunomide（A）（A77 1726）谷氨酸（B）和 carbo-methoxy-proprionyl-cyanide（C）的结构比较

表 10.1　结构—活性的关系

化合物	结　构	Novikoff 细胞系中 IC_{50}	别　称
A 77 1726	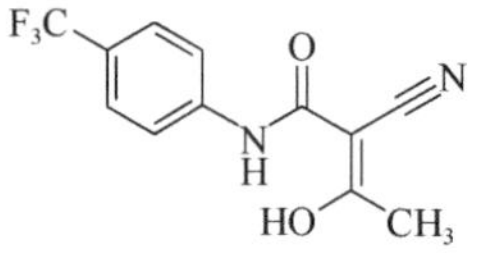	0.2～0.3	2-Cyano-3-oxo-*N*-(4-trifluoromethylphenyl)-butyramide
Methyl-4-cyano-4-oxobutu-rate	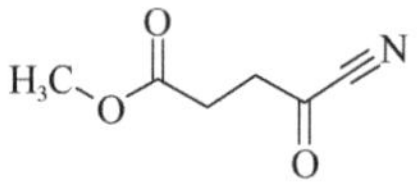	0.2～0.3	CMPC Carbo-methoxy-proprionyl-cyanide
Methyl-5-cyano-3-methyl-5-oxohexanoate	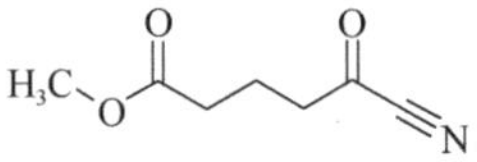	<0.3	
Methyl-6-cyano-6-oxo-hexanoate	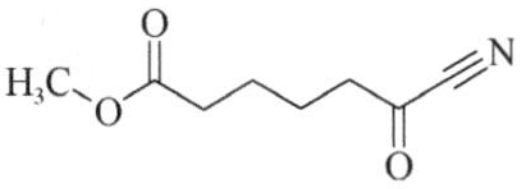	<0.3	
Methyl-5-cyano-3-methyl-5-oxopentanoate	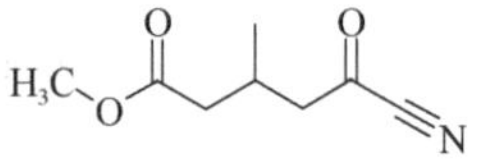	5～10	

10.4　讨论

最近，不同蛋白质组学方法的研究结果（Dax 1996；Dax et al.，1998；Ortlepp et al.，1998；Kirschbaum et al.，1999；Mangold et al.，1999）使人们对 Leflunomide（Arava）的作用模式有了进一步的认识，开发出用于治疗 RA 的抗增殖和免疫调节的新药。在最新的一篇文章中，我们通过亲和色谱鉴定出 Leflunomide 的活性代谢产物 A77 27126 在细胞内可能结合的 10 个蛋白质。

接下来的 BIAcore 分析表明，丙酮酸激酶、GAPDH、MDH 和 LDH 与 A77 27126 的结合是一种很强的直接相互作用。并且，A77 27126 与丙酮酸激酶、GAPDH 和 LDH 的结合常数和它与 DHODH 的结合常数处于相似的数量级。众所周知，糖酵解通路中的相关酶会形成一个蛋白质复合物，它可以使细胞适应不同的代谢状态（Eigenbrodt et al.，1994）。磷酸甘油酸变位酶是这个复合物中的一部分，它也许是被药物直接结合的蛋白质以蛋白质之间相互作用共洗脱下来的。肌动蛋白是一种真核细胞中广泛存在的蛋白质，它是细肌丝的主要组成成分，它也和糖酵解酶 GAPDH 发生相互作用（Mejean et al.，1989）。这种相互作用把细胞骨架和糖酵解途径联系起来，并能组织代谢产物和 ATP 的运输。同样，HSP90 是肌动蛋白潜在的结合分子（Koyasu et al.，1989）。所以，肌动蛋白与亲和柱的结合可解释为，它和 GAPDH 相互作用或者和热激蛋白质家族中的蛋白质结合造成了与亲和柱的结合。

在抗癌药物开发中，经常用 LDH 和 MDH 作为靶标。在 DNA 修复过程中 ADP 核糖基化消耗的 NAD 会对能量消耗产生巨大影响，当 ATP 和 NAD 的浓度下降到阈值以下时细胞会发生死亡。抗癌药物以 DNA 作为初始靶标，最终导致细胞毒性是因为它们降低了 ATP 和 NAD 的浓度。快速增殖的细胞通过糖酵解或分解谷氨酰胺产生能量，所以这两条通路中的每一种酶都是癌症治疗的潜在靶标（Eigenbrodt et al.,1994）。LDH 抑制剂，如棉酚（gossypol），已被作为治疗癌症的推荐药物。抑制细胞增殖是治疗自体免疫疾病的原理之一，所以两种酶都是潜在的靶标。另外，在风湿性组织中，葡萄糖消耗量和乳糖生成量增加，LDH 酶及其同工酶的活性可作为炎症疾病的进程标记物（Pejovic et al.,1992）。

两个 HSP 家族成员 HSP84（HSP90）和 HSC73（HSP70）也被确定为 A77 1726 的潜在结合分子。一般来讲，HSP 会在环境压力下或者高温下增加表达量（Lindquist，1986）。在 T 淋巴细胞被激活或细胞分化时也发现 HSP 的合成增加（Craig，1993）。一般来讲，感染对微生物和宿主都有环境压力，在免疫应答发生过程中，自体和外来压力蛋白质会发生极其相似的合成量增加。所以，我们也不难理解，HSP 家族成员与许多自体免疫疾病相关，如系统性红斑狼疮（SLE）和 RA（Winfield and Jarjour，1991）。然而，HSP84 和 HSC73 从亲和色谱柱上被 A77 1726 洗脱究竟是特异的还是非特异的相互作用还需要证明。鼠巨噬细胞 23kDa 压力蛋白质（MSP23）最初是从腹膜中巨噬细胞被发现的（Ishii et al.，1993），它是一种新的高保守蛋白质家族成员，有抗氧化剂活性，包括氧压力下的细胞应答反应和细胞增殖与分化中的调控。MSP23 和人的 PAG 蛋白质、鼠的 MER5 家族（Kawai et al.，1994）及自然杀伤细胞增强因子 A（NKEF-A）有密切关系。其中，研究者认为 NKEF-A 可以增加自然杀伤细胞的毒性。

如前文所述，并非所有用 SMART 方法进行作用模式研究鉴定到的蛋白质都适于作药物靶标。然而，通过亲和色谱得到的糖酵解复合物中的酶以及进一步的 BIAcore 分析表明，Leflunomide（A77 1726）通过和谷氨酰胺分解反应中的酶相互作用，对产能有很大的影响。谷氨酰胺分解反应中的关键因素是丙酮酸激酶同工酶 M2 的二聚体和四聚体在细胞内的比率，Leflunomide 能直接影响这个比例。根据细胞的代谢状态，在受刺激或疾病状态等情况下，正常的非肿瘤细胞也可以从糖酵解转换为谷氨酰胺分解反应，细胞内谷氨酰胺浓度可以调节这种转换。据此，我们通过比较谷氨酰胺与 Leflunomide（A 77 1726）的结构，设计了小分子化合物——CMPC。合成这种化合物并进行体外检测，实验结果表明，CMPC 很可能成为医药化学研究中的重要成果。此外，以上的实验证明，糖酵解通路和丙酮酸激酶 M2 是开发抗增殖和抗炎症药物非常的重要靶标。

参考文献

Abe, H., Obinata, T., Minamide, L. S., Bamburg, J. R. (**1996**). *Xenopus laevis* actin-depolymerizing factor cofilin: a phophorylation-regulated protein essential for development. *J. Cell Biol.* **132**, 871–885.

Ashizawa, K., Willingham, M. C., Liang, C. M., Cheng, S. Y. (**1991**). *In vivo* regulation of monomer–tetramer conversion of pyruvate kinase subtype M2 by glucose is mediated via fructose 1,6–biphosphate. *J. Biol. Chem.* **266**, 16842–16846.

Bahl, A. K., Dale, M. M., Foreman, J. C. (**1994**). The effect of non-steroidal anti-inflammatory drugs on the accumulation and release of interleukin-1-like activity by peritoneal macrophages from the mouse. *Br. J. Pharmacol.* **113**, 809–814.

Bartlett, R. R., Dimitrijevic, M., Mattar, T., Zielinski, T., Germann, T., Ruede, E., Thoenes, G. H., Küchle, C. C. A.,

Schorlemmer, H. U., Bremer, E., Finnegan, A., Schleyerbach, R. (**1991**). Leflunomide (HWA 486), a novel immunomodulating compound for the treatment of autoimmune disorders and reactions leading to transplantation rejection. *Agents Actions* **31(1/2)**, 10–21.

Breedveld, F. C., Dayer, J. M. (**2000**). Leflunomide: mode of action in the treatment of rheumatoid arthritis. *Ann. Rheum. Dis.* **59**, 841–849.

Burger, D., Begue-Pastor, N., Benavent, S., Gruaz, L., Kaufmann, M. T., Chicheportiche, R., Dayer, J. M. (**2003**). The active metabolite of Leflunomide, A77 1726, inhibits the production of prostaglandin E(2), matrix metalloproteinase 1 and interleukin 6 in human fibroblast-like synoviocytes. *Rheumatology (Oxford)* **42**, 89–96.

Cao, W. W., Kao, P. N., Chao, A. C., Gardner, P., Ng, J., Morris, R. E. (**1995**). Mechanism of the antiproliferative action of Leflunomide. A77 1726, the active metabolite of Leflunomide does not block T-cell receptor-mediated signal transduction but its antiproliferative effects are antagonized by pyrimidine nucleosides. *J. Heart Lung Transplant.* **14**, 1016–1030.

Cherwinski, H. M., Byars, N., Ballaron, S. J., Nakano, G. M., Young, J. M., Ransom, J. T. (**1995**). Leflunomide interferes with pyrimidine nucleotide biosynthesis. *Inflamm. Res.* **44**, 317–322.

Craig, E. A. (**1993**). Chaperones: helpers along the pathways to protein folding. *Science* **260**, 1902–1903.

Dax, C. I. (**1996**). *Proteinchemisch Methoden zur Identifizierung und Charakterisierung entzündungsrelevanter Polypeptide.* PhD Thesis, University of Frankfurt/M., Germany.

Dax, C. I., Lottspeich, F., Müllner, S. (**1998**). *In vitro* model system for the identification and characterization of proteins involved in inflammatory processes. *Electrophoresis* **19**, 1841–1847.

Deage, V., Burger, D., Dayer, J. M. (**1998**). Exposure of T lymphocytes to Leflunomide but not to dexamethasone favors the production by monocytic cells of interleukin-1 receptor antagonist and the tissue-inhibitor of metalloproteinases-1 over that of interleukin-1beta and metalloproteinases. *Eur. Cytokine Netw.* **9**, 663–668.

Edwards, K. A., Montague, R. A., Shepard, S., Edgar, B. A., Erikson, R. L., Kiehart, D. P. (**1994**). Identification of *Drosophila* cytoskeletal proteins by induction of abnormal cell shape in fission yeast. *Proc. Natl. Acad. Sci. USA* **91**, 4589–4593.

Eigenbrodt, E., Gerbracht, U., Mazurek, S., Presek, P., Friis, R. (**1994**). Carbohydrate metabolism and neoplasia: New perspectives for diagnosis and therapy. *Biochem. Mol. Aspects Sel. Cancers* **2**, 311–385.

Eigenbrodt, E., Kallinowski, F., Ott, M., Mazurek, S., Vaupel, P. (**1998**). Pyruvate kinase and the interaction of amino acid and carbohydrate metabolism in solid tumors. *Anticancer Res.* **18**, 3267–3274.

Elder, R. T., Xu, X., Williams, J. W., Gong, H., Finnegan, A., Chong, A. S. (**1997**). The immunosuppressive metabolite of Leflunomide, A77 1726 affects murine T cells through two biochemical mechanisms. *J. Immunol.* **159**, 22–27.

Emery, P., Breedveld, F. C., Lemmel, E. M., Kaltwasser, J. P., Dawes, P. T., Gomor, B., Van Den Bosch, F., Nordstrom, D., Bjorneboe, O., Dahl, R., Horslev-Petersen, K., Rodriguez De La Serna, A., Molloy, M., Tikly, M., Oed, C., Rosenburg, R., Loew-Friedrich, I. (**2000**). A comparison of the efficacy and safety of Leflunomide and methotrexate for the treatment of rheumatoid arthritis. *Rheumatology (Oxford)* **39**, 655–665.

Fairbanks, L. D., Bofill, M., Ruckemann, K., Simmonds, H. A. (**1995**). Importance of ribonucleotide availability to proliferating T-Lymphocytes from healthy humans. *J. Biol. Chem.* **270**, 29682–29689.

Feldmann, M., Brennan, F. M., Maini, R. N. (**1996**). Rheumatoid arthritis. *Cell* **85**, 307–310.

Gessani, S., Testa, U., Varano, B., DiMarzio, P., Borghi, P., Conti, L., Barbed, T., Tritarelle, E., Martucci, R., Seripa, D., Peschle, C., Belardelli, F. (**1993**). Enhanced production of LPS-induced cytokines during differentiation of human monocytes to macrophages. Role of LPS receptors. *J. Immunol.* **151**, 3758–3766.

Gunsalus, K. C., Bonaccorsi, S., Williams, E., Verni, F., Gatti, M., Goldberg, M. L. (**1995**). Mutations in *twinstar*, a Droslophila gene encoding a cofilin/ADF homologue, result in defects in centrosome migration and cytokinesis. *J. Cell Biol.* **131**, 1243–1259.

Hacker, H. J., Steinberg, P., Bannasch, P.

(1998). Pyruvate kinase isoenzyme shift from L-type to M2-type is a late event in hepatocarcinogenesis induced in rats by a choline-deficient/DL-ethionine-supplement diet. *Carcinogenesis* **19**, 99–107.

HAMILTON, L. C., VOJNOVIC, I., WARNER, T. D. (1999). A77 the active metabolite of Leflunomide, directly inhibits the activity of cyclo-oxygenase-2 *in vitro* and *in vivo* in a substrate-sensitive manner. *Br. J. Pharmacol.* **127**,1589–1596.

HERRMANN, M. L., SCHLEYERBACH, R., KIRSCHBAUM, B. J. (2000). Leflunomide: an immunomodulatory drug for the treatment of rheumatoid arthritis and other autoimmune diseases. *Immunopharmacology* **47**, 273–289.

HEUKESHOVEN, J., DERNICK, R. (1985). Simplified method for silver staining of proteins in polyacrylamide gels and the mechanism of silver staining. *Electrophoresis* **6**, 103–112.

HÜNIG, S., SCHALLER, R. (1982). Zur Chemie der Acylcyanide. *Angew. Chem. Int. Ed. Engl.* **21**, 36–49.

ISHII, T., YAMADA, M., SATO, H., MATSUE, M., TAKETANI, S., NAKAYAMA, K., SUGITA, Y., BANNAI, S. (1993). Cloning and characterization of a 23-kDa stress-induced mouse peritoneal macrophage protein. *J. Biol. Chem.* **268**, 18633–18636.

KANE, C. D., COE, N. R., VANLANDINGHAM, B., KRIEG, P., BERNLOHR, D. A. (1996). Expression purification, and ligand-binding analysis of recombinant keratinocyte lipid-binding protein (MAL-1), an intracellular lipid-binding found overexpressed in neoplastic skin cells. *Biochemistry* **35**, 2894–2900.

KAWAI, S., TAKESHITA, S., OKAZAKI, M., KIKUNO, R., KUDO, A., AMANN, E. (1994). Cloning and characterization of OSF-3, a new member of the MER5 family, expressed in mouse osteoplasmatic cells. *J. Biochem.* **115**, 641–643.

KIRCHNER, H., KRUSE, A., NEUSTOCK, P., RINK, L. (1996). *Cytokine and Interferone.* Spektrum Akademischer Verlag, Heidelberg.

KIRSCHBAUM, B., MÜLLNER, S., BARTLETT, R. (1999). *DEAH-Box Proteins.* US Patent 5,942,429.

KNECHT, W., BERGJOHANN, U., GONSKI, S., KIRSCHBAUM, B., LOEFFLER, M. (1996). Functional expression of a fragment of human dihydroorotate dehydrogenase by means of the baculovirus expression vector system, and kinetic investigation of the purified recombinant enzyme. *Eur. J. Biochem.* **240**, 292–301.

KOYASU, S., NISHIDA, E., KADOWAKI, T., MATSUZAKI, F., IIDA, K., HARADA, F., KASUGA, M., SAKAI, H., YAHARA, I., (1989). Two mammalian heat shock proteins, HSP90 and HSP100, are actin-binding proteins. *Proc. Natl. Acad. Sci. USA*, **83**, 8054–8058.

KRIEG, P., FEIL, S., FURSTENBERGER, G., BOWDEN, G. T. (1993). Tumor specific overexpression of a novel keratinocyte lipid-binding protein. Identification and characterization of a cloned sequence activated during multistage carcinogenesis in mouse skin. *J. Biol. Chem.* **268**, 17362–17369.

LAEMMLI, U. K. (1970). Cleavage of structural proteins during the assembly of the head of bacteriophage T4. *Nature* **227**, 680–685.

LAPPALAINEN, P., DRUBIN, D. G. (1997). Cofilin promotes rapid actin filament turnover *in vivo*. *Nature* **388**, 78–82.

LINDQUIST, S. (1986). The heat shock response. *Ann. Rev. Biochem.* **55**, 1151.

MANGOLD, U., DAX, C. I., SAAR, K., SCHWAB, W., KIRSCHBAUM, B., MÜLLNER, S. (1999). Identification and characterization of potential new therapeutic targets in inflammatory and autoimmune disease. *Eur. J. Biochem.* **266**, 1184–1191.

MANNA, S. K., AGGARWAL, B. B. (1999). Immunosuppressive Leflunomide metabolite (A77 1726) blocks TNF-dependent nuclear factor–kappa B activation and gene expression. *J. Immunol.* **162**, 2095–2102.

MANNA, S. K., MUKHOPADHYAY, A., AGGARWAL, B. B. (2000). Leflunomide suppresses TNF-induced cellular responses: effects on NF–kappa B, activator protein-1, c-Jun N-terminal protein kinase, and apoptosis. *J. Immunol.* **165**, 5962–5969.

MATTAR, T., KOCHHAR, K., BARTLETT, R., BREMER, E. G., FINNEGAN, A. (1993). Inhibition of the epidermal growth factor receptor tyrosine kinase activity by Leflunomide. *FEBS Lett.* **334**, 161–164.

MAZUREK, S., GRIMM, H., WILKER, S., LEIB, S., EIGENBRODT, E. (1998). Metabolic characteristics of different malignant cancer cell lines. *Anticancer Res.* **18**, 3275–3282.

MAZUREK, S., EIGENBRODT, E. (2003). The tumor metabolome. *Anticancer Res.* **23**, 1149–1154.

MAZUREK, S., EIGENBRODT, E., FAILING, K.,

Steinberg, P. (**1999**). Alterations in the glycolytic and glutaminolytic pathways after malignant transformation of rat liver oval cells. *J. Cell Physiol.* **181**, 136–146.

Méjean, C., Pons, F., Benyamin, Y., Roustan, C. (**1989**). Antigenic probes locate binding sites for the glycolytic enzymes glyceralehyde-3-phosphate dehydrogenase, aldolase and phosphofructokinase on the actin monomer in microfilaments. *Biochem. J.* **264**, 671–677.

Müller, E., Badel, K., Müller, A., Herbert, S., Seiler, A. (**1993**). Offenlegungsschrift DE 43 10 964 A1: *Aktivierte Trägermaterialien, ihre Herstellung und Verwendung.* Deutsches Patentamt.

Müllner, S., Eigenbrodt, E. (**2001**). *1-Butyric acid derivatives such as carbomethoxypropionyl cyanide or Leflunomide derivatives and the therapeutic use thereof.* European Patent Application (EP 1 377 291).

Ortlepp, D., Laggerbauer, B., Müllner, S., Achsel, T., Kirschbaum, B., Lührmann, R. (**1998**). The mammalian homologue of Prp16p is overexpressed in a cell line tolerant to Leflunomide, a new immunoregulatory drug effective against rheumatoid arthritis. *RNA* **4**, 1007–1018.

Pejovic, M., Stankovic, A., Mitrovic, D. R. (**1992**). Lactate dehydrogenase activity and its isoenzymes in serum and synovial fluid of patients with rheumatoid arthritis and osteoarthritis. *J. Rheumatol.* **19**, 529–533.

Samstag, Y., Dreizler, E. M., Ambach, A., Sczakiel, G., Meuer, S. C. (**1996**). Inhibition of constitutive serine phosphate activity in T lymphoma cells result in phosphorylation of pp19/cofilin and induces apoptosis. *J. Immunol.* **156**, 4167–4173.

Samstag, Y., Eckerskorn, C., Wesselborg, S., Henning, S., Wallich, R., Meuer, S. C. (**1994**). Costimulatory signals for human T-cell activation induce nuclear translocation of pp19/cofilin. *Proc. Natl. Acad. Sci. USA* **91**, 4494–4498.

Schreiber, S. L., Crabtree, G. R. (**1992**). The mechanism of action of cylosporin A and FK506. *Immunol. Today* **13**, 136–142.

Shau, H., Butterfield, L. H., Chiu, R., Kim, A. (**1994**). Cloning and sequence analysis of candidate human natural killer-enhancing factor genes. *Immunogenetics* **40**, 129–134.

Siemasko, K. F., Chong, A. S., Williams, J. W., Bremer, E. G., Finnegan, A. (**1996**). Regulation of B cell function by the immunosuppressive agent Leflunomide. *Transplantation* **61**, 635–642.

Silva, H. T., Cao, W., Shorthouse, R. A., Morris, R. E. (**1996**). Mechanism of action of Leflunomide: *in vivo* uridine administration reverses its inhibition of lymphocyte proliferation. *Transplant. Proc.* **28**, 3082–3084.

Silva, H. T., Cao, W., Shorthouse, R. A., Loffler, M., Morris, R. E. (**1997**). *In vitro* and *in vivo* effects of Leflunomide, Brequinar and Cyclosporine on pyrimidine biosynthesis. *Transplant. Proc.* **29**, 1292–1293.

Smith, A. B., Fukui, M., Vaccaro, H. A., Empfield, J. R. (**1991**). Phyllanthoside-phyllanthostatin synthetic studies. 7. Total synthesis of (+)-Phyllanthocin and (+)-Phyllanthocindiol. *J. Am. Chem. Soc.* **113**, 2071–2092.

Smolen, J. S., Kalden, J. R., Scott, D. L., Rozman, B., Kvien, T. K., Larsen, A., Loew-Friedrich, I., Oed, C., Rosenburg, R. (**1999**). Efficacy and safety of Leflunomide compared with placebo and sulphasalazine in active rheumatoid arthritis: a double-blind, randomised, multi-centre trial. *Lancet* **353**, 259–266.

Strand, V., Cohen, S., Schiff, M., Weaver, A., Fleischmann, R., Cannon, G., Fox, R., Moreland, L., Olsen, N., Furst, D., Caldwell, J., Kaine, J., Sharp, J., Hurley, F., Loew-Friedrich, I. (**1999**). Treatment of active rheumatoid arthritis with Leflunomide compared with placebo and methotrexate. *Arch. Intern. Med.* **159**, 2542–2550.

Stoscheck, C. M. (**1990**). Quantitation of Protein Methods in Enzymology. *Pierce*, Rockford, IL, USA, **182**, 50–69.

Suzuki, K., Yamaguchi, T., Tanaka, T., Kawanishi, T., Nishimaki-Mogami, T., Yamamoto, K., Tsuji, T., Irimura, T., Hayakawa, T., Takahashi, A. (**1995**). Activation induces dephosphorylation of cofilin and its translocation to plasma membranes in neutrophil-like differentiated HL-60 cells. *J. Biol. Chem.* **270**, 19551–19556.

Tang, Q., Sen, S. E. (**1998**). Carbomethoxypropionyl cyanide: a regioselective C-acylation reagent for the preperation of β-dicarbonyl compounds. *Tetrahedron Lett.* **39**, 2249–2252.

Vyse, T. J., Todd, J. A. (**1996**). Genetic analysis of autoimmune disease. *Cell* **85**, 311–318.

Wen, S.-T., Van Etten, R. A. (**1997**). The PAG gene product, a stress-induced protein with antioxidant properties, is an Abl SH3–binding protein and a physiological inhibitor of c-Abl tyrosine kinase activity. *Genes Dev.* **11**, 2456–2467.

Williamson, R. A., Yea, C. M., Robson, P. A., Curnock, A. P., Gadher, S., Hambleton, A. B., Woodward, K., Bruneau J-M, Hambleton, P., Moss, D., Thomson, T. A., Spinella-Jaegle, S., Morand, T., Courtin, O., Sautés, C., Westwood, R., Hercend, T., Kuo, E. A., Ruuth, E. (**1995**). Dihydroorotate dehydrogenase is a high-affinity binding protein of A77 1726 and mediator of a range of biological effects of the immunomodulatory compound. *J. Biol. Chem.* **270**, 22467–22472.

Williamson, R. A., Yea, C. M., Robson, P. A., Curnock, A. P., Gadher, S., Hambleton, A. B., Woodward, K., Bruneau, J. M., Hambleton, P., Spinella-Jaegle, S., Morand, P., Courtin, O., Sautes, C., Westwood, R., Hercend, T., Kuo, E. A., Ruuth, E. (**1996**). Dihydroorotate dehydrogenase is a target for the biological effects of Leflunomide. *Transplant. Proc.* **28**, 3088–3091.

Winfield, J., Jarjour, W. (**1991**). Do stress proteins play a role in arthritis and autoimmunity? *Immunol. Rev.* **121**, 121–220.

Wright, S. D., Ramos, R. A., Tobias, P. S., Ulevitch, R. J., Mathison, J. C. (**1990**). CD **14**, a receptor for complexes of lipopolysaccharide (LPS) and LPS binding protein. *Science* **249**, 1431–1433.

Wu, Y. W., Chik, C. L., Knazek, R. A. (**1989**). An *in vitro* and *in vivo* study of antitumor effects of gossypol on human SW-13 adrenocortical carcinoma. *Cancer Res.* **49**, 3754–3758.

Xu, X., Williams, J. W., Gong, H., Finnegan, A., Chong, A. S. (**1996**). Two activities of the immunosuppressive metabolite of Leflunomide, A77 1726. Inhibition of pyrimidine nucleotide synthesis and protein tyrosine phosphorylation. *Biochem. Pharmacol.* **52**, 527–534.

Yilmaz, S., Ozan, S., Ozercan, I. H. (**2003**). Comparison of pyruvate kinase variants from breast tumor and normal breast. *Arch. Med. Res.* **34**, 315–324.

Zielinski, T., Zeitter, D., Muller, S., Bartlett, R. R. (**1995**). Leflunomide, a reversible inhibitor of pyrimidine biosynthesis? *Inflamm. Res.* [Suppl. 2], S207–208.

Zwerschke, W., Mazurek, S., Massimi, P., Banks, L., Eigenbrodt, E., Jansen-Durr, P. (**1999**)Modulation of type M2 pyruvate kinase activity by the human papillomavirus type 16 E7 oncoprotein. *Proc. Natl. Acad. Sci. USA* **96**, 1291–1296.

11　药物研究中的差异磷酸化蛋白质组分析法

Elke Butt and Katrin Marcus

摘要

过去若干年内，蛋白质组学领域经历了数次巨大而深刻的技术改革，现在已经能够运用于非常复杂的系统，如细胞、组织或者体液（取自某个特定时间点），并针对其中的蛋白质进行详细的分析，捕捉包括蛋白质结构多样性、剪接、加工以及翻译后修饰（如磷酸化、糖基化）等方面的信息。蛋白质组研究领域取得的发展引起了科学界的变革，通过二维聚丙烯酰胺凝胶电泳（2D-PAGE）以及质谱（MS）这些复杂的分析工具，科学家们已经能够深入到分子水平对生物学过程一窥究竟。本节的主要目的是为了说明如何使用蛋白质组学技术解释血小板中信号传导的相关特定问题，其中的研究方法可用于多种体系。本文的论述将集中在磷酸化蛋白质的研究上，我们的基本研究方法以检验与对照样品存在差异的蛋白质为基础，这类方法极大减少了所需处理蛋白质的数目。在真核细胞中，蛋白质的磷酸化主要发生在丝氨酸、苏氨酸和酪氨酸残基上。后文将讨论三个典型实验，它们检测不同处理条件引起的蛋白质磷酸化状态的改变。在这些研究中，蛋白质样品先通过 2D-PAGE 分离，其中的磷酸化蛋白质组分通过［^{32}P］-磷酸根标记，被放射性自显影直接检测出来，然后利用质谱（MS）对这些磷酸化蛋白质进行分析。为了同时鉴别在抑制血小板凝集过程中涉及的 cAMP 和 cGMP 依赖性蛋白质激酶的磷酸化丝氨酸和磷酸化苏氨酸底物，研究者采用人体血小板细胞进行实验，他们在进行 2-D 凝胶分离前将细胞与［^{32}P］共同孵育。在鉴别不同 MAPK 激酶的特征性底物时，也使用了类似的方法。此研究比较了基因敲除小鼠与野生型小鼠细胞在细胞外压力处理后，它们的磷酸化蛋白质组的差异。另外，还可以利用抗磷酸化氨基酸的抗体进行磷酸化蛋白质的检测，这种方法可用于检测在凝血酶激活的血小板细胞中发生酪氨酸残基磷酸化的蛋白质。以上这些研究数据将有助于为未来针对诸如中风和心肌梗塞等凝血酶类疾病，研究新型药物靶点及治疗方案奠定基础。

11.1　引言

作为一种能够在诊断和治疗不同疾病中快速鉴别新型生物标记物和治疗靶点的有效手段，蛋白质组学已经彻底地改变了药物研发和新型诊断的模式，同时也加深了我们对生物学过程的理解。蛋白质组学在临床实践中的应用目的，旨在利用该类技术促进并达成一个终极目标，即识别在相互连接的器官与循环系统之间的细胞内外分子蛋白质网络中传递的信息流。

蛋白质磷酸化作为一种可逆的翻译后修饰作用，一般发生在丝氨酸、苏氨酸及酪氨酸残基上，它在细胞调控中发挥核心作用，它通过直接改变某个蛋白质的活性或诱导特定的蛋白质-蛋白质间相互作用，从而影响蛋白质的定位、结合特异性或活性。多种病理现象及肿瘤发生都与激酶或磷酸酶功能异常有关。磷酸化蛋白质组学无疑将在临床蛋白质组学中发挥关键性作用，因为通常情况下，蛋白质激酶和磷酸酶功能异常是许多疾病，如癌症、中风、炎症以及病毒性疾病的核心原因。精准分子定位疗法（narrowly focused molecular targeted therapeatics）作为最近的焦点阐述了这个概念（Petricoin et al., 2004）。

对蛋白质磷酸化的综合分析包括鉴定磷酸化蛋白质或磷酸化多肽、确定发生修饰作用的氨基酸位点，如果可能的话还应进行磷酸化的定量。

目前已经有一些用于检测和鉴别蛋白质中磷酸化作用位点的方法。蛋白质组学研究的第一步是对由细胞、组织或器官的裂解液形成的高度复杂的蛋白质混合液进行分离。一般而言，在蛋白质组分析和蛋白质鉴定中使用的方法也同样适用于磷酸化蛋白质组的分析，包括特异性磷酸化作用位点的定位。目前，用于这类混合液分离的最佳方法是二维聚丙烯酰胺凝胶电泳（2D-PAGE），它在第一维和第二维电泳时分别根据蛋白质的等电点和分子质量大小进行分离（Görg et al., 1985；Klose，1999）。可以用多种方法实现磷酸化蛋白质的可视化，如 [^{32}P]-寡核苷酸放射性标记结合放射性自显影技术（Garrison et al., 1993）；磷酸化特异性抗体的免疫检测；或者磷酸化特异性的染料染色（Schulenberg et al., 2004）等。在诸如免疫沉淀（Marcus et al., 2000，2003；Gronborg et al., 2002）、固定化金属亲和色谱（Salomon et al., 2003；Ficarro et al., 2002）以及化学修饰和特异性纯化（Oda et al., 2001；Zhou et al., 2001）等技术问世之后，大大简化了从复杂蛋白质混合液中特异性分离磷酸化蛋白质/多肽的过程。可以选择不同的质谱方法对磷酸化氨基酸残基进行检测和定位，包括基于 MS/MS 的肽段测序、前驱离子或中性缺失扫描（Steen and Mann，2002；Batemann et al., 2002；Mann et al., 2002）。

必须承认，由于以下几点原因，不能直接进行磷酸化蛋白质的分析，以及磷酸化残基的检测和定位：

- 同一种蛋白质中的磷酸化位点可能互不相同，导致形成不同磷酸化形式蛋白质组成的高度异质性混合物；
- 在大部分的实例中，磷酸化作用是信号级联放大反应中的一种暂时性修饰现象，并且总是伴随着去磷酸化作用。这个化学反应的摩尔转化系数通常相对较低，因此，检测磷酸化蛋白质的方法必须非常灵敏；
- 大多数研究蛋白质磷酸化的分析技术都只适用于很窄的反应动力学范围，并且只能检测到几个主要磷酸化位点，那些次要位点可能很难定位；
- 由于磷酸化多肽的离子化效率低，所以不利于它们进行质谱分析。

因此，磷酸化残基的定位通常要求对发生修饰作用的区域进行特异性分离、检测和分析，上述过程会因为待分析蛋白质样品的复杂程度和理化性质变得非常困难。

接下来的内容将展示以磷酸化蛋白质作为潜在药物靶位进行分析的具体实例，暗示出蛋白质组学在这一领域中的应用性和巨大潜力。

11.2 人类血小板的磷酸化蛋白质组学

血小板是由骨髓中巨核细胞产生的，它在愈伤过程中发挥着关键性的作用。当血小板处于没有活性的游离状态时，它们随着血液在全身循环流动。一旦血管受到损伤，血小板与血管内皮下基质相接触，血小板就会被快速激活，形成血栓并释放细胞内含物(如凝血酶)，进一步触发修复程序。血小板在血管内壁上的附着是体内血小板激活的第一步。由附着产生起始信号，导致一系列细胞内信号级联放大反应，引起细胞分泌活性底物和血小板凝集。这些细胞内信号级联放大反应最重要的作用之一是使细胞内多种蛋白质的不同酪氨酸、丝氨酸和苏氨酸残基上发生磷酸化/去磷酸化反应（Waston，1997；Presek and Martinson，1997）。

血小板是多种心血管疾病的重要血象病因，如心肌炎和中风（Brown et al.，1997；Glass and Witzum，2001）。遗传缺陷可能导致类似血小板无力症或 Bernard-Soulier 综合征等出血性疾病（Nurden，1999）。血小板还与动脉血栓的形成有高度临床相关性。目前对于内在发病机制在分子水平上有限的了解以及抗血小板药物的缺乏（Fitzgerald，2001），都指明更深入探索血小板系统的必要性。虽然，近年来，血小板凝集抑制剂已经被确定为心血管疾病的二级药物，并且在某些情况下可用于一级预防（Lefkowitz and Willerson，2001；Bennett，2001），但是，目前可供实际使用的有效药物还极其有限（Fitzgerald，2001）。因此，寻找更有效更安全的抗血小板药物具有特殊的临床意

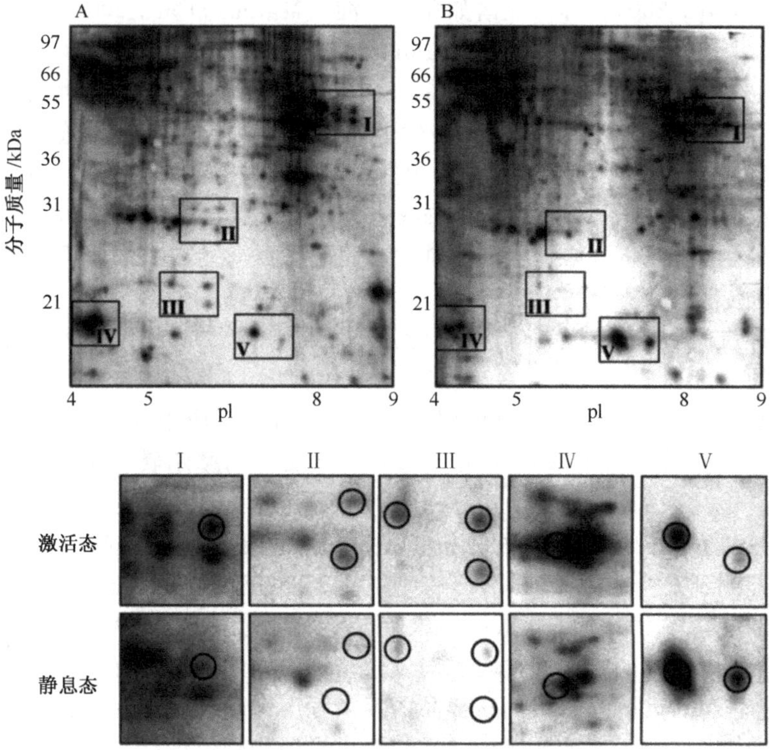

图 11.1 在 pH3～10 的范围内，[^{32}P] 标记的磷酸化人体血小板蛋白质经二维分离后的放射性自显影图

上图：在 pH3～10 的范围内，用 400μg 蛋白质裂解液分别对激活态（A）和静息态（B）人体血小板进行 2D 凝胶自显影。下图：2D 凝胶图中 I～V 的局部放大图。该图清楚地显示了放射性自显影技术在差异磷酸化蛋白质组分析中的作用

义，这要求我们必须了解血小板激活过程中确切的分子机制，寻找信号传导通路中潜在的新组分，并确定蛋白质磷酸化在其中扮演的角色。

根据研究结果的描述，该研究采用了一种前所未有的磷酸化蛋白质组学方法，它综合了多种研究手段，包括：2D-PAGE、1D-PAGE、放射性自显影、免疫杂交以及微量高效液相色谱（LC）-电极喷射电离（ESI）MS/MS，最终取得了血小板磷酸化蛋白质组的综合性分析结果。

在体外利用凝血酶激活血小板并进行放射性标记（以静息态血小板作为对照），经过 2D-PAGE 分离后，通过 [^{32}P] 的放射性自显影直接标记出磷酸化的蛋白质（图 11.1）。再利用特异性的抗磷酸化酪氨酸的抗体，通过免疫杂交技术，区别磷酸化-丝氨酸/苏氨酸蛋白质和磷酸化-酪氨酸蛋白质。再通过微量 LC MS/MS 技术进一步分析磷酸化蛋白质的点或条带。

上述方法鉴定出来的部分蛋白质属于与信号转导通路和血小板功能相关的已知蛋白质，如皮层肌动蛋白（cortactin）、调节性肌球蛋白轻链（肌球蛋白 RLC）及蛋白质二硫键异构酶（PDI）。

11.2.1 皮层肌动蛋白

从免疫杂交和放射性自显影图谱的这些点中（图 11.2，白色箭头所指），鉴定出了肌动蛋白的结合蛋白——皮层肌动蛋白。已知人的皮层肌动蛋白属于原癌基因，在结肠癌和肿瘤细胞中表达量增加，而且可能参与胞外刺激引起的信号传导，如凝血酶、整合

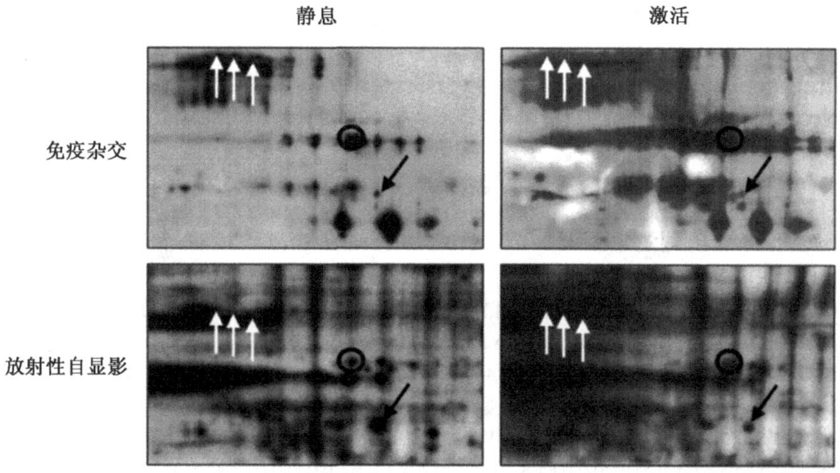

图 11.2 图示为 pH 4～7 范围内，静息态和激活态的人体血小板抗磷酸化酪氨酸抗体的免疫杂交图（上）和放射性自显影（下）截图（图中以黑圈作为标记）

该图截取了 pI 5.4～5.9，分子质量 40～55kDa 的分离范围，清楚地展示了静息态和凝血酶激活后血小板不同的磷酸化模式。经鉴定，由凝血酶刺激后，在免疫杂交和放射性自显影中，一些蛋白质浓度显著增强，其中包括皮层肌动蛋白（三种不同的磷酸化形式，白色箭头所示）和蛋白质二硫键异构酶（黑色箭头所示）。鉴定得到的蛋白质中有一些是已知的，它们参与信号转导及血小板行使功能

素或 EGF（Huang et al.，1997）。根据非磷酸化和磷酸化多肽的 MS/MS 波谱，检测到 418 位丝氨酸残基上有磷酸化位点（图 11.3A，B）。此外，还检测到另外两个磷酸化位点 Thr-401 和 Ser-405（结果未显示）。已有论文报道，胞外信号调节激酶（ERK）能够在体内和体外条件下催化这些位点的磷酸化（Campbell et al.，1999）。尽管这几个位点的磷酸化作用尚不明晰，但有证据提示它们可能在调节皮层肌动蛋白的亚细胞定位中发挥重要作用（van Damme et al.，1997）。另外还有报道，由酪氨酸激酶 pp60c-src 在皮层肌动蛋白其他酪氨酸位点（Tyr-421，Tyr-466 和 Tyr-482）催化的磷酸化与肌动蛋白交联活性的降低有关（Raffel et al.，1996）。

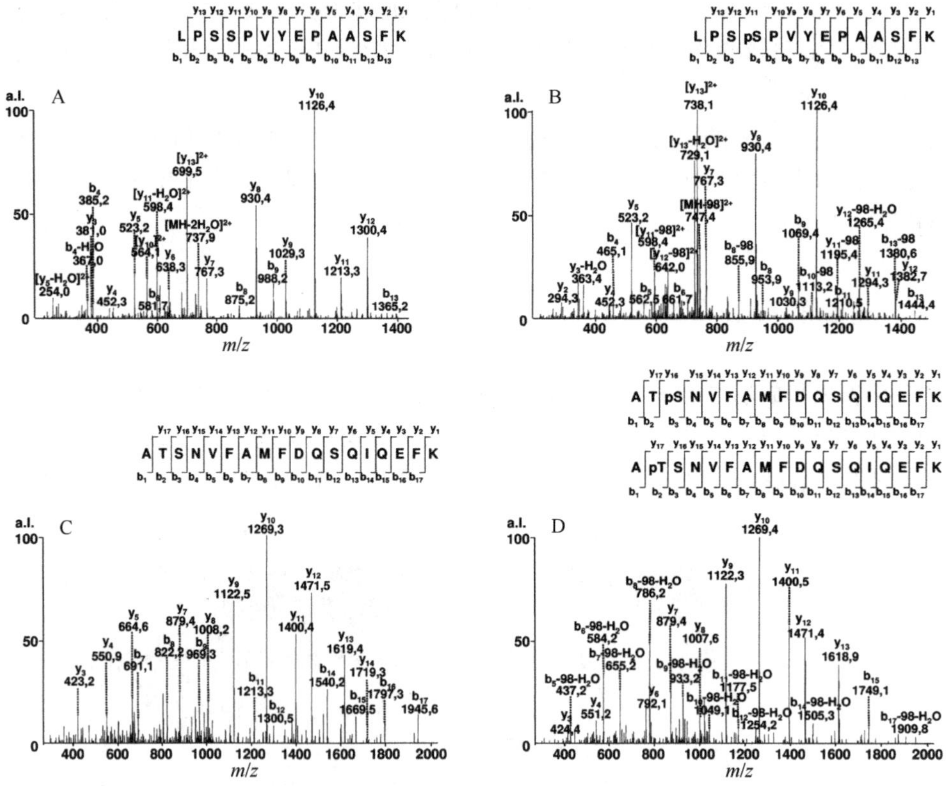

图 11.3　皮层肌动蛋白（A 和 B）以及调节性肌球蛋白轻链（PLC；C 和 D）的磷酸化位点定位

A. 皮层肌动蛋白的磷酸化肽段 LPSpSPVYEDAASFK 对应的片段离子波谱；

B. 皮层肌动蛋白的非磷酸化肽段 LPSSPVYEDAASFK 对应的片段化离子波谱。图中 y_{11} Ser-418 位（波谱中的 Ser-4）的分子质量减少了 98Da，清楚地显示出磷酸化；

C. 调节性肌球蛋白轻链的非磷酸化肽段 ATSNVEAMFDQSQIQEFK 对应的片段离子波谱；

D. 磷酸化片段 ApTSNVFAMFDQSQIQEFK 及 ATpSNVFAMFDQSQIQEFK 分别对应的片段化离子波谱。该肽段包含三个可能的磷酸化位点（Thr-2、Ser-3 和 Ser-12）。两种波谱的比较表明，Thr-2 或者 Ser-3 是磷酸化位点。由于没有观察到 y_{13} 的分子质量发生 98Da 的减少，因此可以排除 Ser-13 发生磷酸化的可能。但是只依靠 MS/MS 波谱还不足以确定准确的磷酸化位点

11.2.2　调节性肌球蛋白轻链

已知调节性肌球蛋白轻链可以在不同的丝氨酸和酪氨酸残基上发生磷酸化，Thr-18

和 Ser-19 是肌球蛋白轻链激酶 C（MLCK）的作用位点，而 Ser-1、Ser-2 和 Ser-9 则被蛋白质激酶 C（PKC）磷酸化（Naka et al.，1998；Kawamoto et al.，1989；Moussavi et al.，1993）。在静息态血小板细胞中，MLCK 催化缓慢的第一个磷酸化作用，而凝血酶的激活作用则触发由 PKC 催化的快速的第二个磷酸化反应。依赖 Ca^{2+} 的第二个磷酸化作用在血小板释放细胞内颗粒内容物的过程中具有重要作用（Nishikawa et al.，1988）。Naka 及其同事（1988）通过非蛋白质组学研究表明，在凝血酶激活的血小板内，存在三种不同形式的调节性肌球蛋白轻链（无磷酸化、单磷酸化和双磷酸化 RLC)。该研究结果清晰明了，而且已经得到蛋白质组学研究方法的证明（图 11.3C、D）（Marcus et al.，2003）。

11.2.3 蛋白质二硫键异构酶

PDI 是由两个分子质量为 57kDa 的亚基组成的非共价同源二聚体。该蛋白质通常参与二硫键的形成、降解和重排过程，并且对血小板行使正常功能具有重要的作用。PDI 定位在细胞质膜的胞外侧，它在血小板激活后被分泌到质膜表面（Cheng et al.，1992）。PDI 在血小板内催化形成由二硫键连接的凝血酶敏感蛋白和凝血酶-抗凝血酶Ⅲ复合体，参与止血和愈伤过程（Milev and Essex，1999）。此外，它还参与整联蛋白介导的血小板吸附过程（Lahav et al.，2000）。某个苏氨酸残基的磷酸化是 PDI 定位在内质网上的原因（Quemeneur et al.，1994）。

鉴定得到的所有蛋白质，基于它们各自的功能，这些蛋白质可以被分成不同类型，包括：23 种细胞骨架蛋白、25 种信号分子、19 种代谢蛋白质、5 种膜泡蛋白质、9 种线粒体蛋白质、6 种具有胞外功能的蛋白质、12 种参与蛋白质加工的蛋白质，以及 23 种未知蛋白质和 12 种混合物。总而言之，这种蛋白质组研究方法成功地鉴定了 134 种蛋白质和 8 个部分未知的磷酸化位点位置，这些结果清楚地显示了蛋白质组学研究方法的实力。具体的研究方法、流程和结果可以参考 Marcus 等在 2003 年发表的论文。

上述这种整体化鉴定磷酸化蛋白质的方法，仅仅是在研究这些信号分子特性的道路上迈出的第一步。接下来还需要验证这些经过鉴定的蛋白质是否真正参与了生物学过程，并证明鉴定出的磷酸化位点所对应的功能。这些研究可以采用针对目标蛋白质的特异性抗体，或者采用过表达野生型和突变型的表位标记蛋白质，检验它们在信号传导通路中的具体功能。

11.3 鉴定人体血小板中 cAMP-和 cGMP-依赖性蛋白质激酶的底物

在生理条件下，人体血小板的激活过程和血管壁-血小板的相互作用过程都受到严格地调控，而且血栓、动脉硬化、高血压和糖尿病等疾病往往会破坏正常的调控。血小板的激活受到多种中间体抑制，包括阿司匹林、Ca^{2+} 拮抗剂，以及能增加 cGMP 和 cAMP 浓度的物质，如一氧化氮（NO）、前列腺素 I2（Koesling and Nuernberg,

1997)。cGMP 和 cAMP 的抑制效应分别通过 cAMP-和 cGMP-依赖性蛋白质激酶（PKA 和 PKG）介导（Münzel et al., 2003），例如，患有慢性粒细胞白血病的特定患者体内，血小板的 PKG 表达明显降低，而 PKA 的水平正常。在这种 cGMP 依赖性蛋白质激酶缺陷型的血小板中，PKA 和 PKG 的特异性共同底物——血管舒张刺激磷酸化蛋白（VASP）的功能严重受损，尽管 cGMP 对一氧化氮的反应异常升高，但 cAMP 介导的 VASP 磷酸化作用仍然保持完整（Eigenthaler et al., 1993）。在 PKG 缺陷型的小鼠中，cGMP 介导的抑制血小板凝集的功能同样受损（Massberg et al., 1999）。但是，这种由 cGMP 下游信号 cGK 调控的血小板抑制功能的分子机制仍然没有得到完整的解释，至今，在完整的人体血小板中只鉴定出少数几种 PKA 和 PKG 的作用底物。在这一领域中，我们可以使用差异磷酸化蛋白质组学研究放射性标记的人体血小板，鉴定 PKG 和 PKA 的特异底物。

人体血小板经过 ^{32}P 标记，用 500μmol/L 特异性 PKG 活化剂 8-pCPT-cGMP 处理后，用 2D-PAGE 分离上述血小板裂解液。此实验得到的二维磷酸化蛋白质组研究结果（图 11.4）显示，在 8-pCPT-cGMP 刺激后，有几种蛋白质发生了磷酸化/去磷酸化反应。为了鉴定这些蛋白质，研究人员从胶上切下相应的点，用胰酶消化，再将得到的多肽片段用微量 LC-ESI MS/MS 分析（Butt et al., 2003）。除了磷酸化程度升高的点以外，同时观察到去磷酸化（点 4、5 和 8），提示活化的 PKG 激活了某些下游磷酸酶（表 11.1）。

到目前为止，在人体血小板中鉴定出来的所有 PKG 底物都与肌动蛋白纤维和细胞骨架具有直接的或间接的作用，并且参与血小板被 PKG 磷酸化后激活的负调控。蛋白质组学方法与功能性研究的结合，是研究血小板中磷酸化依赖效应的有效工具。目前正在开展的蛋白质组研究都主要集中在膜蛋白研究上，它们有望成为抗血栓药物的新型靶点。

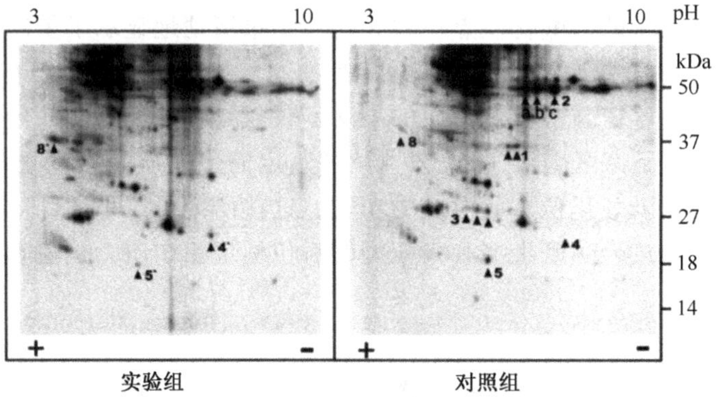

图 11.4 完整人体血小板中的 PKG 依赖性磷酸化

人体血小板与［^{32}P］标记的正磷酸盐孵育后，分别使用缓冲液（对照）和 500μmol/L PKG 活化剂 8-pCPT-cGMP 处理 30min（刺激）。将血小板匀浆，然后通过二维凝胶电泳分离，得到自显影照片。点 1，LASP；点 2a，b 和 c，VASP；点 3，rap 1b；点 4，5 和 8 尚未鉴定。pH 值梯度标示在凝胶顶部

表 11.1　人体血小板中 cAMP-和 cGMP 依赖性蛋白质激酶底物的鉴定结果和功能

点编号	鉴定结果	功　能
1	LIM 和 SH3 结构域蛋白质 LASP	LASP 第 146 位丝氨酸的磷酸化导致肌动蛋白结合蛋白的重新分布，使肌动蛋白结合蛋白从细胞膜的顶端回到细胞质中，并伴随细胞迁移能力的下降（Butt et al.，2003；Keicher et al.，2004）
2a，b 和 c	VASP	三个不同的磷酸化位点（Ser-157、Ser-239 和 Thr-278）对 PKA 和 PKG 具有不同的特异性（Butt et al.，1994）。研究者认为 VASP 磷酸化作用参与整联蛋白 $a_{IIb}b_{III}$ 的负调控（Horstrup et al.，1994）。体外实验显示，磷酸化的 VASP 能降低 F-肌动蛋白的结合和肌动蛋白的聚合作用（Harbeck et al.，2000）
3	Rap 1b	Rap 1b 在 179 位丝氨酸的磷酸化作用与蛋白质从细胞膜转移到细胞质的再定位过程有关（Torti et al.，1994）
4，5，8	未鉴定	
图中未显示	热激蛋白 27 HSP27	Hsp27 的 143 位苏氨酸被 PKG 磷酸化，从而降低了被 MAPKAP 激酶 2 磷酸化的 Hsp27 对肌动蛋白聚合的激活效应（Butt et al.，2001）

11.4　分析野生型和基因敲除型小鼠的磷酸化蛋白质组差异，鉴定抗炎治疗的新型治疗靶点

过表达或敲除特定组件的遗传修饰小鼠使我们对疾病的研究能力有了长足进步。最近，我们研究的重点是 p38 丝裂原活化蛋白激酶（MAPK）通路及其在炎症反应中的生理学效应。

完整的细胞因子应答反应是宿主对入侵的病原体发挥有效防御作用的关键性因素。一系列细胞压力反应中都涉及 p38 MAPK 通路。在体外条件下，通过抑制该通路，已经成功地降低了细胞因子表达水平（Lee et al.，1994），这个结果说明 MAPK 通路在炎症反应中起关键作用。但是，p38 MAPK 最主要的作用是激活下游多种激酶和转录因子，这一点限制了 p38 抑制剂作为选择性抗炎药物的应用价值。因此，MAPK 通路的下游底物可能成为特异性抑制细胞因子的有效靶点。在小鼠和人中，已经鉴定出三种能够被 p38 激活的 MAPKAP 激酶（MK2、MK3 和 MK5）。这些激酶的底物特异性都相当类似，而且在体外条件下，三种激酶都能以热激蛋白 HSP25/27 作为有效底物（Stokoe et al.，1992）。但出乎意料的是，缺失 MK2 会导致细胞因子生物合成缺陷，并使 p38 MAPK 表达水平降低。我们推测，MK3 和 MK5 应该至少能够在一定程度上弥补 MK2 缺失带来的影响。为了分析这几个基因之间的显著性差异，我们敲除了小鼠的 MK2 和 MK5 基因，并比较 MK5 敲除（KO）小鼠、MK2 缺陷型小鼠和野生型（WT）小鼠之间的表型差异（Shi et al.，2003）。

在该项研究中，研究者用 ^{32}P 标记 WT，MEK2－/－和 MEK5－/－小鼠的胚胎心肌纤维，再经 100μmol/L 亚砷酸盐刺激后，使用 2D-PAGE 分离相应的细胞裂解液中的蛋白质。根据磷酸化蛋白质组差异，用 MS 鉴定出了 HSP25 的磷酸化（图 11.5），

HSP25（箭头所示）在野生型和 MK5 缺陷型细胞中都有表达，这说明 MK2 是该类细胞接受亚砷酸盐刺激后，唯一能够催化 HSP25 磷酸化的激酶（Shi et al., 2003）。

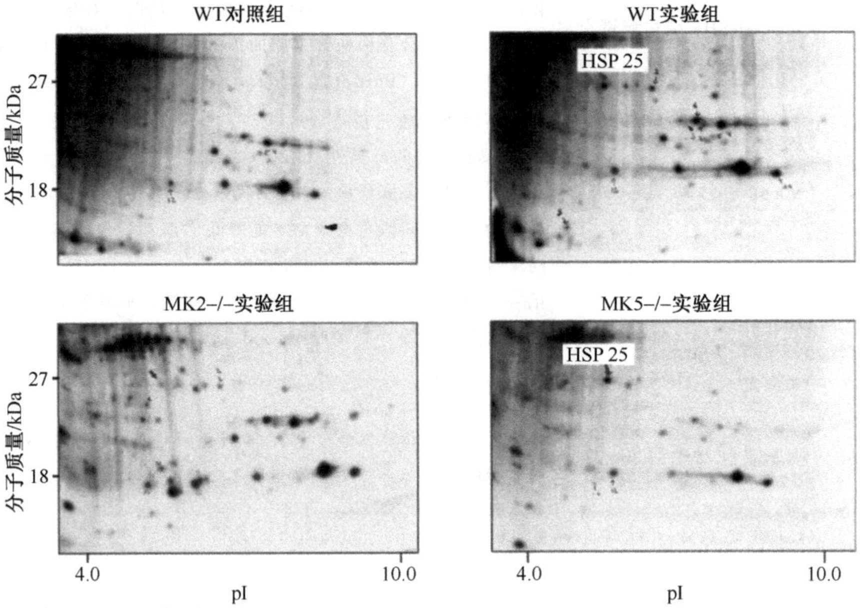

图 11.5　磷酸化蛋白质组的二维放射性自显影图，分别取自接受 100μmol/L 亚砷酸盐处理后的野生型（WT）、MAPKAP 激酶 2 缺陷型（MK2－/－）和 MAPKAP 激酶 5 缺陷型（MK5－/－）的小鼠心肌纤维细胞。箭头所示的是经质谱鉴定的磷酸化 HSP 25 的点

很明显，MK5 不能够补偿 MK2 缺失的效应，这使 MK2 成为抗炎治疗中独特的病理学靶标。

11.5　总结

总而言之，现代蛋白质组学技术能为我们提供前所未有的鉴定新型磷酸化蛋白质的机会，从而用于一些重要疾病的诊断和治疗。目前所需的主要技术思路是：开发不需要 ^{32}P 标记的新型临床蛋白质组学工具，利用二维凝胶电泳监控蛋白质表达，再使用基于质谱的技术配合一维电泳分析磷酸化特异性表位标记的多肽。将来，更好的蛋白质富集技术和磷酸化定量技术将从临床应用逐步转向功能应用，甚至病理组织的早期检测，成为现有和发展中的诊断成像技术的有效补充手段。

致谢

本文作者的部分研究工作受德国教育与研究部（BMBF）资助。

参考文献

Bateman, R. H., Carruthers, R., Hoyes, J. B., Jones, C., Langridge, J. I., Millar, A., Vissers, J. P. (**2002**). A novel precursor ion discovery method on a hybrid quadrupole orthogonal acceleration time-of-flight (Q-TOF) mass spectrometer for studying protein phosphorylation. *J. Am. Soc. Mass Spectrom.* **13**, 792–803.

Bennett, J. S. (**2001**). Platelet-fibrinogen interactions. *Annu. Rev. Med.* **52**, 161–184.

Brown, A. S., Erusalimsky, J. D., Martin, J. F. (**1997**). Megakaryocytopoiesis: the megakaryocyte/platelet haemistatic axis. In von Bruchhausen, F., Walter, U. (Eds.), *Platelets and their Factors*. Springer-Verlag, Berlin, pp. 3–19.

Butt, E., Abel, K., Krieger, M., Palm, D., Hoppe, V., Hoppe, J., Walter, U. (**1994**). cAMP- and cGMP-dependent protein kinase phosphorylation sites of the focal adhesion vasodilator-stimulated phosphoprotein (VASP) *in vitro* and in intact human platelets. *J. Biol. Chem.* **269**, 14509–14517.

Butt, E., Gambaryan, S., Göttfert, N., Galler, A., Marcus, K., Meyer, H. E. (**2003**). Actin binding of human LIM and SH3 protein is regulated by cGMP- and cAMP-dependent protein kinase phosphorylation on serine 146. *J. Biol. Chem.* **278**, 15601–15607.

Butt, E., Immler, D., Meyer, H. E., Kotlyarov, A., Laass, K., Gaestel, M. (**2001**). Heat shock protein 27 is a substrate of cGMP-dependent protein kinase in intact human platelets: phosphorylation-induced actin polymerization caused by HSP27 mutants. *J. Biol. Chem.* **276**, 7108–7113.

Campbell, D. H., Sutherland, R. L., Daly, R. J. (**1999**). Signaling pathways and structural domains required for phosphorylation of EMS1/cortactin. *Cancer Res.* **59**, 5376–5385.

Chen, K., Lin, Y., Detwiler, T. C. (**1992**). Protein disulfide isomerase activity is released by activated platelets. *Blood* **79**, 2226–2228.

Eigenthaler, M., Ullrich, H., Geiger, J., Horstrup, K., Honig-Liedl, P., Wiebecke, D., Walter, U. J. (**1993**). Defective nitrovasodilator-stimulated protein phosphorylation and calcium regulation in cGMP-dependent protein kinase-deficient human platelets of chronic myelocytic leukemia. *Biol. Chem.* **268**, 13526–13531.

Ficarro, S. B., McCleland, M. L., Stukenberg, P. T., Burke, D. J., Ross, M. M., Shabanowitz, J., Hunt, D. F., White, F. M. (**2002**). Phosphoproteome analysis by mass spectrometry and its application to *Saccharomyces cerevisiae. Nat. Biotechnol.* **20**, 301–305.

Fitzgerald, D. J. (**2001**). Vascular biology of thrombosis: the role of platelet–vessel wall adhesion. *Neurology* **57**, S1–S4.

Garrison, J. C. (**1993**). Protein phosphorylation. In Hardie, D. G. (Ed.), *A Practical Approach*. Oxford University Press, Oxford, pp. 1.

Glass, C. K., Witzum, J. L. (**2001**). Atherosclerosis: The Road Ahead. *Cell* **104**, 503–516.

Görg, A., Postel, W., Günther, S., Weser, J. (**1985**). Improved horizontal two-dimensional electrophoresis with hybrid isoelectric focusing in immobilized pH gradients in the first dimension and laying-on transfer to the second dimension. *Electrophoresis* **6**, 599–604.

Gronborg, M., Kristiansen, T. Z., Stensballe, A., Andersen, J. S., Ohara, O., Mann, M., Jensen, O. N., Pandey, A. (**2002**). A mass spectrometry-based proteomic approach for identification of serine/threonine-phosphorylated proteins by enrichment with phospho-specific antibodies: identification of a novel protein, Frigg, as a protein kinase A substrate. *Mol. Cell Proteomics* **1**, 517–527.

Harbeck, K., Hüttelmaier, S., Schlüter, K., Jockusch, B. M., Illenberger, S. (**2000**). Phosphorylation of the vasodilator-stimulated phosphoprotein regulates its interaction with actin. *J. Biol. Chem.* **275**, 30817–30825.

Horstrup, K., Jablonka, B., Hönig-Liedl, P., Just, M., Kochsiek, K., Walter, U. (**1994**). Phosphorylation of focal adhesion vasodilator-stimulated phosphoprotein at Ser157 in intact human platelets correlates with fibrinogen receptor inhibition. *Eur. J. Biochem.* **225**, 21–27.

Huang, C., Ni, Y., Wang, T., Gao, Y., Haudenschild, C. C., Zhan, X. (**1997**). Down-regulation of the filamentous actin cross-linking activity of cortactin by Src-mediated tyrosine phosphorylation. *J. Biol. Chem.* **272**, 13911–13915.

Kawamoto, S., Bengur, A. R., Sellers, J. R., Adelstein, R. S. (**1989**). *In situ* phosphorylation of human platelet myosin heavy and light chains by protein kinase C. *J. Biol. Chem.* **264**, 2258–2265.

Keicher, C., Gambaryan, G., Schulze, E.,

MARCUS, K., MEYER, H. E., BUTT, E. (**2004**). Phosphorylation of mouse LASP-1 on threonine 156 by cAMP- and cGMP-dependent protein kinase. *Biochem. Biophys. Res. Commun.* **324**, 308–316.

KLOSE, J. (**1999**). Large-gel 2-D electrophoresis. *Methods Mol. Biol.* **112**, 147–172.

KOESLING, D., NUERNBERG, B. (**1997**). Platelet G proteins and adenylyl and guanylyl cyclases. In VON BRUCHHAUSEN, F., WALTER, U. (Eds.), *Platelets and their Factors*. Springer-Verlag, Berlin, pp. 181–218.

LAHAV, J., GOFER-DADOSH, N., LUBOSHITZ, J., HESS, O., SHAKLAI, M. (**2000**). Protein disulfide isomerase mediates integrin-dependent adhesion. *FEBS Lett.* **475**, 89–92.

LEE, J. C., LAYDON, J. T., MCDONNEL, P. C., GALLAGHER, T. F., KUMAR, S., GREEN, D., MCNULTY, D., BLUMENTHAL, M. J., HEYS, J. R., LANDVATTER, S. W. (**1994**). A protein kinase involved in the regulation of inflammatory cytokine biosynthesis. *Nature* **372**, 739–746.

LEFKOWITZ, R. J., WILLERSON, J. T. (**2001**). Prospects for cardiovascular research. *JAMA* **285**, 581–587.

MANN, M., ONG, S. E., GRONBORG, M., STEHEN, H., JENSEN, O. N., PANDEY, A. (**2002**). Analysis of protein phosphorylation using mass spectrometry: deciphering the phosphoproteome. *Trends Biotechnol.* **20**, 261–268.

MARCUS, K., IMMLER, D., STERNBERGER, J., MEYER, H. E. (**2000**). Identification of platelet proteins separated by two-dimensional gel electrophoresis and analyzed by matrix assisted laser desorption/ionization-time of flight-mass spectrometry and detection of tyrosine-phosphorylated proteins. *Electrophoresis* **21**, 2622–2636.

MARCUS, K., MOEBIUS, J., MEYER, H. E. (**2003**). Differential analysis of phosphorylated proteins in resting and thrombin-stimulated human platelets. *Anal. Bioanal. Chem.* **276**, 973–993.

MASSBERG, S., SAUSBIER, M., KLATT, P., BAUER, M., PFEIFER, A., SIESS, W., FASSLER, R., RUTH, P., KROMBACH, F., HOFMANN, F. (**1999**). Increased adhesion and aggregation of platelets lacking cyclic guanosine 3′,5′-monophosphate kinase I. *J. Exp. Med.* **189**, 1255–1264.

MILEV, Y., ESSEX, D. W. (**1999**). Protein disulfide isomerase catalyzes the formation of disulfide-linked complexes of thrombospondin-1 with thrombin–antithrombin III. *Arch. Biochem. Biophys.* **361**, 120–126.

MOUSSAVI, R. S., KELLEY, C. A., ADELSTEIN, R. S. (**1993**). Phosphorylation of vertebrate nonmuscle and smooth muscle myosin heavy chains and light chains. *Mol. Cell Biochem.* **127–128**, 219–227.

MÜNZEL, T., FEIL, R., MÜLSCH, A., LOHMANN, S. M., HOFMANN, F., WALTER, U. (**2003**). Physiology and pathophysiology of vascular signaling controlled by guanosine 3′,5′-cyclic monophosphate-dependent protein kinase. *Circulation* **108**, 2172–2183.

NAKA, M., SAITOH, M., HIDAKA, H. (**1988**). Two phosphorylated forms of myosin in thrombin-stimulated platelets. *Arch. Biochem. Biophys.* **261**, 235–240.

NISHIKAWA, M., TANAKA, T., HIDAKA, H. (**1980**). Ca^{2+}-calmodulin-dependent phosphorylation and platelet secretion. *Nature* **287**, 863–865.

NURDEN, A. T. (**1999**). Inherited abnormalities of platelets. *Thromb Haemost* **82**, 468–480.

ODA, Y., NAGASU, T., CHAIT, B. T. (**2001**). Enrichment analysis of phosphorylated proteins as a tool for probing the phosphoproteome. *Nat. Biotechnol.* **19**, 379–382.

PRESEK, P., MARTINSON, E. A. (**1997**). Platelet protein tyrosine kinases cyclases. In VON BRUCHHAUSEN, F., WALTER, U. (Eds.), *Platelets and their Factors*. Springer-Verlag, Berlin, pp. 263–296.

PETRICOIN, E., WULFKUHLE, J., ESPINA, V., LIOTTA, L. A. (**2004**). Clinical proteomics: revolutionizing disease detection and patient tailoring therapy. *J. Proteome Res.* **3**, 209–217.

QUEMENEUR, E., GUTHAPFEL, R., GUEGUEN, P. (**1994**). *J. Biol. Chem.* **269**, 5485–5488.

RAFFEL, G. D., PARMAR, K., ROSENBERG, N. (**1996**). *In vivo* association of v-Abl with Shc mediated by a non-phosphotyrosine-dependent SH2 interaction. *J. Biol. Chem.* **271**, 4640–4645.

SALOMON, A. R., FICARRO, S. B., BRILL, L. M.,

Brinker, A., Phung, Q. T., Ericson, C., Sauer, K., Brock, A., Horn, D. M., Schultz, P. G., et al. (**2003**). Profiling of tyrosine phosphorylation pathways in human cells using mass spectrometry. *Proc. Natl. Acad. Sci. USA* **100**, 443–448.

Schulenberg, B., Goodman, T. N., Aggeler, R., Capaldi, R. A., Patton, W. F. (**2004**). Characterization of dynamic and steady-state protein phosphorylation using a fluorescent phosphoprotein gel stain and mass spectrometry. *Electrophoresis* **15**, 2526–2532.

Schuuring, E., Verhoeven, E., Litvinov, S., Michalides, R. J. (**1993**). The product of the EMS1 gene, amplified and overexpressed in human carcinomas, is homologous to a v-src substrate and is located in cell-substratum contact sites. *Mol. Cell Biol.* **13**, 2891–2898.

Shi, Y., Kotlyarov, A., Laass, K., Gruber, A. D., Butt, E., Marcus, K., Meyer, H. E., Friedrich, A., Volk, H. D., Gaestel, M. (**2003**). Elimination of protein kinase MK5/PRAK activity by targeted homologous recombination. *Mol. Cell Biol.* **23**, 7732–7741.

Steen, H., Mann, M. (**2002**). A new derivatization strategy for the analysis of phosphopeptides by precursor ion scanning in positive ion mode. *J. Am. Soc. Mass Spectrom.* **13**, 996–1003.

Stokoe, D., Engel, K., Campbell, D. G., Cohen, P., Gaestel, M. (**1992**). Identification of MAPKAP kinase 2 as a major enzyme responsible for the phosphorylation of the small mammalian heat shock proteins. *FEBS Lett.* **313**, 307–313.

Torti, M., Lapetina, E. G. (**1994**). Structure and function of rap proteins in human platelets. *Thromb Haemost* **71**, 533–543.

van Damme, H., Brok, H., Schuuring-Scholtes, E., Schuuring, E. (**1997**). The redistribution of cortactin into cell-matrix contact sites in human carcinoma cells with 11q13 amplification is associated with both overexpression and posttranslational modification. *J. Biol. Chem.* **272**, 7374–7380.

Watson, S. P. (**1997**). Protein phosphatases in platelet function. In von Bruchhausen, F., Walter, U. (Eds.), *Platelets and their Factors.* Springer-Verlag, Berlin, pp. 297–325.

Zhou, H., Watts, J. D., Aebersold, R. (**2001**). A systematic approach to the analysis of protein phosphorylation. *Nat. Biotechnol.* **19**, 375–378.

12 血清学与蛋白质组学技术在肾细胞癌生物标记物开发中的应用

Barbara seliger and Roland Kellner

摘要

将人工神经网络和模式识别技术与生物标记物多参数分析技术相结合，是一种最有前景的癌症诊断和监测方法。该方法有可能实现对癌症患者的早期诊断，为癌症患者创造更好的治疗条件。而且，这种多参数方法还可以促进对癌症的分子机制和抗癌新药的开发和研究。该方法最大的优势是可以为癌症患者设计治疗癌症的分子靶标从而实现个体化治疗。但是，它具有极高的复杂性，如何将分子学机制转化为治疗方法成为它在应用中的一大挑战。因此，它需要药学家、生物技术科学家、理论家、政府和患者共同努力，将实验数据转化为有效治疗手段。这项工作的主要目标之一是整合各种分子诊断和治疗技术，因此，它要求开发并建立一个“组织银行”，包括肿瘤病灶组织、自体正常组织、细胞系、血清、血液和尿液样本，以及使用这些材料的伦理许可。上述工作对于基于各种机制的预后、诊断和治疗性干预的生物标记物的发现和验证工作具有积极的促进意义。目前，只有少数应用价值有限的标记物可运用于肾细胞癌（renal cell carcinoma，RCC）患者的病情监测，并且尚未有针对这种转移性肿瘤的有效治疗措施。因此，人们迫切需要用于监测和治疗肾细胞癌的生物标记物。得到肾癌生物标记物不仅可以用于肾癌高风险患者或肾切除术后复发患者的早期诊断，也可以作为肾癌治疗靶标。人们将综合运用分子、细胞、蛋白质技术和（或）疾病机制的功能分析研究鉴定 RCC 特异性生物标记物，研究材料将包括 RCC 细胞系、来源于 RCC 患者的原发性和（或）转移性肿瘤病灶以及体液，如血清、外周血单核细胞和尿液等。筛选出的候选标志物须经过不同的患者，不同的亚型、等级和阶段的 RCC 病灶组织，以及健康对照组等多方面验证，以保证它们的特异性。本节着重介绍利用蛋白质组技术鉴定特异性 RCC 生物标记物的过程，特别是基于二维凝胶电泳的经典蛋白质组分析技术和 PROTEOMEX，它是蛋白质组学和血清学相结合的方法。

12.1 引言

12.1.1 肾细胞癌

肾细胞癌（renal cell carcinoma，RCC）是全世界最常见的肾脏恶性肿瘤，约占所有癌症的 2%。确诊患者的年龄一般介于 50～75 岁之间；确诊时，约 20%～30%患者已发生肿瘤转移，发生肿瘤转移的患者中达到 5 年存活期的仅为 5%，而局部病灶患者中有50%～90%能实现相同的存活期（Motzer et al., 1996）。值得注意的是，RCC患者的死亡率高于其他泌尿系统肿瘤。

根据国际抗癌联盟（Union Internationale Contre le Cancer，UICC）及美国癌症联合会（American Joint Committee on Cancer，AJCC）建议，RCC在病理学上被划分为典型透明细胞癌，它往往伴随有染色体3p位点高特异性缺失和佩尔林道（von Hippel-Lindau，VHL）抑癌基因突变，此外RCC也与嫌色细胞癌、乳头状癌/嗜色细胞癌或集合管癌有关（Kovacs，1999）。

肾细胞癌对常规的放疗与化疗均不敏感，唯一行之有效方法是在疾病早期实施肾切除术。使用诸如白细胞介素-2（interleukin-2）或干扰素-α（IFN-α）一类的细胞因子进行免疫治疗，可以延长患者的存活期。在一些病例中，免疫治疗能够抑制肿瘤生长（Nathan and Eisen，2002），这个发现激发了RCC治疗中对免疫系统作用的研究（Mancuso and Sternberg，2005）。目前还没有令人满意的RCC肿瘤标志物，RCC的早期诊断主要依靠X射线检查（Kessler et al., 1994）。因为RCC患者的5年生存率较低，传统治疗方法效果有限，放射影像学评估是唯一的筛查方法。为了对抗这一恶性肿瘤，人们迫切需要鉴定新的诊断和预后标志物，发现新的治疗靶标。

12.2 开发生物标记物的方法

目前，科技的进步已经可以让人们开发和鉴定恶性肿瘤发生发展的重要生物标记物。为了确定某一癌症的分子识别标志，例如，特定基因、蛋白质表达模式、甲基化等DNA修饰、单核苷酸多态性（single nucleotide polymorphism）、微卫星不稳定性（microsatellite instability）和染色体畸变（chromosomal aberrations）等，研究者采用了一系列分子谱手段，如基因组学、转录组学、实验胚胎学和（或）蛋白质组学等（Petricoin et al., 2002；Petricoin and Liotta，2004）。

在卵巢癌患者筛查中首次成功地运用了多模式方法（Jacobs et al., 1999）。基于该项结果可以看出，在RCC高危人群中进行早期候选生物标记物的鉴定和应用，是确定筛选标记物的有效办法。

使用生物标记物的主要目的在于利用其组织学特异性和检测效率来评估肿瘤的发生和发展状况（Hanash，2004）。比较基因组杂交技术和光谱染色体核型分析系统已经被广泛用于基因组水平染色体畸变的检测（Veldman et al., 1997）。cDNA芯片也已经被广泛应用于分析不同类型、阶段、级别肿瘤的转录谱。目前，有研究者正在编写与RCC发展进程相关的基因表达变化目录，它们或多或少都与组织病理学、细胞遗传学及临床研究相关联（Huber et al., 2002；Wang et al., 2004；Shi et al., 2005；Yao et al., 2005）。此外，还有研究者采用基于细胞的技术检测并定量分析游离肿瘤和内皮细胞（Shaked et al., 2004）。但是，各种恶性肿瘤的发展通常与转录后或翻译后修饰有关，只能从蛋白质水平进行检测。因此，在癌症的蛋白质表达谱研究中，蛋白质组学技术将成为重要的工具，并且它的重要性会日益提高。

单蛋白质生物标记物、常见特征蛋白质或包含多个生物标记物的蛋白质表达模板正在加紧开发中，力争早日进入临床应用阶段。目前主要有三种基于蛋白质组学的方法用于鉴定肿瘤活组织或体液（如血清、血样、灌流液或血浆）中的生物标记物（Petricoin and Liotta，2004）。这些方法包括基于传统二维凝胶电泳（2DE）的蛋白质组学技术、PROTEOMEX 和由 Ciphergen Biosystems 制造的 ProteinChip 系统（图 12.1）（Lichtenfels et al.，2003；Seliger et al.，2003；Merchant and Weinberger，2000）。ProteinChip 系统采用表面增强激光解吸电离飞行时间技术（surface-enhanced laser desorption and ionization time-of-flight，SELDI-TOF）。

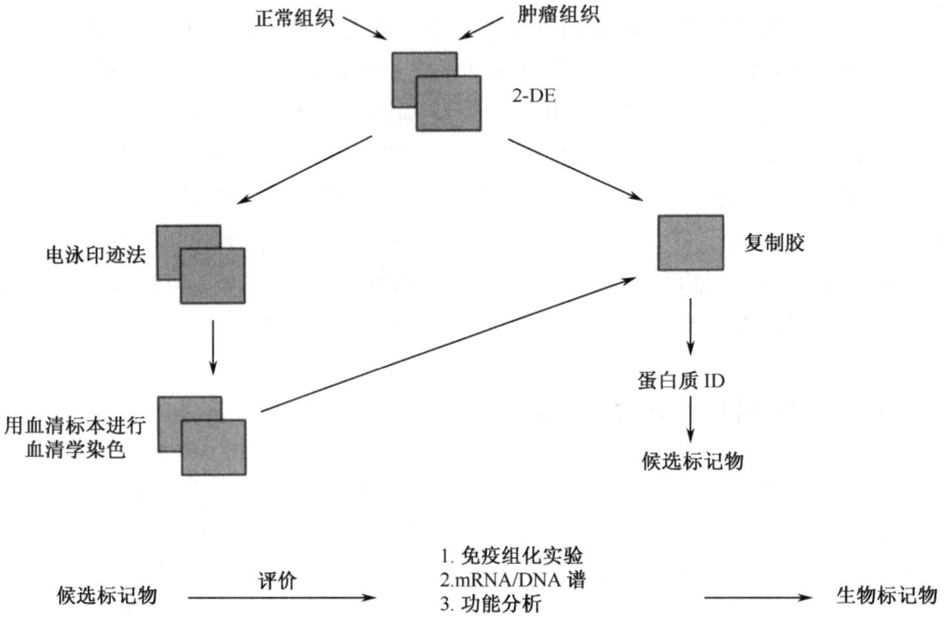

图 12.1　通过蛋白质组技术鉴定肿瘤特异性自体抗原

首先，通过 2DE 和转膜实验分离肿瘤和正常组织中的各种细胞蛋白质。接着，用癌症患者或正常捐献者的血清进行孵育和放射性自显影。最后，比对考马斯亮蓝染色后的复制胶图像，鉴定出在复制胶图像间具有差异的标记蛋白质

12.3　采用不同蛋白质组学技术鉴定生物标记物的优点

目前，传统的 2DE 与色谱分离相结合的方法仍是分离及鉴定复杂蛋白质混合物的最强有力的工具。该方法可以检测实体肿瘤样本中蛋白质表达模式的差异，直接鉴定特定器官或组织中的病理变化情况，并全面展示体液中的特定蛋白质组，包括尿液等（Pieper et al.，2003a，2004；Yoshida et al.，2005）。

由于肿瘤组织是癌症最基本的体现，它带有最直接的信息，所以它是人们鉴定癌症分子靶标的首选材料。与体液相比，从肿瘤组织中更容易通过实验手段提取较高浓度的蛋白质。然而，分析肿瘤组织切片的一个主要困难在于肿瘤组织来源有限，且具有异质性，需要进行显微切片；而体液可以通过无创的连续性方式获取，所以人们更倾向于选择体液作为临床标本。血清蛋白质组学是一种相当有吸引力的技术，用这种技术可以鉴定出大量不同的血清蛋白质/多肽，进而发现越来越多的可靠疾病标志物（Park et al.，

2004; Petricoin et al., 2002; Pieper ct al., 2003a; Rapkiewicz et al., 2004)。此外，尿蛋白质组学技术可以检测由疾病或药物毒性反应导致的蛋白质谱变化，尤其是那些会影响肾脏和泌尿生殖道的疾病或药物（Pieper et al., 2004; Wu ct al., 2004）。由于转录后修饰不能从转录水平进行检测，所以从人类血浆和尿液中获得的蛋白质组学水平的疾病相关信息对诊断标志物或治疗靶标的检测是必需的（Anderson and Anderson, 2002; Anderson et al., 2004）。然而，体液是极其复杂的蛋白质混合物，难以分析，有以下几个原因妨碍体液分析：①在血清蛋白质组中，少数几种血清成分，如血清白蛋白、转铁蛋白、免疫球蛋白和脂蛋白等，占据了血清总蛋白质量的90%以上；②传统蛋白质组学技术的分析能力达不到分析蛋白质浓度异常动态变化的范围，检测低丰度血清蛋白质更是非常困难；③对于这些有希望成为候选标志物的低丰度蛋白质，灵敏度是鉴定的关键影响因素。例如，血清白蛋白的浓度（约50mg/ml）与典型标志物——前列腺特异性抗原（1ng/ml）相比，它在血清中的浓度高出50 000 000倍。去除血清高丰度蛋白质并降低血清和（或）血浆蛋白质混合物的复杂性，是血清蛋白质组学研究策略中的必需步骤（Tam et al., 2004; Pieper et al., 2003b）。与去除高峰度血清蛋白质类似，尿液中低丰度蛋白质的鉴定需要进行蛋白质组分富集。大多数尿液蛋白质都受到高水平的翻译后修饰。通过尿液蛋白质组学技术鉴定出的蛋白质中，只有1/3的蛋白质是循环系统中的典型血浆蛋白质（Pieper et al., 2004）。

除了经典蛋白质组学技术，PROTEOMEX也是开发生物标记物的重要策略，它是一种经典蛋白质组学技术与血清学相结合的分析方法。此技术也被称为血清蛋白质组分析（SERPA），它已经成功地用于鉴定包括RCC在内的各种癌症的标志物（Kellner et al., 2002; Seliger et al., 2003; Lichtenfels et al., 2003; Klade et al., 2001）。此外，SELDI可以通过功能性表面（如蛋白质芯片）特异性捕获蛋白质，直接对粗提物进行蛋白质检测和复杂的蛋白质谱分析，然后再用基质辅助激光解吸电离-飞行时间质谱技术（matrix-assisted laser desorption ionization-time-of-flight mass spectrometry, MALDI-TOF）检测被捕获的蛋白质。该技术已成功运用于RCC诊断标志物的鉴定（Won et al., 2003, Fetsch et al., 2002; Tolson et al., 2004; Junker et al., 2005; Walther et al., 2004）。

12.4 生物标记物的类型

结合分子和细胞通路的干扰或催化实验结果，生物标记物的检测有助于解释临床前研究与临床试验的经验结果。美国国立卫生研究院召集了一个专家工作小组（Biomarkers Definitions Working Group, 2001），对生物标记物进行命名、定义，并提出一个使用生物标记物的概念模型。不同层次的生物标记物可以将疾病的发展和恶化划分为不同阶段。在疾病发生的早期监测中就需要进行诊断，并且在开始治疗的同时，评估患者后期诊断和局部复发、远端复发及转移的治疗效果（Park et al., 2004）。所以，标志物可以用于筛查处于疾病发生风险中的个体（风险标志物）、有疾病早期迹象或复发的患者（早期诊断标志物）以及预测患者的肿瘤生物学或个体治疗反应性（预后或筛选标志物）。此外，一部分上述标志物还可能被开发为新型疗法的治疗靶标（治疗标志物）

(Park et al., 2004)。

风险分子标志物能检测个体某种系统性或局部的变化，进而筛选出未来具有高疾病风险的个体。例如，在子宫颈中检测到人乳头瘤病毒，则意味着该个体患宫颈癌的风险高；幽门螺杆菌与胃癌相关；而EB病毒则与鼻咽癌相关。但是，这些标志物都有一个缺陷，那就是不能用于疾病早期诊断。

疾病早期标志物能使定期进行临床检查的患者在疾病早期就得到确诊，提早确诊意味着更容易采取治疗措施（Adam et al., 2002; Iwaki et al., 2004）。举例来讲，这些疾病早期标志物如：前列腺癌和卵巢癌的预后标志物——前列腺特异性抗原CA125（Santala et al., 2004）；HER-2则可以作为许多具有明显组织学特征的肿瘤的预后标志物。上述的预兆性和预测性标志物都需要进行肿瘤组织的组织学检查。早期标志物一般采用常规体液进行检查，如血清或尿液，检测尿蛋白或血浆蛋白的特殊变化。由于RNA或蛋白质谱与局部或远端疾病的复发及恶化相关，所以，比较肾脏肿瘤切片和正常肾脏上皮细胞有助于开发RCC的治疗性或预防性标志物（Sarto et al., 1997; Ferguson et al., 2004）。这些标志物不仅可作为疗效预备研究的替代终端，还能为早期化疗或开发化学防癌剂提供参考信息。

有些血清学标志物已被用作为预后因素，如铁蛋白、促红细胞生成素、钙和肾素。预后标志物主要包括：增殖细胞核抗原Ki-67、特异性细胞遗传学变化、P-糖蛋白、*p53*和*myc*基因突变。此外，β_2-微球蛋白、白细胞介素-6、γ-烯醇化酶和钙黏附分子（E-cadherin）等的浓度也属于这类标志物。已经证实Ki-67可用作RCC的潜在预后标志物，有助于预测生存率并为肾癌分类（Bui et al, 2004）。不过，这些标志物虽然对研究特定肿瘤的恶化作用有一定潜在应用价值，但是它们在RCC诊断中的作用有限（Shimazui et al., 1998）。

最近，通过比较脑视网膜血管瘤（von Hippel-Lindau）和来源于RCC透明细胞癌的非脑视网膜血管瘤细胞系的基因表达谱，鉴定出一些可以作为候选分子标志物的蛋白质。VHL基因失活是许多偶发性RCC透明细胞癌的特征，且VHL基因失活通常出现在肾癌发生的早期阶段（Skates and Iliopoulus, 2004; Latif et al., 1993）。此外，人们还通过比较这些细胞及其条件组织培养上清的基因组和蛋白质组表达模式，检测分泌性蛋白质谱（Ferguson et al., 2004）。由于在翻译成蛋白质后会遗失一些转录水平上的差异，而单纯通过转录组学方法不能检测出这些转录后/翻译后修饰，所以需要将cDNA芯片和蛋白质组技术相结合进行分析。

12.5 肾细胞癌细胞系和活组织切片的蛋白质组分析

肾细胞癌细胞系和RCC肿瘤组织的综合蛋白质组分析工作正处于起步阶段（Unwin et al., 2003b; Ferguson et al., 2004）。常用于预测RCC生存率的实验室参数有血钙、碱性磷酸酶、血色素和血沉。目前，已经证实一些RCC标志物效果较差，包括增殖抗原Ki-67、PCNA、拓扑异构酶II-a和p100。陷窝蛋白（Caveolin-1）高表达预示RCC患者疾病存活率低，所以陷窝蛋白也可能是一种有价值的预后标志物，但是，该标志物只能用免疫组化技术而非蛋白质组分析技术检测（Campbell et al., 2003）。1998年，Konety及其同事在细胞系和人肾癌样品中鉴定出核基质蛋白（nuclear matrix protein）发生特异性表达上调。在RCC患者的血清和尿液中可以定量检测上述这些蛋白质，提示这些蛋白质也有成为RCC早期诊断标志物的可能。通过对肾切除术后RCC患者的大量RCC组织切片进行免疫组化分析，检测Ki-67和碳酸酐酶9（CAIX）表达/过表达情况有助于预测肾癌存活率和肾癌分类（Bui et al., 2004）。有趣的是，这两种标志物也是通过传统蛋白质组分析技术鉴定出的（Seliger et al., 2003）。此外，用表面增强激光解析电离质谱技术（SELDI mass spectrometry）进行血清的分子分析，鉴定出了其他一些疾病相关蛋白，例如，血清淀粉样蛋白α-1（SAA-1）和结合珠蛋白α（haptoglobin α），以及一些未经确认的标志物（Tolson et al., 2004）。目前最好的诊断方法仍旧是根据经典的RCC预后因子，综合组织分级、组织分型、现状情况、发生癌转移的位置和数量以及转移发生时间等参数进行评估。因此，过去5年内仅有的振奋人心的突破就是，证明彻底的肾切除术对转移性癌症患者具有良好的疗效（Mejean et al., 2003）。

肿瘤诊断采用了一种称为随机树状聚类的新技术，它基于RCC的组织微阵列数据。通过分析不同的肿瘤标志物，已经能够对透明细胞癌患者进行最终亚分类。研究者在低级透明细胞癌患者中发现了一个能长期存活的透明细胞癌患者亚群，它们具有独特的分子谱，是新型肿瘤亚分类，任何临床病理变化都不能解释该现象（Shi et al., 2005）。最近，还有研究者通过寡核苷酸微阵列技术对34个肾细胞肿瘤组织和9个相关肾组织标本进行基因表达谱分析。他们发现，在透明细胞癌中脂肪分化相关蛋白（ADFP）和烟碱*N*-甲基转移酶（NNMT）的表达都有大幅度上调（Yao et al., 2005）。经过定量RT-PCR技术（quantitative reverse transcription-polymerase chain reaction, qRT-PCR）验证，上述两种标记物在RCC透明细胞癌中比其他RCC非透明细胞癌发生上调的概率更大。值得注意的是，ADFP是一种脂类储存相关蛋白质，可能受到*VHL*缺氧诱导因子（HIF-1）调节。此外，RCC透明细胞癌病灶组织中富含脂类和胆固醇，说明RCC透明细胞癌的形态学特征与*VHL*失活后ADFP上调的机制有关。因此，ADFP可能作为RCC患者预后标志物。通过传统的蛋白质组学技术和ROTEOMEX，证实NNMT在其他肾肿瘤中的表达也有差异。此外还发现，谷胱甘肽S-转移酶-α（GST-α）在RCC诊断中也具有应用价值，这种标志物是通过蛋白质组分析发现的，它在正常肾脏上皮和RCC中有表达差异（Sarto et al., 1997, 1999; Lichtenfels et al., 2003）。使用GST-α特异性抗体进行免疫组化分析发现，在多数透明细胞癌中GST的表达明显增加，而其他肾肿瘤中GST-α并没有那么强的免疫反应活性。Chuang及其同事（2005）再次证实了上述这些结果，他们认为GST-α可以作为透明细胞癌的特异性标记物。

通过蛋白质组学技术分析发现，各种上皮黏附分子在RCC中的表达情况各不相同（Seliger et al., 2003）。许多类型的癌症，尤其是多数RCC透明细胞癌中具有EpCam过表达现象，因此EpCam可以作为一种标记物。检测EpCam的表达情况可区分透明细胞癌、嫌色性细胞腺瘤和嗜酸细胞腺瘤（Went et al., 2005）。此外，EpCam也与RCC患者预后差相关，它可作为潜在的RCC治疗靶标。与EpCam相似，黏附分子

CD44 及其同源异型体对 RCC 预后也有应用价值（Lucin et al.，2004）。

传统蛋白质组分析技术和血清学方法的结合为鉴定 RCC 血清标志物提供了一种新的分析方法（Seliger et al.，2003；Klade et al.，2001）。这种分析方法首先采用 2DE，然后将血清与膜共同孵育进行凝胶杂交（图 12.1）。接着，利用质谱鉴定杂交反应中阳性的蛋白质。为了鉴定出血清中与 IgG 分子反应的蛋白质，首先需要从细胞系或 RCC 原位/转移病灶组织，以及取材于自体肾上皮细胞的细胞系和组织中提取总蛋白质，然后使用 2DE 分析提取的总蛋白质，再用 RCC 患者和健康志愿者的血清标本进行免疫印迹试验。最近，有文章讨论了 PROTEOMEX 和蛋白质组技术的优越性和局限性（Seliger et al.，2003）。到目前为止，在不同 RCC 亚型中，通过传统的蛋白质组技术已经鉴定出 400 多种差异表达蛋白质（表 12.1），而通过 PROTEOMEX 鉴定出 50 多种差异表达的蛋白质（表 12.2）。这些差异表达的蛋白质分别属于不同的蛋白质家族，包括热激蛋白、annexin、抗原处理相关基因、细胞生长和细胞周期调节蛋白、化疗抗性相关基因、癌基因、肿瘤抑制基因、黏附分子、细胞骨架和信号传导通路分子、代谢相关酶和一些未知蛋白质（表 12.1 和表 12.2）。研究者还分析了在肿瘤中，各种特定蛋白质亚组之间的功能关系（Seliger et al.，2003；Lichtenfels et al.，2002；Kellner et al.，2002；Ferguson et al.，2005；Balabanov et al.，2001；Dallmann et al.，2004；Sarto et al.，1999）。通过上述研究发现，RCC 的肿瘤状态与细胞代谢变化有关（Unwin et al.，

表 12.1 传统蛋白质组技术鉴定出的 RCC 生物标记物

RCC 亚型	蛋白质名称	蛋白质家族	验证方法	相关文献
非特异	Enoyl-CoA hydrolase	代谢酶	RT-PCR	Balabanov et al.，2001
	Aldelyde dehydrogenase I		—	Balabanov et al.，2001
	氨基酰化酶		—	Balabanov et al.，2001
	α-3-磷酸甘油脱氢酶		—	Balabanov et al.，2001
透明细胞	胍精胺酶		RT-PCR，NB，IHC	Dallmann et al.，2004
	超氧化物歧化酶	氧化还原系统酶	IHC，WB	Sarto et al.，1999，2001
	硫氧还蛋白		WB	Lichtenfels et al.，2003
	谷胱甘肽过氧化酶		WB	Lichtenfels et al.，2003
	NADH-辅酶 Q 氧化还原酶		IHC	Sarto et al.，1997，2001
	hsp27，60，75，90，gp96	热激蛋白	WB，IHC	Lichtenfels et al.，2002；Sarto et al.，2004；Tremolada et al.，2005
	Annexin Ⅱ	Annexins	—	Lichtenfels et al.，
	Annexin Ⅳ		WB	personal communication
	er60	伴侣蛋白	WB	Lichtenfels et al.，2001
	α-烯醇酶 I	酶	WB	Lichtenfels et al.，2003
	MECL1	抗原加工		

注：IHC：免疫组化实验；NB：Northern 杂交；WB：Western 杂交。

表 12.2 PROTEOMEX 鉴定出的 RCC 透明细胞癌生物标记物

蛋白质名称	蛋白质家族	验证方法	相关文献
SM 22α 微管蛋白	细胞骨架	IHC，NB	Klade et al.，2001
原肌球蛋白	细胞骨架	—	Kellner et al.，2002
微管蛋白	细胞骨架	IHC，WB	Kellner et al.，2002
细胞角蛋白	细胞骨架	IHC，WB	Kellner et al.，2002
波形蛋白	细胞骨架	IHC，WB	Kellner et al.，2002
Annexin I	Annexins	RT-PCR，	Unwin et al.，2003a；
Annexin IV	Annexins	IHC	Zimmermann et al.，2004
穹隆主体蛋白（MVP）	转运蛋白	IHC，WB	Unwin et al.，2003
GBB1（G-蛋白）	信号传感器	—	Unwin et al.，2003
碳酸酐酶	代谢酶	IHC，WB	Klade et al.，2001；Unwin et al.，2003
磷酸丙糖异构酶	代谢酶		Unwin et al.，2003
Mn 超氧化物歧化酶	代谢酶	—	Unwin et al.，2003
α-烯醇酶	代谢酶	WB	Unwin et al.，2003
Enoyl-CoA-hydratase	代谢酶	—	Lichtenfels et al.，2003
硫氧还蛋白	代谢酶		Lichtenfels et al.，2003
α-酪蛋白 S1	代谢酶	—	Unwin et al.，2003
胸腺嘧啶脱氧核苷磷酸化酶	代谢酶	—	Unwin et al.，2003
乳酸脱氢酶	代谢酶	—	Unwin et al.，2003
磷酸丙糖异构酶			Lichtenfels et al.，2003
HSP27，60，75，90，gp96	热激蛋白	WB，IHC	Lichtenfels et al.，2002
泛素羧端水解酶	抗原加工	IHC，WB	Lichtenfels et al.，2003
Bip/grp78	抗原加工	WB	Lichtenfels et al.，2002
未鉴定	—		Unwin et al.，2003

注：IHC：免疫组化实验；NB：Northern 杂交；WB：Western 杂交。

2003a；Lichtenfels et al.，2003)。用 PROTEOMEX 方法得到的典型鉴定结果是一个包含 9 个代谢酶的蛋白质小组。其中，至少有一个可以作为候选标志物，被称为硫氧还蛋白。与正常的自体肾上皮细胞相比，在 RCC 细胞系中硫氧还蛋白表达量上调了 2 倍（Lichtenfels et al.，2003)。此外，运用传统蛋白质组技术和 PROTEOMEX 相结合鉴定出的 annexins 属于一个 Ca 依赖信号通路中的磷脂结合蛋白质家族（表 12.2)。如图 12.2 所示，annexins 在正常肾上皮细胞和 RCC 组织中的表达不同，这说明 annexin IV 与肿瘤扩散有关（Zimmermann et al.，2004)。

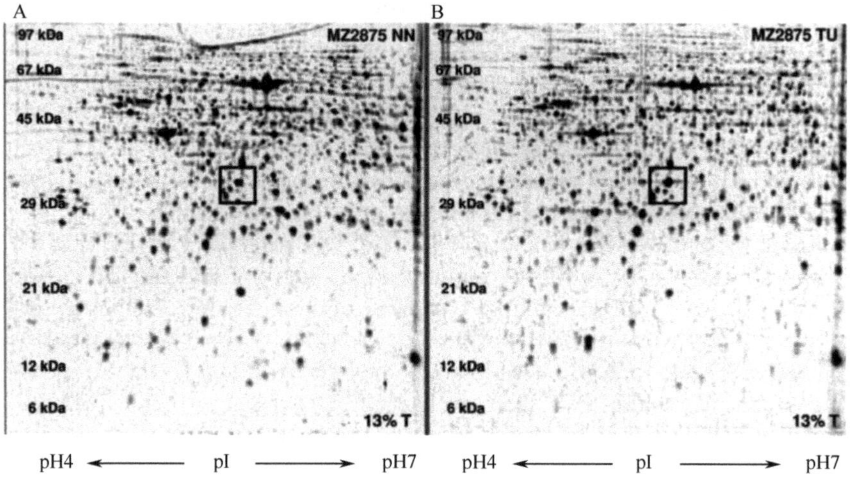

图 12.2 RCC 组织活检及相应的正常肾上皮细胞的 2DE 图

A. 相应的正常肾上皮细胞蛋白质的 2DE 图。2DE 胶在银染后进行图像分析；B. 来自于罹患 RCC 透明细胞癌编号为 MZ2875 患者原发病灶的蛋白质 2DE 图。图 12.3 为本图中标示区域的放大图

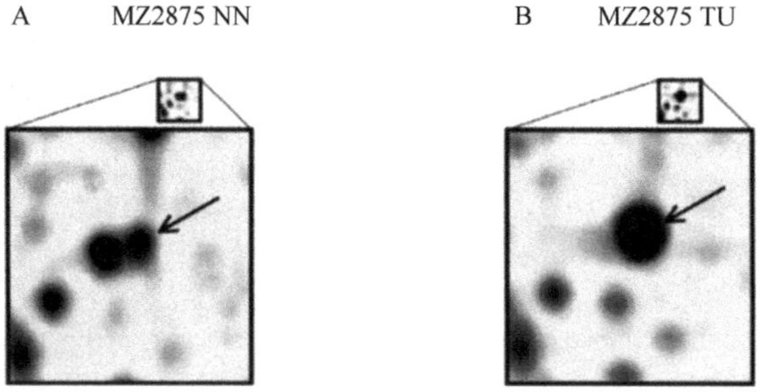

图 12.3 放大的 MZ2875 的 RCC 活组织切片和相应的正常肾上皮细胞 2DE 图

放大图 12.2 标示区域，展示相应的 MZ2875（A）和 MZ2875RC（B）的 2DE 斑点模式。箭头所示为 annexih IV 蛋白质斑点。其他具有表达差异的蛋白质斑点正在分析中

12.6 鉴定有差异表达的蛋白质

蛋白质表达模式发生改变是哺乳动物体液和组织中的固有现象。不同标本中蛋白质表达谱差异大多是由患者的年龄、性别或生活方式等生物学差异造成的。为了排除假阳性，明确疾病相关性特征，严格的验证和评估是开发标志物最基本的要素（Zolg and Langen，2004）。

验证候选蛋白质在肾脏肿瘤中的差异表达情况是关键，可以运用蛋白质组学技术和 RT-PCR，如果有可用的单抗还可以进行免疫组化（IHC）和（或）Western 杂交。为监测蛋白质表达情况，需要开发含有 RCC 病灶组织和正常肾上皮细胞的组织芯片（tissue array）。而开发组织芯片的先决条件是获得 RCC 病灶组织和 RCC 细胞系的标本，

以及与之对应的正常肾上皮细胞标本。至今为止，通过免疫组化、Western 杂交和（或）RT-PCR 已经验证了 40 多种差异表达的蛋白质，它们都是候选标志物。annexin IV 是其中之一，通过对 RCC 细胞系和正常肾上皮细胞培养物的 Western 杂交实验，检测了这种候选标志物的不同表达模式（图 12.4）。对生物标记物的验证工作通常受阻于缺乏合适的抗标志物的抗体，因此，研究者需要生产可以用于免疫组化筛选实验的特异性 RCC 生物标记物单抗或多抗。

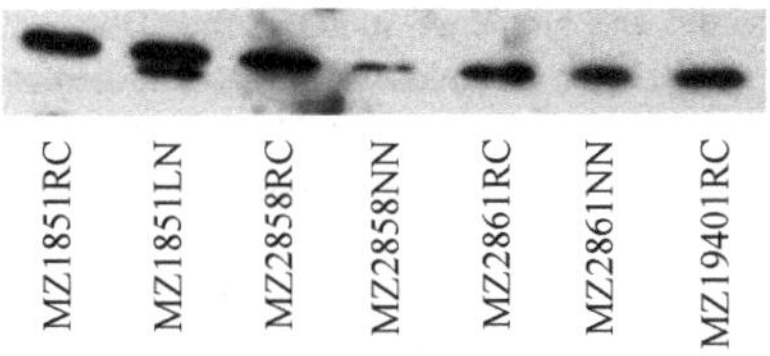

图 12.4　比较 RCC 病灶和正常肾上皮细胞中同源基因 annexin IV 的表达情况。其中的蛋白质取自不同的 RCC 细胞系及其相应正常肾上皮细胞，并用 Western 杂交和特异性 annexin IV 抗体进行检测。实验结果表明 annexin 在 RCC 中的表达比正常肾上皮细胞中要高。而且，annexin 在 RCC 转移病灶（MZ1851LN）中的表达　比在原发肿瘤（MZ1851RC）明显高许多

12.7　总结

许多疾病的发展都与体液中蛋白质的数量和功能变化有关（Anderson et al.，2002）。在最近十年里，只有 10 种新型血浆蛋白质诊断试验得到认可，这说明生物标记物的鉴定工作极具挑战性（Tam et al.，2004），人们不得不从包含约 3700 个血浆蛋白质的复杂混合物中检测和鉴定那些低丰度组分（Pieper et al.，2003b）。因此，必须改良检测和定量候选标志物的方法（如标本的储存和处理方法），并引入更新的技术（例如，获得最大限度的灵敏度及具有统计学意义的通量）（Zolg and Langen，2004）。

各种基于蛋白质组的技术有助于对整个蛋白质组进行分析研究。至今，肾癌领域的研究工作还非常有限，而且主要集中于 RCC 透明细胞癌。通过 2DE-PAGE 和质谱技术，已经成功地鉴定到几个新型标志物。目前，人们正在分析这些新标志物在诊断和预后中的应用价值，以及把它们作为治疗靶标的可能性。如果能够确认这些候选标志物在临床上的灵敏性和特异性，就可以开发出快速筛选 RCC 患者的产品。

参考文献

Adam B-L, Qu, Y., Davis, J. W., Ward, M. D., Clements, M. A., Cazares, L. H., Semmes, O. J., Schellhammer, P. F., Yasui, Y., Feng, Z., et al. **(2002)**. Serum protein fingerprinting coupled with a pattern-matching algorithm distinguishes prostate cancer from benign prostate hyperplasia and healthy men. *Cancer Res.* **62**, 3609–3614.

Anderson, N. L., Anderson, N. G. **(2002)**. The human plasma proteome: history, character, and diagnostic prospects. *Mol. Cell Proteomics* **1**, 845–867.

Anderson, N. L., Polanski, M., Pieper, R., Gatlin, T., Tirumalai, R. S., Conrads, T. P., Veenstra, T. D., Adkins, J. N., Pounds, J. G., Fagan, R., et al. **(2004)**. The human plasma proteome: a nonredundant list developed by combination of four separate sources.

Mol. Cell Proteomics **3**, 311–326.
Balabanov, S., Zimmermann, U., Protzel, C., Scharf, C., Klebingat, K. J., Walther, R. (**2001**). Tumour-related enzyme alterations in the clear cell type of human renal cell carcinoma identified by two-dimensional gel electrophoresis. *Eur. J. Biochem.* **268**, 5977–5980.
Biomarkers Definitions Working Group (**2001**). Biomarkers and surrogate endpoints: preferred definitions and conceptual framework. *Clin. Pharmacol. Ther.* **69**, 89–95.
Bui, M. H., Visapaa, H., Seligson, D., Kim, H., Han, K. R., Huang, Y., Horvath, S., Stanbridge, E. J., Palotie, A., Figlin, R. A., et al. (**2004**). Prognostic value of carbonic anhydrase IX and Ki67 as predictors of survival for renal clear cell carcinoma. *J. Urol.* **171**, 2461–2466.
Campbell, L., Gumbleton, M., Griffiths, D. F. (**2003**). Caveolin-1 overexpression predicts poor disease-free survival of patients with clinically confined renal cell carcinoma. *Br. J. Cancer* **89**, 1909–1913.
Chuang, S. T., Chu, P., Sugimura, J., Tretiakova, M. S., Papavero, V., Wang, K., Tan, M., Lin, F., Teh, B. T., Yang, X. (**2005**). Overexpression of glutathione S-transferase alpha in clear cell renal cell carcinoma. *Am. J. Clin. Pathol.* **123**, 421–429.
Dallmann, K., Junker, H., Balabanov, S., Zimmermann, U., Giebel, J., Walther, R. (**2004**). Human agmatinase is diminished in the clear cell type of renal cell carcinoma. *Int. J. Cancer* **108**, 342–347.
Ferguson, R. E., Jackson, S. M., Stanley, A. J., Joyce, A. D., Harnden, P., Morrison, E. E., Patel, P. M., Phillips, R. M., Selby, P. J., Banks, R. E. (**2005**). Intrinsic chemotherapy resistance to the tubulin-binding antimitotic agents in renal cell carcinoma. *Int. J. Cancer* **115**, 155–163.
Ferguson, R. E., Selby, P. J., Banks, R. E. (**2004**). Proteomic studies in urological malignancies. *Contrib. Nephrol.* **141**, 257–279.
Fetsch, P. A., Simone, N. L., Bryant-Greenwood, P. K., Marincola, F. M., Filie, A. C., Petricoin, E. F., Liotta, L. A., Abati, A. (**2002**). Proteomic evaluation of archival cytologic material using SELDI affinity mass spectrometry: potential for diagnostic applications. *Am. J. Clin. Pathol.* **118**, 870–876.
Hanash, S. (**2004**). Integrated global profiling of cancer. *Nat. Rev. Cancer* **4**, 638–644.
Huber, W., Boer, J. M., von Heydebreck, A., Gunawan, B., Vingron, M., Fuzesi, L., Poustka, A., Sultmann, H. (**2002**). Transcription profiling of renal cell carcinoma. *Verh. Dtsch. Ges. Pathol.* **86**, 153–164.
Iwaki, H., Kageyama, S., Isono, T., Wakabayashi, Y., Okada, Y., Yoshimura, K., Terai, A., Arai, Y., Iwamura, H., Kawakita, M., et al. (**2004**). Diagnostic potential in bladder cancer of a panel of tumor markers (calreticulin, gamma-synuclein, and catechol-*o*-methyltransferase) identified by proteomic analysis. *Cancer Sci.* **95**, 955–961.
Jacobs, I. J., Skates, S. J., MacDonald, N., Menon, U., Rosenthal, A. N., Davies, A. R., Woolas, R., Jeyarajah, A. R., Sibley, K., Lowe, D. G., et al. (**1999**). Screening for ovarian cancer: a pilot randomised controlled trial. *Lancet* **353**, 1207–1210.
Junker, K., Gneist, J., Melle, C., Driesch, D., Schubert, J., Claussen, U., Eggeling, F. (**2005**). Identification of protein pattern in kidney cancer using ProteinChip arrays and bioinformatics. *Int. J. Mol. Med.* **15**, 285–290.
Kellner, R., Lichtenfels, R., Atkins, D., Bukur, J., Ackermann, A., Beck, J., Brenner, W., Melchior, S., Seliger, B. (**2002**). Targeting of tumor-associated antigens in renal cell carcinoma using proteome-based analysis and their clinical significance. *Proteomics* **2**, 1743–1751.
Kessler, O., Mukamel, E., Hadar, H., Gillon, G., Konechezky, M., Servadio, C. (**1994**). Effect of improved diagnosis of renal cell carcinoma on the course of the disease. *J. Surg. Oncol.* **57**, 201–204.
Kladem, C. S., Voss, T., Krystek, E., Ahorn, H., Zatloukal, K., Pummer, K., Adolf, G. R. (**2001**). Identification of tumor antigens in renal call carcinoma by serological proteome analysis. *Proteomics* **1**, 890–898.
Konety, B. R., Nangia, A. K., Nguyen, T. S., Veitmeier, B. N., Dhir, R., Acierno, J. S., Becich, M. J., Hrebinko, R. L., Getzenberg, R. H. (**1998**). Identification of nuclear matrix protein alterations associated with renal cell carcinoma. *J. Urol.* **159**, 1359–1363.

Kovacs, G. (1999). Molecular genetics and diagnosis of renal cell tumors. *Urol. A* **38**, 433–441.

Latif, F., Tory, K., Gnarra, J., Yao, M., Duh, F. M., Orcutt, M. L., Stackhouse, T., Kuzmin, I., Modi, W., Geil, L., et al. (**1993**). Identification of the von Hippel-Lindau disease tumor suppressor gene. *Science* **260**, 1317–1320.

Lichtenfels, R., Ackermann, A., Kellner, R., Seliger, B. (**2001**). Mapping and expression pattern analysis of key components of the major histocompatibility complex class I antigen processing and presentation pathway in a representative human renal cell carcinoma cell line. *Electrophoresis* **22**, 1801–1809.

Lichtenfels, R., Kellner, R., Atkins, D., Bukur, J., Ackermann, A., Beck, J., Brenner, W., Melchior, S., Seliger, B. (**2003**). Identification of metabolic enzymes in renal cell carcinoma utilizing PROTEOMEX analyses. *Biochim. Biophys. Acta* **1646**, 21–31.

Lichtenfels, R., Kellner, R., Bukur, J., Beck, J., Brenner, W., Ackermann, A., Seliger, B. (**2002**). Heat shock protein expression and anti-heat shock protein reactivity in renal cell carcinoma. *Proteomics* **2**, 561–570.

Lucin, K., Matusan, K., Dordevic, G., Stipic, D. (**2004**). Prognostic significance of CD44 molecule in renal cell carcinoma. *Croat. Med. J.* **45**, 703–708.

Mancuso, A., Sternberg, C. N. (**2005**). New treatments for metastatic kidney cancer. *Can. J. Urol.* **12**, 351–355.

Mejean, A., Oudard, S., Thiounn, N. (**2003**). Prognostic factors of renal cell carcinoma. *J. Urol.* **169**, 821–827.

Merchant, M., Weinberger, S. R. (**2000**). Recent advancements in surface-enhanced laser desorption/ionization-time of flight-mass spectrometry. *Electrophoresis* **21**, 1164–1177.

Motzer, R. J., Bander, N. H., Nanus, D. M. (**1996**). Renal-cell carcinoma. *N. Engl. J. Med.* **335**, 865–875.

Nathan, P. D., Eisen, T. G. (**2002**). The biological treatment of renal-cell carcinoma and melanoma. *Lancet Oncol.* **3**, 89–96.

Park, J. W., Kerbel, R. S., Kelloff, G. J., Barrett, J. C., Chabner, B. A., Parkinson, D. R., Peck, J., Ruddon, R. W., Sigman, C. C., Slamon, D. J. (**2004**). Rationale for biomarkers and surrogate end points in mechanism-driven oncology drug development. *Clin. Cancer Res.* **10**, 3885–3896.

Petricoin, E. F., Ardekani, A. M., Hitt, B. A., Levine, P. J., Fusaro, V. A., Steinberg, S. M., Mills, G. B., Simone, C., Fishman, D. A., Kohn, E. C., et al. (**2002**). Use of proteomic patterns in serum to identify ovarian cancer. *Lancet* **359**, 572–577.

Petricoin, E. F., Liotta, L. A. (**2004**). SELDI–TOF-based serum proteomic pattern diagnostics for early detection of cancer. *Curr. Opin. Biotechnol.* **15**, 24–30.

Pieper, R., Gatlin, C. L., Makusky, A. J., Russo, P. S., Schatz, C. R., Miller, S. S., Su, Q., McGrath, A. M., Estock, M. A., Parmar, P. P., et al. (**2003a**). The human serum proteome: display of nearly 3700 chromatographically separated protein spots on two-dimensional electrophoresis gels and identification of 325 distinct proteins. *Proteomics* **3**, 1345–1364.

Pieper, R., Gatlin, C. L., McGrath, A. M., Makusky, A. J., Mondal, M., Seonarain, M., Field, E., Schatz, C. R., Estock, M. A., Ahmed, N., et al. (**2004**). Characterization of the human urinary proteome: a method for high-resolution display of urinary proteins on two-dimensional electrophoresis gels with a yield of nearly 1400 distinct protein spots. *Proteomics* **4**, 1159–1174.

Pieper, R., Su, Q., Gatlin, C. L., Huang, S. T., Anderson, N. L., Steiner, S. (**2003b**). Multi-component immunoaffinity subtraction chromatography: an innovative step towards a comprehensive survey of the human plasma proteome. *Proteomics* **3**, 422–432.

Rapkiewicz, A. V., Espina, V., Petricoin III, E. F., Liotta, L. A. (**2004**). Biomarkers of ovarian tumours. *Eur. J. Cancer* **40**, 2604–2612.

Santala, M., Risteli, J., Kauppila, A. (**2004**). Comparison of carboxyterminal telopeptide of type I collagen (ICTP) and CA 125 as predictors of prognosis in ovarian cancer. *Anticancer Res.* **24**, 1057–1062.

Sarto, C., Deon, C., Doro, G., Hochstrasser, D. F., Mocarelli, P., Sanchez, J. C. (**2001**). Contribution of proteomics to the molecular analysis of renal cell carcinoma with an emphasis on manganese superoxide dismutase. *Proteomics* **1**, 1288–1294.

Sarto, C., Frutiger, S., Cappellano, F., Sanchez, J. C., Doro, G., Catanzaro, F., Hughes, G. J.,

Hochstrasser, D. F., Mocarelli, P. (1999). Modified expression of plasma glutathione peroxidase and manganese superoxide dismutase in human renal cell carcinoma. *Electrophoresis* **20**, 3458–3466.

Sarto, C., Marocchi, A., Sanchez, J. C., Giannone, D., Frutiger, S., Golaz, O., Wilkins, M. R., Doro, G., Cappellano, F., Hughes, G., et al. (1997). Renal cell carcinoma and normal kidney protein expression. *Electrophoresis* **18**, 599–604.

Sarto, C., Valsecchi, C., Magni, F., Tremolada, L., Arizzi, C., Cordani, N., Casellato, S., Doro, G., Favini, P., Perego, R. A., et al. (2004). Expression of heat shock protein 27 in human renal cell carcinoma. *Proteomics* **4**, 2252–2260.

Seliger, B., Lichtenfels, R., Kellner, R. (2003). Detection of renal cell carcinoma-associated markers via proteome- and other 'ome'-based analyses. *Brief Funct. Genomic Proteomic* **3**, 194–212.

Shaked, Y., Bertolini, F., Man, S., Rogers, M. S., Cervi, D., Foutz, T., Rawn, K., Voskas, D., Dumont, D. J., Ben-David, Y., et al. (2005). Genetic heterogeneity of the vasculogenic phenotype parallels angiogenesis; implications for cellular surrogate marker analysis of antiangiogenesis. *Cancer Cell* **7**, 101–111.

Shi, T., Seligson, D., Belldegrun, A. S., Palotie, A., Horvath, S. (2005). Tumor classification by tissue microarray profiling: random forest clustering applied to renal cell carcinoma. *Mod. Pathol.* **18**, 547–557.

Shimazui, T., Oosterwijk, E., Akaza, H., Bringuier, P., Ruijter, E., van Berkel, H., Wakka, J. O., an Bokhoven, A., Debryune, F. M., Schalken, J. A. (1998). Expression of cadherin-6 as a novel diagnostic tool to predict prognosis of patients with E-cadherin-absent renal cell carcinoma. *Clin. Cancer Res.* **4**, 2419–2424.

Skates, S., Iliopoulos, O. (2004). Molecular markers for early detection of renal carcinoma. *Clin. Can. Res.* **10**, 6296–6301.

Tam, S. W., Pirro, J., Hinerfeld, D. (2004). Depletion and fractionation technologies in plasma proteomic analysis. *Expert Rev. Proteomics* **1**, 411–420.

Tolson, J., Bogumil, R., Brunst, E., Beck, H., Elsner, R., Humeny, A., Kratzin, H., Deeg, M., Kuczyk, M., Mueller, G. A., et al. (2004). Serum protein profiling by SELDI mass spectrometry: detection of multiple variants of serum amyloid alpha in renal cancer patients. *Lab. Invest.* **84**, 845–856.

Tremolada, L., Magni, F., Valsecchi, C., Sarto, C., Mocarelli, P., Perego, R., Cordani, N., Favini, P., Galli Kienle, M., Sanchez, J. C., et al. (2005). Characterization of heat shock protein 27 phosphorylation sites in renal cell carcinoma. *Proteomics* **5**, 788–795.

Unwin, R. D., Craven, R. A., Harnden, P., Hanrahan, S., Totty, N., Knowles, M., Eardley, I., Selby, P. J., Banks, R. E. (2003a). Proteomic changes in renal cancer and co-ordinates demonstration of both the glycolytic and mitochondrial aspects of the Warburg effect. *Proteomics* **3**, 1620–1632.

Unwin, R. D., Harnden, P., Pappin, D., Rahman, D., Whelan, P., Craven, R. A., Selby, P. J., Banks, R. E. (2003b). Serological and proteomic evaluation of antibody responses in the identification of tumor antigens in renal cell carcinoma. *Proteomics* **3**, 45–55.

Veldman, T., Vignon, C., Schrock, E., Rowley, J. D., Ried, T. (1997). Hidden chromosome abnormalities in haematological malignancies detected by multicolour spectral karyotyping. *Nat. Genet.* **15**, 406–410.

Walther, R., Balabanov, S., Junker, H., Scharf, C., Zimmermann, U. (2004). Proteome analysis of renal call carcinoma to develop new strategies in diagnosis and therapy. *Int. J. Clin. Pharmacol. Ther.* **42**, 635–636.

Wang, E., Lichtenfels, R., Bukur, J., Ngalame, Y., Panelli, M. C., Seliger, B., Marincola, F. M. (2004). Ontogeny and oncogenesis balance the transcriptional profile of renal cell cancer. *Cancer Res.* **64**, 7279–7287.

Went, P., Dirnhofer, S., Salvisberg, T., Amin, M. B., Lim, S. D., Diener, P. A., Moch, H. (2005). Expression of epithelial cell adhesion molecule (EpCam) in renal epithelial tumors. *Am. J. Surg. Pathol.* **29**, 83–88.

Won, Y., Song, H. J., Kang, T. W., Kim, J. J., Han, B. D., Lee, S. W. (2003). Pattern analysis of serum proteome distinguishes renal cell carcinoma from other urologic diseases and healthy persons. *Proteomics* **3**, 2310–2316.

Wu, D. L., Wang, W. J., Guan, M., Jin, S. B., Jin, C. R., Zhang, Y. F. (2004). Screening urine markers of renal cell carcinoma using SELDI-TOF-MS.

Zhonghua Yi Xue Za Zhi **84**, 1092–1095.
Yao, M., Tabuchi, H., Nagashima, Y., Baba, M., Nakaigawa, N., Ishiguro, H., Hamada, K., Inayama, Y., Kishida, T., Hattori, K., et al. (**2005**). Gene expression analysis of renal carcinoma: adipose differentiation-related protein as a potential diagnostic and prognostic biomarker for clear-cell renal carcinoma. *J. Pathol.* **205**, 377–387.
Yoshida, Y., Miyazaki, K., Kamiie, J., Sato, M., Okuizumi, S., Kenmochi, A., Kamijo, K., Nabetani, T., Tsugita, A., Xu, B., et al. (**2005**). Two-dimensional electrophoretic profiling of normal human kidney glomerulus proteome and construction of an extensible markup language (XML)-based database. *Proteomics* **5**, 1083–1096.
Zimmermann, U., Balabanov, S., Giebel, J., Teller, S., Junker, H., Schmoll, D., Protzel, C., Scharf, C., Kleist, B., Walther, R. (**2004**). Increased expression and altered location of annexin IV in renal clear cell carcinoma: a possible role in tumour dissemination. *Cancer Lett.* **209**, 111–118.
Zolg, J. W., Langen, H. (**2004**). How industry is approaching the search for new diagnostic markers and biomarkers. *Mol. Cell Proteomics* **3**, 345.

13 细胞器蛋白质组学在抗药性研究中的应用

Catherine Fenselau and Zongming Fu

摘要

本节讨论了在人乳腺癌细胞获得性抗药性研究中，对导致抗药性以及抗药性产生后伴随出现的蛋白质丰度变化进行检测的一些方法和注意事项。具体内容包括：分离和检测亚细胞器，降低蛋白质混合物复杂程度以便更充分的鉴定这些蛋白质；在细胞器水平上分析蛋白质功能；以及蛋白质在细胞内定位和转移中的新发现。在本节描述的研究工作中，选用了二羟蒽二酮（mitoxantrone）敏感的和有二羟蒽二酮抗药性的 MCF-7 细胞系，并定量比较这两种细胞中蛋白质的相对丰度。在艰难的质膜蛋白质研究中，比较适用的方法是用同位素标记的精氨酸和赖氨酸进行代谢标记实验，然后再用基质辅助激光解吸电离（matrix-assisted laser desorption ionization，MALDI）或电极喷射电离质谱（electrospray mass spectrometry）进行同位素比值测定。研究者还采用了一种新型薄膜方法来分离富集后的膜蛋白。核蛋白的相对丰度可以用代谢标记法来检测，也可以用比较密度法（comparative densitometric）分析二维凝胶电泳蛋白质阵列来研究。每种细胞器中分析到的蛋白质约有 5%的丰度变化超过两倍，这些蛋白质多数与细胞器行使正常功能有关。细胞核和细胞膜上的蛋白质变化可能有某种关联，尤其是在抑制细胞凋亡方面。

13.1 引言

13.1.1 临床问题及蛋白质组学对策

目前，临床上成功治疗肿瘤的主要困难是患者会产生化疗药物的抗药性，而且这种获得性抗药性经常会扩展到化学结构类似或作用机制相似的其他药物。获得性抗药性同时也是其他治疗周期较长的疾病在治疗过程中需要关注的问题，如糖尿病、自身免疫系统缺陷症以及癫痫。药物抗药性的产生牵涉到靶细胞的筛选（在本节中主要是指肿瘤细胞）由于靶细胞出现基因突变或其他细胞水平上的变化导致某些蛋白质丰度、降解速率和结构发生改变，而使细胞在异源物质的压力下存活。研究者已经鉴定出几个主要的抗药性相关蛋白质，例如，P-糖蛋白质（Pgp，ATP 依赖性细胞膜离子泵）（Gottesman et al., 2002）和乳腺癌抗药蛋白质（BCRP）（Ross et al., 1999）。人们认为蛋白质产生抗药性的一般机制是代谢失活、DNA 修复增强、外排增强、药物摄取减少、凋亡抑制以及细胞周期调控点的选择性缺失（Gottesman et al., 2002；Ross et al., 1999；Pervaiz and Clement，2004；Litman et al.，2001；Stein et al.，2004)。图 13.1 描述了其中部分机制以及细胞中抗药性相关的关键蛋白质。经过详细检测，在大多数情况下，单独的蛋白质不能够解释抗药性现象。因此，人们必须对抗药性和非抗药性肿瘤细胞进行蛋白质整体差异分析。

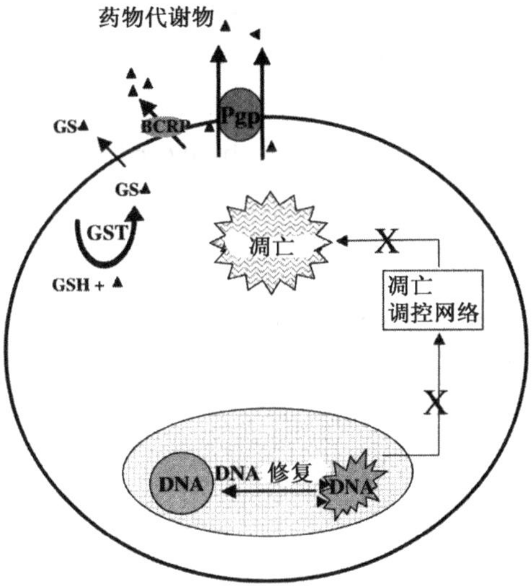

图 13.1　由多个蛋白质参与的获得性癌症抗药性的复杂机制
(本图由 Y. Hathout 提供)

由此看来，研究者应当也必须利用蛋白质组学方法研究获得性抗药性的相关蛋白质和机制。研究者们已经通过定量比较抗药性细胞系/组织和药物敏感性细胞系/对照样品中蛋白质的丰度和结构，鉴定出一些相关蛋白质（Hathout et al.，2002，2004；Brown and Fenselau，2004；Lage，2004)。抗药性研究的最终目标包括更深入地了解细胞生物学，发现新的药物靶点，以及鉴定可用于个体化治疗的蛋白质标志物。

13.2　实验目的和实验设计

针对上述研究目标以及为蛋白质组学研究开发新方法的目的，我们已经着手鉴定抗药性人乳腺癌细胞系 MCF-7 中丰度发生变化或者一级结构改变的蛋白质。K. H. Cowan (Eppley 癌症研究中心，内布拉斯加大学)、P. Gutierrez 及 D. D. Ross（Greenbaum 癌症研究中心，马里兰大学）和 J. A. Moscow（儿科系，肯塔基大学）提供了用不同抗肿瘤药物筛选的父代细胞系和其他的几种细胞系。

13.2.1　细胞系

在这一节中，我们将以耐受二羟蒽二酮的人乳腺癌细胞系 MCF-7 的比较蛋白质组学研究作为实例，讨论细胞器蛋白质组技术在研究获得性抗药性中的应用。二羟蒽二酮主要用于治疗乳腺癌（或其他癌症），可以抑制细胞核内拓扑异构酶 II 的活性。耐受二羟蒽二酮的 MCF-7 细胞对一些其他的治疗药物，包括依托泊苷（etoposide）、阿霉素（doxorubicin）（Nakagawa et al.，1992）和托泊替康（topotecan）（Erlichman et al.，2001）也有抗药性。图 13.2 展示了这些药物的结构，它们的结构中都包含一个平面环状集团。与二羟蒽二酮类似，依托泊苷也通过抑制拓扑异构酶 II 起作用（Volk et al.，2001）；而阿霉素被认为是通过引起氧化应激反应来诱导细胞凋亡；托泊替康是拓扑异构酶 I 的抑制剂。尽管作用机制不同，这四种药物都是 BCRP 离子泵过表达后的底物，这是导致它们抗药性的机制之一。二羟蒽二酮耐受性的 MCF-7 细胞同时也对氨甲蝶呤（methotrexate）有抗性，但氨甲蝶呤并不是 BCRP 的底物（Gewirtz，1999），它是被其他细胞内蛋白质脱毒的。

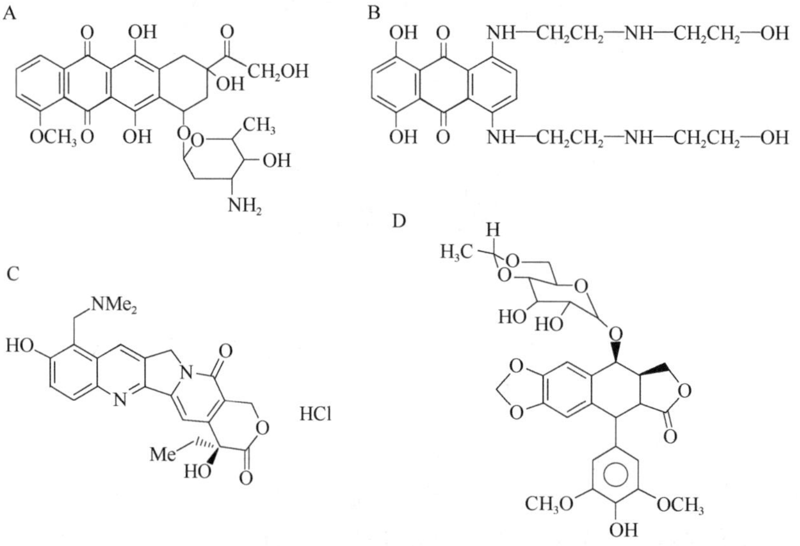

图 13.2 几种药物的结构

A. 阿霉素（doxorubicin）；B. 米西宁（mitoxantrone）；C. 托泊替康（topotecan）；D. 依托泊苷（etoposide）

13.2.2 细胞器分离

分离细胞器就是把细胞分离成细胞器，然后再分析每种细胞器内的蛋白质。这种方法降低了蛋白质混合物的复杂程度，便于全面分析更多的蛋白质，将观察到的各种现象在细胞器水平上联系起来，并且偶尔能够得到一些关于某些蛋白质在细胞某个部位出现的新发现，也就是对人类基因组进行注解。

13.2.2.1 细胞器的分离方法

文献中有许多细胞质、线粒体以及其他细胞器的分离方法。目前，我们正在使用生理学（电子显微镜）和生物化学（Western 杂交）的方法，对每种分离细胞器的方法进行评价。此外，利用质谱技术（MS）鉴定蛋白质有利于评估分离亚细胞器的纯度和分离方法的适应性。如果在分离某种亚细胞结构时发现了已被证明定位于其他细胞器上的蛋白质，例如，在膜上发现了胞质蛋白质，就意味着这种分离方法不能提供足够纯的细胞器样品。另一方面，如在分离的细胞核组分中发现了线粒体蛋白质，可能说明这个蛋白质在核内和线粒体上都有定位。当这类现象同时被不同实验室发现时，人们可能需要重新考虑这个蛋白质的定位。类似地，用蛋白质组方法研究异构体和蛋白质修饰，能够丰富蛋白质图谱。

13.2.2.2 分离细胞膜

在药物-蛋白质相互作用研究中，细胞膜是最需要研究的亚细胞结构，细胞膜上有很多能作为潜在药物靶标的蛋白质，以及许多已经证明在药物耐受性方面起作用的蛋白质。细胞膜是最难分离得到纯净形式的细胞器。一方面，由于它和细胞内其他膜结构在离心时候难以区分；另一方面，它和细胞质的界限不是绝对的，细胞质内膜上附着许多结构蛋白、信号分子以及其他许多蛋白质。正是由于这些原因，人们正在开发利用特殊的细胞膜外表面的可亲和性来分离细胞膜的技术。烷基化试剂可以与细胞膜外表面的功能基团反应，把烷基化试剂连接到生物素亲和标签上，如固定有链霉亲和素的微珠，可以用于纯化烷基化蛋白质以及大块的细胞膜。图 13.3 中描述的方法综合采用了赖氨酸侧链（Shin et al., 2003；Peirce et al., 2004；Zhao et al., 2004）和巯基集团（Laragione et al., 2003）进行生物素标记。虽然通过这种办法还不能得到完全纯化的细胞膜，但是，研究者已经从中获得了足够丰富的细胞膜，而且扩充了细胞膜蛋白质的总数，例如，一些分子伴侣蛋白质（Shin et al., 2003；Peirce et al., 2004）。

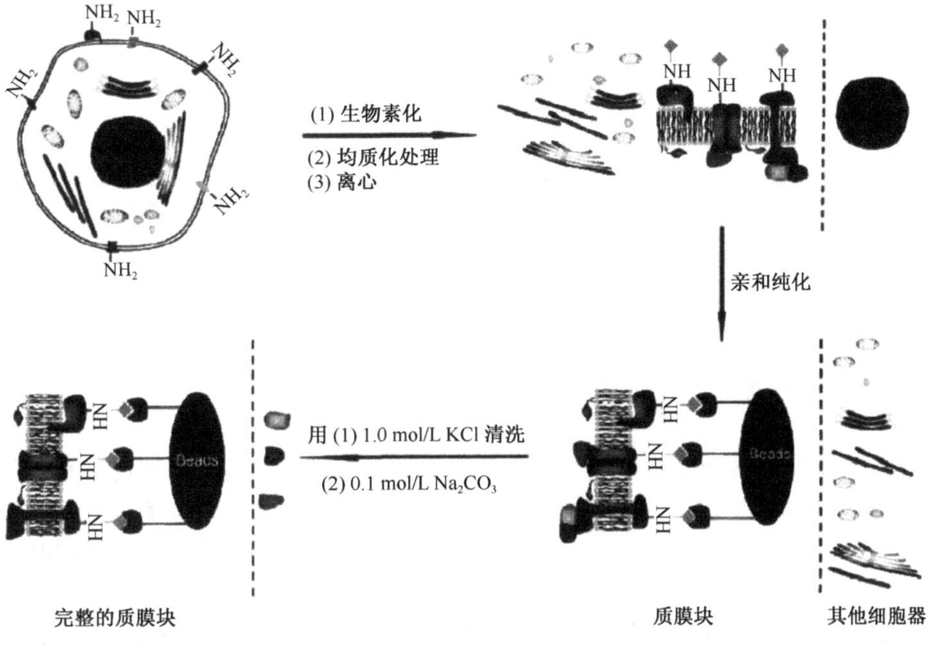

图 13.3 使用生物素标记的烷化剂富集膜蛋白质（本图得到美国化学协会的授权印刷）（Zhao et al., 2004）

有研究者通过综合运用蛋白质组学技术和一种较老的方法，即胶体硅包被细胞膜，改进了细胞质膜分离技术（Rahbar and Fenselau，2004）。在这种技术中，硅包被层与聚丙烯酸交联而稳定。细胞裂解后，利用离心的办法就可以把包被的大块、稍重的膜碎片与细胞内其他的膜分开。和上文提到的生物素标记方法相似，用硅包被方法富集的膜样品也能够复原。图 13.4 简述了在平铺生长的 MCF-7 细胞中使用胶体硅方法的过程。被包裹的外层膜可以根据它增加的质量而复原。基底外侧膜可以获得很好的清洗，最终利用常规方法从表面释放下来。根据 ATP 水解酶抗体的 Western 杂交实验结果，研究者发现通过这种方法，基底外侧膜富集了 20 倍（Rahbar and Fenselau，2004）。

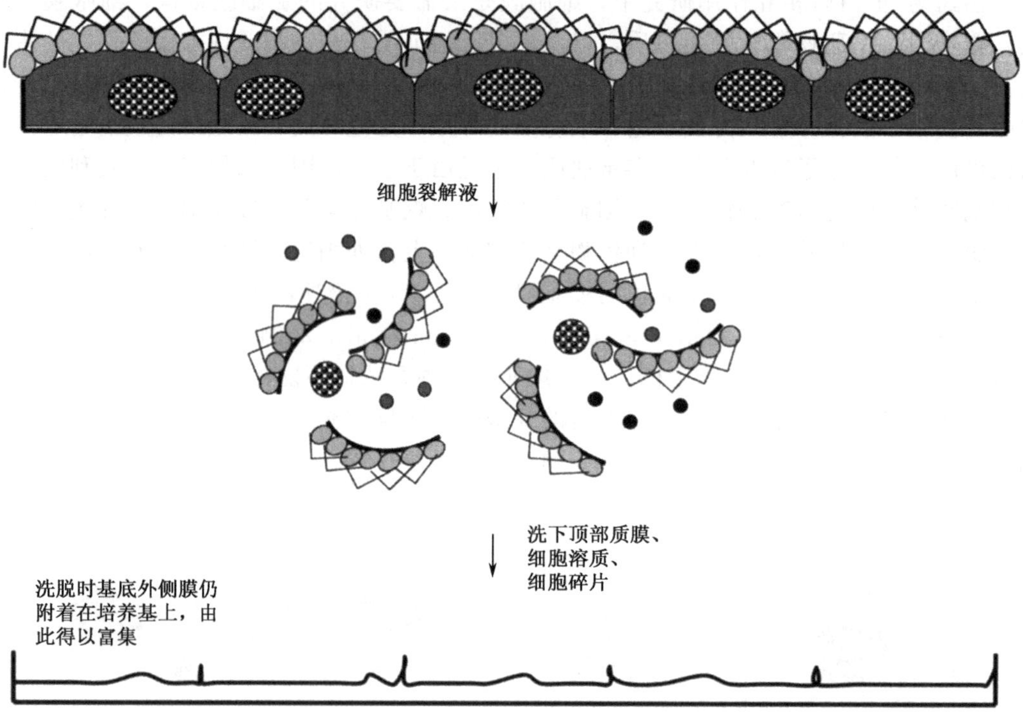

图 13.4　通过胶体硅方法从平铺培养的细胞富集顶部质膜和基底外侧膜

（A.Rahbar 改编自 Spector and Leinwand，1998 的文章）

13.2.3　蛋白质组分分离和鉴定

在对分离到的细胞器蛋白质组分进行进一步分离和鉴定过程中，研究者采用的工具取决于被检测细胞器中蛋白质的性质。由于膜蛋白质通常很大而且具有疏水结构域，所以采用的分析方法和大多数水溶性的胞质蛋白质不一样。我们讨论用 MS 鉴定时，分离不同细胞器中的蛋白质和多肽的各种方法，包括：二维（2D）电泳法（Henzel et al.，1993；Jensen et al.，1999）；用串联高压液相色谱进行 shotgun 法（Eng et al.，1994）分析胞质蛋白质中的肽段（Brown and Fenselau，2004）；综合运用一维（1D）SDS 凝胶电泳、原位蛋白质水解和液相色谱（LC）MS/MS 分析膜蛋白质（Rahbar and Fenselau，2004）；溶液电色谱（Zuo and Speicher，2000；Wall et al.，2000；Herbert and Righetti，2000）与其他分离技术联合运用的方法（An et al.，2005）。在这本书的其他章节中提到，研究者可以通过基质辅助激光解吸电离（MALDI）或电极喷射电离（ESI）的串联质谱法获得序列信息，再利用生物信息学来鉴定多肽和蛋白质。

利用上述胶体硅方法分离得到的膜蛋白质很难溶解，很难用二维电泳来分离。因此，细胞膜需要在 60℃中水浴中用超声溶解于 Laemmli 缓冲液，再用一维 SDS 电泳分离。然后，一维电泳胶被切成 1mm 的条带，每条条带都用胰蛋白质酶消化。最后，回收这些多肽，分离并用 LC/ESI MS/MS 分析。图 13.5 描述了这一方法。目前，人们已经分析鉴定了 3200 多条多肽及相应的 540 个蛋白质，其中 50%左右的蛋白质被划分为膜蛋白质（Rahbar and Fenselau，2004，2005）。在分析中，只有由 2 条及 2 条以上多肽鉴定得出的结果才会被认可。最理想的情况下，单个蛋白质中大约可以鉴定出 30～50 条胰酶切开的多肽。在鉴定出的这些蛋白质中，有 73 个是以前没有报到过的。

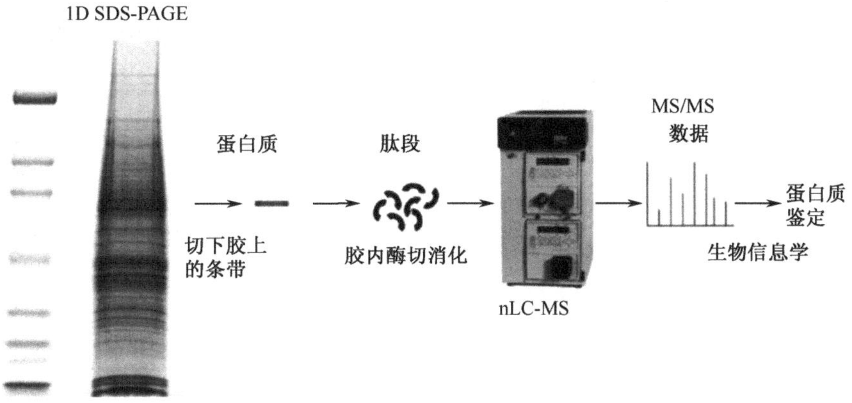

图 13.5　图示为通过胶体硅方法分离和分析质膜蛋白质的过程
（本图由 A．Rahbar 提供）

在一项相关研究中，人们利用标准方法分离了 MCF-7 和三株耐药细胞系的细胞核（Fu and Fenselau，2005）。然后，裂解细胞核颗粒并离心，收集上清液用于蛋白质组分析。通过 2D 凝胶电泳分离这些可溶性核蛋白质。然后，切下药物敏感细胞株对应电泳胶上面的 160 个点，用胰酶消化，最后，利用 MALDI 质谱或者 ESI MS/MS 微序列分析仪进行分析。蛋白质的鉴定需要两个或两个以上的微序列，通常情况下，多肽图谱能够覆盖蛋白质序列的 30%。鉴定出的蛋白质中，90%以上的分类属于核蛋白质。这 160 个点是 123 个不同的蛋白质和 40 多种异构体。图 13.6 描述了这些异构体。在这项研究中，人们没有确定异构体结构上的差异，但是人们发现细胞核是获取修饰和处理后蛋白质的理想来源。

利用 shotgun 法得到的 MCF-7 细胞膜蛋白质和利用 2D 凝胶电泳得到的 MCF-7 细胞核蛋白质清单有一些比较重要的差别。shotgun 法能够鉴定更多的蛋白质，而凝胶电泳能够鉴定更多的异构体。

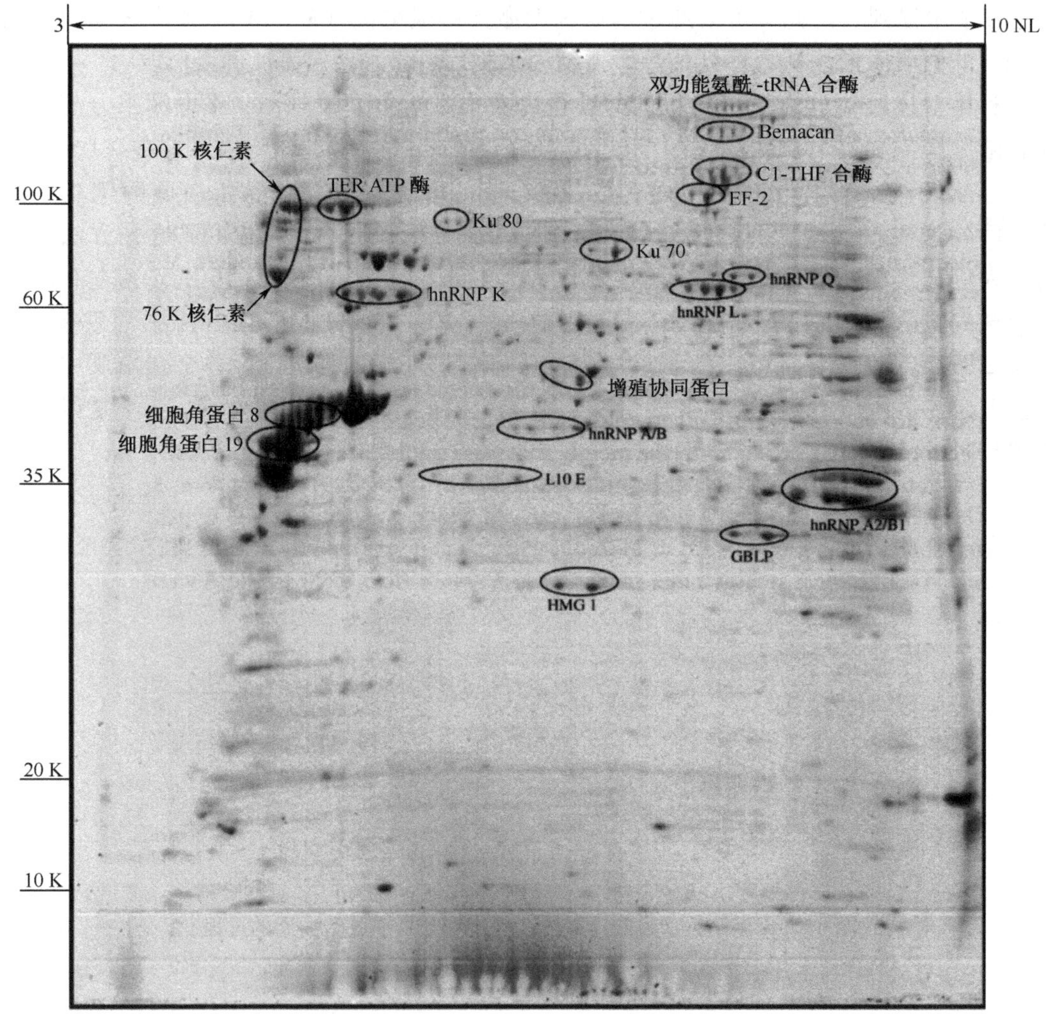

图 13.6 通过二维电泳分离 MCF-7 细胞核蛋白质及其异构体（Fu，2004）

这些蛋白质包括：延伸因子-2（EF-2），高迁移率蛋白-1（HMG-1），hnRNP 异质核糖核蛋白（heterogeneous nuclear ribonucleoprotein），GBLP 鸟苷酸结合蛋白-β（guanine nucleotide-binding protein beta）和 C-1-四氢叶酸合酶（tetrahydrofolate synthase）

13.2.4 蛋白质丰度的定量比较

目前，我们的蛋白质组研究主要目标是鉴定抗药性人乳腺癌 MCF-7 细胞株中有丰度变化和结构修饰的蛋白质，且在此之后，将这些蛋白质作为影响细胞存活的因子进一步研究。为了在蛋白质组水平上比较蛋白质丰度，我们通过 MS 测量同位素比率，并计算数字化 2D 电泳图相对密度。在研究中，根据被研究细胞器的不同，我们选择代谢标记法（Gerhmann et al.，2004）或者酶催化^{18}O 原子整合法（Yao et al.，1999）进行同位素标记。也采用了如合成内标（Szeto et al.，2001；Gerber et al.，2003）以及利用多种化学衍生反应同位素标记（Aebersold and Mann，2003）等其他方法。最近，有人提议用可重复液相色谱相对峰值区域作为基准进行定量（Chelius et al.，2003，Nakamura et al.，2004）。

代谢标记可以将同位素标记的氨基酸引入培养的细胞（Oda et al.，1999；Jiang and English，2002；Ong et al.，2002；Gu et al.，2002），图 13.7 描述了比较蛋白质组研究的流程。因为这些蛋白质难以溶解并在溶液中保持稳定，很难利用化学反应进行同位素标记，所以这个方法非常适合用于质膜蛋白质研究。我们实验室对这个方法进行了一些改进（Gerhmann et al.，2004），用$^{13}C_6$-精氨酸和$^{13}C_6$-赖氨酸替代药物敏感型 MCF-7 细胞蛋白质里的精氨酸和赖氨酸，然后再将这种细胞与精氨酸和赖氨酸未标记过的抗药性 MCF-7 细胞混合。相对来说，这种方法花费比较昂贵，但是却能够在每条胰酶消化得到的肽段羧基末端加上一对同位素标记。同位素相对丰度代表所有肽段（那些具有原始羧基末端除外）的相对丰度，而且这对同位素能够标记 MS/MS 中所有“y”离子，有助于手工的序列分析。不完全标记和混合物中的细胞比例需要校正。在雌激素敏感的哺乳动物细胞系中，还需要加入低分子质量的激素来促进细胞生长（Gerhmann et al.，2004）。

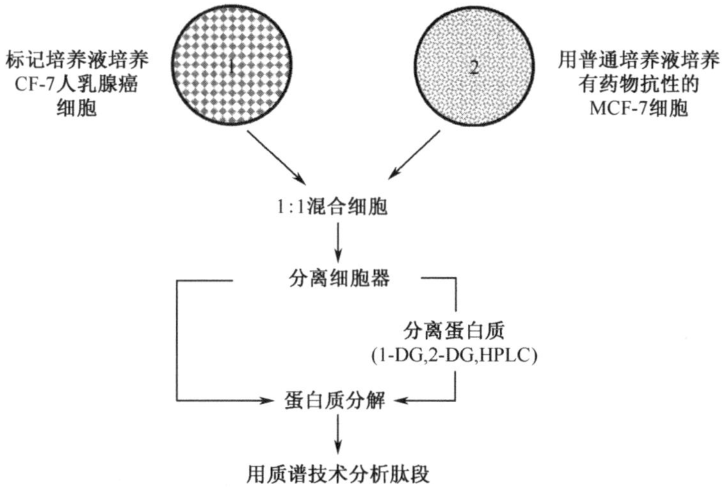

图 13.7　通过代谢标记法在两种细胞群中定量描述蛋白质相对丰度

有两种方法可对 MCF-7 细胞核蛋白质进行相对定量，其中一种方法是：将药物敏感型和药物耐受型细胞系的蛋白质经过 2D 电泳后用考马斯亮蓝染色，然后用计算机比较蛋白质斑点强度（Fu and Fenselau，2005）。第二种方法是：利用代谢标记法进行蛋白质同位素标记，然后用 2D 电泳分离同位素标记的蛋白质，最后再用 MS 来测量相对丰度。在这两种方法中，都要把相对定量和 2D 电泳分离相结合，这样就能够定量蛋白质异构体。比如，利用上述方法鉴定出了两种形式的核仁素（nucleolin），它们分子质量分别是大约 100kDa 和 76kDa（图 13.6）。在耐受二羟蒽二酮和依托泊苷的 MCF-7 细胞中，分子质量较小的核仁素的表达大约提高了 2～3 倍，而分子质量较大的核仁素的表达只是稍有增加。正如图 13.8 和表 13.1 所描述，这两种定量方法能够计算大多数蛋白质的相对比例。从这两种定量方法的比较可以看出，它们能为大多数蛋白质提供相对比率。这两种定量方法都不能计算的情况可能是由于单个蛋白质斑点里含有好几个蛋白质，或者有些蛋白质含量非常高以至于超出了密度计量法的量程。

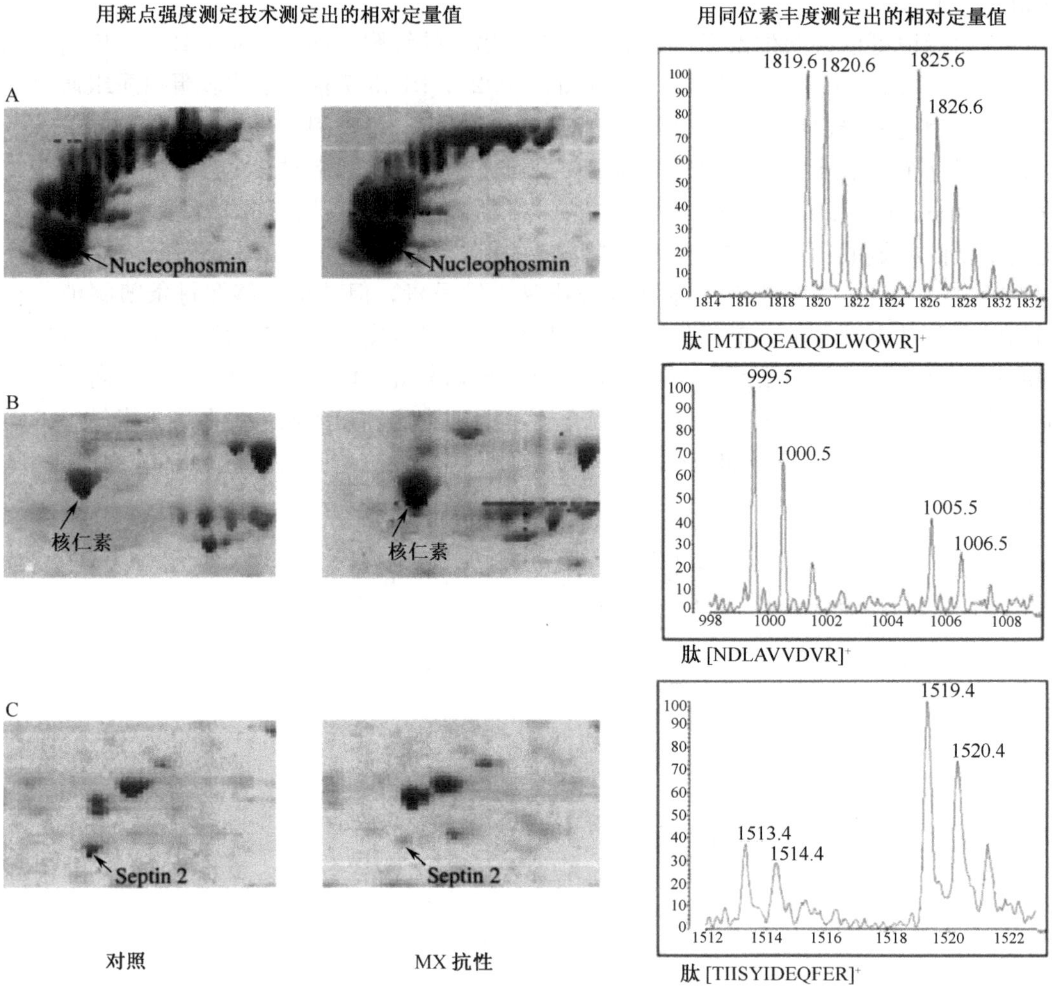

图 13.8　通过密度计量法和 MS 检测二羟蒽二酮耐药型和敏感型细胞中核蛋白质的丰度差异情况（Fu，2004）

A. Nucleophosmin 作为对照，校正混合物中细胞的比率；B. 用轻同位素标记 76kDa 核仁素，发现在耐药型细胞中核仁素丰度更高；C. Septin 2 在耐药型细胞中表达水平下降。质谱是在 kratos axima 飞行时间（TOF）质谱仪上通过 MALDI 得到的

需要注意的是，这些检测都是细胞提取物中每种蛋白质的相对丰度。同位素比率和相对密度无法区别表达、调控或者降解的变化。下面所述的实验可以辨别出这些变化。

13.3　二羟蒽二酮耐受型 MCF-7 细胞中膜蛋白质和核蛋白质的变化

人们在二羟蒽二酮耐受型 MCF-7 细胞中发现的丰度变化两倍以上的蛋白质中，已鉴定出 12 种蛋白质属于细胞核，而 15 种蛋白质属于细胞膜。表 13.1 和表 13.2 列出了这些蛋白质。表 13.1 中的实验误差是根据至少三块蛋白质胶的多肽同位素比例来决定的，每块蛋白质胶来源于三个独立的细胞培养体系，这样既考虑了生物系统的误差又考虑了实验的不确定性。表 13.2 中的实验误差是依据针对每种蛋白质的多条多肽的同位素比例来确定的，每种蛋白质均来源于三个独立培养体系。

表 13.1　二羟蒽二酮耐受型 MCF-7 细胞中丰度有变化的核蛋白（Fu and Fenselau，2005）

蛋白质名称	记录号	同位素比率 MXres/对照	计量差度 MXres/对照
78K GRP	P11021	4.91±0.46	5.53±0.69
抑制素	P35232	3.69±0.33	2.81±0.31
HMG-1	P09429	2.56±0.18	1.52±0.16
40S 核糖体蛋白 SA	P08861	2.35±0.18	1.74±0.19
素环蛋白	P23284	2.22±0.16	1.66±0.45
核仁素（76K）	P19338	2.18±0.16	1.98±0.24
核仁素（100K）	P19338	1.58±0.18	1.47±0.26
细胞角蛋白 19	P08727	0.53±0.09	0.58±0.14
细胞角蛋白 8（不完整）	P05787	0.49±0.05	0.43±0.06
PARP-1	P09874	0.46±0.06	0.30±0.13
EF-1-beta	P24534	0.36±0.06	0.28±0.09
Septin2	Q15019	0.11±0.03	0.22±0.03
Alpha 原肌球蛋白	P09493	0.10±0.02	MXres 细胞中未检测到

表 13.2　二羟蒽二酮耐受型 MCF-7 细胞中丰度有变化的质膜蛋白（Fu and Fenselau，2005）

蛋白质名称	记录号	计量差度 MXres/对照
ATP 结合盒蛋白 ABCG2	Q81X16	对照细胞中未检测到
转铁蛋白受体蛋白	P02786	对照细胞中未检测到
大型中性氨基酸转运蛋白小亚基 1	Q01650	7.9±0.6
二氢吡啶受体 alpha2 亚基	Q9U1U0	6.8±0.4
4F2 细胞表面抗原重链	P08195	4.4±0.3
网格蛋白重链 1	Q00610	3.7±0.4
鸟苷酸结合蛋白 G（S），alpha 亚基	P04895	3.5±0.3
红细胞带 7 整合膜蛋白（sbomatin）	P27105	2.6±0.3
B 型 Ephrin 受体 4 前体	P54760	2.3±0.3
整联蛋白 alpha-2 前体	P17301	0.33±0.03
假设性蛋白	Q7Z3V1	0.3±0.02
溶质转运蛋白家族，促葡萄糖转运蛋白 1	P11166	0.25±0.02
肿瘤相关钙信号传导因子	Q7Z7Q4	0.24±0.08
鸟苷酸结合蛋白，alpha13 亚基	Q14344	0.085±0.01
整联蛋白 alpha3 前体	P26006	0.073±0.006

在耐药型细胞中，质膜上发生丰度变化的蛋白质包括：提高氨基酸摄入量相关因子（4F2 细胞表面抗原重链、大型中性氨基酸转运蛋白小亚基-1）；降低葡萄糖摄入量相关因子（Stomatin 和促葡萄糖转运蛋白-1）；细胞凋亡激活因子（鸟苷酸结合蛋白 alpha-13 亚基）和三种整联蛋白。整联蛋白在细胞吸附和肿瘤转移过程中有作用（Rahbar and Fenselau，2005）。最有意思的可能是那些抗药性细胞系中的 ATP 依赖型泵分子——乳腺癌抗药性蛋白质（BCRP）和转铁蛋白质受体，它们在药物敏感型细胞系中都检测不到。实验中检测到的 BRCP 变化，与 Doyle 和 Ross 的研究组利用遗传分析和免疫化学方法得到的结果相一致（Ross et al.，1999）。已有结果表明，BCRP 具有将二羟蒽二酮以及其他一些药物转运出细胞的能力。上述结果也是首次将转铁蛋白质受体和获得性药物耐受性联系在一起，该现象将得到进一步研究。

发生丰度变化的核蛋白质（表 13.1）可能参与 DNA 修复［核仁素异构体、高迁移率蛋白-1（HMG-1）］、蛋白质折叠（亲环蛋白 B）、细胞凋亡（78K 葡萄糖调节蛋白，PARP-1）和细胞周期调控（septin-2）（Fu and Fenselau，2005）。PARP-1 能激活一条不依赖 Caspase 的细胞凋亡通路，PARP-1 丰度下降可降低细胞凋亡的发生概率（Yu et al.，2002）。提高核仁素稳定因子 Bcl-2 的丰度能抑制 Caspase 依赖性细胞凋亡通路（Sengupta et al.，2004）。这些蛋白质中的其中几个可以在遗传毒性物质（例如，葡萄糖调节蛋白质和抑制素）的刺激下转运到核内。实验结果还发现，一些细胞骨架蛋白质的含量也有所下降，这也许和细胞骨架重组有关。与细胞凋亡的影响类似，在多种压力下，负责蛋白质折叠和降解的一些蛋白质丰度发生了改变（Hampton，2002；Kaneko and Nomura，2003；Bianchi et al.，2005）。但是，核蛋白质参与抑制凋亡还是一个很新的发现。

在这两个细胞器中，表达有差异的蛋白质通常与细胞器的功能有关。在核内，蛋白质丰度的变化促进 DNA 修复，而在细胞膜上 BCRP 的上调使药物排出细胞。这两个细胞器中蛋白质的变化都是为了适应葡萄糖涉入量的降低（stomatin、促葡萄糖转运蛋白质-1 和 78K 葡萄糖调节蛋白质）。在这两种细胞器中，抑制或下调细胞凋亡的机制都被激活，这可能是整个细胞对刺激应答同步化的反映。目前研究者正在对细胞质和线粒体进行研究，这将会进一步验证这种可能性。

总之，人们根据上述以及其他研究结果，提出癌症细胞抗药性是一个由多蛋白质参与的、多因素介导的复杂过程。在这个过程中，虽然少数一些蛋白质会在某些特定的情况下起主导作用，但是多个蛋白质的含量变化或者结构修饰都直接或者间接的参与这一过程。基于细胞器的蛋白质组学研究显示，针对不同的遗传毒性或者细胞毒性药物，不同套系的蛋白质在存活筛选过程中发挥了重要作用（Fu and Fenselau，2005）。对于其他癌症、其他药物，甚至更高级的研究方法，蛋白质组学仍将是研究细胞生物学相关变化和抗药性产生的好方法。未来，人们将进行一些导向性研究，集中在翻译后修饰以及阐述蛋白质-蛋白质相互作用和蛋白质复合体研究方面。

参考文献

Aebersold, R., Mann, M. (**2003**). Mass spectrometry-based proteomics. *Nature* **422**, 198–207.

An, Y., Fu, Z., Gutierrez, P., Fenselau, C. (**2005**). Solution isoelectric focusing for peptide analysis: comparative investigation of an insoluble nuclear protein fraction. *J. Proteome Res.* **4**.

Bianchi, L., Canton, C., Bini, L., Orlandi, R., Menard, S., Armini, A., Cattaneo, M., Pallini, V., Bernardi, L. R., Biunno, I. (**2005**). Protein profile changes in the human breast cancer cell line MCF-7 in response to SELIL gene induction. *Proteomics* **5**, 2433–2442.

Brown, K. J., Fenselau, C. (**2004**). Investigation of doxorubicin resistance in MCF-7 breast cancer cells using shotgun comparative proteomics with proteolytic 18O labeling. *J. Proteome Res.* **3**, 455–462.

Castagna, A., Antonioli, P., Astner, H., Hamdan, M., Righerri, S. C., Perego, P., Zunino, F., Righerri, P. G. (**2004**). A proteomic approach to cisplatin resistance in the cervix squamous cell carcinoma cell line A431. *Proteomics* **4**, 3246–3267.

Chelius, D., Zhang, T., Wang, G., Shen, R. F. (**2003**). Global protein identification and quantification technology using two-dimensional liquid chromatography nanospray mass spectrometry. *Anal. Chem.* **75**, 6658–6665.

Eng, J. K., McCormack, A. L., Yates, J. R. (**1994**). An approach to correlate tandem mass spectral data of peptides with amino acid sequences in a protein database. *J. Am. Soc. Mass Spectrom.* **5**, 976–989.

Erlichman, C., Boerner, S. A., Hallgren, C. G., Spieker, R., Wang, X. Y., James, C. D., Scheffer, G. L., Maliepaard, M., Ross, D. D., Bible, K. C., Kaufmann, S. H. (**2001**). The HER tyrosine kinase inhibitor CI1033 enhances cytotoxicity of 7-ethyl-10-hydroxycamptothecin and topotecan by inhibiting breast cancer resistance protein-mediated drug efflux. *Cancer Res.* **61**, 739–748.

Fu, Z. (**2004**). PhD thesis, University of Maryland.

Fu, Z., Fenselau, C. (**2005**). Proteomic evidence for roles for nucleation and poly(ADP-ribosyl)transferase in drug resistance. *J. Proteome Res.* **4**.

Gehrmann, M. L., Hathout, Y., Fenselau, C. (**2004**). Evaluation of metabolic labeling for comparative proteomics in breast cancer cells. *J. Proteome Res.* **3**, 1063–1068.

Gerber, S. A., Rush, J., Stemman, O., Kirschner, M. W., Gygi, S. P. (**2003**). Absolute quantification of proteins and phosphoproteins from cell lysates by tandem MS. *Proc. Natl. Acad. Sci. USA* **100**, 6940–6945.

Gewirtz, D. A. (**1999**). A critical evaluation of the mechanisms of action proposed for the antitumor effects of the anthracycline antibiotics adriamycin and daunorubicin. *Biochem. Pharmacol.* **57**, 727–741.

Gottesman, M. M. (**2002**). Mechanisms of cancer drug resistance. *Annu. Rev. Med.* **53**, 615–627.

Gu, S., Pan, S., Bradbury, E. M., Chen, X. (**2002**). Use of deuterium-labeled lysine for efficient protein identification and peptide de novo sequencing. *Anal. Chem.* **74**, 5774–5785.

Hampton, R. Y. (**2002**). ER-associated degradation in protein quality control and cellular regulation. *Curr. Opin. Cell Biol.* **14**, 476–482.

Hathout, Y., Gehrmann, M. L., Chertov, A., Fenselau, C. (**2004**). Proteomic phenotyping: metastatic and invasive breast cancer. *Cancer Lett.* **210**, 245–253.

Hathout, Y., Riordan, K., Gehrmann, M., Fenselau, C. (**2002**). Differential protein expression in the cytosol fraction of an MCF-7 breast cancer cell line selected for resistance toward melphalan. *J. Proteome Res.* **1**, 435–442.

Henzel, W. J., Billeci, T. M., Stults, J. T., Wong, S. C., Grimley, C., Watanabe, C. (**1993**). Identifying proteins from two-dimensional gels by molecular mass searching of peptide fragments in protein sequence databases. *Proc. Natl. Acad. Sci. USA* **90**, 5011–5015.

Herbert, B., Righetti, P. G. (**2000**). A turning point in proteome analysis: sample prefractionation via multi-compartment electrolyzers with iso-electric membranes. *Electrophoresis* **21**, 3639–3648.

Jensen, O. N., Wilm, M., Shevchenko, A., Mann, M. (**1999**). Sample preparation methods for mass spectrometric peptide mapping directly from 2–DE gels. *Methods Mol. Biol.* **112**, 513–530.

Jiang, H., English, A. M. (**2002**). Quantitative analysis of the yeast proteome by incorporation of isotopically labeled

leucine. *J. Proteome Res.* **1**, 345–350.
Kaneko, M., Nomura, Y. (**2003**). ER signaling in unfolded protein response. *Life Sci.* **74**, 199–205.
Lage, H. (**2004**). *Proteomics* in cancer cell research: an analysis of therapy resistance. *Pathol. Res. Pract.* **200**, 105–117.
Laragione, T., Bonetto, V., Casoni, F., Massignan, T., Bianchi, G., Gianazza, E., Ghezzi, P. (**2003**). Redox regulation of surface protein thiols: identification of integrin alpha-4 as a molecular target by using redox proteomics. *Proc. Natl. Acad. Sci. USA* **100**, 14737–14741.
Litman, T., Druley, T. E., Stein, W. D., Bates, S. E. (**2001**). From MDR to MXR: new understanding of multidrug resistance systems, their properties and clinical significance. *Cell Mol. Life Sci.* **58**, 931–959.
Nakagawa, M., Schneider, E., Dixon, K. H., Horton, J., Kelley, K., Morrow, C., Cowan, K. H. (**1992**). Reduced intracellular drug accumulation in the absence of P-glycoprotein (mdr1) overexpression in mitoxantrone-resistant human MCF-7 breast cancer cells. *Cancer Res.* **52**, 6175–6181.
Nakamura, T., Dohmae, N., Takio, K. (**2004**). Characterization of a digested protein complex with quantitative aspects: an approach based on accurate mass chromatographic analysis with Fourier transform-ion cyclotron resonance mass spectrometry. *Proteomics* **4**, 2558–2566.
Oda, Y., Huang, K., Cross, F. R., Cowburn, D., Chait, B. T. (**1999**). Accurate quantitation of protein expression and site-specific phosphorylation. *Proc. Natl. Acad. Sci. USA* **96**, 6591–6596.
Ong, S. E., Blagoev, B., Kratchmarova, I., Kristensen, D. B., Steen, H., Pandey, A., Mann, M. (**2002**). Stable isotope labeling by amino acids in cell culture, SILAC, as a simple and accurate approach to expression proteomics. *Mol. Cell Proteomics* **1**, 376–386.
Peirce, M. J., Wait, R., Begum, S., Saklatvala, J., Cope, A. P. (**2004**). Expression profiling of lymphocyte plasma membrane proteins. *Mol. Cell Proteomics* **3**, 56–65.
Pervaiz, S., Clement, M. V. (**2004**). Tumor intracellular redox status and drug resistance – serendipity or a causal relationship? *Curr. Pharm. Des.* **10**, 1969–1977.
Rahbar, A. M., Fenselau, C. (**2004**). Integration of Jacobson's pellicle method into proteomic strategies for plasma membrane proteins. *J. Proteome Res.* **3**, 1267–1277.
Rahbar, A. M., Fenselau, C. (**2005**). Unbiased examination of changes in plasma membrane proteins in drug resistant cancer cells. *J. Proteome Res.* **4**.
Ross, D. D., Yang, W., Abruzzo, L. V., Dalton, W. S., Schneider, E., Lage, H., Dietel, M., Greenberger, L., Cole, S. P., Doyle, L. A. (**1999**). Atypical multidrug resistance: breast cancer resistance protein messenger RNA expression in mitoxantrone-selected cell lines. *J. Natl. Cancer Inst.* **91**, 429–433.
Schneider, E., Horton, J. K., Yang, C. H., Nakagawa, M., Cowan, K. H. (**1994**). Multidrug resistance-associated protein gene overexpression and reduced drug sensitivity of topoisomerase II in a human breast carcinoma MCF7 cell line selected for etoposide resistance. *Cancer Res.* **54**,152–158.
Sengupta, T. K., Bandyopadhyay, S., Fernandes, D. J., Spicer, E. K. (**2004**). Identification of nucleolin as an AU-rich element binding protein involved in bcl-2 mRNA stabilization. *J. Biol. Chem.* **279**, 10855–10863.
Shin, B. K., Wang, H., Yim, A. M., LeNaour, F., Brichory, F., Jang, J. H., Zhao, R., Puravs, E., Tra, J., Michael, C. W., Misek, D. E., Hanash, S. M. (**2003**). Global profiling of the cell surface proteome of cancer cells uncovers an abundance of proteins with chaperone function. *J. Biol. Chem.* **278**, 7607–7616.
Soule, H. D., Vazguez, J., Long, A., Albert, S., Brennan, M. (**1973**). A human cell line from a pleural effusion derived from a breast carcinoma. *J. Natl. Cancer Inst.* **51**, 1409–1416.
Spector, D. L., Leinwand, R. D. (**1998**). *Cells: A Laboratory Manual.* Cold Spring Harbor Laboratory Press, USA.
Stein, W. D., Bates, S. E., Fojo, T. (**2004**). Intractable cancers: the many faces of multidrug resistance and the many targets it presents for therapeutic attack. *Curr. Drug Targets* **5**, 333–346.
Szeto, H. H., Lovelace, J. L., Fridland, G., Soong, Y., Fasolo, J., Wu, D., Desiderio, D. M., Schiller, P. W. (**2001**). *In vivo* pharmacokinetics of selective mu-opioid peptide agonists. *J. Pharmacol. Exp. Ther.* **298**, 57–61.
Volk, E. L., Rohde, K., Rhee, M., McGuire, J. J., Doyle, L. A.,

Ross, D. D., Schneider, E. (**2000**). Methotrexate cross-resistance in a mitoxantrone-selected multidrug-resistant MCF7 breast cancer cell line is attributable to enhanced energy-dependent drug efflux. *Cancer Res.* **60**, 3514–3521.

Wall, D. B., Kachman, M. T., Gong, S., Hinderer, R., Parus, S., Misek, D. E., Hanash, S. M., Lubman, D. M. (**2000**). Isoelectric focusing nonporous RP HPLC: a two-dimensional liquid-phase separation method for mapping of cellular proteins with identification using MALDI-TOF mass spectrometry. *Anal. Chem.* **72**, 1099–1111.

Yao, X., Freas, A., Ramirez, J., Demirev, P. A., Fenselau, C. (**2001**). Proteolytic ^{18}O labeling for comparative proteomics: model studies with two serotypes of adenovirus. *Anal. Chem.* **73**, 2836–2842.

Yu, S. W., WangH, Poitras, M. F., Coombs, C., Bowers, W. J., Federoff, H. J., Poirier, G. G., Dawson, T. M., Dawson, V. L. (**2002**). Mediation of poly(ADP-ribose) polymerase-1-dependent cell death by apoptosis-inducing factor. *Science* **297**, 259–263.

Zhao, Y., Zhang, W., Kho, Y., Zhao, Y. (**2004**). Proteomic analysis of integral plasma membrane proteins. *Anal. Chem.* **76**, 1817–1823.

Zuo, X., Speicher, D. W. (**2000**). A method for global analysis of complex proteomes using sample prefractionation by solution isoelectrofocusing prior to two-dimensional electrophoresis. *Anal. Biochem.* **248**, 266–278.

14　人体体液的临床神经蛋白质组学：痴呆早期和鉴别诊断中的脑脊液和血液分析

Jens Wiltfang and Piotr Lewczuk

摘要

随着人口老龄化，痴呆患者数量日益增加。一部分痴呆属于完全可医治的中枢神经系统疾病（如神经炎症），还有一部分属于目前尚无治疗手段的疾病，如阿尔茨海默症（AD）。就阿尔茨海默症来说，目前若干种可行的治疗手段正在研究中，这要求我们事先找到合理化早期诊断标准。脑脊液和血清分析（CSF/血清分析实验）是诊断神经发炎性疾病的常规方法，若想将其应用于阿尔茨海默症患者的临床诊断，还需要进一步标准化。分别或同时检测几种阿尔茨海默症相关的 CSF 参数（如全 tau、磷酸化 tau、淀粉样 β 肽、ApoE 基因型和 p97 等），可以为阿尔茨海默症患者提供特异性及灵敏度达到 85%的诊断，研究者们希望这些参数能成为很好的诊断工具。本节中综述了近期痴呆活体神经化学诊断方面的研究进展，主要集中于阿尔茨海默症的早期诊断和鉴别诊断。接下来将要介绍的研究技术，例如，表面增强激光解吸电离飞行时间质谱（SELDI-TOF MS）、差异凝胶电泳（DIGE）及多路技术都为阿尔茨海默症的诊断带来了新的希望。

14.1　引言

随着人口老龄化和生活质量期望值的增高，痴呆已经成为健康保健体系中的严重问题。阿尔茨海默症的患者数量在不断增加，但是至今还没有精确的活体诊断标准。虽然临床诊断的灵敏度可以达到 93%，但特异性比较低，例如，据某临床中心的尸体解剖研究报告指出，诊断特异性只有 55%（Mayeux，1998）。尽管专家们在 AD 临床诊断中能够确诊 80%～90%的阿尔茨海默症病理学患者，然而在临床上，对于 AD 的早期诊断以及痴呆患者异常表征的鉴别诊断始终都十分困难。

考虑到迄今为止所有治疗痴呆的潜在有效疗法中都具有不可逆因素，如治疗 AD 的乙酰胆碱抑制剂（Bullock，2002；Knopman，2001）。人们对阿尔茨海默症的早期诊断和鉴别诊断的需求越来越紧迫（the Ronald and Nancy Reagan Research Institute，1998）。神经成像研究和 CSF 分析等生物学标记物方法已经成为临床诊断的研究目标。本文的目的就在于总结当前神经化学领域痴呆诊断的发展状态，尤其是 AD 的生物标记物。最后，还将简单讨论利用多路技术、差异凝胶电泳、质谱等新技术寻找痴呆生物标记物的前景展望。

由于 CSF 同中枢神经系统的内环境直接相连，很显然，脑薄壁组织中生化成分的任何改变都会在 CSF 中得到突出反映。最近 Reiber 的一篇综述（2001）提出了一个完整的概念，它提出将脑衍生蛋白质扩散到脑脊液的过程与蛋白质从血液扩散到脑脊液的过程区别开来，他还提出，来源于脑的蛋白质会在扩散过程中极化。腰椎穿刺术是一种比较简单的检验手段，而且并发症的发生率也比较低。在一项大型研究中（Andreasen et al., 2001），仅有 4.1%的患者发生后腰疼痛；而 Blennow 等（1998）报道的疼痛概率更低至 2%。因此，有理由相信，腰椎穿刺可以作为一种中等创伤性检测手段，而 CSF 分析可能会提高目前基于临床学和神经影像学的诊断水平。

14.2 阿尔茨海默症的神经化学标记物

对于老年人来讲，AD 是引起痴呆的主要原因，而且，以前普遍认为 AD 是引起老年患者死亡和发病的主要原因之一。AD 的神经病理学标记物是细胞外的 β-淀粉样沉积物（斑块）以及神经纤维缠结（NFT）（Wiltfang et al.,2001）。在 AD 患者中，脑萎缩引起的神经元损伤、神经信号传导中断以及胶质局部炎症反应等症状都很普遍。最近，有研究者提出可利用符合要求的检测项目作为 AD 的可行性诊断参数（the Ronald and Nancy Reagan Reasearch Institute，1998）。理论上，这种检测项目应该具备的条件包括：能够检测 AD 的基本病理指标、能够验证神经病理学上已确诊的病例、精确、可信、无创伤性、易于操作并且价格便宜。一般认为这种检测的灵敏度和特异性应分别不低于 85%和 75%～85%（the Ronald and Nancy Reagan Reasearch Institute，1998）。

14.2.1 β-淀粉样蛋白质前体（β-APP）：代谢和对 AD 诊断的影响

β-淀粉样沉积物主要由其前体蛋白质 β-APP 经酶切形成的多肽组成（Kang et al., 1987）。这种跨膜蛋白质由位于 21 号染色体上的基因编码，其选择性剪切形成至少八种形式。其中的 β-APP 695（含有 695 个氨基酸残基组成的多肽）主要在脑部表达（Panegyres，1997）。β-APP 的生理学功能还不是很清楚，但是，有理论认为它参与细胞间和基质的相互作用。α-、β-、γ-分泌酶可以剪切 β-APP，释放出不同形式的淀粉 β（Aβ）肽。图 14.1 中详细地描述了这个过程。有趣的是，Aβ 肽具有不同的 C 端，这一发现得出一个结论，既可能存在不同的 γ 分泌酶作用方式。如果是这样的话，合成一个特殊的抑制剂，通过抑制 42 位点的酶切来阻止 Aβ1-42 的产生，就可能阻止 β-淀粉样斑块的形成。

包括我们实验室的成果在内，最近发表的几篇研究结果表明，Aβ1-42 在 CSF 中的浓度可能下降（Lewczuk et al., 2004d；Wiltfang et al., 2002；Blennow et al., 2001；Wiltfang et al.,2001b），但 Aβ 肽的总体水平未发生改变（Motter et al., 1995）。更加重要的是，在患者出现严重认知功能障碍之前的疾病发展过程中，CSF 中的 Aβ1-42 似乎就已经有所减少（Riemenschneider et al., 2000）。图 14.2 通过 Aβ-SDS-PAGE/免疫杂交方法清楚地展示出 AD 患者 CSF 中 Aβ1-42 的降低。需要强调的是，CSF 中的 Aβ1-

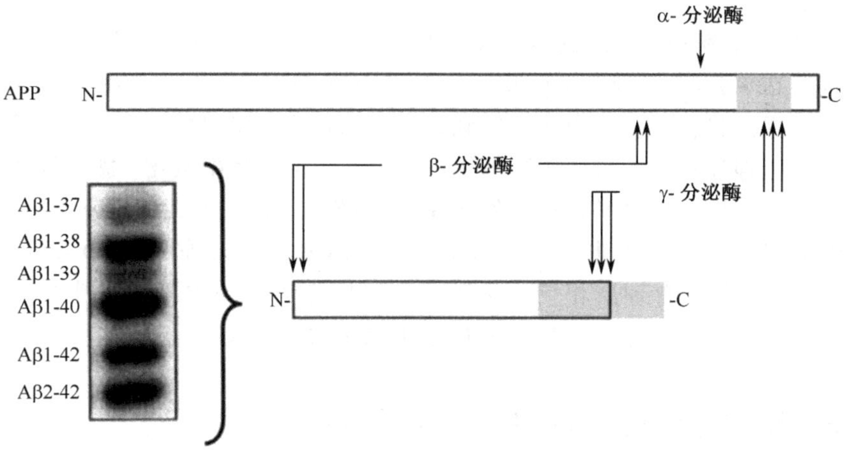

图 14.1 α-分泌酶、β-分泌酶和 γ-分泌酶

β-、γ-分泌酶剪切 APP 至少可以形成六种不同的 Aβ 肽。β-分泌酶的“经典”酶切位点被定义在 Aβ 肽的位点 1，而 β 分泌酶选择性剪切得到一系列肽段的起始位点可能在位点 2 也可能在位点 3。γ-分泌酶在异亮氨酸前面的位点（位点 40）剪切会形成 Aβ 1-40，在苏氨酸前面的位点（位点 42）剪切会产生 Aβ1-42。最近，还发现了在 C 端 37 位、38 位、39 位结束的肽段（Wiltfang et al.，2002）。这种现象提示，该酶可能具有不止一种活性，因此有可能为其找到一种特异性抑制剂。灰色的框显示了 APP 的跨膜位点

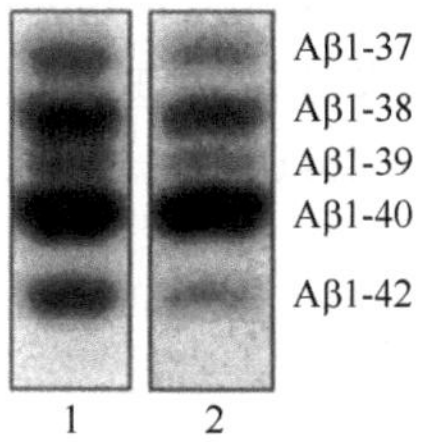

图 14.2 定量 Aβ-SDS-PAGE/免疫杂交实验表明，与对照样品相比（条带 1），AD 患者的 CSF 中 Aβ1-42 含量有所减少（条带 2）(图片修改自 Wilfang et al.，2001a)

42 浓度在很大程度上受到样品预处理方法的影响（Wiltfang et al.,2002）。通过清洁剂或者加热的方法（例如，在清洁剂或 SDS 存在的同时加热变性，并进行免疫共沉淀）预处理得到的结果比没有经过这种预处理得到的结果高三倍（Wiltfang et al.,2002）。这个发现说明 Aβ1 肽片段不易与抗体发生反应，主要是因为它们会和载体蛋白相结合。

导致 AD 患者 CSF 中 Aβ1-42 浓度下降的机制尚不清楚，很多研究者提出 Aβ 肽段在患者斑块中沉淀积累的理论。但是，这种假设还不能解释我们的结果（Otto et al.,2000），我们发现在患有克鲁兹菲尔特-雅各布症（CJD）的患者亚群中，并不存在任何淀粉样斑块，但是这些患者的 CSF 中仍出现肽段浓度降低的情况。与此类似，细菌性脑膜炎患者的 CSF 中同样发现了 Aβ1-42 浓度下降（Sjogren et al.,2001），这种疾病可以引起长期记忆丧失，但并不出现 β-淀粉样斑块。事实上，在 Hulstaert 等研究者在大规模多中心研究中，发现了两例 Aβ 肽浓度最低值：一例患有亚急性硬化性全脑炎，另一例患有细菌性脑膜炎（Hulstaert et al., 1999）。还有一种假设，认为 Aβ1-42 结合复合物的形成很可能与 CSF 中这些肽段浓度的降低有直接关系（Wiltfang et al.,2002）。通过荧光相关色谱已经证明，AD 患者 CSF 中会形成这种复合物（Pitscheke et al.,1998）。

Hulstaert（1999）的研究还表明，用 Aβ1-42 从老年人中区分 AD 患者的灵敏度和特异性分别是 78％和 81％；而 Galasko 等（1998）也同样报道了类似的数据，他们的结果中灵敏度和特异性分别是 78％和 83％。在我们的研究中（Lewczuk et al.,2004d），

以非 AD 痴呆患者及非痴呆患者作为 AD 患者的对照组，单独应用 CSF Aβ42 进行诊断，分类的正确率可以达到 87%。Blennow 等对 8 项研究、总计 562 例 AD 患者和 273 例对照样品的数据进行分析，得出平均灵敏度和特异性分别是 85%和 84%（Blennow et al., 2001)。

最近，我们发现了另外一种氨基末端氨基酸残缺的 Aβ 肽，如：AD 患者 CSF 中的 Aβ2-42（Wiltfang et al., 2001a)，这种肽段是继 Aβ1-42 后，在 AD 患者前脑发现的含量第二丰富的 Aβ 肽。在 AD 患者病例中，它占 CSF 的 35%。基因敲除小鼠的实验表明，Aβ2-42 很可能是 β-分泌酶的选择性剪切产物，其特殊的病理重要性在于它可能是形成 β-淀粉样斑块的起源（Wiltfang et al.,2001a)。

应用基于尿素的电泳系统（Wiltfang et al.,1991)，可以分离到一些羧基端残缺的 Aβ 肽，例如，人类 CSF（Wiltfang et al.,2002）和血液（Lewczuk et al.,2004b）中发现的 Aβ1-37/38/39。至今为止，在所有研究过的 CSF 样本中都发现了这些高度保守的类型，其中的一些 AD 患者病例中伴随有 Aβ1-40 的升高（Aβ1-40%)、Aβ1-42%的降低及 Aβ1-38%的升高（Wiltfang et al.,2002)。在一些患有慢性神经炎的患者中，也发现 Aβ1-38%含量升高，这些证据进一步证明了炎症在 AD 发生发展过程中的普遍作用（Eikelenboom et al., 2000；McGeer and McGeer, 2001)。

14.2.2 Tau 蛋白质及其磷酸化形式

Tau 蛋白质属于微管相关蛋白质家族（MAP)，存在于神经细胞和非神经细胞中（Buee et al., 2000)。人的 *tau* 基因定位于 17 号染色体的长臂，其选择性剪切可以形成六种不同蛋白质，长度从 352 个氨基酸到 441 个氨基酸不等。tau 蛋白质的主要功能是促进神经微管的稳定和装配。他们也参与促进微管蛋白的成核反应、生长及微管束的形成，据推测 tau 磷酸化形式是调节 tau-微管间相互作用的重要因子（Shahani and Brandt, 2002)。个体发育过程中，tau 的磷酸化状态会发生变化，在胎儿期磷酸化形式含量相对比较高，随着年龄的增加，磷酸化形式会逐步减少，这种减少很可能是由于随着年龄的增长，磷酸酶被逐渐激活而导致（Mawal-Dewan et al., 1994；Rosner et al., 1995)。越来越多的证据指出，tau 蛋白质还可以直接或间接地与细胞骨架机动蛋白发生相互作用，这种相互作用在调节细胞形态、流动性以及微管和质膜相互作用中非常重要（Shahani et al., 2002)。有趣的是，最近的报道发现 tau 参与调节细胞内小泡的转运过程并且抑制淀粉样前体蛋白质向神经方向扩散，而这种调节作用可以导致 APP 在细胞体内沉淀（Stamer et al., 2002)。细胞培养模型研究表明，tau 也参与神经突的生长和稳定（Baas et al.,1991；Knops et al.,1991)。而且，从 *tau* 基因敲除小鼠中分离神经元并进行原代培养，可以发现在轴突和树突扩展过程中发生了严重的发育延迟（Dawson et al., 2001)；但另一个研究组报道了一例 *tau* 基因敲除小鼠具有完全正常的表型（Harada et al.,1994)。最近发现的其他 MAP 能够解释这些看起来矛盾的结果，因为这些新发现的 MAP 可能参与补偿 tau 缺失带来的影响（Takei et al.,2000)。Tatebayashi 等（2004）最近发表的文章阐述了 tau 及其被糖原合成激酶 3（简称 GSK-3）催化的磷酸化形式在顺式转运和神经轴突的生长中发挥的作用。

作为 AD 神经损伤的非特异性标记，总 tau 蛋白质浓度得到了广泛研究。Sunderland 等最近发表了一篇整合分析，其结果以 17 篇关于 AD 患者 Aβ42 的报道和 34 篇 AD 患者 CSF tau 的报道为基础（Sunderland et al.,2003），在这些整合分析材料中，所有的研究都报道了 AD 患者 CSF 中总 tau 的增加。因为有些研究者已经报道，在有非痴呆对照的情况下，tau 的浓度和年龄呈现正相关（Buerger et al.,2003），所以最近有研究者提出了总 tau 的年龄依赖性参考比值（Sjogren et al.,2001）。除了 AD，在一些其他神经精神异常（如 CJD 和脑卒）病例中也发现，CSF 总 tau 浓度上升（Hense et al., 2001；Otto et al., 1997）。尽管如此，AD 和 CJD 与急性脑卒在临床上很容易区分，这些不会降低 tau 的应用价值，tau 将很可能被应用于监测 AD 患者使用神经元保护类药物的药效。

14.2.2.1 tau 的高度磷酸化是一种病理现象

据说某些磷酸化作用可以改变 tau 的分子构象，导致其不能和微管结合，降低其促进微管装配的能力并增加微管的动态不稳定性。已有报道表明，262 位丝氨酸磷酸化会部分降低 tau 与微管蛋白的结合能力（Singh et al.,1996），同时在 231 位苏氨酸及 235 位丝氨酸的磷酸化会显著影响 tau 同微管的结合能力（Sengupta et al.,1998）。在 AD 患者的脑部，高度磷酸化的 tau 蛋白质分子聚集形成神经内丝状内含物及神经原纤维缠结，神经原纤维缠结是 AD 的主要特征之一，而且研究中还发现神经原纤维缠结的数量同痴呆的程度密切相关（Alafuzoff et al., 1987；Arriagada et al., 1992；Braak and Braak，1991）。在多种神经退行性疾病中都发现了高度磷酸化的 tau 在细胞内沉积，这种现象被命名为 tau 病理学；但是，在 AD 中这个现象只在神经元中出现。最近的研究报告指出，AD 中随着疾病的恶化过程会发生 tau 蛋白质的磷酸化，AD 早期会发生 153、262 及 231 位氨基酸磷酸化修饰，而 199、202、205、396 及 404 位的氨基酸则相对比较晚的被磷酸化修饰（Augustinack et al., 2002）。tau 分子中这些位点的磷酸化进程同 AD 中缠结的形态息息相关。与此同时，研究者检测到在 AD 患者的 CSF 中，tau 蛋白质磷酸化产物的浓度上升（Buerger et al., 2002；Itoh et al., 2001；Vanmchelen et al., 2000）。最近的综述还提出，一些激酶可以磷酸化 tau 蛋白质（Buee et al., 2000），其中包括应激活化蛋白激酶、丝裂原活化蛋白激酶、GSK3 及其他一些激酶。

14.2.2.2 CSF 中磷酸化的 tau 蛋白质可作为 AD 的生物标记物

CSF 总 tau 蛋白浓度的增加可以认为是神经细胞的非特异性阻断，tau 蛋白质的异常高度磷酸化是 AD 的主要特征之一（Iqbal et al.,1986），并且高度磷酸化形式的 tau 分子会形成神经原纤维缠结（Grundle-Iqbal et al.,1986）。tau 含有 79 个可能发生磷酸化的位点，主要是丝氨酸和苏氨酸。最近，一些研究小组分别尝试用 CSF 中磷酸化 tau 蛋白质的浓度上升区别 AD 和其他痴呆类疾病。目前已有的研究中，tau 不同磷酸化位点的平均灵敏度和特异性分别在 44%～94% 及 80%～100% 范围内波动（Blennow et al., 2001）。有意思的是，Hu 等的最新研究表明，CSF 中 pTau396/404 与总 tau 浓度的比率可以用于区分AD和其他痴呆类疾病及神经损伤，其灵敏度是96%，特异性是94%（Hu et al.，2002）。这些发现都说明，分析CSF中tau在396/404位丝氨酸的磷酸化将比至今发现的任何其他位点更值得深入研究。值得注意的是，在AD中tau的高度磷酸化是占主导地位的，但这些分子也同时发生去磷酸化的过程，磷酸化和去磷酸化形式的比率是动态。而且，tau高度磷酸化后的去磷酸化很有可能成为治疗AD最有效的靶点之一（Iqbal et al.，2002）。

在我们最近的研究中，我们在一组临床诊断的AD患者中发现，pTau181在CSF中浓度的显著增加与CSF中Aβ42的降低有关（Lewczuk et al.,2004a）。这种现象似乎非常的有趣，因为在发生急性脑卒后，总tau浓度增加，而pTau181始终保持不变（Hesse et al.，2001）。这可能意味着pTau181不能作为单纯神经元损伤的标记。Vammechelen等研究者也有类似报道（2001），他们发现除皮质基底节变性外，AD与其他所有被研究疾病组相比（额颞痴呆FTD、Lewy小体痴呆、帕金森症、多系统萎缩症及进行性核上性麻痹症），AD患者的CSF中pTau181水平显著升高。最近，Parnetti（2001）证明，pTau181是一个区别AD与Lewy小体痴呆的有效标记。并且，Vanmechelen（2001）及Nagga（2002）也发现，总tau浓度和pTau浓度之间存在密切的关系，且与诊断组无关，该结果也与我们以往的结果相符。类似的近期报道中还发现，疑似的AD与对照组相比，pTau181在CSF中的浓度也有增加（Nagga et al.,2002），而且Papassotiropoulos等还发现pTau181在CSF中的浓度升高与CYP46的多型现象有关。C. Hock的研究小组提出，这个基因是迟发偶然性AD的高风险基因（Papassptiropoulos et al.,2003）。

关于其他磷酸化位点，Itoh等在一项国际性多中心研究中报道，AD与所有非AD实验组相比较，AD患者的pTau199显著增加。在这个研究中，以CSF中pTau199浓度1.05fmol/ml为界线，划分AD与其他病例组，其灵敏度和特异性均为85%（Itoh et al.，2001）。tau在231位苏氨酸的磷酸化（pTau231）有助于区分AD与其他的相关性疾病，如FTD、血管性痴呆（VD）和LBD（Blennow et al.,2001）。随后的研究显示，在未作治疗处理的AD患者组中，疾病初期pTau231在CSF中的浓度增加，随着病情的发展pTau231的浓度会逐渐降低，但总tau的浓度不受影响。这意味着这种异构体可能对疾病的自然过程有一定的追踪作用（Hampel et al.，2001）。有趣的是，在患有轻度认知功能障碍（MCI）的患者发展成AD的过程中，有证据表明，tau在苏氨酸231位点及丝氨酸235位点的磷酸化修饰有所增加（Arai et al.，2000）。在这项研究中，同时检测总tau含量和磷酸化tau含量可以用来鉴定那些患有记忆障碍但还没有直接记忆丧失而处于AD高发风险的患者。

在最近发表的研究结果中，研究者使用三种磷酸化的tau蛋白质异构体进行比较分析，主要比较这三者在有非痴呆对照病例的情况下区分不同类型痴呆患者的能力，结果显示pTau181和pTau231表现出相同的鉴别能力，而pTau199的鉴别能力较差。很有趣的是，在鉴别AD和LBD时，pTau181能将其鉴别能力发挥到最大，其灵敏度达到94%，特异性达到64%，而利用pTau231则可以在区别AD和FTD时发挥其最大鉴别能力，灵敏度为88%，特异性为92%。但是目前来看，利用磷酸化tau蛋白质区别不同类型的痴呆症只是一种非主流趋势（Hampel et al.,2004）。

14.2.3 ApoE 的基因型

ApoE 是一个参与胆固醇转运的蛋白质，它除了存在于质膜中，也可以由中枢神经系统的星状胶质细胞生成，并参与神经元的生长和修复。*ApoE* 基因定位于 19 号染色体，有三个等位基因，即 ε*2*、ε*3*、ε*4*。最近，有越来越多的证据表明 *ApoE* ε*4* 和迟发性家族型 AD 有相关性（Mulder et al., 2000）。大约 40%～50%的 AD 患者带有 ε*4* 等位基因，而对照组仅有 15%～25%（Strittmatter et al.,1993a）。据报道，在 AD 的发生发展过程中，ε*4* 等位基因的纯合体可以使 AD 发病率风险提高 6～8 倍，而 ε*4* 等位基因的异源体可以使 AD 发病风险率提高 3～4 倍（见综述 Mulder et al.,2000）。如今，人们已经把 ε*4* 等位基因作为 AD 发生的主要风险因子，它与个体的性别、年龄和种族等因素无关（Farrer et al.,1997）。在美国的一项大型研究中研究了 2188 位患者，分析得出 ε*4* 等位基因的平均灵敏度和特异性分别是 65%和 68%（Mayeux et al.,1998）。因此认为，应该保留对痴呆患者的 *ApoE* 等位基因基因型诊断，若基因型中出现了一个或者两个 *ApoE* ε*4* 则可以提高临床标准中判定为 AD 患者的诊断特异性。但携带 ε*4* 等位基因会提高 AD 发病风险的调控机制尚不清楚。

14.2.4 其他可能的因子

最近 Frank 的综述（2003）中介绍了几种其他候选标记的检测，它们区别于 tau 蛋白质及其磷酸化产物、Aβ 肽等传统生物标记。神经丝蛋白（NTP）是一类在 CNS 中表达的蛋白质家族。在尸检研究中发现，AD 患者脑组织中 NTP 的免疫活性明显增强(de la Monte and Wands，1992)。通过对这一发现的深入研究得知，在 CSF 中检测 NTP 发现，NTP 浓度的增加与痴呆的发生发展和神经元损伤都有关系（de la Monte and Wands，1992)。这种蛋白质可作为 AD 的一个潜在标记，但它的灵敏度和特异性还未在大规模患者中进行检测。

此外，可溶性离子结合蛋白 p97 也在 AD 患者的血液中含量增加。在一项研究报告中指出，所有做过该因子血清浓度评估的 AD 患者，其检测结果都没有与对照组发生交叉（Kennard et al., 1996)。最近，已经有其他研究者利用另外的分析方法证明了这项有趣的发现（Ujiie et al., 2002)。因此，很有必要进一步验证 p97 作为 AD 标记物的可行性。血浆中另一种有趣的因子是同型半胱氨酸的含量，它也与 AD 的发病风险相关，当它的含量多于 14μmol/L 时，AD 的发病率将提高两倍（Seshadri et al.,2002)。

最近，两个独立的研究组分别发现，在 AD 患者的 CSF 中，TGFβ1 的浓度呈显著性增加（Tarkowski et al., 2002；Zetterberg et al., 2004)。

AD 病理过程中，包括氧化和（或）硝化细胞损伤在内的很多证据表明，可以将脂类过氧化反应相关因子作为 AD 的候选标记物进行检测。最近，Pratico 等（2002）报道，异构前列腺素（如 8，12-iso-iPF2a-Ⅵ）在 AD 患者体液中表达量高。在表达 AD 淀粉样斑块的转基因鼠体液中同样检测到这个因子的含量增加，也存在同样的发现(Pratico et al., 2001)。

14.2.5 CSF 参数的综合分析

对于很多种中枢神经系统疾病，有很多实例说明，综合使用不止一个 CSF 参数可以显著提高诊断的精确度。神经性炎症，像神经型疏螺旋体症（neuroborreliosis）(Tumani et al.,1995）和多发性硬化都是比较具有代表性的例子。与之相似的是，已有研究报道指出，综合使用 CSF 参数可以提高 AD 早期和鉴别诊断的灵敏度和特异性。

在一项国际性多中心合作的研究项目中，在区分 AD 和其他非 AD 痴呆症的诊断中，综合分析 Aβ1-42 和 tau 蛋白表现出 85％的诊断灵敏度和 58％的特异性（Hulstaert et al.,1999）。这项研究中，每种标记物的平均灵敏度和特异性水平为 74％～79％，如果同时考虑两个标记物，它们的平均灵敏度和特异性就能显著提高到 86％。在我们的研究中（Lewczuk et al., 2004d），我们也初步发现，当同时使用 Aβ42 和 Aβ40 进行检测时，可以更好的区分 AD、非 AD 型痴呆及对照（如 Aβ42/Aβ40 的浓度比值）。在我们的研究中还发现，如果同时对 CSF 中总 tau 蛋白质含量进行检测，可以进一步提高这种区分效率；这三种参数相结合可以精确区分 94％的病例。Andreasen 等报道，对 CSF 中的总 tau 含量及 Aβ1-42 进行联合分析，在 $n=105$ 的疑似 AD 病例中灵敏度是 94％，在另一组 $n=58$ 的可能性 AD 病例中灵敏度是 88％（Andreasen et al.,2001）。在这项研究中，区分鉴别 AD 与精神失常或非痴呆症的特异性很高（分别是 100％和 89％）；但是，有几例 LBD 患者的 Aβ1-42 含量很低，从而导致在这种情况下使用 Aβ1-42 的鉴别这种疾病的特异性很低。特异性最低的情况（48％）出现在 AD 和 VD 的鉴别诊断中，这可能是因为 VD 患者伴随有一些 AD 的病理特征。Kanai 等的研究报道给出了相似的诊断数据，他们在同时检测 tau 蛋白质和 Aβ1-42 时，诊断的灵敏度和特异性分别是 71％和 83％（Kanai et al.,1998）。

Motter 等以 Aβ1-42 和 tau 蛋白质的浓度作图，他们对其中 tau 含量高/Aβ1-42 含量低的病例患有 AD 的预测价值为 96％；而 tau 含量低/Aβ1-42 含量高的病例未患 AD 的预测价值为 100％（Motter et al.,1995）。Andreasen 等也得到类似数据，他们发现 44％的疑似 AD 病例中，发生 AD 和不发生 AD 的预测价值分别为 90％和 95％（Andreasen et al., 2001）。为了分析同时检测 CSF 中 Aβ1-42 和 tau 的数据，Galasko 等（1998）利用二叉树状聚类系统得到了 85.2％的诊断准确性，其灵敏度和特异性分别为 90％和 80％。最近发表的一项研究结果显示，在区别早发性 AD 和额颞叶退行性疾病的鉴别诊断中，符合 CSF Aβ1-42 低和 CSF tau 高组合的病例，其诊断灵敏度为 72％，特异性为 93％（Schoonenboom et al., 1998）。

当 CSF tau 或者 CSF 磷酸化 tau 与 *ApoE* 基因型相关联时，得到了一些不同的结果。Arai 等（2004）的报道中显示，总 tau 和 *ApoE ε4* 等位基因的数量没有直接的关系，Itoh 等也报道了关于 pTau199 的类似发现。Golombowski 和 Blomberg 的研究小组分别发现，带有 *ApoE ε4* 等位基因的 AD 患者其 CSF tau 的含量高于没有 *ApoE ε4* 等位基因的 AD 患者（Blomberg et al., 1996；Golombowski et al., 1997）。对于 *ApoE* 基因型和 Aβ1-42 水平的综合分析，Rimenschneider、Galasko 及 Hulstaert 的研究小组报道指出，在没有 *ε4* 等位基因的 AD 患者中，Aβ1-42 的表达水平是最高的，而带有 *ε4* 杂合体的 AD 患者中 Aβ1-42 的表达水平处于中等水平，而带有 ε4 纯合体的 AD 患者中 Aβ1-42 的表达水平最低（Galasko et al.,1998；Hulstaert et al.,1999；Rimenschneider et al.,2000）。关于这种相关性的可能性解释认为，Aβ1-42 对 *ApoE* 有很强的亲和结合力（Strittmatter et al.,1993b）。而且，对于含有 ε4 等位基因的 AD 疑似患者的 CSF tau 和 CSFAβ1-42 综合分析，其灵敏度从 94%增加到 99%，对于可能性 AD 患者其灵敏度从 88%增加到 100%（Andreasen et al.,2001）。另一方面，在一项拥有 400 多个 AD 病例的研究中，没有发现 CSF tau 水平和 *ApoE* ε4 等位基因有相关性（Andreasen et al.,1999）。针对这些发现，得出的结论认为，在解释 Aβ1-42 水平时应该考虑到 *ApoE* 的基因型，而且把其他参数和 *ApoE* 的基因型分析相结合可以大大的提高诊断的灵敏度和特异性。

我们最近报道在 AD 患者的 CSF 中，所有的 Aβ 肽都产生了一个 Aβ1-42 的降解片段。在这项研究中，所有 AD 患者的数据都出现在 8.5%的区别线下，而且没有一个对照者超越这条线。对 Aβ1-42 和 Aβ1-38 的含量绘制曲线得出，所有的 AD 病例都位于 Aβ1-42 减少的区域，也有一些病例 Aβ1-38 增加，但他们有慢性神经炎的相似症状（Wiltfang et al., 2002）（图 14.3）。这一发现提示，AD 患者的中枢神经系统存在慢性炎症反应。而且，这项研究也提出了一些证据说明痴呆的严重程度和 Aβ 肽羧基端缺失的比例而非绝对含量呈负相关。

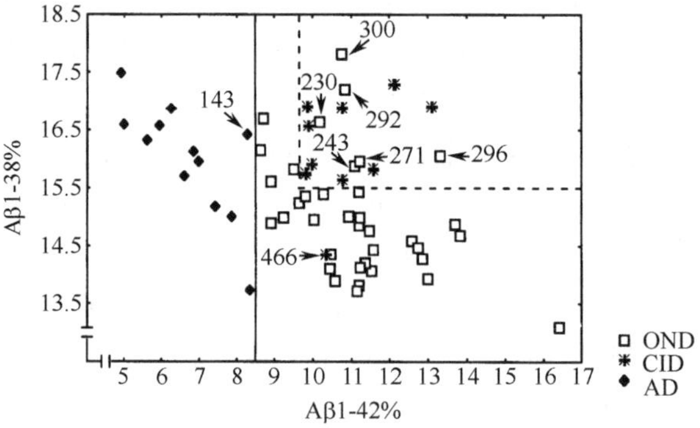

图 14.3　CSF Aβ1-38 相对浓度比率（纵轴，Aβ1-38%）和 CSF Aβ1-42 相对浓度比率（横轴，Aβ1-42%）的散点图。调研的病例包括 AD、OND 及 CID。由于 Aβ1-42%有 8.5%的差异值，所有的 AD 病例区别于其他类型病例的灵敏度是 100%，特异性也是 100%。与 CID 患者中 Aβ1-38%的增幅相比，在某些 AD 患者中观察到 Aβ1-38%增加了 15.5%以上，这说明在这些 AD 病例中有神经发炎的迹象（图片修改自于 Wiltfang et al., 2002）

痴呆症在神经化学方面最急需解决的问题就是寻找可以预测患有轻度认知功能障碍（MCI）的患者发展成为 AD 的生物标记。希望通过这方面的研究可以进行早期诊断，以便进行有效治疗。根据 Petersen（1999）获得的流行病学数据分析，大约有 10%～15%的 MC 患者人在一年内发展成为 AD。最近，Andreasen 等（2003）报道了他们对 44 例 MCI 患者在一年内发展成为 AD 的跟踪研究结果，他们发现总 tau（8.45）、磷酸化 tau（7.49）及 Aβ42（8.2）都表现出增加的正性比例。这些数据表明，这些生物标记在痴呆的早期就已经发生了改变，这些因子能帮助鉴定那些可能会发展成为 AD 的 MCI 患者。此外，Andreasen 等（2001）还指出，与基线相比，MCI 患者的 tau 是增加的，Aβ42 则是降低的。

在最近发表的研究结果中，研究者综合分析了三个 CSF 生物标记，即 tau、pTau181 和 Aβ42，他们可以从符合 MCI 诊断规则的患者中鉴别出初期 AD 患者，其灵敏度是 68%（95%CI，45%～86%），特异性是 97%（95%CI，83%～100%），这意味着可以将那些患有 MCI 并最终会发展成为 AD 的患者从那些不会发展成为 AD 的患者中区别出来，由此可以对风险性患者进行早期的诊断治疗（Zetterberg et al.,2003）。

目前，施行 CSF 标记物检测的限制在于缺少标准化程序。除此之外，一些预分析和生物混淆因子都可能影响到 CSF 的分析结果，如神经脊周围蛋白质的浓度梯度、腰椎穿刺出血的影响、血浆中的蛋白质、血-脑/血-CSF 屏障、CSF 采集后蛋白质的体外损失和降解。对于 CSF tau 和 Aβ 来说，唯一的预分析混淆因子就是所有的蛋白质都有黏附到有玻璃或是硬塑料制成的试验管壁上的趋势，这会导致蛋白质水平降低（Andreasen et al., 1999; Lewczuk et al., submitted)。因此，使用聚丙烯制成的非吸收性试管采集 CSF 是很重要的。

14.2.6 展望：寻找生物标记物的新技术——质谱（MS）、二维荧光差异凝胶电泳（DIGE）及多路技术（multiplexing）

就如 Merchant 和 Weinberger（2000）等在综述中报道的，目前很多生命科学和医学领域都采用了表面增强激光解吸电离/飞行时间质谱（SELDI-TOF MS）。在蛋白质芯片的方法中，模拟色谱层析法的相互作用（如阴离子/阳离子交换剂、亲水性相互作用表面、金属亲和表面等），使原始的生物学样品（如血浆、CSF、细胞培养上清液等）与蛋白质芯片发生反应，清洗过后，芯片表面存留的分子就是结合在芯片上面的分子。这种技术最直接的优点就是通过免疫亲和芯片上共价耦联的特异性抗体可以捕捉到所需的抗原。然后，这些分子被激光束洗下来并离子化。这些分子在质谱真空中的飞行时间与其离子的分子质量相关。根据质谱的标准，分析得到的所有蛋白质或多肽的分子质量都比实际质量低 0.05%，例如，在多肽分子质量范围中大约有 2～3Da 的误差。对感兴趣的多肽还可以通过气相测序以及附加质谱方法绘制多肽图谱技术进行进一步分析（如液相色谱-串联质谱法）。最近已经有研究者成功的对转染后 HEK293 细胞上清的 Aβ 肽进行 SELDI-TOF MS 分析（Fears et al., 1999）。此外，我们研究组也首次报道了 AD 患者死后脑组织和未发病对照患者的 CSF 中 Aβ 肽表型差异的分析和比较结果（Lewczuk et al., 2003; 2004c）。

另外一个比较值得推荐技术的就是二维荧光差异凝胶电泳（DIGE），它对于研究生物材料中蛋白质表达的变化具有更强的优势（Karp et al.,2004）。这种方法简而言之就是，在一块电泳胶上，可以最多同时对三个样品进行电泳，然后通过一个三通道荧光激光成像仪（typhoon scanner）进行扫描。这项技术最重要的环节就是用荧光探针标记蛋白质（CyDye），然后通过一个先进的软件包（DeCyder）对蛋白质的表型差异进行精确的定量分析（变异系数<20%，最多可以分辨 3000 个独立的样品点）。由于不同来源的

样品（如来源于患者和对照组）可以在同一块凝胶上同时电泳，所以电泳方法中的任何缺陷都会以同种方式影响同种蛋白质，即弥补方法上的缺陷。蛋白质检测的灵感度范围集中在较低的纳克范围。虽然样品有荧光标记，但还是可以利用气相测序及多肽图谱等方法进一步分析感兴趣的蛋白质。对于神经退行性疾病患者及对照组的 CSF 样品首先需要通过多维免疫亲和柱进行富集，然后进行脱盐以及蛋白质定量，最后根据 pH 梯度（IPG，非线性梯度 3～10）差异将样品在第一维方向的 DIGE 电泳中进行分离，再在第二维方向用 SDS-PAGE 的梯度凝胶中分离（分子质量范围 5000～600 000Da）。

对于提高诊断效果来说，很有必要综合分析多个 CSF 标记，因此多通路方法分析就显得很重要。其中之一就是基于微球体的 xMAP 技术（Luminex，Austin，Texas，USA），这是一种基于抗体与光谱特异性荧光微珠偶联的多路流式细胞计数法（Vignali，2000）。另一种方法是，荧光报告抗体与微珠上的蛋白质结合，每个微珠都是光谱可辨的，最后根据报告抗体的信号密度进行蛋白质浓度定量。与传统的 ELISA 法相比，这种多路技术最多可以同时定量 100 个蛋白质，而且所需体积非常小，并有很高的重复性。我们已经利用的 xMAP 技术设计了对那几个 Aβ 和 tau 的同型异构体同时进行定量分析的多路实验。初步的实验结果显示，在诊断水平上与 ELISA 相比，这种多路实验具有同等的甚至更好的诊断效率（Lewczuk et al.，submitted）。

14.3 总结

痴呆患者的日益增加要求我们提高生存期间的诊断标准。在这篇文章中简单地综述了一些实例，证明可以应用 CSF 分析作为痴呆诊断的检测项目之一。当临床诊断中怀疑有严重的感染或炎症或发生亚急性痴呆时，可以结合常规 CSF 分析并检测引起痴呆的原因，如感染等，得到特异性诊断结果并给出治疗方案。此外，在相关的患者中，穿刺后并发症的发生率相对比较低也进一步证明了以上的观点（Andreasen et al.，2001；Blennow et al.，1993）。根据 CSF-流速-相关蛋白质渗透的概念，以理论为基础并有实验证明，完全可以实施 CSF/血清分析（Reiber and Peter，2001）。对于那些当前考虑不予治疗的患者，CSF/血清分析可能会提供一些有用的信息。而对于症状相对较轻的患者来说，早期的有效诊断可以提供一个合理的启动治疗时间，这对患者将是非常有益的。由于有越来越多新型治疗手段正处于检测中，所以 AD 的早期诊断也变得非常迫切。同时分析 CSF 中两个或者多个因子可以大大提高 AD 的诊断效率。但是，还需要更多的研究来证明这些标记的有效性和灵敏度，包括患者死后的诊断验证。随着更为灵敏的新型技术的引进，如荧光相关光谱（FCS），我们期待 AD 早期诊断能够有更大的改进。

致谢

本研究属于德国科研网络中痴呆研究的一部分，受联邦德国教育与科研部资助（项目 01 GI 0102）。JW 和 PL 受到 BMBF 资助项目 NGFN2 的支持（子项目号 No. PPOS10T10），他们还是人类蛋白质组（HUPO）的人脑蛋白质组计划的成员。

参考文献

Alafuzoff, I., Iqbal, K., Friden, H., Adolfsson, R., Winblad, B. (**1987**). Histopathological criteria for progressive dementia disorders: clinical–pathological correlation and classification by multivariate data analysis. *Acta Neuropathol. (Berl.)* **74**, 209–225.

Andreasen, N., Minthon, L., Clarberg, A., Davidsson, P., Gottfries, J., Vanmechelen, E., Vanderstichele, H., Winblad, B., Blennow, K. (**1999**). Sensitivity, specificity, and stability of CSF-tau in AD in a community-based patient sample. *Neurology* **53**, 1488–1494.

Andreasen, N., Minthon, L., Davidsson, P., Vanmechelen, E., Vanderstichele, H., Winblad, B., Blennow, K. (**2001**). Evaluation of CSF-tau and CSF-Aβ42 as diagnostic markers for Alzheimer disease in clinical practice. *Arch. Neurol.* **58**, 373–379.

Andreasen, N., Vanmechelen, E., Vanderstichele, H., Davidsson, P., Blennow, K. (**2003**). Cerebrospinal fluid levels of total-tau, phospho-tau and A beta 42 predicts development of Alzheimer's disease in patients with mild cognitive impairment. *Acta Neurol. Scand. Suppl.* **179**, 47–51.

Arai, H., Ishiguro, K., Ohno, H., Moriyama, M., Itoh, N., Okamura, N., Matsui, T., Morikawa, Y., Horikawa, E., Kohno, H., Sasaki, H., Imahori, K. (**2000**). CSF phosphorylated tau protein and mild cognitive impairment: a prospective study. *Exp. Neurol.* **166**, 201–203.

Arai, H., Terajima, M., Miura, M., Higuchi, S., Muramatsu, T., Machida, N., Seiki, H., Takase, S., Clark, C. M., Lee, V. M., et al. (**1995**). Tau in cerebrospinal fluid: a potential diagnostic marker in Alzheimer's disease. *Ann. Neurol.* **38**, 649–652.

Arriagada, P. V., Growdon, J. H., Hedley-Whyte, E. T., Hyman, B. T. (**1992**). Neurofibrillary tangles but not senile plaques parallel duration and severity of Alzheimer's disease. *Neurology* **42**, 631–639.

Augustinack, J. C., Schneider, A., Mandelkow, E. M., Hyman, B. T. (**2002**). Specific tau phosphorylation sites correlate with severity of neuronal cytopathology in Alzheimer's disease. *Acta Neuropathol. (Berl.)* **103**, 26–35.

Baas, P. W., Pienkowski, T. P., Kosik, K. S. (**1991**). Processes induced by tau expression in Sf9 cells have an axon-like microtubule organization. *J. Cell Biol.* **115**, 1333–1344.

Blennow, K., Vanmechelen, E., Hampel, H. (**2001**). CSF total tau, Aβ42 and phosphorylated tau protein as biomarkers for Alzheimer's disease. *Mol. Neurobiol.* **24**, 87–97.

Blennow, K., Wallin, A., Hager, O. (**1993**). Low frequency of post-lumbar puncture headache in demented patients. *Acta Neurol. Scand.* **88**, 221–223.

Blomberg, M., Jensen, M., Basun, H., Lannfelt, L., Wahlund, L. O. (**1996**). Increasing cerebrospinal fluid tau levels in a subgroup of Alzheimer patients with apolipoprotein E allele epsilon 4 during 14 months follow-up. *Neurosci. Lett.* **214**, 163–166.

Braak, H., Braak, E. (**1991**). Neuropathological stageing of Alzheimer-related changes. *Acta Neuropathol. (Berl.)* **82**, 239–259.

Buee, L., Bussiere, T., Buee-Scherrer, V., Delacourte, A., Hof, P. R. (**2000**). Tau protein isoforms, phosphorylation and role in neurodegenerative disorders. *Brain Res. Brain Res. Rev.* **33**, 95–130.

Buerger, K., Zinkowski, R., Teipel, S. J., Arai, H., DeBernardis, J., Kerkman, D., McCulloch, C., Padberg, F., Faltraco, F., Goernitz, A., Tapiola, T., Rapoport, S. I., Pirttila, T., Moller, H. J., Hampel, H. (**2003**). Differentiation of geriatric major depression from Alzheimer's disease with CSF tau protein phosphorylated at threonine 231. *Am. J. Psychiatry* **160**, 376–379.

Buerger, K., Zinkowski, R., Teipel, S. J., Tapiola, T., Arai, H., Blennow, K., Andreasen, N., Hofmann-Kiefer, K., DeBernardis, J., Kerkman, D., McCulloch, C., Kohnken, R., Padberg, F., Pirttilä, T., Schapiro, M. B., Rapoport, S. I., Möller, H. J., Davies, P., Hampel, H. (**2002**). Differential diagnosis of Alzheimer disease with cerebrospinal fluid levels of tau protein phosphorylated at threonine 231. *Arch. Neurol.* **59**, 1267–1272.

Bullock, R. (**2002**). New drugs for Alzheimer's disease and other dementias. *Br. J. Psychiatry* **180**, 135–139.

Dawson, H. N., Ferreira, A., Eyster, M. V., Ghoshal, N., Binder, L. I., Vitek, M. P. (**2001**). Inhibition of neuronal maturation in primary hippocampal neurons from tau deficient mice. *J. Cell Sci.* **114**, 1179–1187.

de la Monte, S. M., Volicer, L., Hauser, S. L., Wands, J. R. (**1992**). Increased levels of neuronal thread protein in cerebrospinal fluid of patients with Alzheimer's disease. *Ann. Neurol.* **32**, 733–742.

de la Monte, S. M., Wands, J. R. (**1992**). Neuronal thread protein over-expression in brains with Alzheimer's disease lesions. *J. Neurol. Sci.* **113**, 152–164.

Eikelenboom, P., Rozemuller, A. J., Hoozemans, J. J., Veerhuis, R., van Gool, W. A. (**2000**). Neuroinflammation and Alzheimer disease: clinical and therapeutic implications. *Alzheimer Dis. Assoc. Disord.* **14**, S54–61.

Farrer, L. A., Cupples, L. A., Haines, J. L., Hyman, B., Kukull, W. A., Mayeux, R., Myers, R. H., Pericak-Vance, M. A., Risch, N., van Duijn, C. M. (**1997**). Effects of age, sex, and ethnicity on the association between apolipoprotein E genotype and Alzheimer disease A meta-analysis APOE and Alzheimer Disease Meta Analysis Consortium. *JAMA* **278**, 1349–1356.

Frank, R. A., Galasko, D., Hampel, H., Hardy, J., de Leon, M. J., Mehta, P. D., Rogers, J., Siemers, E., Trojanowski, J. Q. (**2003**). Biological markers for therapeutic trials in Alzheimer's disease Proceedings of the biological markers working group; NIA initiative on neuroimaging in Alzheimer's disease. *Neurobiol. Aging* **24**, 521–536.

Frears, E. R., Stephens, D. J., Walters, C. E., Davies, H., Austen, B. M. (**1999**). The role of cholesterol in the biosynthesis of β-amyloid. *Neuroreport* **10**, 1699–1705.

Galasko, D., Chang, L., Motter, R., Clark, C. M., Kaye, J., Knopman, D., Thomas, R., Kholodenko, D., Schenk, D., Lieberburg, I., Miller, B., Green, R., Basherad, R., Kertiles, L., Boss, M. A., Seubert, P. (**1998**). High cerebrospinal fluid tau and low amyloid β42 levels in the clinical diagnosis of Alzheimer disease and relation to apolipoprotein E genotype. *Arch. Neurol.* **55**, 937–945.

Golombowski, S., Muller-Spahn, F., Romig, H., Mendla, K., Hock, C. (**1997**). Dependence of cerebrospinal fluid Tau protein levels on apolipoprotein E4 allele frequency in patients with Alzheimer's disease. *Neurosci. Lett.* **225**, 213–215.

Grundke-Iqbal, I., Iqbal, K., Tung, Y. C., Quinlan, M., Wisniewski, H. M., Binder, L. I. (**1986**). Abnormal phosphorylation of the microtubule-associated protein tau (tau) in Alzheimer cytoskeletal pathology. *Proc. Natl. Acad. Sci. USA* **83**, 4913–4917.

Hampel, H., Buerger, K., Kohnken, R., Teipel, S. J., Zinkowski, R., Moeller, H. J., Rapoport, S. I., Davies, P. (**2001**). Tracking of Alzheimer's disease progression with cerebrospinal fluid tau protein phosphorylated at threonine 231. *Ann. Neurol.* **49**, 545–546.

Hampel, H., Buerger, K., Zinkowski, R., Teipel, S. J., Goernitz, A., Andreasen, N., Sjoegren, M., DeBernardis, J., Kerkman, D., Ishiguro, K., Ohno, H., Vanmechelen, E., Vanderstichele, H., McCulloch, C., Moller, H. J., Davies, P., Blennow, K. (**2004**). Measurement of phosphorylated tau epitopes in the differential diagnosis of Alzheimer disease: a comparative cerebrospinal fluid study. *Arch. Gen. Psychiatry* **61**, 95–102.

Harada, A., Oguchi, K., Okabe, S., Kuno, J., Terada, S., Ohshima, T., Sato-Yoshitake, R., Takei, Y., Noda, T., Hirokawa, N. (**1994**). Altered microtubule organization in small-calibre axons of mice lacking tau protein. *Nature* **369**, 488–491.

Hesse, C., Rosengren, L., Andreasen, N., Davidsson, P., Vanderstichele, H., Vanmechelen, E., Blennow, K. (**2001**). Transient increase in total tau but not phospho-tau in human cerebrospinal fluid after acute stroke. *Neurosci. Lett.* **297**, 187–190.

Hu, Y. Y., He, S. S., Wang, X., Duan, Q. H., Grundke-Iqbal, I., Iqbal, K., Wang, J. (**2002**). Levels of nonphosphorylated and phosphorylated tau in cerebrospinal fluid of Alzheimer's disease patients: an ultrasensitive bienzyme-substrate-recycle enzyme-linked immunosorbent assay. *Am J. Pathol.* **160**, 1269–1278.

Hulstaert, F., Blennow, K., Ivanoiu, A., Schoonderwaldt, H. C., Riemenschneider, M., De Deyn, P. P., Bancher, C., Cras, P., Wiltfang, J., Mehta, P. D., Iqbal, K., Pottel, H., Vanmechelen, E., Vanderstichele, H. (**1999**). Improved discrimination of AD patients using β-amyloid$_{(1-42)}$ and tau levels in CSF. *Neurology* **52**, 1555–1562.

Iqbal, K., Alonso Adel, C., El-Akkad, E., Gong, C. X., Haque, N., Khatoon, S., Pei, J. J., Tsujio, I., Wang, J. Z.,

Grundke-Iqbal, I. (**2002**). Significance and mechanism of Alzheimer neurofibrillary degeneration and therapeutic targets to inhibit this lesion. *J. Mol. Neurosci.* **19**, 95–99.
Iqbal, K., Grundke-Iqbal, I., Zaidi, T., Merz, P. A., Wen, G. Y., Shaikh, S. S., Wisniewski, H. M., Alafuzoff, I., Winblad, B. (**1986**). Defective brain microtubule assembly in Alzheimer's disease. *Lancet* **2**, 421–426.
Itoh, N., Arai, H., Urakami, K., Ishiguro, K., Ohno, H., Hampel, H., Buerger, K., Wiltfang, J., Otto, M., Kretzschmar, H., Moeller, H. J., Imagawa, M., Kohno, H., Nakashima, K., Kuzuhara, S., Sasaki, H., Imahori, K. (**2001**). Large-scale, multicenter study of cerebrospinal fluid tau protein phosphorylated at serine 199 for the antemortem diagnosis of Alzheimer's disease. *Ann. Neurol.* **50**, 150–156.
Kanai, M., Matsubara, E., Isoe, K., Urakami, K., Nakashima, K., Arai, H., Sasaki, H., Abe, K., Iwatsubo, T., Kosaka, T., Watanabe, M., Tomidokoro, Y., Shizuka, M., Mizushima, K., Nakamura, T., Igeta, Y., Ikeda, Y., Amari, M., Kawarabayashi, T., Ishiguro, K., Harigaya, Y., Wakabayashi, K., Okamoto, K., Hirai, S., Shoji, M. (**1998**). Longitudinal study of cerebrospinal fluid levels of tau, A β1–40, and A β1–42(43) in Alzheimer's disease: a study in Japan. *Ann. Neurol.* **44**, 17–26.
Kang, J., Lemaire, H. G., Unterbeck, A., Salbaum, J. M., Masters, C. L., Grzeschik, K. H., Multhaup, G., Beyreuther, K., Muller-Hill, B. (**1987**). The precursor of Alzheimer's disease amyloid A4 protein resembles a cell-surface receptor. *Nature* **325**, 733–736.
Karp, N. A., Kreil, D. P., Lilley, K. S. (**2004**). Determining a significant change in protein expression with DeCyder during a pair-wise comparison using two-dimensional difference gel electrophoresis. *Proteomics* **4**, 1421–1432.
Kennard, M. L., Feldman, H., Yamada, T., Jefferies, W. A. (**1996**). Serum levels of the iron binding protein p97 are elevated in Alzheimer's disease. *Nat. Med.* **2**, 1230–1235.
Knopman, D. (**2001**). Pharmacotheraphy for Alzheimer's disease. *Curr. Neurol. Neurosci. Rep.* **1**, 428–434.
Knops, J., Kosik, K. S., Lee, G., Pardee, J. D., Cohen-Gould, L., McConlogue, L. (**1991**). Overexpression of tau in a nonneuronal cell induces long cellular processes. *J. Cell Biol.* **114**, 725–733.
Lewczuk, P., Esselmann, H., Bibl, M., Beck, G., Maler, J. M., Otto, M., Kornhuber, J., Wiltfang, J. (**2004a**). Tau protein phosphorylated at threonine 181 in csf as a neurochemical biomarker in Alzheimer's disease: original data and review of the literature. *J. Mol. Neurosci.* **23**, 115–122.
Lewczuk, P., Esselmann, H., Bibl, M., Paul, S., Svitek, J., Miertschischk, J., Meyrer, R., Smirnov, A., Maler, J. M., Klein, C., Otto, M., Bleich, S., Sperling, W., Kornhuber, J., Ruther, E., Wiltfang, J. (**2004b**). Electrophoretic separation of amyloid β peptides in plasma. *Electrophoresis* **25**, 3336–3343.
Lewczuk, P., Esselmann, H., Groemer, T. W., Bibl, M., Maler, J. M., Steinacker, P., Otto, M., Kornhuber, J., Wiltfang, J. (**2004c**). Amyloid β peptides in cerebrospinal fluid as profiled with surface enhanced laser desorption/ionization time-of-flight mass spectrometry: evidence of novel biomarkers in Alzheimer's disease. *Biol. Psychiatry* **55**, 524–530.
Lewczuk, P., Esselmann, H., Meyer, M., Wollscheid, V., Neumann, M., Otto, M., Maler, J. M., Rüther, E., Kornhuber, J., Wiltfang, J. (**2003**). The amyloid-β (Aβ) peptide pattern in cerebrospinal fluid in Alzheimer's disease: evidence of a novel carboxy-terminally elongated Aβ peptide. *Rapid Commun. Mass Spectrom.* **17**, 1291–1296.
Lewczuk, P., Esselmann, H., Otto, M., Maler, J. M., Henkel, A. W., Henkel, M. K., Eikenberg, O., Antz, C., Krause, W. R., Reulbach, U., Kornhuber, J., Wiltfang, J. (**2004d**). Neurochemical diagnosis of Alzheimer's dementia by CSF Aβ42, Aβ42/Aβ40 ratio and total tau. *Neurobiol. Aging* **25**, 273–281.
Mawal-Dewan, M., Henley, J., Van de Voorde, A., Trojanowski, J. Q., Lee, V. M. (**1994**). The phosphorylation state of tau in the developing rat brain is regulated by phosphoprotein phosphatases. *J. Biol. Chem.* **269**, 30981–30987.
Mayeux, R. (**1998**). Evaluation and use of diagnostic tests in Alzheimer's disease. *Neurobiol. Aging* **19**, 139–143.
Mayeux, R., Saunders, A. M., Shea, S.,

MIRRA, S., EVANS, D., ROSES, A. D., HYMAN, B. T., CRAIN, B., TANG, M. X., PHELPS, C. H. (**1998**). Utility of the apolipoprotein E genotype in the diagnosis of Alzheimer's disease Alzheimer's Disease Centers Consortium on Apolipoprotein E and Alzheimer's Disease. *N. Engl. J. Med.* **338**, 506–511.

MCGEER, P. L., MCGEER, E. G. (**2001**). Inflammation, autotoxicity and Alzheimer disease. *Neurobiol. Aging* **22**, 799–809.

MERCHANT, M., WEINBERGER, S. R. (**2000**). Recent advancements in surface-enhanced laser desorption/ionization-time of flight-mass spectrometry. *Electrophoresis* **21**, 1164–1177.

MOTTER, R., VIGO-PELFREY, C., KHOLODENKO, D., BARBOUR, R., JOHNSON-WOOD, K., GALASKO, D., CHANG, L., MILLER, B., CLARK, C., GREEN, R., et al. (**1995**). Reduction of beta-amyloid peptide42 in the cerebrospinal fluid of patients with Alzheimer's disease. *Ann. Neurol.* **38**, 643–648.

MULDER, C., SCHELTENS, P., VISSER, J. J., VAN KAMP, G. J., SCHUTGENS, R. B. (**2000**). Genetic and biochemical markers for Alzheimer's disease: recent developments. *Ann. Clin. Biochem.* **37**, 593–607.

NÄGGA, K., GOTTFRIES, J., BLENNOW, K., MARCUSSON, J. (**2002**). Cerebrospinal fluid phospho-tau, total tau and β-amyloid$_{1-42}$ in the differentiation between Alzheimer's disease and vascular dementia. *Dement. Geriatr. Cogn. Disord.* **14**, 183–190.

OTTO, M., ESSELMANN, H., SCHULZ-SHAEFFER, W., NEUMANN, M., SCHROTER, A., RATZKA, P., CEPEK, L., ZERR, I., STEINACKER, P., WINDL, O., KORNHUBER, J., KRETZSCHMAR, H. A., POSER, S., WILTFANG, J. (**2000**). Decreased β-amyloid1–42 in cerebrospinal fluid of patients with Creutzfeldt-Jakob disease. *Neurology* **54**, 1099–1102.

OTTO, M., WILTFANG, J., TUMANI, H., ZERR, I., LANTSCH, M., KORNHUBER, J., WEBER, T., KRETZSCHMAR, H. A., POSER, S. (**1997**). Elevated levels of tau-protein in cerebrospinal fluid of patients with Creutzfeldt-Jakob disease. *Neurosci. Lett.* **225**, 210–212.

PANEGYRES, P. K. (**1997**). The amyloid precursor protein gene: a neuropeptide gene with diverse functions in the central nervous system. *Neuropeptides* **31**, 523–535.

PAPASSOTIROPOULOS, A., STREFFER, J. R., TSOLAKI, M., SCHMID, S., THAL, D., NICOSIA, F., IAKOVIDOU, V., MADDALENA, A., LÜTJOHANN, D., GHEBREMEDHIN, E., HEGI, T., PASCH, T., TRÄXLER, M., BRÜHL, A., BENUSSI, L., BINETTI, G., BRAAK, H., NITSCH, R. M., HOCK, C. (**2003**). Increased brain β-amyloid load, phosphorylated tau, and risk of Alzheimer disease associated with an intronic CYP46 polymorphism. *Arch. Neurol.* **60**, 29–35.

PARNETTI, L., LANARI, A., AMICI, S., GALLAI, V., VANMECHELEN, E., HULSTAERT, F. (**2001**). CSF phosphorylated tau is a possible marker for discriminating Alzheimer's disease from dementia with Lewy bodies Phospho-Tau International Study Group. *Neurol. Sci.* **22**, 77–78.

PETERSEN, R. C., SMITH, G. E., WARING, S. C., IVNIK, R. J., TANGALOS, E. G., KOKMEN, E. (**1999**). Mild cognitive impairment: clinical characterization and outcome. *Arch. Neurol.* **56**, 303–308.

PITSCHKE, M., PRIOR, R., HAUPT, M., RIESNER, D. (**1998**). Detection of single amyloid beta-protein aggregates in the cerebrospinal fluid of Alzheimer's patients by fluorescence correlation spectroscopy. *Nat. Med.* **4**, 832–834.

PRATICO, D., CLARK, C. M., LIUN, F., ROKACH, J., LEE, V. Y., TROJANOWSKI, J. Q. (**2002**). Increase of brain oxidative stress in mild cognitive impairment: a possible predictor of Alzheimer disease. *Arch. Neurol.* **59**, 972–976.

PRATICO, D., URYU, K., LEIGHT, S., TROJANOSWKI, J. Q., LEE, V. M. (**2001**). Increased lipid peroxidation precedes amyloid plaque formation in an animal model of Alzheimer amyloidosis. *J. Neurosci.* **21**, 4183–4187.

REIBER, H. (**2001**). Dynamics of brain-derived proteins in cerebrospinal fluid. *Clin. Chim. Acta* **310**, 173–186.

REIBER, H., PETER, J. B. (**2001**). Cerebrospinal fluid analysis: disease related data patterns and evaluation programs. *J. Neurol. Sci.* **184**, 101–122.

REIBER, H., UNGEFEHR, S., JACOBI, C. (**1998**). The intrathecal, polyspecific and oligoclonal immune response in multiple sclerosis. *Mult. Scler.* **4**, 111–117.

RIEMENSCHNEIDER, M., SCHMOLKE, M., LAUTENSCHLAGER, N., GUDER, W. G., VANDERSTICHELE, H., VANMECHELEN, E., KURZ, A. (**2000**). Cerebrospinal beta-amyloid $_{(1-42)}$ in early Alzheimer's disease: association with apolipoprotein E genotype and cognitive decline.

Neurosci. Lett. **284**, 85–88.
Rosner, H., Rebhan, M., Vacun, G., Vanmechelen, E. (**1995**). Developmental expression of tau proteins in the chicken and rat brain: rapid down-regulation of a paired helical filament epitope in the rat cerebral cortex coincides with the transition from immature to adult tau isoforms. *Int. J. Dev. Neurosci.* **13**, 607–617.
Schoonenboom, N. S., Pijnenburg, Y. A., Mulder, C., Rosso, S. M., Van Elk, E. J., Van Kamp, G. J., Van Swieten, J. C., Scheltens, P. (**2004**). Amyloid beta(1–42) and phosphorylated tau in CSF as markers for early-onset Alzheimer disease. *Neurology* **62**, 1580–1584.
Sengupta, A., Kabat, J., Novak, M., Wu, Q., Grundke-Iqbal, I., Iqbal, K. (**1998**). Phosphorylation of tau at both Thr 231 and Ser 262 is required for maximal inhibition of its binding to microtubules. *Arch. Biochem. Biophys.* **357**, 299–309.
Seshadri, S., Beiser, A., Selhub, J., Jacques, P. F., Rosenberg, I. H., D'Agostino, R. B., Wilson, P. W., Wolf, P. A. (**2002**). Plasma homocysteine as a risk factor for dementia and Alzheimer's disease. *N. Engl. J. Med.* **346**, 476–483.
Shahani, N., Brandt, R. (**2002**). Functions and malfunctions of the tau proteins. *Cell Mol. Life Sci.* **59**, 1668–1680.
Singh, T. J., Wang, J. Z., Novak, M., Kontzekova, E., Grundke-Iqbal, I., Iqbal, K. (**1996**). Calcium/calmodulin-dependent protein kinase II phosphorylates tau at Ser-262 but only partially inhibits its binding to microtubules. *FEBS Lett.* **387**, 145–148.
Sjögren, M., Vanderstichele, H., Agren, H., Zachrisson, O., Edsbagge, M., Wikkelso, C., Skoog, I., Wallin, A., Wahlund, L. O., Marcusson, J., Nagga, K., Andreasen, N., Davidsson, P., Vanmechelen, E., Blennow, K. (**2001**). Tau and Abeta42 in cerebrospinal fluid from healthy adults 21–93 years of age: establishment of reference values. *Clin. Chem.* **47**, 1776–1781.
Sjögren, M., Gisslen, M., Vanmechelen, E., Blennow, K. (**2001**). Low cerebrospinal fluid β-amyloid 42 in patients with acute bacterial meningitis and normalization after treatment. *Neurosci. Lett.* **314**, 33–36.
Stamer, K., Vogel, R., Thies, E., Mandelkow, E., Mandelkow, E. M. (**2002**). Tau blocks traffic of organelles, neurofilaments, and APP vesicles in neurons and enhances oxidative stress. *J. Cell Biol.* **156**, 1051–1063.
Strittmatter, W. J., Saunders, A. M., Schmechel, D., Pericak-Vance, M., Enghild, J., Salvesen, G. S., Roses, A. D. (**1993a**). Apolipoprotein E: high-avidity binding to beta-amyloid and increased frequency of type 4 allele in late-onset familial Alzheimer disease. *Proc. Natl. Acad. Sci. USA* **90**, 1977–1981.
Strittmatter, W. J., Weisgraber, K. H., Huang, D. Y., Dong, L. M., Salvesen, G. S., Pericak-Vance, M., Schmechel, D., Saunders, A. M., Goldgaber, D., Roses, A. D. (**1993b**). Binding of human apolipoprotein E to synthetic amyloid beta peptide: isoform-specific effects and implications for late-onset Alzheimer disease. *Proc. Natl. Acad. Sci. USA* **90**, 8098–8102.
Sunderland, T., Linker, G., Mirza, N., Putnam, K. T., Friedman, D. L., Kimmel, L. H., Bergeson, J., Manetti, G. J., Zimmermann, M., Tang, B., Bartko, J. J., Cohen, R. M. (**2003**). Decreased beta-amyloid 1-42 and increased tau levels in cerebrospinal fluid of patients with Alzheimer disease. *JAMA* **289**, 2094–2103.
Takei, Y., Teng, J., Harada, A., Hirokawa, N. (**2000**). Defects in axonal elongation and neuronal migration in mice with disrupted tau and map1b genes. *J. Cell Biol.* **150**, 989–1000.
Tarkowski, E., Issa, R., Sjogren, M., Wallin, A., Blennow, K., Tarkowski, A., Kumar, P. (**2002**). Increased intrathecal levels of the angiogenic factors VEGF and TGF-beta in Alzheimer's disease and vascular dementia. *Neurobiol. Aging* **23**, 237–243.
Tatebayashi, Y., Haque, N., Tung, Y. C., Iqbal, K., Grundke-Iqbal, I. (**2004**). Role of tau phosphorylation by glycogen synthase kinase-3beta in the regulation of organelle transport. *J. Cell Sci.* **117**, 1653–1663.
The Ronald and Nancy Reagan Research Institute of the Alzheimer's Association and the National Institute on Aging Working Group (**1998**). Consensus report of the Working Group on: "Molecular and Biochemical Markers of Alzheimer's Disease". *Neurobiol. Aging* **19**, 109–116.
Tumani, H., Nolker, G., Reiber, H. (**1995**). Relevance of cerebrospinal fluid variables for early diagnosis of neuro-

borreliosis. *Neurology* **45**, 1663–1670.
UJIIE, M., DICKSTEIN, D. L., JEFFERIES, W. A. (**2002**). p97 as a biomarker for Alzheimer disease. *Front Biosci.* **7**, E42–47.
VANMECHELEN, E., VANDERSTICHELE, H., DAVIDSSON, P., VAN KERSCHAVER, E., VAN DER PERRE, B., SJÖGREN, M., ANDREASEN, N., BLENNOW, K. (**2000**). Quantification of tau phosphorylated at threonine 181 in human cerebrospinal fluid: a sandwich ELISA with a synthetic phosphopeptide for standardization. *Neurosci. Lett.* **285**, 49–52.
VANMECHELEN, E., VAN KERSCHAVER, E., BLENNOW, K., DE DEYN, P. P., GARTNER, F. H., PARNETTI, L., SINDIC, C. J. M., ARAI, H., RIEMENSCHNEIDER, M., HAMPEL, H., POTTEL, H., VALGAEREN, A., HULSTAERT, F., VANDERSTICHELE, H. (**2001**). CSF-phospho-tau (181P) as a promising marker for discriminating Alzheimer's disease from dementia with Lewy bodies. In IQBAL, K., SISODIA, S. S., WINBLAD, B. (Eds.), *Alzheimer's Disease: Advances in Etiology, Pathogenesis and Therapeutics*. Wiley, Chichester, pp. 285–291.
VIGNALI, D. A. (**2000**). Multiplexed particle-based flow cytometric assays. *J. Immunol. Methods* **243**, 243–255.
WILTFANG, J., AROLD, N., NEUHOFF, V. (**1991**). A new multiphasic buffer system for sodium dodecyl sulfate–polyacrylamide gel electrophoresis of proteins and peptides with molecular masses 100 000–1000, and their detection with picomolar sensitivity. *Electrophoresis* **12**, 352–366.
WILTFANG, J., ESSELMANN, H., BIBL, M., SMIRNOV, A., OTTO, M., PAUL, S., SCHMIDT, B., KLAFKI, H. W., MALER, M., DYRKS, T., BIENERT, M., BEYERMANN, M., RÜTHER, E., KORNHUBER, J. (**2002**). Highly conserved and disease-specific patterns of carboxyterminally truncated Aβ peptides 1–37/38/39 in addition to 1–40/42 in Alzheimer's disease and in patients with chronic neuroinflammation. *J. Neurochem.* **81**, 481–496.
WILTFANG, J., ESSELMANN, H., CUPERS, P., NEUMANN, M., KRETZSCHMAR, H., BEYERMANN, M., SCHLEUDER, D., JAHN, H., RÜTHER, E., KORNHUBER, J., ANNAERT, W., DE STROOPER, B., SAFTIG, P. (**2001a**). Elevation of β-amyloid peptide 2-42 in sporadic and familial Alzheimer's disease and its generation in PS1 knockout cells. *J. Biol. Chem.* **276**, 42645–42657.
WILTFANG, J., ESSELMANN, H., MALER, J. M., BLEICH, S., HÜTHER, G., KORNHUBER, J. (**2001b**). Molecular biology of Alzheimer's dementia and its clinical relevance to early diagnosis and new therapeutic strategies. *Gerontology* **47**, 65–71.
ZETTERBERG, H., ANDREASEN, N., BLENNOW, K. (**2004**). Increased cerebrospinal fluid levels of transforming growth factor-beta1 in Alzheimer's disease. *Neurosci. Lett.* **367**, 194–196.
ZETTERBERG, H., WAHLUND, L. O., BLENNOW, K. (**2003**). Cerebrospinal fluid markers for prediction of Alzheimer's disease. *Neurosci. Lett.* **352**, 67–69.

15 蛋白质组学在阿尔茨海默症中的应用

Michael Fountoulakis, Sophia Kossida and Gert Lubec

摘要

在神经退行性病变的研究中，尤其是定量分析阿尔茨海默症患者和对照组死后脑组织的差异研究中，人们广泛应用了蛋白质组学技术。在人脑蛋白质组学研究中，首先从若干不同的大脑区域收集总蛋白质提取物并用二维电泳分离，再进行基质辅助激光解吸电离（MALDI）飞行时间质谱分析，从而定量检测蛋白质表达水平。阿尔茨海默症患者的大脑中，表达水平失调以及发生修饰的蛋白质大都与信号转导、引导、抗氧化和热激蛋白相关。本节我们将描述对大脑进行蛋白质组学分析的实验流程，以及通过这些蛋白质组学技术发现的阿尔茨海默症相关蛋白质表达水平改变和修饰现象。

15.1 引言

阿尔茨海默症（Alzheimer's disease，AD）是一种得到深入研究的痴呆症，它主要影响老年人群，目前尚未发现可靠的生前诊断标志（Pasinetti and Ho，2001；Jacobsen，2002；Dodel et al.，2003）。在阿尔茨海默症患者中，海马和皮层神经元缺失导致记忆和认知功能的损伤，并在神经纤维结节处产生淀粉样物质沉淀。虽然开展了广泛的研究，但是，目前尚未能在大脑中的淀粉样沉淀和AD患者的神经元以及认知功能缺陷之间建立起直接因果关系（Selkoe，2000，2002）。AD看起来似乎不是一种单一的疾病，而是在相似的临床和病理学通路上由多重病因导致的结果。衰老是AD最重要的风险因子，年龄相关的生理变化激发一系列级联反应，引起神经元和突触丢失某些因子，导致痴呆和特征性病理变化。

根据目前掌握的蛋白质组学方法，人们已经能够统计和鉴定那些在多种神经退行性疾病中突变的基因，如AD中的早老素（presenilins）。基因组学对生物学问题只能提供一个局限性的视角，而蛋白质组学已在目前的临床诊断中得到广泛应用，并鉴定出许多特定疾病导致的蛋白质水平的改变。在AD的研究中，蛋白质组学主要用于分析人脑。脑蛋白质组学研究中，人们把动物大脑作为AD的研究模型，并通过AD患者的脑脊液收集这些疾病中涉及的基因产物信息，例如，蛋白质水平的改变和翻译后修饰作用（Fountoulakis，2001）。除AD以外，人们还针对唐氏综合征（Down syndrome，DS）患者和相应的动物模型大脑进行了研究。DS是引起痴呆症最常见的遗传因素，目前尚未完全阐明这种痴呆症的病理原因。近40年来几乎所有关于DS的研究结果都提示，DS患者死后的大脑检查结果在神经病理学和神经化学方面的异常都与阿尔茨海默症患者的极其相似。因此，针对 DS 患者大脑的研究结果很可能对 AD 的研究有所帮助（Antonarakis，1998；Cairns，1999；Engidawork and Lubec，2001，2003）。

针对大脑的蛋白质组学分析中，人们主要是通过二维电泳分离蛋白质组分，并结合基质辅助激光解吸电离（MALDI）飞行时间质谱进行蛋白质鉴定。这套经典的蛋白质组学方法能够定量检测蛋白质水平和修饰作用的变化。同时，它也是一套稳定的，在生物系统研究中得到广泛应用，并被广为接受的方法。在本节中，我们将介绍了一些进行蛋白质组学分析时使用的实验流程，并总结目前我们小组和其他神经蛋白质组学研究小组在该领域发现的主要结果。

15.2 蛋白质组学分析

15.2.1 样品制备

成功的研究工作离不开精心的样品选择和制备（Boguski and McIntosh，2003）。我们研究中使用的患者死后大脑样品由精神病研究中心的神经退行性疾病 MRC 伦敦大脑库提供。所选 AD 患者符合美国国立神经病、语言障碍和卒中研究所/阿尔茨海默症及相关疾病学会（NINCDS/ADRDA）订立的 AD 诊断标准（Mirra et al.，1991）。用传统方法分析这些大脑样品，进行 AD 的“决定性”诊断，该诊断符合 CERAD 标准（美国 Alzheimer 症联合登记处）（Tierney et al.，1988）。我们对 AD 患者组（72.3±7.6 岁）和对照组（72.6±9.6 岁）的大脑不同区域，如颞叶、前额叶、枕叶、顶叶皮质和小脑（Siedl et al.，1997）都进行了蛋白质表达水平的研究。对照组是从未出现过神经性或者心理性疾病史的个体。AD 患者的主要死因是支气管肺炎，对照组则是心脏病。AD 组和对照组死亡后进行大脑切片的时间间隔分别是（34.1±13.7）h 和（34.8±15.0）h。脑组织样品均储藏在－80℃条件下，冷藏链一直保持完整。

我们根据标准实验流程制备全脑蛋白质抽提物（Fountoulakis et al.，2002）。首先，取脑组织（ca. 0.25g）放置于 Bio101 管（fast RNA tubes）中；每管加入 0.8ml 20mmol/L 的 Tris 缓冲液，其中含有 7mol/L 尿素、2mol/L 硫脲、4% CHAPS、10mmol/L 1,4-二硫赤鲜醇、1mmol/L EDTA，并加入蛋白酶抑制剂（每 50ml 悬浮缓冲液中加入 1mmol/L PMSF 和 1 片 Complete）和磷酸酶抑制剂（0.2mmol/L Na_2VO_3 和 1mmol/L NaF）；接着，使用 FastPrep FP120 型实验室振荡器均质匀浆，速度 4 档，振荡 2 次，每次 20s；然后，悬浮液以 8000*g* 的条件离心 10min。最后，上清与珠子分离后，再在 100 000*g* 的条件下离心 30min，该步骤后所得上清将用于固相预制胶条（IPG strips）。

在制备胞质、细胞膜和线粒体成分时，首先取脑组织（0.5g）悬浮于 2.5ml pH7.5 的 Hepes-OH 缓冲液中。缓冲液含有 320mmol/L 蔗糖、1mmol/L EDTA、5mmol/L 二硫赤鲜醇和蛋白酶抑制剂混合物；接着，使用 Teflon potter 匀浆器匀浆悬浮液后，在 800*g* 条件下离心 10min，去除细胞核成分和不溶物；然后，上清液以 10 000*g* 离心 15min，分离线粒体蛋白质；离心后所得上清液再在 100 000*g* 条件下离心 1h。最后一步的上清液主要含有胞质蛋白质，可以直接用于 2-D 电泳。前两步所得的沉淀，分别主要含有线粒体和微体蛋白，重悬浮在 1ml 样品缓冲液中。该缓冲液由 20mmol/L 的 Tris，7mol/L 尿素，2mol/L 硫脲，4% CHAPS，10mmol/L 1，4-二硫赤鲜醇，1mmol/L EDTA 以及蛋白酶和磷酸酶抑制剂组成。悬浮液在 100 000*g* 条件下离心 1h。图 15.1 描述的是制备胞质、细胞膜和线粒体组分的常用流程。

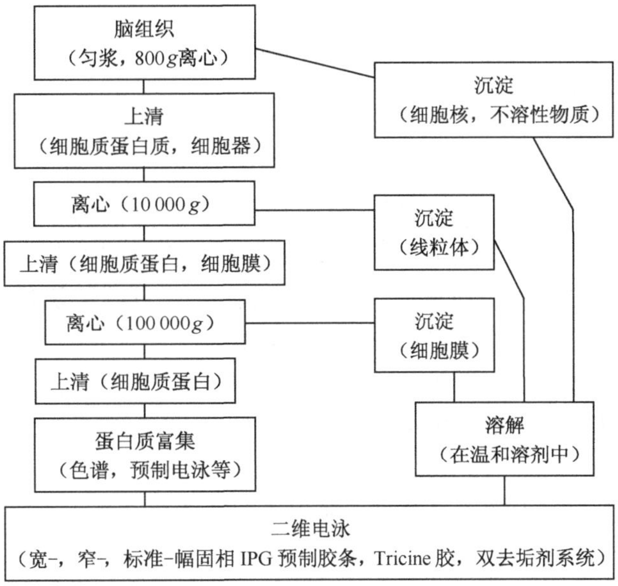

图 15.1 细胞质、线粒体和细胞膜脑蛋白质制备流程以及在 2-D 电泳分析之前富集细胞质蛋白质的总体方案

15.2.2 二维电泳

二维电泳完全按照文献（Langen et al.，1997）进行。使用 pH 宽幅（3～10）或窄幅（3～7）的固相 pH 梯度（IPG）胶。基于等电聚焦原理，样品在其碱性或酸性终点的样品杯中聚积。聚焦起始电压为 200V，以 3V/min 的速度逐步增大到 5000V，并在该电压处保持恒定 24h。二维分离既可以用 9%～16%的梯度胶也可以用 12%的恒定 SDS 聚丙烯酰胺凝胶，需要在 40mA 每单位凝胶的条件下跑胶。大型凝胶（ca. 20cm×20cm）能保证有效的样品点分辨率，因此该类凝胶主要用于检测翻译后的修饰作用。由于大型凝胶尺寸较大，样品点也相对较大，蛋白质可能发生丢失，因此该类凝胶需要较大的蛋白质上样量（ca. 0.3～1.5mg 的总蛋白）。对于小幅凝胶（ca. 10cm×10cm），通常需要牺牲一些样品点的分辨率，但相应的只需要很小的蛋白质上样量（ca. 0.1mg）。在含有 5%磷酸的 40%甲醇中固定蛋白质 12h 后，再用胶体考马斯亮蓝染色 24h。通过比对 10～200kDa 范围内的标准蛋白质条带来确定分子质量；使用供应商提供的 IPG strips 测量 pI 值。用水将多余染料从凝胶上冲洗干净后，用 Agfa DUOSCAN 光密度计（解析度 400）扫描凝胶。再用 Photoshop（Adobe）软件处理凝胶的电子图像，图像储存格式为 TIFF（约 5 Mb/文件）和 JPEG（约 50 kb/文件）格式。

该凝胶可直接用于 MS 分析，或者封闭于保鲜膜内储存在 4℃条件下。蛋白质总上样量为 1mg 时，对于考马斯亮蓝染色的 2-D 凝胶，使用 ImageMaster 2D Elite 软件可以分辨的点约为 3000 个。使用 pH 窄幅 IPG 胶条能够获得更高的分辨率，并且能够检测到代表已知蛋白质发生翻译后修饰的额外点，偶尔它也能够检测到宽范围 IPG 胶条没有发现的新基因产物。

15.2.3 蛋白质定量

研究者通常使用一些商业性样点检测和定量的专业软件进行蛋白质定量。首先，自动圈出样点轮廓，然后再用手动调整，最后利用 ImageMaster 2D Elite 软件（Amersham Biosciences）进行定量。样点的含量百分比表示检测到的某个特定蛋白质与清除背景后的 2-D 凝胶中的总蛋白质量的比。研究者需要测量若干块具有同一样品的凝胶（至少三块，通常五块），从而确定平均值，降低凝胶的人为干扰因素。研究中只考虑那些具有显著统计学特性的蛋白质表达水平变化（$P<0.05$）。该方法的优势在于操作相对简单，并且完全基于 2-D 凝胶的结果。其缺点是，2-D 凝胶普遍具有人为因素的干扰（蛋白质样品总是不能完全进入 IPG 胶条中，特别是某些巨大的蛋白质混合物），而且，由于样点强弱可能引起很大的含量差异，所以不能精确确定蛋白质表达水平。

15.2.4 基质辅助激光解吸/电离飞行时间质谱

在蛋白质组学研究中，最有效和最广泛的蛋白质鉴定方法是基质辅助激光解吸/电离飞行时间质谱（MALDI-TOF MS）（Lahm and Langen，2000）。我们采用的 MALDI-TOF MS 分析方法是文献中的改良技术和相关软件（Jiang et al.，2003）。首先，用打孔器取下感兴趣的目标蛋白质对应的点，放置在 96 孔微孔板中。接着，在 CyBi-Well 装置中，用 100μl 含有 30%乙腈的 50mmol/L 重铬酸铵溶液对样品点进行脱色（Cybio AG，Jena，Germany）。脱色后，每个凝胶薄片都用 100μl 水清洗 5min，然后在不加热的条件下用 speedvac 蒸发器干燥 45min。然后，每个干燥的凝胶薄片用 5μl 含有 50ng 胰酶的 1mmol/L 重铬酸铵补水。室温下孵育 16h 后，每片凝胶薄片中再加入 20μl 含有 0.3%三氟乙酸的 50%乙腈溶液。将凝胶薄片在恒速振荡的条件下孵育 15min，得到的多肽混合物（1.5μl）与 1μl 基质混合后，使用 CyBi-Well 仪器上样，上样到 AnchorChip 仪中。该基质内含有 0.025% α-氰基-4-羟基肉桂酸，以及溶解在 65%乙醇、32%乙腈和 0.03%三氟乙酸中的标准多肽-去精氨酸缓激肽（20nmol/L，904.4681Da），和促肾上腺皮质激素片段 18-39（20nmol/L，2465.1989Da）。根据目标表面的疏水性和随后的多肽浓度，人们可以提高鉴定效率，特别是对于那些信号较弱的样品点。样品在飞行时间质谱（Ultraflex TOF-TOF，Bruker Daltonics）的反射模式下发生反射，加速电压为 20kV。最后，根据多肽分子质量的匹配结果鉴定多肽，能够分辨的多肽分子质量为 850～3500kDa 之间，最终还要再加上标准多肽的分子质量，对每个样品的分子质量进行校准。通过自行设计研发的软件，比对校准后的分子质量与理论多肽质量，比对对象可以是所有样本中的任何已知多肽（Berndt et al., 1999），也可以通过自行处理和升级，实现对一些主要公共数据库的搜索。

以单峰同位素质量为准，质量允差为≤0.0025%。每个定性分析都要求最少四段肽段匹配。对于每台指定的质谱仪，每次分析都要确定假阳性匹配的可能性。通常，在随后的自动蛋白质搜索中不考虑不匹配的肽段或错误剪切。在2-D凝胶中检测到的最丰富的脑蛋白质是结构蛋白，如肌球蛋白、肌动蛋白、热激蛋白、二氢嘧啶酶相关蛋白-2，-3，及一些管家酶类。而丰度较低的蛋白质则主要是一些假设性蛋白质、酶类和某些结构蛋白。低丰度脑蛋白质的相对表达水平各异，浮动范围约为0.005%~0.01%，而高丰度蛋白质约为3%。图15.2显示了脑蛋白质组学分析中的常规工作流程。

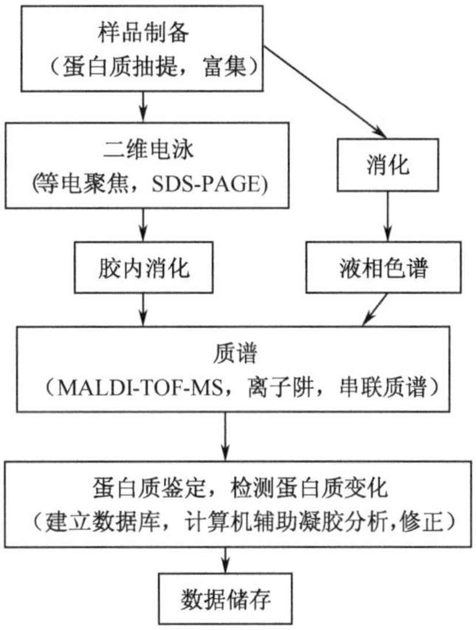

图15.2　蛋白质组学的工作流程

15.3　在AD中发生表达下调和修饰的蛋白质

多数蛋白质组学研究都会涉及2-D电泳和MALDI-TOF MS步骤，因为该方法能对蛋白质表达水平变化进行可靠的定量分析。在过去的一项研究中，研究者使用LC-MS/MS技术检测AD患者大脑中的淀粉样蛋白斑中富集的蛋白质（Liao et al., 2004）。通过这项蛋白质组学研究发现，与对照组的脑和脑脊液（CSF）相比，大约有100种左右的蛋白质在AD脑和脑脊液中发生改变（表15.1）。这些蛋白质具有多种不同的功能，主要在神经传递、介导、信号转导、代谢、脱毒及构象转变等方面发挥作用。CSF蛋白质主要是血浆蛋白。图15.3展示的是由本实验室通过蛋白质组学技术检测出的AD患者脑中表达水平发生改变的蛋白质点。

表15.1　在AD患者中表达下调的脑蛋白质

蛋白质	变　化	参考文献
14-3-3 Beta/alpha	在淀粉样斑中富集	Liao et al.,2004
14-3-3 Gamma蛋白	I	Fountoulakis et al.,1999; Fountoulakis et al.,2004
14-3-3 Epsilon蛋白	I	Fountoulakis et al.,1999; Fountoulakis et al.,2004
14-3-3 Zeta	在淀粉样斑中富集	Liao et al.,2004
2′-3′-环核苷酸 3-磷酸二酯酶	D	Vlkolinsky et al., 2001
乙醇脱氢酶	I	Balcz et al., 2001
α1-抗胰蛋白酶	CSF，I	Puchades et al., 2003

续表

蛋白质	变　化	参考文献
α1-β-糖蛋白	CSF，D	Puchades et al., 2003
α 晶体蛋白 B 链	I	Yoo et al., 2001d
α-内磺肽	D	Kim et al., 2001c
α-烯醇化酶	在 AD/Nitration 中氧化	Castegna et al., 2002b
β 淀粉状肽	在淀粉样斑中富集	Liao et al., 2004
抗胰蛋白酶	在淀粉样斑中富集	Liao et al., 2004
带 caspase 富集结构域的凋亡抑制因子（ARC）	I	Engidawork et al., 2001c
ARPP-19	D	Kim et al., 2001d
ATP 合酶 α 链，线粒体	D	Tsuji et al., 2002
ATP 合酶 β 链，线粒体	I	Tsuji et al., 2002
液泡 ATP 合酶 B 亚基，大脑异构体	D in DS	Kim et al., 2000b
载脂蛋白 A1	CSF，D	Puchades et al., 2003
载脂蛋白 E	CSF，D	Puchades et al., 2003
载脂蛋白 J	CSF，D	Puchades et al., 2003
ATP 酶，Ca^{2+}运输	在淀粉样斑中富集	Liao et al., 2004
ATP 酶，H^{+}运输，溶酶体 V0 A 亚基	在淀粉样斑中富集	Liao et al., 2004
ATP 酶，H^{+}运输，溶酶体 V1 B 亚基	在淀粉样斑中富集	Liao et al., 2004
ATP 酶，H^{+}运输，溶酶体 V1 D 亚基	在淀粉样斑中富集	Liao et al., 2004
ATP 酶，H^{+}运输，溶酶体 V1 E 亚基	在淀粉样斑中富集	Liao et al., 2004
β-2 微球蛋白	CSF，I	Davidsson et al., 2002
β-肌动蛋白	在 AD/D/Nitration 中氧化	Butterfield et al.,2002；Butterfield et al.,2004；Castegna et al., 2003
β-烯醇酶	D	Tsuji et al., 2002
β 可溶性-*N*-乙基顺丁烯二酰亚胺敏感性因子结合蛋白	D	Yoo et al., 2001a
Bcl-2 细胞死亡相互作因子/Bcl-2 相关卵巢死亡基因	I	Engidawork et al., 2001b
cAMP 依赖型蛋白激酶（PKA）	D	Kim et al., 2001d
c，大［催化］亚基［前体］	I	Tsuji et al., 2002
羰基还原酶（CBR）	I	Balcz et al., 2001
组织蛋白酶 D	在淀粉样斑中富集	Liao et al., 2004
细胞周期蛋白	CSF，D	Puchades et al., 2003
肌酸激酶 BB	在 AD/D 中氧化	Castegna et al., 2002a；Aksenov et al., 2000
胶原 I，α-1，多肽	在淀粉样斑中富集	Liao et al., 2004

续表

蛋白质	变　化	参考文献
冠蛋白，肌动蛋白结合蛋白	在淀粉样斑中富集	Liao et al., 2004
Cystatin B	在淀粉样斑中富集	Liao et al., 2004
Cystatin C	在淀粉样斑中富集	Liao et al., 2004
泛醇细胞色素 C 还原酶复合体Ⅲ核心蛋白质Ⅰ	D	Kim et al., 2000b
DreBrin	D	Shim et al., 2002
二氢嘧啶酶相关蛋白质 2	在 AD/D 中氧化	Castegna et al., 2002b; Tsuji et al., 2002
二氢嘧啶酶相关蛋白质 2（DRP-2）	D	Lubec et al., 1999
DNA fragmentation factor 45（DFF45）	D	Engidawork et al., 2001c
马达蛋白 1	在淀粉样斑中富集	Liao et al., 2004
动力蛋白，重多肽 1	在淀粉样斑中富集	Liao et al., 2004
脂肪酸结合蛋白，心脏	D	Tsuji et al., 2002
纤维蛋白原-γ	在淀粉样斑中富集	Liao et al., 2004
Fas 相关死亡结构域（FADD）-类白细胞介素-1β-转化酶抑制剂蛋白质（FLIP）		Engidawork et al., 2001c
γ-烯醇酶	在 AD/Nitration 中氧化	Castegna et al., 2003
胶质纤维酸性蛋白（GFAP）	I	Greber et al., 1999
葡萄糖调节蛋白 75kDa＝GRP75	D	Yoo et al., 2001d
谷氨酰胺合成酶	在 AD/D 中氧化	Castegna et al., 2002a; Bajo et al., 2001
谷氨酸转运体，EAAT2	在 AD/D 中氧化	Butterfield et al., 2004
鸟苷酸结合蛋白 β 亚基	D	Tsuji et al., 2002
GRP 94	I	Yoo et al., 2001c
热激同源蛋白 71	在 AD/D 中氧化	Castegna et al., 2002b
60kDa 热激蛋白，线粒体［前体］	D	Tsuji et al., 2002
热激蛋白 70RY	I	Yoo et al., 2001c
90kDa 热激蛋白 1，β	在淀粉样斑中富集	Liao et al., 2004
组氨酸释放因子	D	Kim et al., 2001a
激肽原	CSF，D	Puchades et al., 2003
L-乳酸脱氢酶	在 AD/Nitration 中氧化	Castegna et al., 2003
NADH-泛醌氧化还原酶 75kDa 亚基，线粒体［前体］	D	Kim et al., 2001e
NADH-泛醌氧化还原酶 24kDa 亚基，线粒体［前体］	D	Kim et al., 2001e
神经性乙酰胆碱受体蛋白，α-3 链［前体］26-kDa 3 亚基 nAChR	D	Engidawork et al., 2001a
神经性乙酰胆碱受体蛋白，α-3 链［前体］45-kDa 3 亚基 nAChR	I	Engidawork et al., 2001a
神经性乙酰胆碱受体蛋白 α-7 链［前体］	D	Engidawork et al., 2001a

续表

蛋白质	变　化	参考文献
神经多肽 h3	在 AD/Nitration 中氧化	Butterfield et al., 2004; Castegna et al., 2003
NF-L	D	Bajo et al., 2001
核苷二磷酸激酶	D	Kim et al., 2002
p21	I	Engidawork et al., 2001b
Peroxiredoxin I (Prx-I)	I	Kim et al., 2001b
Peroxiredoxin II (Prx-II)	I	Kim et al., 2001b; Krapfenbauer et al., 2003a
Peroxiredoxin III (Prx-III)	D	Kim et al., 2001b
Peroxiredoxin VI	I	Krapfenbauer et al., 2003a
抗氧化蛋白 2 (1-半抗胺酸-peroxiredoxin)	I	Krapfenbauer et al., 2002
磷酸果糖激酶，肌型	在淀粉样斑中富集	Liao et al., 2004
磷酸果糖激酶，血小板型	在淀粉样斑中富集	Liao et al., 2004
载脂蛋白	CSF，D	Davidsson et al., 2002
Procaspase-3	D	Engidawork et al., 2001c
Procaspase-8	D	Engidawork et al., 2001c
Procaspase-9	D	Engidawork et al., 2001c
受体相互作用蛋白 (RIP) -CLARP 相互作用激酶 (RICK)	I	Engidawork et al., 2001c
维生素 A 结合蛋白	CSF，D	Puchades et al., 2003
Stathmin	D	Cheon et al., 2001
突触相关蛋白质 25 kDa (Snap-25)	D	Greber et al., 1999
Synaptotagmin I	D	Yoo et al., 2001a
Tau	在淀粉样斑中富集	Liao et al., 2004
TCP-1	D	Schuller et al., 2001
转甲状腺素蛋白	CSF，I	Davidsson et al., 2002
磷酸丙糖异构酶	在 AD/Nitration 中氧化	Bajo et al., 2001; Butterfield et al., 2002
泛素激活酶 E1	在淀粉样斑中富集	Liao et al., 2004
泛素 C-端水解酶 L-1	在 AD 中氧化	Castegna et al., 2002a
囊泡 ATP 酶 H 亚基	在淀粉样斑中富集	Liao et al., 2004
VDAC1 pl 10.0	D	Yoo et al., 2001b
VDAC2	I	Yoo et al., 2001b
Vimentin	在淀粉样斑中富集	Liao et al., 2004
拉链反应蛋白激酶	I	Engidawork et al., 2001b

注：表中列出了已报道的，通过蛋白质组学技术发现的，在阿尔茨海默症（AD）和唐氏综合征（DS）患者大脑中，表达水平发生改变或者发生修饰的人脑蛋白质。在“变化”一栏中，标出了蛋白质表达水平的增加（I）或者减少（D），以及是否观察到修饰作用。

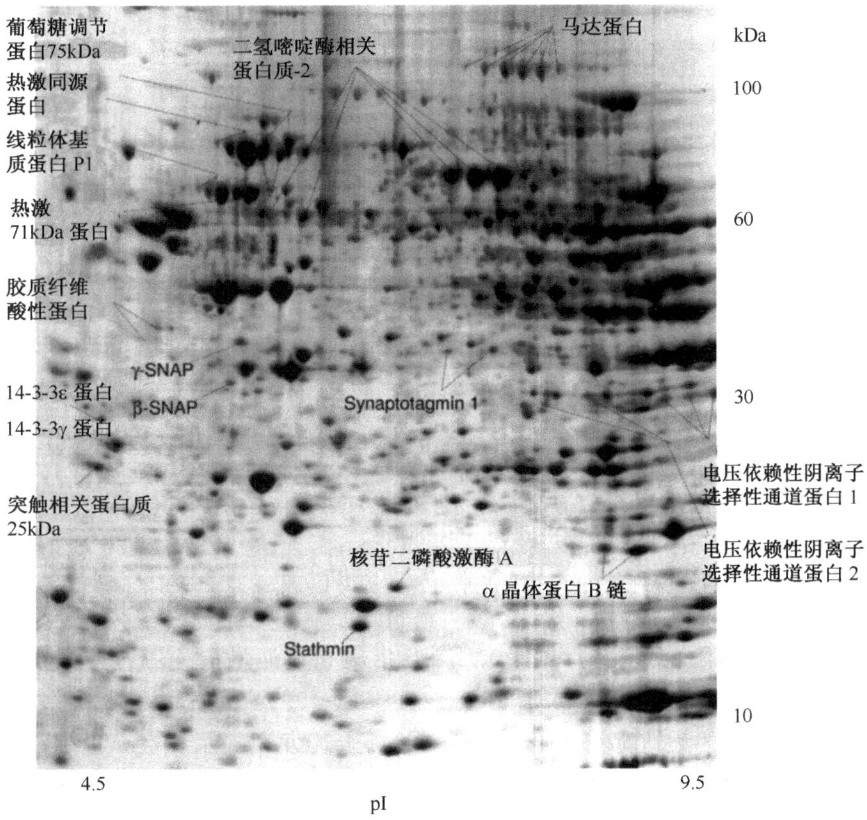

图 15.3 人脑蛋白质的二维电泳图谱。对照组的脑蛋白质在 pH3～10 非线性 IPG 胶上分析后，再进行 9%～16%的 SDS-聚丙烯酰胺凝胶电泳，该凝胶使用考马斯亮蓝染色。图中标出的点为 AD 和 DS 患者中表达下调的蛋白质。这些蛋白质在表 15.1 中已列出（并非表中所有蛋白质都在图中有所显示）

与对照组的平均水平相比，观察到的变化一般是均值的 20%～100%。变化最显著的是胶质纤维酸性蛋白（GFAP），GFAP 是大脑发育过程中区别星状胶质细胞和其他神经胶质细胞的标记。AD 患者的脑中，能够观察到 GFAP 发生 10 倍甚至更高的表达水平上调（Greber et al., 1999）。图 15.4 显示了 AD 患者和对照组之间的 GFAP 信号强度对比。在 AD 患者脑中能观察到更多的 GFAP 样点，特别是较短形式的 GFAP。

通过蛋白质组学技术发现，在 AD 和 DS 患者脑部和 CSF 中发生表达水平下调或修饰的蛋白质（表 15.1）都具有成为药物靶标和诊断标志物的可能。蛋白质组学的研究结果还需要经过其他技术手段进一步验证和研究，如用免疫印迹或特异性分析验证观察到的变化，并设计实验研究这些变化是否是 AD 特异性变化。

15.3.1 突触蛋白

突触蛋白参与突触传递过程，它在 AD 患者体内表达下调。突触蛋白的组成包括：具有三种异构体形式的 *N*-乙基顺丁烯二酰亚胺敏感性因子结合蛋白（SNAP）α、β 和

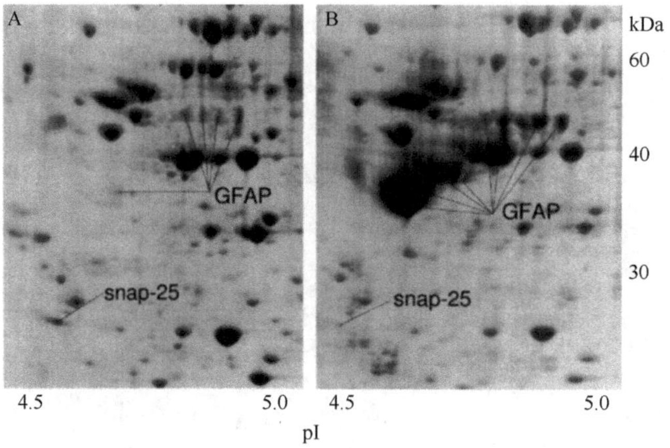

图 15.4 部分 2-D 凝胶图像，显示在 AD 患者脑中发生表达水平下调的蛋白质。脑组织样品取自一位对照者（A）和某位 AD 患者（B）的顶叶皮质。标出的点对应胶质纤维酸性蛋白（GFAP）和突触相关膜蛋白 25kDa（snap25）。在 AD 患者的脑中（B）可以观察到 GFAP 表达水平升高，以及 snap25 表达水平的降低

γ，突触相关膜蛋白 25（SNAP 25）、突触结合蛋白和膜泡蛋白。蛋白质组学的研究结果表明，在 AD 患者脑中，SNAP 25（Greber et al.，1999）、β-SNAP 和突触结合蛋白 I（Yoo et al.，2001a）的表达都有降低（图 15.4）。上述发现提示，在 AD 中神经传导的损伤非常明显，仅次于胞吐机能的恶化。

15.3.2 导向蛋白

“导向”这一功能需要一系列不同的可溶性因子参与，为生长中的轴突指示正确生长方向。对这些迁移引导分子的蛋白质组学研究揭示，在 AD 患者脑中，二氢嘧啶酶（DRP-2）存在表达水平的改变（Lubec et al.，1999）和氧化修饰作用（Castegna et al.，2002b）。DRP-2 是已知的塌陷反应介导蛋白-2。它是一种在人和大鼠之间具高度同源性的细胞质蛋白质，它在切割为 64kDa 的蛋白质后被激活；DRP-2 还与鸡的塌陷反应介导蛋白-62 同源。这两者都是在神经元的寻路和迁移中发挥作用的蛋白质。DRP-2 在神经元中具有两种重要功能，它能与神经生长抑制因子（collapsin）相结合并调节它的活性，还是参与神经元修复的蛋白因子。神经生长抑制因子能促进树突伸长并介导它们连接其他神经元。因为缺少 DRP-2 后有碍于新突触的形成，所以 DRP-2 在 AD 患者脑中表达水平的降低可能是导致 AD 患者突触减少的原因之一。此外，DRP-2 在氧化环境下会被立即修饰并丧失活性，导致形成的树突变短，从而使神经元之间的交流减少、记忆力损伤（Butterfield et al.，2003）。

15.3.3 信号传导蛋白质

有人曾经报道，AD 患者中一系列蛋白质表达变化都与突触的功能、突起生长和信

号处理过程相关，这些变化包括：2′,3′-环核苷酸-3′-磷酸二酯酶（CNPase）、核苷酸二磷酸激酶（NDK）-A 和癌蛋白 18 的表达降低（Cheon et al.，2001；Vlkolinsky et al.，2001；Kim et al.，2002）；14-3-3 蛋白的 gamma 和 epsilon 亚型的表达升高（Fountoulakis et al.，1999；Creber et al.，1999）。CNPase 结合在少突胶质细胞和髓鞘表面。NDK 是催化磷酸根从焦磷酸核苷转化为二磷酸反应中的一类关键性寡聚酶，因此在维持胞内脱氧三磷酸核酸和三磷酸核酸库方面具有核心作用，换言之，NDK 在激活经典信号蛋白质——G 蛋白的通路中扮演着调控性角色（Engidawork and Lubec，2003）。Stathmin 是细胞周期蛋白依赖激酶和蛋白酶 A 的一个重要底物，它在多条信号传导通路中都具有重要作用。Stathmin 与神经原纤维缠结之间的负相关性是 AD 的神经病理学特点之一；它与微管蛋白的相互作用导致微管解聚，因此 Stathmin 参与神经退行性病变和损伤信号传导（Cheon et al.，2001）。14-3-3 蛋白能形成同源或异源二聚体，而且非特异性的集中于神经元中表达。14-3-3 蛋白能够结合并调控很多细胞内蛋白质的功能，这些蛋白质的功能都涉及神经发育、信号传导、细胞生长和细胞死亡，它们在 AD 中表达升高，而且它们高丰度表达的区域都与病理学进程中出现大量神经元细胞死亡的区域重合，这提示 14-3-3 蛋白可能主要与细胞凋亡而非其他细胞活动有关（Engidawork and Lubec，2001d）。在 AD 中，14-3-3 蛋白表达的升高可能是对细胞凋亡的一种保护性反应。

15.3.4 氧化蛋白

氧化应激反应表现为蛋白质氧化、脂质过氧化、DNA 氧化和 3-硝化酪氨酸的形成，一般认为氧化应激反应是与衰老相关的多种神经退行性疾病病理学中的普遍机制。人们在 AD 患者脑中的一些区域观察到 β-淀粉样肽 1-42 积累，但是在小脑中却没有观察到 AD 病理进程的类似现象（Butterfield，2002）。Batterfield 及其同事使用 2-D 凝胶电泳分离 AD 和对照组的脑蛋白质。分离出的蛋白质用 2,4-二硝基苯肼的处理后形成腙，然后用免疫印迹法检测这些修饰后的蛋白质，最后用 MALDI-TOF MS 技术进行鉴定（表 15.1）。经过鉴定，这些氧化蛋白之一是肌酸激酶（BB 异构体）。β-淀粉样肽会抑制肌酸激酶活性，引起脂质过氧化，从而降低能量利用能力，改变细胞骨架蛋白，增强兴奋毒性，上述这些现象在 AD 中都有报道。其他的氧化蛋白还有谷氨酸合成酶——与兴奋毒性增强有关，泛素 C 端水解酶 L-1——与蛋白质损伤或聚合引起的异常蛋白酶体降解有关，α-烯醇酶——参与能量产生的异常变化，以及二氢嘧啶酶相关蛋白-2 与生长锥延伸能力下降有关（Butterfield，2002）。泛素 C 端水解酶参与泛素小加成物的水解，生成游离态的泛素单体，从而促进泛素循环利用，对于蛋白质降解机制具有关键性作用。因此，如果这个去泛素化酶在氧化后丧失功能，就可能是氧化应激下促进泛素阳性包含体生物发生的途径之一。包含体是 AD 患者脑部病理学特征之一，它会诱发神经退行性病变。

除了研究修饰作用，抗氧化蛋白表达水平的变化也是人们进行蛋白质组学研究的对象之一。可以催化超氧阴离子还原为过氧化氢的超氧化物歧化酶（CuZn、SOD1），在 AD 中的表达水平也有下降（Gulesserian et al.，2001）。这一下降趋势对应 AD 患者的细胞损伤，在AD患者脑中，过氧化物酶I和II表达升高，而酶III的表达下降（Kim et al., 2001b; Krapfenbauer et al., 2003a）。过氧化物酶属于过氧化物酶家族，它们通过还原过氧化氢和过氧化烃，保护生物分子免受氧化伤害。有实验证据表明，过表达过氧化物酶，特别是过氧化物酶I和酶II，能够在多个细胞系中消除正向调控细胞凋亡物质产生的影响，包括过氧化氢（Kim et al., 2000a）。AD患者具有细胞凋亡增加的特征（Engidawork et al., 2001b），因此，这些酶的上调可解释为一种细胞抵抗凋亡的应答反应。其他的神经退行性疾病在类似的表达模式基础上有一些微妙的差别。在DS和Pick综合征患者中，过氧化物酶I和酶II表达升高，酶III的表达下降（Kim et al., 2001b; Krapfenbauer et al., 2003a）。其他支持AD中氧化应激作用的证据还包括：AD中羰基还原酶和乙醇脱氢酶表达的升高（Balcz et al., 2001）。这两种细胞质酶能够催化羰基的还原，后者作为毒性代谢中间物也是氧化应激标记物之一。已有报道称，在AD患者脑中羰基含量增加（Smith et al., 1998; Castegna et al., 2002a, b），提示氧化相关蛋白质功能的降低在神经退行性病变中的作用。这些酶的表达上调可能是这些毒性中间物脱毒的一种适应性对策。

15.3.5 热激蛋白

热激蛋白在介导蛋白质折叠和寡聚物结构形成中发挥着关键性作用。主要的分子伴侣家族包括：热激蛋白70（HSP70）、HSP40、HSP90、小HSP和伴侣素（Agashe and Hartl, 2000; Ellis, 2000）。热激蛋白在AD患者脑中表达紊乱，α-晶体蛋白B、葡萄糖调节蛋白94和HSP70 RY的表达升高，热激相关蛋白（HSC71）、GRP75、HSP60和T-复合体蛋白-1的表达下降（Yoo et al., 2001c）。Perez等（1991）也报道了HSP72和HSP73（两个HSP70家族蛋白质）在AD患者脑中表达升高的现象。每种HSP在压力环境下不同的应答反应也许可以解释为什么不同的HSP在变化的方向上各不相同。有报道认为，HSP在AD中表达上调是一种抵抗淀粉样纤维形成的机制，因为这些分子伴侣蛋白质能够阻止其他蛋白质聚合，特别是抑制多聚谷氨酸蛋白质形成淀粉样纤维的自聚合反应。具有保护性功能的HSP70家族蛋白质的缺失，特别是HSC71，可能与AD相关的神经元死亡有密切关系。该蛋白质可能参与维持蛋白酶体的结构稳定性，以及蛋白酶识别误折叠蛋白质构象的过程（Castegna et al., 2002a, b）。因此，不管是由于蛋白质表达水平的下降（Yoo et al., 2001c, d），还是由于蛋白质氧化修饰比例增加（Castegna et al., 2002a, b）而导致的HSC-71活性降低，都可能是AD患者脑中蛋白质清除功能损伤和β-淀粉样肽沉淀的原因之一。

15.3.6 在淀粉样斑中富集的蛋白质

Liao等（2004）用激光捕获显微切割技术从AD患者脑中分离出淀粉样斑，然后通过LC-MS/MS鉴定出26种在淀粉样斑中富集表达的脑蛋白质。这些蛋白质包括细胞骨架蛋白（冠蛋白，tau）、细胞膜转运蛋白（笼形蛋白、马达蛋白1和动力蛋白）、蛋白酶（ATP酶和组织蛋白酶）、14-3-3蛋白、分子伴侣和其他蛋白质。

15.4 不足之处

受到样品制备或分析技术的限制，目前针对大脑的蛋白质组学研究尚具有一定的局限性。在对大脑的分析中，涉及多种因素，如个体间差异、年龄和性别的不同、其他潜在疾病的影响、药物治疗的影响，以及一些技术性问题和非疾病相关因素，如死亡后时间和对患者的治疗失当等。所有上述因素都会影响我们辨识研究对象的健康和发病状态。技术手段的局限性则包括对低丰度基因产物、疏水性蛋白质（不会进入 IPG 胶中）、酸性、碱性，以及高或低分子质量蛋白质的无效检测。所有上述类型的蛋白质在 2-D 凝胶中都不能很好的显示出来（Lubec et al.，2003；Fountoulakis，2004）。蛋白质组学方法结合蛋白质分离、富集技术和其他检测技术手段，将有效提高 AD 和对照组其他脑部差异的检测能力。这些差异可能对于发掘早期疾病标志物和治疗方法具有关键意义。

参考文献

Agashe, V. R., Hartl, F. U. (**2000**). Roles of molecular chaperones in cytoplasmic protein folding. *Semin. Cell Dev. Biol.* **11**, 15–25.

Aksenov, M., Aksenova, M., Butterfield, D. A., Markesbery, W. R. (**2000**). Oxidative modification of creatine kinase BB in Alzheimer's disease brain. *J. Neurochem.* **74**, 2520–2527.

Antonarakis, S. E. (**1998**). 10 years of Genomics, chromosome 21, and Down syndrome. *Genomics* **51**, 1–16.

Bajo, M., Yoo, B. C., Cairns, N., Gratzer, M., Lubec, G. (**2001**). Neurofilament proteins NF-L, NF-M and NF-H in brain of patients with Down syndrome and Alzheimer's disease. *Amino Acids* **21**, 293–301.

Balcz, B., Kirchner, L., Cairns, N., Fountoulakis, M., Lubec, G. (**2001**). Increased brain protein levels of carbonyl reductase and alcohol dehydrogenase in Down syndrome and Alzheimer's disease. *J. Neural. Transm. Suppl.* 193–201.

Berndt, P., Hobohm, U., Langen, H. (**1999**). Reliable automatic protein identification from matrix-assisted laser desorption/ionization mass spectrometric peptide fingerprints. *Electrophoresis* **20**, 3521–3526.

Boguski, M. S., McIntosh, M. W. (**2003**). Biomedical informatics for proteomics. *Nature* **422**, 233–237.

Butterfield, D. A., Boyd-Kimball, D., Castegna, A. (**2003**). *Proteomics* in Alzheimer's disease: insights into potential mechanisms of neurodegeneration. *J. Neurochem.* **86**, 1313–1327.

Butterfield, D. A. (**2004**). *Proteomics*: a new approach to investigate oxidative stress in Alzheimer's disease brain. *Brain Res.* **1000**, 1–7.

Cairns, N. J. (**1999**). Neuropathology. *J. Neural. Transm. Suppl.* **57**, 61–74.

Castegna, A., Aksenov, M., Aksenova, M., Thongboonkerd, V., Klein, J. B., Pierce, W. M., Booze, R., Markesbery, W. R., Butterfield, D. A. (**2002a**). Proteomic identification of oxidatively modified proteins in Alzheimer's disease brain. Part I: creatine kinase BB, glutamine synthase, and ubiquitin carboxy-terminal hydrolase L-1. *Free Radic. Biol. Med.* **33**, 562–571.

Castegna, A., Aksenov, M., Thongboonkerd, V., Klein, J. B., Pierce, W. M., Booze, R., Markesbery, W. R., Butterfield, D. A. (**2002b**). Proteomic identification of oxidatively modified proteins in Alzheimer's disease brain. Part II: dihydropyrimidinase-related protein 2, alpha-enolase and heat shock cognate 71. *J. Neurochem.* **82**, 1524–1532.

Castegna, A., Thongboonkerd, V., Klein, J. B., Lynn, B., Markesbery, W. R., Butterfield, D. A. (**2003**). Proteomic identification of nitrated proteins in Alzheimer's disease brain. *J. Neurochem.* **85**, 1394–1401.

Cheon, M. S., Fountoulakis, M., Cairns, N. J., Dierssen, M.,

Herkner, K., Lubec, G. (**2001**). Decreased protein levels of stathmin in adult brains with Down syndrome and Alzheimer's disease. *J. Neural. Transm. Suppl.* 281–288.

Davidsson, P., Westman-Brinkmalm, A., Nilsson, C. L., Lindbjer, M., Paulson, L., Andreasen, N., Sjogren, M., Blennow, K. (**2002**). Proteome analysis of cerebrospinal fluid proteins in Alzheimer patients. *Neuroreport* **16**, 611–615.

Dodel, R. C., Hampel, H., Du, Y. (**2003**). Immunotherapy for Alzheimer's disease. *Lancet Neurol.* **2**, 215–220.

Ellis, R. J. (**2000**). Moledular chaperones ten years. Introduction. *Semin. Cell Dev. Biol.* **11**, 1–5.

Engidawork, E., Gulesserian, T., Balic, N., Cairns, N., Lubec, G. (**2001a**). Changes in nicotinic acetylcholine receptor subunits expression in brain of patients with Down syndrome and Alzheimer's disease. *J. Neural. Transm. Suppl.* 211–222.

Engidawork, E., Gulesserian, T., Seidl, R., Cairns, N., Lubec, G. (**2001b**). Expression of apoptosis related proteins in brains of patients with Alzheimer's disease. *Neurosci. Lett.* **303**, 79–82.

Engidawork, E., Gulesserian, T., Yoo, B. C., Cairns, N., Lubec, G. (**2001c**). Alteration of caspases and apoptosis-related proteins in brains of patients with Alzheimer's disease. *Biochem. Biophys. Res. Commun.* **281**, 84–93.

Engidawork, E., Lubec, G. (**2001d**). Protein expression in Down syndrome brain. *Amino Acids* **21**, 331–361.

Engidawork, E., Lubec, G. (**2003**). Molecular changes in fetal Down syndrome brain. *J. Neurochem.* **84**, 895–904.

Fountoulakis, M., Cairns, N., Lubec, G. (**1999**). Increased levels of 14-3-3 gamma and epsilon proteins in brain of patients with Alzheimer's disease and Down syndrome. *J. Neural. Transm. Suppl.* **57**, 323–335.

Fountoulakis, M. (**2001**). *Proteomics*: current technologies and applications in neurological disorders and toxicology. *Amino Acids* **21**, 363–381.

Fountoulakis, M., Juranville, J. F., Dierssen, M., Lubec, G. (**2002**). Proteomic analysis of the fetal brain. *Proteomics* **2**, 1547–1576.

Fountoulakis, M. (**2004**). Application of proteomics technologies in the investigation of the brain. *Mass Spectrom. Rev.* **23**, 231–258.

Greber, S., Lubec, G., Cairns, N., Fountoulakis, M. (**1999**). Decreased levels of synaptosomal associated protein 25 in the brain of patients with Down syndrome and Alzheimer's disease. *Electrophoresis* **20**, 928–934.

Gulesserian, T., Seidl, R., Hardmeier, R., Cairns, N., Lubec, G. (**2001**). Superoxide dismutase SOD1, encoded on chromosome **21**, but not SOD2 is overexpressed in brains of patients with Down syndrome. *J. Investig. Med.* **49**, 41–46.

Jacobsen, J. S. (**2002**). Alzheimer's disease: an overview of current and emerging therapeutic strategies. *Curr. Top. Med. Chem.* **2**, 343–352.

Jiang, L., Lindpaintner, K., Li, H. F., Gu, N. F., Langen, H., He, L., Fountoulakis, M. (**2003**). Proteomic analysis of the cerebrospinal fluid of patients with schizophrenia. *Amino Acids* **25**, 49–57.

Kim, H., Lee, T. H., Park, E. S., Suh, J. M., Park, S. J., Chung, H. K., Kwon, O. Y., Kim, Y. K., Ro, H. K., Shong, M. (**2000a**). Role of peroxiredoxins in regulating intracellular hydrogen peroxide and hydrogen peroxide-induced apoptosis in thyroid cells. *J. Biol. Chem.* **275**, 18266–18270.

Kim, S. H., Vlkolinsky, R., Cairns, N., Lubec, G. (**2000b**). Decreased levels of complex III core protein 1 and complex V beta chain in brains from patients with Alzheimer's disease and Down syndrome. *Cell Mol. Life Sci.* **57**, 1810–1816.

Kim, S. H., Cairns, N., Fountoulakisc, M., Lubec, G. (**2001a**). Decreased brain histamine-releasing factor protein in patients with Down syndrome and Alzheimer's disease. *Neurosci. Lett.* **300**, 41–44.

Kim, S. H., Fountoulakis, M., Cairns, N., Lubec, G. (**2001b**). Protein levels of human peroxiredoxin subtypes in brains of patients with Alzheimer's disease and Down syndrome. *J. Neural. Transm. Suppl.* 223–235.

Kim, S. H., Lubec, G. (**2001c**). Brain alpha-endosulfine is manifold decreased in brains from patients with Alzheimer's disease: a tentative marker and drug target? *Neurosci. Lett.* **310**, 77–80.

Kim, S. H., Nairn, A. C., Cairns, N., Lubec, G. (**2001d**). Decreased levels of ARPP-19 and PKA in brains of Down syndrome and Alzheimer's disease. *J. Neural. Transm. Suppl.* 263–272.

Kim, S. H., Vlkolinsky, R., Cairns, N., Fountoulakis, M., Lubec, G. (**2001e**). The reduction of NADH ubiquinone oxidoreductase 24- and 75-kDa subunits in brains of patients with Down syndrome and Alzheimer's disease. *Life Sci.* **68**, 2741–2750.

Kim, S. H., Fountoulakis, M., Cairns, N. J., Lubec, G. (**2002**). Human brain nucleoside diphosphate kinase activity is decreased in Alzheimer's disease and Down syndrome. *Biochem. Biophys. Res. Commun.* **296**, 970–975.

Krapfenbauer, K., Yoo, B. C., Fountoulakis, M., Mitrova, E., Lubec, G. (**2002**). Expression patterns of antioxidant proteins in brains of patients with sporadic Creutzfeldt-Jacob disease. *Electrophoresis* **23**, 2541–2547.

Krapfenbauer, K., Engidawork, E., Cairns, N., Fountoulakis, M., Lubec, G. (**2003**). Aberrant expression of peroxiredoxin subtypes in neurodegenerative disorders. *Brain Res.* **967**, 152–160.

Lahm, H. W., Langen, H. (**2000**). Mass spectrometry: a tool for the identification of proteins separated by gels. *Electrophoresis* **21**, 2105–2114.

Langen, H., Roder, D., Juranville, J. F., Fountoulakis, M. (**1997**). Effect of protein application mode and acrylamide concentration on the resolution of protein spots separated by two-dimensional gel electrophoresis. *Electrophoresis* **18**, 2085–2090.

Liao, L., Cheng, D., Wang, J., Duong, D. M., Losik, T. G., Gearing, M., Rees, H. D., Lah, J. J., Levey, A. I., Peng, J. (**2004**). Proteomic characterization of postmortem amyloid plaques isolated by laser capture microdissection. *J. Biol. Chem.* **279**, 37061–37068.

Lubec, G., Nonaka, M., Krapfenbauer, K., Gratzer, M., Cairns, N., Fountoulakis, M. (**1999**). Expression of the dihydropyrimidinase related protein 2 (DRP-2) in Down syndrome and Alzheimer's disease brain is down-regulated at the mRNA and dysregulated at the protein level. *J. Neural. Transm. Suppl.* **57**, 161–177.

Lubec, G., Krapfenbauer, K., Fountoulakis, M. (**2003**). Proteomics in brain research: potentials and limitations. *Prog. Neurobiol.* **69**, 193–211.

Mirra, S. S., Heyman, A., McKeel, D., Sumi, S., Crain, B. J. (**1991**). The consortium to establish a registry for Alzheimer disease (CERAD). II. Standardisation of the neuropathological assessment of Alzheimer's disease. *Neurology* **41**, 479–486.

Pasinetti, G. M., Ho, L. (**2001**). From cDNA microarrays to high-throughput proteomics. Implications in the search for preventive initiatives to slow the clinical progression of Alzheimer's disease dementia. *Restor. Neurol. Neurosci.* **18**, 137–142.

Perez, N., Sugar, J., Charya, S., Johnson, G., Merril, C., Bierer, L., Perl, D., Haroutunian, V., Wallace, W. (**1991**). Increased synthesis and accumulation of heat shock 70 proteins in Alzheimer's disease. *Brain Res. Mol. Brain Res.* **11**, 249–254.

Puchades, M., Hansson, S. F., Nilsson, C. L., Andreasen, N., Blennow, K., Davidsson, P. (**2003**). Proteomic studies of potential cerebrospinal fluid protein markers for Alzheimer's disease. *Brain Res. Mol. Brain Res.* **118**, 140–146.

Schuller, E., Gulesserian, T., Seidl, R., Cairns, N., Lube, G. (**2001**). Brain t-complex polypeptide 1 (TCP-1) related to its natural substrate beta1 tubulin is decreased in Alzheimer's disease. *Life Sci.* **69**, 263–270.

Seidl, R., Greber, S., Schuller, E., Bernert, G., Cairns, N., Lubec, G. (**1997**). Evidence against increased oxidative DNA-damage in Down Syndrome. *Neurosci. Lett.* **235**, 137–140.

Selkoe, D. J. (**2000**). Toward a comprehensive theory for Alzheimer's disease. Hypothesis: Alzheimer's disease is caused by the cerebral accumulation and cytotoxicity of amyloid beta-protein. *Ann. NY Acad. Sci.* **924**, 17–25.

Selkoe, D. J. (**2002**). Alzheimer's disease is a synaptic failure. *Science* **298**, 789–791.

Shim, K. S., Lubec, G. (**2002**). Drebrin, a dendritic spine protein, is manifold decreased in brains of patients with Alzheimer's disease and Down syndrome. *Neurosci. Lett.* **324**, 209–212.

Smith, M. A., Sayre, L. M., Anderson, V. E., Harris, P. L., Beal, M. F., Kowall, N., Perry, G. (**1998**). Cytochemical demonstration of oxidative damage in Alzheimer disease by immunochemical enhancement of the carbonyl reaction with 2,4-dinitrophenylhydrazine. *J. Histochem. Cytochem.* **46**, 731–735.

TIERNEY, M. C., FISHER, R. H., LEWIS, A. J., TORZITTO, M. L., SNOW, W. G., REID, D. W. NIEUWSTRAATEN, P., VAN ROOIJEN, L. A. A., DERKS, H. J. G. M., VAN WIJK, R., BISCHOP, A. (**1988**). The NINCDA-ADRDA work group criteria for the clinical diagnosis of probable Alzheimer's disease. *Neurology* **38**, 359–364.

TSUJI, T., SHIOZAKI, A., KOHNO, R., YOSHIZATO, K., SHIMOHAMA, S. (**2002**). Proteomic profiling and neurodegeneration in Alzheimer's disease. *Neurochem. Res.* **27**, 1245–1253.

VLKOLINSKY, R., CAIRNS, N., FOUNTOULAKIS, M., LUBEC, G. (**2001**). Decreased brain levels of 2′,3′-cyclic nucleotide-3′-phosphodiesterase in Down syndrome and Alzheimer's disease. *Neurobiol. Aging* **22**, 547–553.

YOO, B. C., CAIRNS, N., FOUNTOULAKIS, M., LUBEC, G. (**2001a**). Synaptosomal proteins, beta-soluble N-ethylmaleimide-sensitive factor attachment protein (beta-SNAP), gamma-SNAP and synaptotagmin I in brain of patients with Down syndrome and Alzheimer's disease. *Dement. Geriatr. Cogn. Disord.* **12**, 219–225.

YOO, B. C., FOUNTOULAKIS, M., CAIRNS, N., LUBEC, G. (**2001b**). Changes of voltage-dependent anion-selective channel proteins VDAC1 and VDAC2 brain levels in patients with Alzheimer's disease and Down syndrome. *Electrophoresis* **22**, 172–179.

YOO, B. C., KIM, S. H., CAIRNS, N., FOUNTOULAKIS, M., LUBEC, G. (**2001c**). Deranged expression of molecular chaperones in brains of patients with Alzheimer's disease. *Biochem. Biophys. Res. Commun.* **280**, 249–258.

YOO, B. C., VLKOLINSKY, R., ENGIDAWORK, E., CAIRNS, N., FOUNTOULAKIS, M., LUBEC, G. (**2001d**). Differential expression of molecular chaperones in brain of patients with Down syndrome. *Electrophoresis* **22**, 1233–1241.

16　心脏蛋白质组学

Emma McGregor and Michael J. Dunn

摘要

大多数蛋白质组学研究都是运用特定 pH 梯度（IPG）为基础的二维凝胶电泳（2-D）从样品中分离蛋白质，然后结合质谱技术进行鉴定。

虽然已经出现了新的无凝胶技术，2-D 仍然是唯一一项用于平行定量大量复杂蛋白质复合物表达谱的常规技术，例如，全细胞或组织裂解液。2-D 包括以下步骤：首先根据其电荷特性（等电点，pI）的不同，将可溶性蛋白质在变性条件下利用一维等电聚焦电泳（IEF）分离；然后再根据蛋白质的相对分子质量大小（M_r）以十二烷基硫酸钠-聚丙烯酰胺凝胶电泳（SDS-PAGE）进行分离，从而获得蛋白质的二维图谱。

由于等电点和相对分子质量是蛋白质两个独立的基本参数，这种根据电荷（pI）和分子质量（M_r）分离的垂直结合会使所分析的蛋白质样品在凝胶上呈二维分布。这种方法大约可以同时分辨 5000 个蛋白质样品（通常约为 2000 个蛋白质样品），在 2-D 检测时每个点只需要不到 1ng 的蛋白质。此外，完整的 2-D 图谱还可以反映蛋白质组在表达水平、个别蛋白质的异构体以及转录后修饰等方面的变化。本节将介绍心血管相关蛋白质的蛋白质组学研究，尤其是这种蛋白质组学研究在人类心血管疾病和心脏缺陷型动物模型上的应用情况。大部分的心脏蛋白质组学都是用以上介绍的传统 2-D 方法结合质谱技术来进行的，包括蛋白质分离、可视化以及定量的研究。

16.1　心脏蛋白质组学

16.1.1　心脏 2-D 蛋白质数据库

目前有四个心脏相关的凝胶蛋白质数据库，它们分别由三个独立的研究小组建立，可以通过互联网获取其中数据（表 16.1）。这些数据库包含了现有的几百个通过化学方法鉴定的心脏相关蛋白质的信息，有助于心脏相关疾病的蛋白质组学研究。这几个数据库都遵守 2-D 蛋白质数据库联盟的规则（Apple et al.,1996）。除此之外，还有其他哺乳动物的 2-D 蛋白质数据库正在建设中，包括小鼠、大鼠、狗、猪和牛，这些数据库有助于心脏疾病和心力衰竭等动物模型的研究。

表 16.1 互联网上的 2-D 蛋白质数据库

数据库名称	研发单位	器官组织	网 址	参考文献
HSC-2-D-PAGE	心脏科学研究中心，Harefield 医院	人心脏（心室），大鼠心脏（心室），狗心脏（心室）	http://www.doc.ic.ac.uk/vip/hsc-2dpage/	Evans et al., 1997
HP-2-D-PAGE	心脏 2-D 数据库，MDC，柏林	人心脏（心室）	http://www.mdc-berlin.de/～emu/heart/	Muller et al., 1996
HEART-2-D-PAGE	德国心脏研究所，柏林	人心脏（心室），人心脏（心房）	http://userpage.chemie.fu-berlin.de/～pleiss/dnzb.html	Pleissner et al., 1996
RAT HEART-2-D-PAGE	德国心脏研究所，柏林	大鼠心脏	http://www.mpiib-berlin.mpg.de/2D-PAGE/RAT-HEART/2d/	Li et al., 1999

16.1.2 扩张型心肌病

人类心脏疾病的蛋白质组学研究主要集中于扩张型心肌病（dilated cardiomyopathy，DCM）。DCM 是一种不明原因的疾病，主要症状就是心脏收缩功能减弱导致的心脏衰竭。已知 DCM 致病因素有病毒性感染、心脏特异性自体抗体、有毒物质、遗传因素及长期饮酒过度等。目前，有大约 100 多个蛋白质被用于研究它们在 DCM 中的表达差异，其中大多数蛋白质在很多心脏疾病中的表达都有降低。已有几篇关于这项研究的结果在学术杂志上发表（Corbett et al.,1999；Dunn et al.,1997；Knecht et al., 1994a, b；Li et al.,1999；Pleissner et al.,1995；Sheler et al.,1999），利用质谱技术已经鉴定出其中很多蛋白质（Corbett et al.,1998；Otto et al.,1996；Pleissner et al.,1997；Thiede et al.,1996），包括细胞骨架蛋白、肌纤维蛋白、线粒体及产能相关蛋白以及压力反应相关蛋白。

研究这些蛋白质在心脏功能缺失性疾病中细胞水平上引起的功能改变，对于研究者来说是一个很大的挑战。例如，应用传统的大规模 2-DE 凝胶电泳分析出，在人的心肌中有 59 个 HSP27 的等电位同源异构体。对 DCM 患者的心肌分析表明，这 59 个等电位同源异构体中的 12 个蛋白质在强度上发生了明显的改变，它们的等电点介于 4.9～6.2，分子质量介于 27～28kDa；对缺血性心脏衰竭患者的心肌分析显示，其中的 10 个蛋白质发生了明显的改变（Scheler et al.,1999）。

16.1.3 心脏病的动物模型

利用合适的动物模型作为组织替代品进行人类心脏病蛋白质组研究已经受到人们的重视，但这种方法会受各方面因素的影响，如疾病阶段、组织异质性、基因多样性，以及患者的医疗史和治疗史。以上提到的任何一种因素差异在处理人类样品的实际操作中都很难避免。

心肌肥大、心脏病和心力衰竭都有小动物模型，尤其是小鼠模型，并且已经将它们用于蛋白质组分析。此类研究集中于乙醇对心脏蛋白质的影响（Patel et al., 1997; Patel et al.,2000）和毒性（Toraason et al.,1997）。遗憾的是，小动物的心脏生理学和它们的基因表达与大型哺乳动物（如人类）是不同的（心脏收缩功能相关的主要蛋白质异型），于是，此类研究正转向较大的哺乳动物。近期已有两项相关的蛋白质组研究结果发表，其中一项是关于狗的研究，揭示了导致心力衰竭的原因（Heinke et al.,1998; 1999），另一项出自于我们的实验室，研究内容是牛的 DCM（Weeks et al.,1999）。这两个研究均发现：类似于人 DCM 蛋白质组分析结果，发生病变的心脏中大多数蛋白质表达都会降低。

由于狗和牛在基因数据库中的数据非常少，所以研究这些物种的蛋白质非常困难。为了解决这个问题，已经开发出新的生物信息学工具——Multildent（http://expasy.org），它可以进行跨物种的蛋白质检测（Wilkins et al.,1998）。牛的 DCM 中最重要的变化是泛素羧基末端水解酶（UCH）增加了 7 倍（Weekes et al., 1999）。生病的过程有潜在促进蛋白质泛素化增加的能力，因而导致蛋白质通过 26S 蛋白体途径水解。有趣的是，有证据证明不当的泛素化会使心力衰竭更加恶化（Field and Clark，1997）。

最近，我们进行了泛素-蛋白酶体系统是否在 DCM 患者心脏中受到干扰的研究（Weekes et al.,2003）。在牛 DCM 中，UCH 酶在蛋白质水平上的表达量增加了超过 8 倍；在人 DCM 中，UCH 酶在 mRNA 水平上增加了 5 倍。此外，免疫细胞化学实验显示，UCH 的增加与肌细胞有关，在对照心脏中没有检测出这种现象。与对照心脏相比，蛋白质泛素化在 DCM 中增加了 5 倍。利用选择性亲和纯化方法，我们在 DCM 心脏中得到多种不同的泛素化程度增强的蛋白质，我们又用质谱鉴定了其中的几种蛋白质，有趣的是，这几种蛋白质与以前发现在 DCM 心脏中减少的蛋白质相同。这项新证据有力地支持了我们的假说：不当的泛素化反应会导致蛋白质水解，并使某些蛋白质在 DCM 心脏中耗损，同时导致患病心脏丧失正常的细胞功能。

16.1.4 心脏亚蛋白质组学

16.1.4.1 线粒体

线粒体参与很多细胞中的反应，它们的首要任务就是生产 ATP，但是它们也参与细胞的内环境稳定、凋亡、碳水化合物和脂肪酸的氧化，以及一些其他分解和同化通路。因此，线粒体功能缺失会导致包括心脏疾病在内的一系列疾病（Hirano et al., 2000）。线粒体的这些特性为心脏疾病研究提供了有趣的新视角（Lopez and Melov, 2002）。

预测得知，人的线粒体包含有约 1500 种不同的蛋白质（Taylor et al.,2003），目前的蛋白质组学研究技术平台已经能对这样的复杂性蛋白质组进行研究。若能得到足够的组织，线粒体可以很容易地通过密度梯度离心从组织中分离纯化出来（Lopez and Melov，2002），然后可以用 2-D 分离线粒体蛋白质，并通过多肽指纹图谱（PMF）进行鉴定。Fountoulakis 等在 2002 年分别用宽幅和窄幅的 IPG 2-D 凝胶电泳研究大鼠肝脏线粒体，他们曾从总共大约 1800 个蛋白质样品点中分离鉴定出 192 种不同的蛋白质，他们发现鉴定的蛋白质中有70%是一些具有广泛催化活性的酶类（Fountoulakis et al.，2002）。还有一项类似的研究，研究者从神经囊胚细胞系 IMR-32 的线粒体中约600个蛋白质点中鉴定出185个不同的基因产物（Fountoulakis and Schlaeger，2003）。虽然2-D/PMF已经被应用到肌酸激酶基因敲除小鼠（Kernec et al.,2001）和线粒体超氧化物歧化酶（Lopez and Melov，2002）在心脏中蛋白质的表达差异研究，但是这个方法还没有被系统应用到心脏线粒体的蛋白质组学研究。在最近的研究报告中，刘研究员和他的同事们已经应用基质辅助激光解吸电离飞行时间质谱（MALDI-TOF MS）来研究长期压力束缚大鼠心肌细胞中的线粒体蛋白质（Liu et al.，2004）。比较试验组和正常心肌细胞对照组线粒体的蛋白质表达情况，发现有11个蛋白质的表达水平发生了改变，其中有7个蛋白质已经被鉴定。这其中的5个蛋白质是：肉碱脂酰转移酶-2、乙酰辅酶A硫酯酶-1、异柠檬酸脱氢酶-3（NAD^+）、反丁烯二酸水化酶-1和丙酮酸脱氢酶β，研究发现它们在线粒体的Krebs循环和脂类代谢中的功能随着压力束缚时间的延长产生大幅降低；而另外的两个蛋白质——肌酸激酶和抑制素随着压力束缚时间的延长而增加（Liu et al.,2004）。

2-D确实有它的局限性，其中一个主要问题就是它不能有效地用来分离和分析膜蛋白，因此很多线粒体的膜蛋白质都不能很好的用2-D来分析。除此之外，多数线粒体蛋白质的功能比胞浆内蛋白质更加基本，并且大部分线粒体蛋白质都是分子质量小于10kDa、且数据库中很少记载的蛋白质（Lescuyer et al.,2003）。为了克服这些困难，有人尝试利用一维SDS-PAGE分离酵母线粒体中的蛋白质，这个方法避免了二维电泳中等电聚焦引起的相关问题（Pflieger et al.,2002）；SDS胶被切成27个约2mm宽的条带，并用胰酶将条带中含有的蛋白质消化掉，再用液质联用质谱/质谱（LC-MS/MS）分析。这个方法可以分析鉴定出179种基因产物，它和用2-D/MS方法分离鉴定的大鼠肝脏蛋白质数量相近（Fountoulakis et al.,2002）。但是这个方法鉴定的蛋白质范围远比2-D方法鉴定的蛋白质更多，它们在等电点、分子质量、疏水性等理化特性方面的分布范围更广。

有一种增加蛋白质组学研究覆盖度的方法，它以完整的分离线粒体蛋白质复合物为基础进行分析。完整的线粒体蛋白质复合物可用蔗糖密度梯度分离，并以n-dodecyl-β-D-maltoside溶解（Handson et al.,2001）。以前，从各部分分离的蛋白质都是用2-D来分析的，现在发展为将2-D技术与1-D SDS-PAGE及MALD1-PMF技术相结合，分析经过胰酶消化的精确蛋白质条带（Taylor et al.,2003）。应用这项技术研究人类心脏线粒体，鉴定出615个潜在的线粒体相关蛋白质，其中很多是以前用2-D方法没有报道过的（Taylor et al.,2003）。许多具有广泛理化性质的蛋白质都是线粒体内膜中负责氧化的复合物的蛋白质亚基。鉴定出的蛋白质中，有一部分与信号传导、RNA合成、DNA合成、蛋白质合成、脂类代谢和离子转运相关（Taylor et al.,2003）。最近，关于牛心脏线粒体复合物Ⅰ的研究表明，用三种不同的分离方法（1-D SDS-PAGE、2-D、反向高效液相色谱）结合MALDI-PMF和ESI-MS/MS技术研究表明，线粒体复合物Ⅰ是一个由46个蛋白质组成的复合体（Carroll et al.,2003）。

经过改进的2-D分离技术可以克服2-D电泳等电聚焦的局限性，应用二维蓝绿温和（BN）电泳可以在其一维电泳中完整分离膜蛋白和其他具有酶活性的蛋白质复合物

(Schagger and von Jagow, 1991)。考马斯亮蓝染色可用于具有电荷梯度的蛋白质染色，而氨基己酸（aminocaproic acid）可以用来增加膜蛋白质的可溶性，然后将该蛋白质复合物在 Tricine-SDS-PAGE 中进行二维分离，得到其蛋白质亚结构。Tricine-SDS-PAGE 和 MALDI-PMF 的结合已经应用到线粒体蛋白质组学的很多研究中（Brooks et al.,2002；Kruft et al.,2001）。一项应用 BN/SDS-PAGE 的人类心脏线粒体的研究中，已经鉴定出氧化磷酸化系统中 5 种复合物亚基，并且研究者还报道了细胞色素 c 氧化酶亚基——Vic 的一个新型变异体（Devreese et al.,2002）。

16.1.4.2 PKC 信号传导通路

心肌的蛋白激酶信号传导通路已经被广泛的研究过，包括缺血预处理（IP）和各个蛋白激酶作用在内的研究都是研究者们关注的焦点。伴随有短暂亚缺血过程的 IP 可减少心肌梗死易感性（Murry et al.,1986）。这种易感程度的减少非常明显，可达到 4 倍，在其伴随的亚缺血时期，细胞发生坏死的频率和速度都有所下降（Marber et al., 1994）。

Downey 和他的同事率先提出蛋白激酶 C（PKC）参与缺血预处理过程（Ytrehus et al.,1994），他们的研究清楚显示出，PKC 对缺血预处理的药理性抑制机制，用佛波醇酯活化 PKC 能模拟 IP 抑制心肌梗死的效果。然而，很多研究小组重复过这个试验，仍不能确定究竟是 PKC 的哪种同源异构体在该反应中起作用（Goto et al., 1995; Kitakze et al.,1996；Liu et al.,1995；Michell et al.,1995）。

抑制性多肽异构体能够去除 IP 反应中的保护作用，PKC-ε 在保护机制中表现出非常重要的作用（Gray et al.,1997；Liu et al.,1999），在空间结构上，PKC-ε 的亚基能特异性地阻止 PKC 与底物的结合，并使它失去功能。但是，PKC-ε 的选择性抑制问题还有待证实。另一种证明 PKC-ε 具有心脏保护作用的方法是动物模型，研究者在动物模型中敲除编码 PKC-ε 的基因以证实其效果（Saurin et al.,2002）。

Ping 和他的同事已经成功地采用功能蛋白质组的方法来研究 PKC-ε 介导的心肌保护机制（Vondriska et al.,2001a）。在研究中，他们使用 PKC-ε 单克隆抗体进行免疫沉淀，分离出 PKC-ε 的复合物，将这个亚蛋白质组通过 1-D 或者 2-D 电泳分离，选择与 PKC-ε 相结合的候选蛋白质，然后用免疫印迹和质谱为基础的方法进行检测。为了使该蛋白质组数据更有效，他们在小鼠的心肌细胞中表达这些蛋白质，分离心肌细胞后，用 PKC-e-GSt 亲和实验来验证候选蛋白质是否与 PKC-ε 复合物共定位（Vondriska et al.,2001a）。这项研究使 Ping 和他的同事发现，在小鼠心脏的 PKC-ε 亚蛋白质组中，PKC-ε 与近 93 种蛋白质形成复合物（Baines et al., 2002；Edmondson et al., 2002；Li et al.,2000；Ping et al.,2001；Vondriska et al.,2001b）。这些已知蛋白质可分为 6 种不同类型，即结构蛋白、信号分子、压力激活蛋白质、代谢相关蛋白质、转录翻译相关蛋白质和 PKC 结合区蛋白质（Edmondson et al.,2002；Ping et al.,2001）。

16.1.5 人工培养心肌细胞的蛋白质组学

细胞培养系统是蛋白质组研究中研究人为刺激对蛋白质表达细微变化影响的一种理想方法。因为，在细胞培养系统中，尤其是在确定的细胞系中，它能够提供样品间极为微量变化的检测系统。但是，细胞培养中为了维持细胞在体外的存活会使它们的基因型发生改变，导致蛋白质表达有所不同，所以细胞体外培养所得的结果和在体内有所不同。这种变化过程在从组织分离的第一代细胞中迅速发生，更有可能对这些细胞产生长久影响，尤其是利用这种变化可以建立永久培养的细胞系。培养心肌细胞具有更大的挑战性，因为尽管新生的心肌细胞能够在体外存活并生长，但完全分化的成体心肌细胞只能在体外短期培养，没有细胞分化能力。

目前，用分离的心肌细胞进行蛋白质组研究的报道还很少。在一项新生小鼠心肌细胞研究中，研究者用 2-D 方法研究儿茶酚胺对蛋白质合成的影响（He et al.,1992a,b）。他们发现，在用去甲肾上腺素进行处理时，蛋白质表达发生了显著变化（He et al., 1992a）。用 α-肾上腺素受体阻断剂——Prazosin 处理后，可以清楚地区分 α 和非 α（或许是 β）肾上腺素受体介导的儿茶酚胺在蛋白质表达中的作用（He et al., 1992b）。遗憾的是，在进行这项研究的时候还没有鉴定蛋白质的方法。

1998 年，Arnott 等曾用苯肾上腺素处理新生小鼠心肌细胞作为心肌肥大的蛋白质组分析模型。在这个以 2-D 为基础的研究中，诱导心肌肥大后，发现有 11 个蛋白质点出现了明显的统计学差异。其中，8 个蛋白质在肥大细胞中显示为表达量升高，3 个为表达量减小。所有的这些蛋白质都成功地用 PMF 和 MALDI-TOF 联用进行鉴定验证，部分用 LC-MS/MS 检测序列。肌球蛋白 L 链（MLC）1（两个点）和 2 两个心房异构体都有增加，心室异构体 MLC2（两个点）也有增加。其他含量增加的蛋白质是：分子伴侣因子 a、核苷二磷酸激酶 a 和 27kDa 的热激蛋白（HSP27）；含量降低的蛋白质有：线粒体蛋白 p1（两个点）和 NADPH 辅酶氧化还原酶 75kDa 亚基。MLC 异构体蛋白质表达的变化与之前的 MLC 异构体在心肌肥大中 mRNA 的 Northern blot 研究结果和免疫荧光结果一致。与此相比，以前没有发现其他蛋白质的表达变化与心肌细胞肥大相关（Arnott et al.,1998）。

在一项类似的研究中，研究者用内皮素（ET）诱导新生小鼠心脏细胞发生心肌肥大。用 ET 处理的与没有处理的细胞相比，2-D 检测结果显示，有 21 个蛋白质含量减少（Macri et al.,2000），而且，ET 诱导的心肌肥大使 MLC1 和 MLC2 的含量大约增加 30%。

分离兔子的心肌细胞，用于腺苷预处理导致的心肌细胞缺血的蛋白质组研究（Arrell et al.,2001）。这项研究用亚蛋白质组方法研究胞质蛋白质和富含肌丝部分的蛋白质，采用 2-D 方法研究。在胞质中检测到很多种腺苷介导的蛋白质表达变化，但是这些蛋白质最终没有被鉴定出来。研究中最新奇的发现是 MLC1 转录后有两个位点发生磷酸化修饰（Arrell et al.,2001），关于这个修饰的功能还没有研究确定。最近的心脏衰竭末期患者心肌细胞研究中，用 2-D 凝胶观察到两个与 MLC1 相关的蛋白质位点（van der Velden et al.,2003）。这两个点可能呈现磷酸化和非磷酸化的 MLC，与 Arrell 的报道相符合，但是研究者没有确定发生磷酸化蛋白质的数量，无法区别心脏衰竭样品和对照样品（来自于移植捐献者）中的差异。

16.1.6 心脏疾病和移植后心脏抗原的蛋白质组学特性

蛋白质组技术还可以用于检测心脏疾病中由抗体反应和心脏移植而产生的特异性抗原，此类研究主要通过心脏蛋白质的2-D凝胶分离和Western blot转印法。在患者血样中进行探针标记，再用合适的抗人免疫球蛋白与之反应。有几种在DCM（Latif et al.,1993；Pohlner et al.,1997）和心肌炎（Pankuweit et al.,1997）中与自体抗体发生反应的心脏抗原可以用这种方法检测出来。与心脏移植后产生的抗体反应相关的心脏抗原同样可以用该方法检测，包括急性（Latif et al.,1995）和慢性（Wheeler et al.,1995）排斥。

16.1.7 急性移植排斥反应的标记物

急性排斥是患者进行心脏移植后第一年中最主要的并发症。常规的心肌内膜活检是一项具有伤害性且非常昂贵的检查，目前它是心脏移植后检测排斥最有效的方法。尽管研究者多次尝试用伤害性小的血液试剂盒检测这种排斥，但还没有任何一种试剂盒的可信度能够代替活检，蛋白质组学方法可以通过寻找血液样品中的生物标记物进行排斥检测。从实际操作来看，血清中蛋白质组的多样性程度和极其多变的蛋白质范围使检测非常困难，估计血清中蛋白质数量约为 10^{10} 个。然而，白蛋白是血清中含量最多的蛋白质，大约每毫升35mg，而疾病生物标记物的期望浓度范围是在ng/ml至pg/ml级（Anderson et al.,2004）。作为一种可选方法，我们用蛋白质组学方法鉴定那些在急性排斥过程中心肌内膜活检结果为含量增加的蛋白质（Borozdenkova et al.,2004）。假设这些蛋白质能在发生急性排斥的患者血清中检测到，就能够通过基于ELISA的血液检测查出这种疾病。我们用这种方法研究了4名患者的33份活检样品，2-D检测发现这4名发生急性排斥的患者样品中都有13个蛋白质含量增加至少5倍。而且，用ELISA方法检测活检时发现，急性排斥患者的血清样品中两个蛋白质（α B-晶状体球蛋白、原肌球蛋白）的含量水平非常高（Borozdenkova et al.,2004）。

16.2 血管蛋白质组

正常血管由不同类型的细胞组成，包括平滑肌细胞、内皮细胞和纤维细胞。在动脉粥样硬化血管中情况更加复杂，由于疾病的炎症属性，各种血管的细胞中T淋巴细胞和巨噬细胞数量很多。因此，血管蛋白质组分析，尤其是针对不同蛋白质在疾病和正常情况下表达差异的研究是非常有意义的。

16.2.1 血管的蛋白质组学

2-D 早在近 20 年前就被用于比较人类大动脉内膜的纤维脂肪受损部分和正常部分的蛋白质区别（Stastny et al.,1986a，b）。在蛋白质组学取得重要进展前，此内容就已经被研究过，这些研究包括 2-D 蛋白质计算机精密分析和质谱检测，但这些研究只是显示病变血管上血浆蛋白质发生沉积。然而，即使使用现有的精密工具，也很难进行正常和病变血管的蛋白质组分析。最近，You 等（2003）发现在病变血管中铁蛋白光链表达明显增加，推断该结果与"铁"假设一致，即铁的储备通过调节脂质氧化能影响动脉硬化。

加速移植动脉硬化常常称为慢性排斥或者是心脏移植血管病变（cariac allograft casculopathy，CAV），往往是心脏移植后最严重的长期问题。在我们的实验室中，利用蛋白质组方法来验证我们的假设，即心脏移植的长期存活者通过细胞保护基因的表达来防止 CAV。该研究中最重要的成果是发现一个特定的 2-D 蛋白质点，它只出现在未发生 CAV 患者的近期活检样品中（Desouza et al.,2005）。用 MS 检测这个蛋白质，发现它是 27kDa 热患者蛋白（HSP27）的二磷酸化形式。与所有的热患者蛋白类似，HSP27 作为一种分子伴侣在细胞凋亡、氧化应激和细胞骨架组装调节中充当保护细胞的角色。人们对 HSP27 在正常和病变血管中的表达情况了解很少。有趣的是，Martin-Ventura 等（2004）最近发现，与对照样品相比，非移植动脉硬化血管在培养时释放的 HSP27 很少；他们发现乳腺动脉平滑肌细胞对 HSP27 有正调控影响。这项结果显示，HSP27 在血管中的表达与保护移植或非移植动脉发生硬化有相关作用。

16.2.2 血管细胞的蛋白质组学

现在，研究血管细胞组分异质化问题更加普遍的应用方法是特异性分离不同类型细胞。一个已经成功的方法就是从血管中分离原代细胞，如内皮细胞、平滑肌细胞及成纤维细胞，然后直接提取些细胞中的蛋白质用于蛋白质组学研究。血管越大，这项技术越容易操作，例如，现在有很多研究关于成功分离人脐带静脉内皮细胞（HUVEC），并利用 2-D 进行分析的例子（Bruneel et al.，2003；Sprenger et al.,2004）。Bruneel 等（2003）研究者已经建立了一个 HUVEC 相关蛋白质的 2-D 网络数据库（http://www.huvec.org），数据库中包含 1000 多种蛋白质，但其中只有不足 50 个蛋白质经质谱鉴定过。在最近一项研究中，研究者（Pellieux et al.,2003）分离出牛的大动脉内皮细胞，并将细胞分别在阵流和层流的条件下培养，他们发现一个 gelsolin 家族成员 CapG 的表达情况发生了改变。

McGregor 等研究者已经证明，从人的隐静脉（HSV）中分离完整的收缩性平滑肌，并利用 2-D 技术分析这个组织的蛋白质表达量相对比较容易（McGregor et al.,2001）。这项研究已经建立了一张拥有 130 个已鉴定蛋白质的血管平滑肌 2-D 蛋白质图谱（McGregor et al.,2001）（图 16.1），研究还显示纤维型肌动蛋白加帽蛋白（CapZ）和其他的收缩性隐静脉平滑肌蛋白等会随血液动力压而改变（McGregor et al.,2003）。

最近 Mayr 等（2004）在小鼠的大动脉平滑肌细胞中鉴定出 250 个蛋白质，该图谱相关信息可以在 http://www.vasscular-proteomic.com 网站上获得。这些方法也可应用于微血管系统，但是由于微血管比较细小而不易分离，因此使得微血管研究更加具有挑战性。

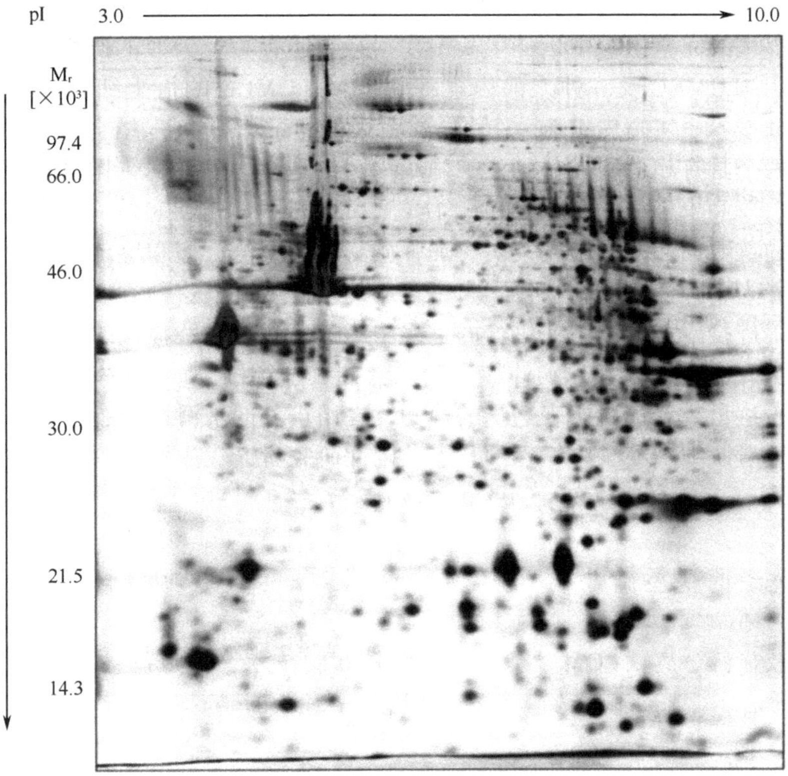

图 16.1　2-D 分离收缩性人隐静脉（HSV）平滑肌

蛋白质（上样量 400μg）在 pH 3～10 nonlinear（NL）、18cm 的 IPG 预制胶条（Amersham Biosciences）中进行一维电泳分离。pH 梯度标示在 2-D 电泳胶的顶端，左边 pH 最低，右边 pH 最高。用 12% 的聚丙烯酰胺胶在 SDS-PAGE 中进行蛋白质的第二维电泳分离。在同一块胶的左侧边缘，用标准分子质量 Marker（Amersham Biosciences）上样，Marker 的分子质量范围为 14.3～97.4kDa。蛋白质将通过银染色显色

蛋白质被分离提纯后，再经过标准的 2-D 纯化方法，才能得到用于 2-D 的蛋白质样品，样品量必须充足才能使其运行于不同类型的 2-D 胶：分析胶（100μg 蛋白质），用于蛋白质表达的定量，用特定的计算机软件分析扫描的胶图；制备胶（400μg 蛋白质），在制备胶上，将每个蛋白质点从 2-D 胶上切割下来，并分别用质谱进行鉴定。从血管中分离的原代细胞和完整的组织通常只能提供数量有限的材料用于 2-D 分析，当从微血管系统获取用于 2-D 分析的材料时，样品量会变得更少。解决这个问题的方案之一就是应用小规格的微型 2-D 胶（7cm×7cm）替代大规格的 2-D 胶（20cm×20cm）来分离有限量的样品。即使这样，对于蛋白质鉴定而言，蛋白质的样品量还是应该足够用于大规格 2-D 胶上的分离，以备后续的质谱分析。为了增加微血管系统相关类型细胞的蛋白质产量，一种方法就是通过人工手段培养特殊类型的细胞系。

到目前为止，很多的蛋白质组学研究都是利用血管相关细胞培养建系，并在2-D中分析。利用人工培养建系的细胞进行研究的优点就是随时可以得到纯化的材料，并且能够根据需要调整细胞的数量。这个方法已经被应用于培养人脐带静脉内皮细胞（HUVECs）、无限繁殖的HSV内皮细胞，以及移植的HSV平滑肌细胞。培养移植的HSV平滑肌细胞就是将分离到的HSV平滑肌放到人工培养条件下，刺激平滑肌细胞生长，使其从原始移植的完整组织中延伸生长出来。最近还有一个类似的研究例子，Sprenger等研究者利用HUVEC及一种人的内皮细胞系（HUVEC的衍生细胞，可无限繁殖的EC-RF24）来培养原代内皮细胞（2004）。利用经典的2-D技术结合优化的分馏技术，分析和比较两个具有相似脂成分的亚细胞结构、细胞膜上的穴样内陷和脂筏以及0.5%的总细胞蛋白质和少于2%的总质膜蛋白质（Sprenger et al.,2004）。这篇文献证明了亚蛋白质组学的重要性，并指出尤其需要加强质膜蛋白质的分离和鉴定。

细胞培养为平行实验研究提供了大量可用的蛋白质，但这种方法的主要缺点就是它采用体外系统进行培养。细胞在培养的过程中经过多次传代，传代的过程可能导致细胞基因表达发生改变或者有些时候的形态变化（如成纤维细胞），这些改变可能影响2-D分析时基因表达量或者蛋白质表达量的检测。在用培养的平滑肌细胞进行研究时，由于人工培养的平滑肌细胞缺少收缩性的特点，因此研究者会优先选择利用完整的平滑肌用于研究（McGregor et al.,2001，2004）（图16.1）。

16.2.3 激光捕获显微分离（LCM）

激光捕获显微分离（LCM）是一项相对较新的技术，最近已被应用到人类心脏组

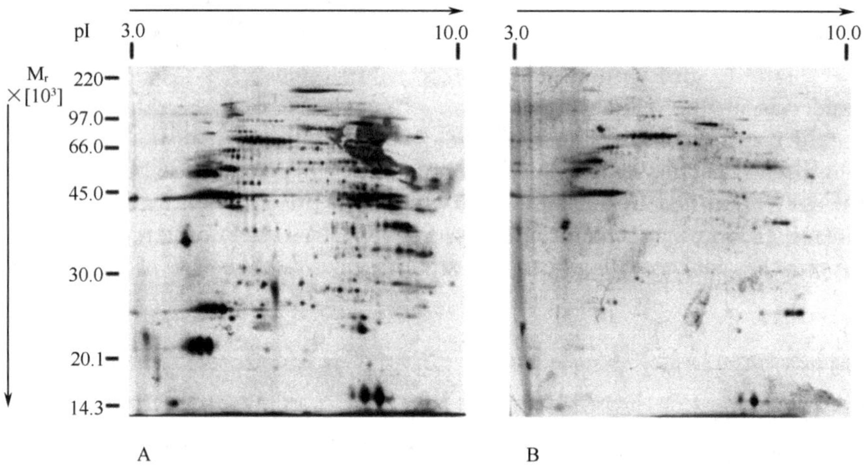

图16.2 用2-D分离激光捕获显微分离得到的人类心脏组织

A 心肌细胞；B 血管

蛋白质（上样量400μg）在pH 3～10 nonlinear（NL）、18cm的IPG预制胶条（Amersham Biosciences）中进行一维电泳分离。pH梯度标示在2-D电泳胶的顶端，左边pH最低，右边pH最高。用12%的聚丙烯酰胺胶在SDS-PAGE中进行蛋白质的第二维电泳分离。在同一块胶的左侧边缘，用标准分子质量Marker（Amersham Biosciences）上样，Marker的分子质量范围为14.3～97.4kDa。蛋白质将通过银染色显色

织的研究中。这项技术包含一个激光束，这个激光束可以将研究者感兴趣的部分从组织微小切片中分离出来。因为这项技术一般得到的组织材料相对比较小，一般用于已知蛋白质样品的蛋白质组学研究，并能为蛋白质的质谱鉴定提供足够材料（Banks et al.，1999）。心脏组织主要由一种特殊类型的细胞——心肌细胞组成，同时也包含一些少量其他类型细胞，如成纤维细胞、平滑肌细胞以及起源于心脏微血管的内皮细胞。利用LCM 技术，我们从分离的心脏心肌细胞和微血管中得到足够的人类心脏组织，用于大规模的 2-D 蛋白质分离（图 16.2）（De Souza et al.,2004）。

16.3 总结

很多重要的生物医学问题都能够通过已有的蛋白质组学技术以及正在改进和发展的新技术进行研究。最近有三篇关于心脏病和心血管疾病研究的综述向读者讲述如何将蛋白质组学应用于临床，为心脏病和心血管疾病的研究者提供实验方案参考（McGregor and Dunn，2003；Stanley et al.,2004；Zerkowski et al.,2004）。在本节内容里，我们试图给大家一个概念，即如何利用蛋白质组学进行人类心脏和相关血管的蛋白质表达特性研究，从而研究心脏功能紊乱相关疾病中蛋白质表达的变化情况。蛋白质组学研究正在人类及相关动物模型的心脏组织中开展，从细胞水平为心脏功能紊乱机制的研究提供了一个全新的视角。血管蛋白质组学的研究始终处于萌芽阶段，并且主要集中在大血管研究方面。通过蛋白质组学手段在不同生物系统中研究血管，为血管蛋白质表达水平提供了新的重要信息。但是，此研究存在的主要问题是，如果扩展到微脉管系统的分析研究，就需要获得足够的初始纯化研究材料，因此还需要获得/利用微脉管系统的参考蛋白质组。

如本节所描述，蛋白质组学未来的应用主要在于新型诊断/预测生物标记物的研发，除本节已在参考文献中提及的相关研究成果外，蛋白质组学还将促进心脏病和心血管疾病潜在药物靶点的研发，为战胜心脏疾病寻找新的治疗途径。

致谢

MJD 受爱尔兰科学研究基金生物医疗蛋白质组学项目资助；非常感谢 SFI 对本人蛋白质组学研究的支持。MJD 还要感谢英国心脏基金会对本人心脏蛋白质组学研究的支持。

参考文献

Anderson, N. L. (**2004**). Candidate-Based Proteomics in the search for biomarkers of cardiovascular disease. *J. Physiol.* DOI 10.1113/jphysiol.2004.080473.

Appel, R. D., Bairoch, A., Sanchez, J. C., Vargas, J. R., Golaz, O., Pasquali, C., Hochstrasser, D. F. (**1996**). Federated two-dimensional electrophoresis database: a simple means of publishing two-dimensional electrophoresis data. *Electrophoresis* **17**, 540–546.

Arnott, D., O'Connell, K. L., King, K. L., Stults, J. T. (**1998**). An integrated approach to proteome analysis: identification of proteins associated with cardiac hypertrophy. *Anal. Biochem.* **258**,

1–18.
Arrell, D. K., Neverova, I., Fraser, H., Marban, E., Van Eyk, J. E. (2001). Proteomic analysis of pharmacologically preconditioned cardiomyocytes reveals novel phosphorylation of myosin light chain 1. *Circ. Res.* **89**, 480–487.
Baines, C. P., Zhang, J., Wang, G. W., Zheng, Y. T., Xiu, J. X., Cardwell, E. M., Bolli, R., Ping, P. (2002). Mitochondrial PKCepsilon and MAPK form signaling modules in the murine heart: enhanced mitochondrial PKCepsilon-MAPK interactions and differential MAPK activation in PKCepsilon-induced cardioprotection. *Circ. Res.* **90**, 390–397.
Banks, R. E., Dunn, M. J., Forbes, M. A., Stanley, A., Pappin, D., Naven, T., Gough, M., Harnden, P., Selby, P. J. (1999). The potential use of laser capture microdissection to selectively obtain distinct populations of cells for proteomic analysis – preliminary findings. *Electrophoresis* **20**, 689–700.
Borozdenkova, S., Westbrook, J. A., Patel, V., Wait, R., Bolad, I., Burke, M. M., Bell, A. D., Banner, N. R., Dunn, M. J., Rose, M. L. (2004). Use of proteomics to discover novel markers of cardiac allograft rejection. *J. Proteome Res.* **3**, 282–288.
Brookes, P. S., Pinner, A., Ramachandran, A., Coward, L., Barnes, S., Kim, H., Darley-Usmar, V. M. (2002). High throughput two-dimensional blue-native electrophoresis: a tool for functional proteomics of mitochondria and signaling complexes. *Proteomics* **2**, 969–977.
Bruneel, A., Labas, V., Mailloux, A., Sharma, S., Vinh, J., Vaubourdolle, M., Baudin, B. (2003). Proteomic study of human umbilical vein endothelial cells in culture. *Proteomics* **3**, 714–723.
Carroll, J., Fearnley, I. M., Shannon, R. J., Hirst, J., Walker, J. E. (2003). Analysis of the subunit composition of complex I from bovine heart mitochondria. *Mol. Cell Proteomics* **2**, 117–126.
Corbett, J. M., Why, H. J., Wheeler, C. H., Richardson, P. J., Archard, L. C., Yacoub, M. H., Dunn, M. J. (1998). Cardiac protein abnormalities in dilated cardiomyopathy detected by two-dimensional polyacrylamide gel electrophoresis. *Electrophoresis* **19**, 2031–2042.
Craven, R. A., Jackson, D. H., Selby, P. J., Banks, R. E. (2002). Increased protein entry together with improved focussing using a combined IPGphor/Multiphor approach. *Proteomics* **2**, 1061–1063.
Craven, R. A. and Banks, R. E. (2002). Use of laser capture microdissection to selectively obtain distinct populations of cells for proteomic analysis. *Methods Enzymol.* **356**, 33–49.
De Souza, A. I., McGregor, E., Dunn, M. J., Rose, M. L. (2004). Preparation of human heart for laser microdissection and proteomics. *Proteomics* **4**, 578–586.
De Souza, A. I., Wait, R., Mitchell, A. G., Banner, N. R., Dunn, M. J., Rose, M. L. (2005). Heat shcok protein 27 is associated with freedom from graft vasculopathy following human cardiac transplantation. *Circ Res.*, in press.
Devreese, B., Vanrobaeys, F., Smet, J., Van Beeumen, J., Van Coster, R. (2002). Mass spectrometric identification of mitochondrial oxidative phosphorylation subunits separated by two-dimensional blue-native polyacrylamide gel electrophoresis. *Electrophoresis* **23**, 2525–2533.
Dunn, M. J., Corbett, J. M., Wheeler, C. H. (1997). HSC-2DPAGE and the two-dimensional gel electrophoresis database of dog heart proteins. *Electrophoresis* **18**, 2795–2802.
Edmondson, R. D., Vondriska, T. M., Biederman, K. J., Zhang, J., Jones, R. C., Zheng, Y., Allen, D. L., Xiu, J. X., Cardwell, E. M., Pisano, M. R., Ping, P. (2002). Protein kinase C epsilon signaling complexes include metabolism- and transcription/translation-related proteins: complimentary separation techniques with LC/MS/MS. *Mol. Cell Proteomics* **1**, 421–433.
Evans, G., Wheeler, C. H., Corbett, J. M., Dunn, M. J. (1997). Construction of HSC-2DPAGE: a two-dimensional gel electrophoresis database of heart proteins. *Electrophoresis* **18**, 471–479.
Field, M. L. and Clark, J. F. (1997). Inappropriate ubiquitin conjugation: a proposed mechanism contributing to heart failure. *Cardiovasc. Res.* **33**, 8–12.
Fountoulakis, M., Berndt, P., Langen, H., Suter, L. (2002). The rat liver mitochondrial proteins. *Electrophoresis* **23**, 311–328.
Fountoulakis, M. and Schlaeger, E. J. (2003). The mitochondrial proteins of the neuroblastoma cell line IMR-32. *Electrophoresis* **24**, 260–275.

Goto, M., Liu, Y., Yang, X. M., Ardell, J. L., Cohen, M. V., Downey, J. M. (**1995**). Role of bradykinin in protection of ischemic preconditioning in rabbit hearts. *Circ. Res.* **77**, 611–621.

Gray, M. O., Karliner, J. S., Mochly-Rosen, D. (**1997**). A selective epsilon-protein kinase C antagonist inhibits protection of cardiac myocytes from hypoxia-induced cell death. *J. Biol. Chem.* **272**, 30945–30951.

Hanson, B. J., Schulenberg, B., Patton, W. F., Capaldi, R. A. (**2001**). A novel subfractionation approach for mitochondrial proteins: a three-dimensional mitochondrial proteome map. *Electrophoresis* **22**, 950–959.

He, C., Muller, U., Werdan, K. (**1992a**). Regulation of protein biosynthesis in neonatal rat cardiomyocytes by adrenoceptor-stimulation: investigations with high resolution two-dimensional polyacrylamide gel electrophoresis. *Electrophoresis* **13**, 755–756.

He, C., Muller, U., Oberthur, W., Werdan, K. (**1992b**). Application of high resolution two-dimensional polyacrylamide gel electrophoresis of polypeptides from cultured neonatal rat cardiomyocytes: regulation of protein synthesis by catecholamines. *Electrophoresis* **13**, 748–754.

Heinke, M. Y., Wheeler, C. H., Chang, D., Einstein, R., Drake-Holland, A., Dunn, M. J., dos Remedios, C. G. (**1998**). Protein changes observed in pacing-induced heart failure using two-dimensional electrophoresis. *Electrophoresis* **19**, 2021–2030.

Heinke, M. Y., Wheeler, C. H., Yan, J. X., Amin, V., Chang, D., Einstein, R., Dunn, M. J., dos Remedios, C. G. (**1999**). Changes in myocardial protein expression in pacing-induced canine heart failure. *Electrophoresis* **20**, 2086–2093.

Hirano, M., Davidson, M., DiMauro, S. (**2001**). Mitochondria and the heart. *Curr. Opin. Cardiol.* **16**, 201–210.

Kernec, F., Unlu, M., Labeikovsky, W., Minden, J. S., Koretsky, A. P. (**2001**). Changes in the mitochondrial proteome from mouse hearts deficient in creatine kinase. *Physiol. Genomics* **6**, 117–128.

Kitakaze, M., Node, K., Minamino, T., Komamura, K., Funaya, H., Shinozaki, Y., Chujo, M., Mori, H., Inoue, M., Hori, M., Kamada, T. (**1996**). Role of activation of protein kinase C in the infarct size-limiting effect of ischemic preconditioning through activation of ecto-5′-nucleotidase. *Circulation* **93**, 781–791.

Knecht, M., Regitz-Zagrosek, V., Pleissner, K. P., Emig, S., Jungblut, P., Hildebrandt, A., Fleck, E. (**1994a**). Dilated cardiomyopathy: computer-assisted analysis of endomyocardial biopsy protein patterns by two-dimensional gel electrophoresis. *Eur. J. Clin. Chem. Clin. Biochem.* **32**, 615–624.

Knecht, M., Regitz-Zagrosek, V., Pleissner, K. P., Jungblut, P., Steffen, C., Hildebrandt, A., Fleck, E. (**1994b**). Characterization of myocardial protein composition in dilated cardiomyopathy by two-dimensional gel electrophoresis. *Eur. Heart J.* **15**, Suppl. D, 37–44.

Kruft, V., Eubel, H., Jansch, L., Werhahn, W., Braun, H. P. (**2001**). Proteomic approach to identify novel mitochondrial proteins in Arabidopsis. *Plant Physiol.* **127**, 1694–1710.

Latif, N., Baker, C. S., Dunn, M. J., Rose, M. L., Brady, P., Yacoub, M. H. (**1993**). Frequency and specificity of antiheart antibodies in patients with dilated cardiomyopathy detected using SDS-PAGE and western blotting. *J. Am. Coll. Cardiol.* **22**, 1378–1384.

Latif, N., Rose, M. L., Yacoub, M. H., Dunn, M. J. (**1995**). Association of pretransplantation antiheart antibodies with clinical course after heart transplantation. *J. Heart Lung Transplant.* **14**, 119–126.

Lescuyer, P., Strub, J. M., Luche, S., Diemer, H., Martinez, P., van Dorsselaer, A., Lunardi, J., Rabilloud, T. (**2003**). Progress in the definition of a reference human mitochondrial proteome. *Proteomics* **3**, 157–167.

Li, X. P., Pleissner, K. P., Scheler, C., Regitz-Zagrosek, V., Salnikow, J., Jungblut, P. R. (**1999**). A two-dimensional electrophoresis database of rat heart proteins. *Electrophoresis* **20**, 891–897.

Li, R. C., Ping, P., Zhang, J., Wead, W. B., Cao, X., Gao, J., Zheng, Y., Huang, S., Han, J., Bolli, R. (**2000**). PKCepsilon modulates NF-kappaB and AP-1 via mitogen-activated protein kinases in adult rabbit cardiomyocytes. *Am.J. Physiol. Heart Circ. Physiol.* **279**, H1679–H1689.

Liu, Y., Tsuchida, A., Cohen, M. V., Downey, J. M. (**1995**). Pretreatment with angiotensin II activates protein kinase C and limits myocardial infarction in isolated rabbit hearts. *J. Mol. Cell*

Cardiol. **27**, 883–892.
Liu, G. S., Cohen, M. V., Mochly-Rosen, D., Downey, J. M. (**1999**). Protein kinase C-epsilon is responsible for the protection of preconditioning in rabbit cardiomyocytes. *J. Mol. Cell Cardiol.* **31**, 1937–1948.
Liu, X. H., Qian, L. J., Gong, J. B., Shen, J., Zhang, X. M., Qian, X. H. (**2004**). Proteomic analysis of mitochondrial proteins in cardiomyocytes from chronic stressed rat. *Proteomics* **4**, 3167–3176.
Lopez, M. F. and Melov, S. (**2002**). Applied proteomics: mitochondrial proteins and effect on function. *Circ. Res.* **90**, 380–389.
Macri, J., Dubay, T., Matteson, D. (**2000**). Characterization of the protein profile associated with endothelin-induced hypertrophy in neonatal rat myocytes. *J. Mol. Cell Cardiol.* **32**, A60.
Marber, M., Walker, D., Yellon, D. (**1994**). Ischaemic preconditioning. *BMJ* **308**, 1–2.
Martin-Ventura, J. L., Duran, M. C., Blanco-Colio, L. M., Meilhac, O., Leclercq, A., Michel, J. B., Jensen, O. N., Hermandex-Merida, S., Tunon, J., Vivanco, F., Egido, J. (**2004**). Identification by a Differential Proteomic Approach of Heat Shock Protein 27 as a Potential Marker of Atherosclerosis. *Circulation* **110**, 2216–2219.
Mayr, M., Mayr, U., Chung, Y. L., Yin, X., Griffiths, J. R., Xu, Q. (**2004**). Vascular proteomics: Linking proteomic and metabolic changes. *Proteomics* **4**, 3751–3761.
McGregor, E., Kempster, L., Wait, R., Welson, S. Y., Gosling, M., Dunn, M. J., Powel, J. T. (**2001**). Identification and mapping of human saphenous vein medial smooth muscle proteins by two-dimensional polyacrylamide gel electrophoresis. *Proteomics* **1**, 1405–1414.
McGregor, E. and Dunn, M. J. (**2003**). *Proteomics* of heart disease. *Hum. Mol. Genet.* **12**, Spec. No. 2, R135–R144.
McGregor, E., Kempster, L., Wait, R., Gosling, M., Dunn, M. J., Powell, J. T. (**2004**). F-actin capping (CapZ) and other contractile saphenous vein smooth muscle proteins are altered by hemodynamic stress: a proteonomic approach. *Mol. Cell Proteomics* **3**, 115–124.
Mitchell, M. B., Meng, X., Ao, L., Brown, J. M., Harken, A. H., Banerjee, A. (**1995**). Preconditioning of isolated rat heart is mediated by protein kinase C. *Circ. Res.* **76**, 73–81.
Muller, E. C., Thiede, B., Zimny-Arndt, U., Scheler, C., Prehm, J., Muller-Werdan, U., Wittmann-Liebold, B., Otto, A., Jungblut, P. (**1996**). High-performance human myocardial two-dimensional electrophoresis database: edition 1996. *Electrophoresis* **17**, 1700–1712.
Murry, C. E., Jennings, R. B., Reimer, K. A. (**1986**). Preconditioning with ischemia: a delay of lethal cell injury in ischemic myocardium. *Circulation* **74**, 1124–1136.
Otto, A., Thiede, B., Muller, E. C., Scheler, C., Wittmann-Liebold, B., Jungblut, P. (**1996**). Identification of human myocardial proteins separated by two-dimensional electrophoresis using an effective sample preparation for mass spectrometry. *Electrophoresis* **17**, 1643–1650.
Pankuweit, S., Portig, I., Lottspeich, F., Maisch, B. (**1997**). Autoantibodies in sera of patients with myocarditis: characterization of the corresponding proteins by isoelectric focusing and N-terminal sequence analysis. *J. Mol. Cell Cardiol.* **29**, 77–84.
Patel, V. B., Corbett, J. M., Dunn, M. J., Winrow, V. R., Portmann, B., Richardson, P. J., Preedy, V. R. (**1997**). Protein profiling in cardiac tissue in response to the chronic effects of alcohol. *Electrophoresis* **18**, 2788–2794.
Patel, V. B., Sandhu, G., Corbett, J. M., Dunn, M. J., Rodrigues, L. M., Griffiths, J. R., Wassif, W., Sherwood, R. A., Richardson, P. J., Preedy, V. R. (**2000**). A comparative investigation into the effect of chronic alcohol feeding on the myocardium of normotensive and hypertensive rats: an electrophoretic and biochemical study. *Electrophoresis* **21**, 2454–2462.
Pellieux, C., Desgeorges, A., Pigeon, C. H., Chambaz, C., Yin, H., Hayoz, D., Silacci, P. (**2003**). Cap G, a Gelsolin family protein modulating protective effects of unidirectional shear stress. *J. Biol. Chem.* **278**, 29136–29144.
Pflieger, D., Le Caer, J. P., Lemaire, C., Bernard, B. A., Dujardin, G., Rossier, J. (**2002**). Systematic identification of mitochondrial proteins by LC-MS/MS. *Anal. Chem.* **74**, 2400–2406.
Ping, P., Zhang, J., Pierce, W. M. Jr., Bolli, R. (**2001**). Functional proteomic analysis of protein kinase C epsilon signaling complexes in the normal heart and during cardioprotection. *Circ. Res.* **88**, 59–62.

Pleissner, K. P., Regitz-Zagrosek, V., Weise, C., Neuss, M., Krudewagen, B., Soding, P., Buchner, K., Hucho, F., Hildebrandt, A., Fleck, E. (**1995**). Chamber-specific expression of human myocardial proteins detected by two-dimensional gel electrophoresis. *Electrophoresis* **16**, 841–850.

Pleissner, K. P., Sander, S., Oswald, H., Regitz-Zagrosek, V., Fleck, E. (**1996**). The construction of the World Wide Web-accessible myocardial two-dimensional gel electrophoresis protein database "HEART-2DPAGE": a practical approach. *Electrophoresis* **17**, 1386–1392.

Pleissner, K. P., Soding, P., Sander, S., Oswald, H., Neuss, M., Regitz-Zagrosek, V., Fleck, E. (**1997**). Dilated cardiomyopathy-associated proteins and their presentation in a WWW-accessible two-dimensional gel protein database. *Electrophoresis* **18**, 802–808.

Pohlner, K., Portig, I., Pankuweit, S., Lottspeich, F., Maisch, B. (**1997**). Identification of mitochondrial antigens recognized by antibodies in sera of patients with idiopathic dilated cardiomyopathy by two-dimensional gel electrophoresis and protein sequencing. *Am. J. Cardiol.* **80**, 1040–1045.

Saurin, A. T., Pennington, D. J., Raat, N. J., Latchman, D. S., Owen, M. J., Marber, M. S. (**2002**). Targeted disruption of the protein kinase C epsilon gene abolishes the infarct size reduction that follows ischaemic preconditioning of isolated buffer-perfused mouse hearts. *Cardiovasc. Res.* **55**, 672–680.

Schagger, H. and von Jagow, G. (**1991**). Blue native electrophoresis for isolation of membrane protein complexes in enzymatically active form. *Anal. Biochem.* **199**, 223–231.

Scheler, C., Li, X. P., Salnikow, J., Dunn, M. J., Jungblut, P. R. (**1999**). Comparison of two-dimensional electrophoresis patterns of heat shock protein Hsp27 species in normal and cardiomyopathic hearts. *Electrophoresis* **20**, 3623–3628.

Sprenger, R. R., Speijer, D., Back, J. W., De Koster, C. G., Pannekoek, H., Horrevoets, A. J. (**2004**). Comparative proteomics of human endothelial cell caveolae and rafts using two-dimensional gel electrophoresis and mass spectrometry. *Electrophoresis* **25**, 156–172.

Stanley, B. A., Gundry, R. L., Cotter, R. J., Van Eyk, J. E. (**2004**). Heart disease, clinical proteomics and mass spectrometry. *Dis. Markers* **20**, 167–178.

Stastny, J., Fosslien, E., Robertson, A. L. (**1986**). Human aortic intima protein composition during initial stages of atherogenesis. *Atherosclerosis* **62**, 131–139.

Stastny, J., Robertson, A. L., Fosslien, E. (**1986**). Basic proteins in the human aortic intima: nonequilibrium two-dimensional electrophoretic analysis of tissue extracts. *Exp. Mol. Pathol.* **45**, 279–286.

Taylor, S. W., Fahy, E., Zhang, B., Glenn, G. M., Warnock, D. E., Wiley, S., Murphy, A. N., Gaucher, S. P., Capaldi, R. A., Gibson, B. W., Ghosh, S. S. (**2003**). Characterization of the human heart mitochondrial proteome. *Nat. Biotechnol.* **21**, 281–286.

Thiede, B., Otto, A., Zimny-Arndt, U., Muller, E. C., Jungblut, P. (**1996**). Identification of human myocardial proteins separated by two-dimensional electrophoresis with matrix-assisted laser desorption/ionization mass spectrometry. *Electrophoresis* **17**, 588–599.

Toraason, M., Moorman, W., Mathias, P. I., Fultz, C., Witzmann, F. (**1997**). Two-dimensional electrophoretic analysis of myocardial proteins from lead-exposed rabbits. *Electrophoresis* **18**, 2978–2982.

van der Velden, J., Papp, Z., Boontje, N. M., Zaremba, R., de Jong, J. W., Janssen, P. M., Hasenfuss, G., Stienen, G. J. (**2003**). The effect of myosin light chain 2 dephosphorylation on Ca^{2+} -sensitivity of force is enhanced in failing human hearts. *Cardiovasc. Res.* **57**, 505–514.

Vondriska, T. M., Klein, J. B., Ping, P. (**2001a**). Use of functional proteomics to investigate PKC epsilon-mediated cardioprotection: the signaling module hypothesis. *Am. J. Physiol. Heart Circ. Physiol.* **280**, H1434-H1441.

Vondriska, T. M., Zhang, J., Song, C., Tang, X. L., Cao, X., Baines, C. P., Pass, J. M., Wang, S., Bolli, R., Ping, P. (**2001b**). Protein kinase C epsilon-Src modules direct signal transduction in nitric oxide-induced cardioprotection: complex formation as a means for cardioprotective signaling. *Circ. Res.* **88**, 1306–1313.

Weekes, J., Wheeler, C. H., Yan, J. X., Weil, J., Eschenhagen, T., Scholtysik, G., Dunn, M. J. (**1999**). Bovine dilated cardiomyopathy:

proteomic analysis of an animal model of human dilated cardiomyopathy. *Electrophoresis* **20**, 898–906.

Weekes, J., Morrison, K., Mullen, A., Wait, R., Barton, P., Dunn, M. J. (**2003**). Hyperubiquitination of proteins in dilated cardiomyopathy. *Proteomics* **3**, 208–216.

Wheeler, C. H., Collins, A., Dunn, M. J., Crisp, S. J., Yacoub, M. H., Rose, M. L. (**1995**). Characterization of endothelial antigens associated with transplant-associated coronary artery disease. *J. Heart Lung Transplant.* **14**, S188-S197.

Wilkins, M. R., Gasteiger, E., Wheeler, C. H., Lindskog, I., Sanchez, J. C., Bairoch, A., Appel, R. D., Dunn, M. J., Hochstrasser, D. F. (**1998**). Multiple parameter cross-species protein identification using MultiIdent – a world-wide web accessible tool. *Electrophoresis* **19**, 3199–3206.

You, S. A., Archacki, S. R., Angheloiu, G., Moravec, C. S., Rao, S., Kinter, M., Topol, E. J., Wang, Q. (**2003**). *Physiol. Genomics* **13**, 25–30.

Ytrehus, K., Liu, Y., Downey, J. M. (**1994**). Preconditioning protects ischemic rabbit heart by protein kinase C activation. *Am. J. Physiol.* **266**, H1145–H1152.

Zerkowski, H. R., Grussenmeyer, T., Matt, P., Grapow, M., Engelhardt, S., Lefkovits, I. (**2004**). *Proteomics* strategies in cardiovascular research. *J. Proteome. Res.* **3**, 200–208.

第四篇　市　　场

17 创 新 过 程

Sven Ruger

摘要

本节内容来自于一本创新过程手册，它由原 Hoechst AG 公司研究与技术部（CR&T）的商务评估规划团队创立并在实际中应用。

创新过程主要是讲述在商业环境或有目的取向的环境下如何处理并实现创意。现实生活中，并非所有创意都能转化为商业机会，也并不是所有商业机会都保证有市场效益，创新过程就是帮助人们寻找最具成功潜力的商业机会。

这一章是为企业雇员而写，作为参考指南，帮助他们理解应用创新过程，为企业的发展壮大建立强大的商务基础。文中所记述的工作流程既适合于企业也适合于学术机构，在工作中贯彻这些思想，有助于使独立的研究小组发展为卓越的科研机构。

17.1 引言

下文中，"创新"这个词不仅是指实现创意，它还表示一种产品的概念，是基于客户的获利途径。新的设想令人激动兴奋，但除非已经成为有用的产品，并为企业创造效益，否则这只是毫无价值的创新。也就是说，成功的创新并不仅仅是技术上的进步，而是要转化为商业机会才有价值。

创新过程是一种帮助我们将设想实现为有价值的商业机会的手段。创新过程理论有以下优势。

- 保证投资决策者在决策过程中能够预见未来，尽早提出和执行适合于现有投资目标的设想。
- 因其早期阶段由市场需求驱动，所以能抓住机遇、符合规避竞争风险的原则。
- 对技术和商业两方面都有好处。
- 在项目执行中注重于质量和团队责任心。
- 建立一套奖励、评估和项目优先选择的系统。

创新过程可以被看作是一种评价筛选机制，它对团队内提出的全部所有创意想法进行挑选，这些想法经过筛选后被确定为商业机会，成为开发和投资的对象。

17.2 创新过程评价标准

从一个开发阶段进入下一个开发阶段，所有的研发项目都要使用一套通用标准进行评价。评价共分七个方面，就这七个方面对所有的计划或项目进行评估和打分。本节所举例子不是对某一确定的阶段的评价，但其中存在的问题是开发过程中不同阶段经常会遇到的。

项目 A 的计划书是"抗体制备"。这个报告缺少方向性和重点，而且只谈及了技术效应，没有涉及市场潜力预测，不是一个合格规划报告。

项目 Z 的报告是关于提高阵列技术的计划，它实现后能提高 10％的效益。这个项目的优势之处在于能为公司降低生产成本，给客户提供更低的价格。

17.3 计划

成功的项目不只是依靠先进的技术，还被明确的商业机会所驱动，因此，计划中应考虑目标商业机会。项目计划书往往以目标前景开篇，使读者能迅速理解项目内容、了解其目的。好的项目报告具有说服性、鼓动性、目标导向性以及直接性的特点。

项目计划书应包括企业最终将要生产的目标产品、技术要求以及此项目能够提供什么样的市场。报告内容需要重点阐述预期商业成果和研发资源，还要提供项目组的指导方针和研发采用的方法路线。

作为开发者应该时刻处于技术创新的前沿，而不能只是随波逐流者。计划中还必须包括新技术对客户产生的预期利益描述。项目计划书应该有理有据、清除明了的体现该项目将会为企业带来怎样的效益。

17.4 市场吸引力

市场吸引力包含市场定位相关的所有方面，包括市场容量、增长、需求、走向以及竞争等。通过衡量这些指标，分析产品所要投入的总体市场情况，以便明确企业可以从这个市场中获利益多少。

具备市场吸引力要满足以下条件：

- 入市门槛低（该领域无人涉足）
- 明确的市场地位
- 收益增长率高

确立目标市场以及对准确的市场数据进行量化是非常重要的工作。创新工作一般被划分为三种类型：利用现有技术开发新市场、在现有市场中开发新技术、基于新市场开发新技术。这三种类型中，最后一种市场的数据最难于量化，因其对市场容量和增长率的统计都是基于推测和估计来计算的。但这一种创新却是最卓越的，它们大多数都将彻底取代现有的产品或技术。

评价市场吸引力的标准是在假设企业能够成为特定领域中前三强公司的前提下进行的。如此假设是因为：创新带来的利润效果与创新产品或技术所占的市场份额关系密切。研究经验表明，基于这样的假设，创新产品或技术一般情况应达到 10％～40％的市场份额。

当前或未来市场对目标产品的需求一旦确定下来，该项创新所带来的经济效益影响是否足够大，从而保证项目能分配到相应研发资源就会变得非常重要。项目组负责人应该向评估者展现目标产品在市场发展中所具备的市场吸引力，以及新产品被商业化时带来的影响和未来市场开发规划，以便预测未来商业效果。

17.5 市场竞争地位

市场吸引力致力于明确市场需求，而市场竞争地位则是考察产品是否符合需求。对评价市场竞争地位来说，不能仅依靠其他企业的市场研究和报告等理论依据，获得产品最终用户的反馈非常重要。

项目组应该能确保他们的项目拥有稳固的竞争地位，保持竞争地位的一条途径就是在市场中掌握竞争优势，竞争优势可以通过率先打入市场或与现有客户建立关系获得。

影响市场竞争地位的一个重要方面是市场时效性，创新成果打入市场越早，带来的利益效果和主导市场的潜力越高。如果一个企业已经具备市场基础，那么它向该市场推出商业化产品的速度会大大快于其竞争对手。

一般来讲，企业向已有的市场或已经具备竞争能力的市场发布新产品的风险比向全新领域推出产品的风险要小。这里所需具备的竞争能力不仅指企业自身的，它也包括通过与其他公司合作途径获得的。

17.6 技术竞争地位

好的技术竞争地位要求目标产品与竞争产品相比，在性能、成本或质量等方面都具有优势。通过技术创新，必须使产品有别于竞争对手。

为了维持这些竞争优势，在长期范围内保护企业的竞争地位非常重要，达到这个目的可以通过设置门槛或障碍阻止竞争对手进入市场。这类障碍可能是技术性的，也可能存在于生产过程中，比如：严格的知识产权保护、技术秘诀、固定资产以及降低加工成本等。

反之，想打入已有竞争对手设置了障碍的市场，并在这个市场中把自己的创新成果商业化，是非常困难的。假设，有人想把某项技术商业化，但是这项技术已经被他的竞争对手注册了专利，如果他不能获得这项技术，那么这个项目就没有必要继续下去。有关知识产权保护的策略也是创新过程中一个非常重要的组成元素，必须尽早开始着手准备。知识产权保护包括：使用许可、交换许可、合作协议、技术转让协议、专利技术等。

是否有能力缩短现有技术与所需技术之间的差异和如何保持竞争优势具有同等重要的地位。如果不能满足客户的需求，这样的项目就没有继续下去的意义。所有待开发的项目，其项目开发所需的技术必须具备可行性，并且有详细的技术路线和开发方案，明确每个开发阶段的目标。

17.7 加强契合性

研究项目应该与整个企业或机构的总体目标相一致，以此体现项目的契合性。也就是说，项目的开发要有助于企业或机构的发展，或是有助于某个特定的业务核心。

除了要符合总体目标的要求，被开发产品在企业的产品线中所处的相关地位也会影响项目契合性。以现有产品线情况为基础，管理层将判断特定项目是否能够作为现有项目系列的补充，是否符合期望产品线的目标要求。

总的来说，能支持或补充企业现有技术的项目具有更高的契合性。这说明这样一个事实，对企业来说，若所开发的项目不是完全崭新的领域或技术，则成功的可能性更高。

17.8　收益

评价利润的标准涵盖所有项目预期的经济效益。决定项目是否能够获得经济成功的一个重要因素就是净现值（NPV）的计算，它通过计算未来现金流的现值进行统计。如果NPV是正值，就说明投资可以从财务上获利。此外，一项经济上成功的项目应该具有超过平均水平的已投资资本回报率（ROCE），而且能令商业触觉意识到企业的权威性。

17.9　风险

本段所述的标准用于评价项目的关键性风险和项目计划中对这些风险的处理。

如果某个项目在一两个方面得到的评价不高，并不能说明这个项目整体水平差，只是指出该项目的弱点所在，明确现在或项目开发的下个阶段中需要解决或调整的问题。

正确评价项目风险必须考虑业务中存在的隐患，这是指为项目提供所需资源、时间、概念等条件时给企业带来的危险。如果项目风险很高，那么只有隐患少的项目才能被通过。

17.10　创新过程各个阶段的应交付成果

在项目开发经历的创新过程各个阶段中，要求提供详细的商业计划或报告变得愈发重要，而且受到更多人关注，这一举措保证了某一项目分配到的资源与项目开发成功所需的资源量相一致。

无论在哪个开发阶段，应交付成果都要基于新技术的经济效益，而技术经济效益可以通过收入和支出进行评估，以可实现的确定程度进行量化。在创新过程的评价考核中，对完整商业性新技术的经济影响进行量化评估要比评价时间和市场大小都非常不确定的新技术容易得多。

下文中介绍的创新过程应交付成果适用于所有研究型项目。尽管所有的项目负责人都应遵循这些交付成果的方针，但也不必用固定的模式生搬硬套，项目开发团队有权利在他们认为必要情况下决定增加或删减开发内容。

17.11 筛选式过程

下文将讲述既定的应交付成果在上下阶段进程中的应用（图 17.1）。

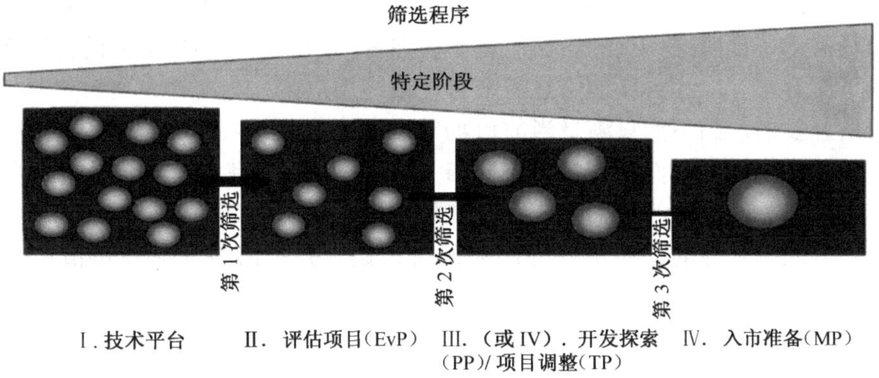

图 17.1 筛选式过程

○表示单个项目，大小表示所含工作人员的数量。开发团队的物理工作地点不变，而是进入新阶段后，随着项目的进展和阶段不同，工作人员会有所增加。图示只是一种模式范例，企业或机构应按需选择

17.11.1 确立评估项目（EvP）

EvP 阶段的目标就是快速、低成本的评估新设想的市场前景和技术优势，以下内容是项目进入 EvP 阶段需要提交的项目报告内容。

计划

作为评价系统的第一个元素，计划书应以可执行的计划纲要形式呈交，它是判定项目继续还是停止的标准。这意味着，该部分需提交的资料必须清楚地传达项目开发内容，使项目更容易地通过评估。计划应包括这五个部分：前景、目标产品、技术目标、目标市场以及可能给客户带来的利益。与其他应提交的内容相比，这项评估的标准不会随着项目的进展而提高。在项目朝向市场化目标不断进展时，计划也需要不断地被再评价和调整。

市场吸引力

项目开发团队应明确指出所开发产品的现有市场或未来市场，并且，该市场的容量和前景都应具有吸引力。尽管具有吸引力的市场都会发展较快，但它们也会吸引更多的竞争者，因此，项目团队必须展现他们能在该市场居于领先地位的能力，只有在市场中处于领先地位才有可能使公司在该市场成为前三强企业。虽然领先地位对市场份额的影

响还要依赖于市场结构，但市场中的领先地位能使市场份额至少提高10%。

市场竞争地位

项目开发团队应证明自己的产品能与竞争对手（见“市场吸引力”）的产品相抗衡，并满足市场需求，证明这一点的证据应基于潜在客户的反馈，如果项目的目标客户是某项业务的下游客户，应注意反馈信息需来自于最终用户。

项目所开发的产品不能只满足当前市场需求，也必须能在未来市场保持领先地位，因此项目团队还应说明他们具有的与市场相关的支撑性竞争优势。这类优势包括：特定市场的第一个商品、已有的基础设施、已有的合作企业、已具备销售网络等。

项目团队还应定性的描述所开发产品的价值链，并指出该商品在价值链中所处的位置。

技术竞争地位

想要通过EvP阶段的评估，开发团队还需要进行一系列的预实验或者有第三方提出的证据证明该项目具有可行性。另外，开发团队还需要指出他们在保持技术竞争优势方面的方法，如申请知识产权、保护技术机密或两种方法相互结合等。

与企业相适应

与企业相适应指的是项目应该符合企业目前或未来的经营方针，因为企业的战略、前景和任务以及发展目标等都是在不断调整的。与企业相适应就意味着不仅仅是符合当前的计划策略，对长期项目来说，需要考虑企业在未来可能发生的变化。

与企业相适应的证据就是开发团队提交的报告具有一定的不确定性，并能从几个不同方面进行解释。这部分应提交报告的关键就是要求开发团队说明，他们与其他项目相比，企业为什么要选择实施这个项目，这个项目在哪些方面更适合于本企业。作为EvP阶段的报告，开发团队必须明确指出他们是计划开拓一项全新的业务，还是要将所开发的项目整合到已有业务中。

收益

作为项目的早期阶段，由于很多数据不全，对具体经济效益的分析没有太大参考价值，但开发团队必须说明目标产品的成本是低于预期售价的，对成本的估算最好只是粗略计算。假如是市场上尚未存在过的产品，那么提交的项目报告中应对价格做出合理估算。

项目开发团队还必须陈述未来的收入潜力，在估算时可以假设目标产品具有足够的市场吸引力，最多能够在潜在市场占领40%的市场份额（根据经济学经验研究显示，居于市场主导地位的产品一般能占到40%的份额）。

风险

项目开发团队应指出项目开发中存在的关键性风险，并阐述他们如何避免这些风险。因为风险和报告的其他各部分内容都存在关联，所以需在这部分报告中进行简要总结和说明。

项目开发的风险可分为三方面：技术、商业、环境卫生安全管理（EHSA）。

技术风险包括与技术相关的各种因素，如专利判定、生产工艺、生产过程中待解决难题等。

商业风险指市场等可能会影响市场地位的因素（缺乏销售渠道、客户认同程度等）。EHSA 风险包括所有与产品安全及环境保护等相关的问题。

在本阶段，对风险的描述通常只是相关问题的概要。该阶段的项目计划（EvP 阶段）必须有详细的阶段性目标，包括：EvP 阶段应完成的内容和所需的资源（人力、经费、预算等）。以上所述各项内容都应写入项目计划，使风险管理能有效协调阶段性目标和所需资源的分配。

17.11.2 晋升为探索性项目（EP）

探索性项目阶段的目的就是初步明确市场需求和技术可行性。业务拓展或过程改进的项目应提供该项目实施的详细方案，说明项目是如何将想法转化为目标业务的。以下内容是项目进入 EP 阶段需要提交的项目报告内容。

计划

作为评价系统的第一个元素，计划书应以可执行的计划纲要形式呈交，它是判定项目继续还是停止的标准。这意味着，该部分须提交的资料必须清楚地传达项目开发内容，使项目更容易的通过评估。计划应包括这五个部分：前景、目标产品、技术目标、目标市场以及可能给客户带来的利益。与其他应提交的内容相比，这项评估的标准不会随着项目的进展而提高。在项目朝向市场化目标不断进展时，计划也需要不断地被再评价和调整。

在项目的过程中项目的初始状态可能会有较大变动，因而需要制定新的计划。如果项目计划改变的太多，那么该项目必须重新进行 EvP 评估，开发团队需重新制作该项目的 EvP 阶段报告。

市场吸引力

项目团队需明确所开发产品计划进入的特定市场。为了避免含意不清，报告应尽可能的详细而精确，例如：目标产品是某项特定功用的催化因素，那么它的市场不能以所有同类功用界定，而只能以这项特定功用来界定。与目标市场相关的信息还应包括：市场容量（量和值）、现有增长率或预期增长率、同行竞争情况等。

市场竞争地位

在本阶段，项目团队需要取得目标客户反馈并进行产品测试。如果项目的目标客户是某项业务的下游客户，应注意反馈信息需来自于最终用户。

项目团队还应进行完整的价值链分析，说明产品的供货、分销、客户、最终用户的情况，以及企业在该行业中的定位；此外，还必须分析并确认所开发产品与竞争产品的关系与定位；确定开发产品的定价基础以及基本价格。

技术竞争地位

开发团队必须说明所开发产品的特性所在，以及他们打算如何与竞争产品相区分。技术竞争地位的优势能给目标产品带来性能、成本或质量上的有利条件。另外，产品开发计划应包括商业化过程中对各个技术里程碑的概述。在EP阶段，开发团队还应对项目初步的可行性进行确认。尽管，知识产权保护的工作要等到准备进入市场时才会开展（申请专利、注册技术版权、技术秘诀、技术转让等），但这项工作应尽可能早的开始计划。

收益

与企业相适应指的是项目应该符合企业目前或未来的经营方针，因为企业的战略、前景和任务，以及发展目标等都是在不断调整的。与企业相适应就意味着不仅仅是符合当前的计划策略，对长期项目来说，需要考虑企业在未来可能发生的变化。

在本阶段，开发团队应重点预测未来可能的销售情况，以及成本可能占的比例。例如，开发团队预计原材料成本将占销售价格的25％。

通常情况下，设备支出（基本建设支出）还只是非常粗略的估计，但统计中必须包含这一项。

十年远期规划需要包括三项预估结果：基本情况、最好的情况以及最差的情况。这几项内容不只是估算未来销售额的变化比例，而是找出使项目成功的动力以及构想未来会给项目造成不同影响的各种可能性。其中，基本情况应该是最可能发生的情况；对最好情况的估计应基于某些（不是所有）有利于成功的因素得到利用的情况；最差的情况通常是最不可能发生的情况，它是指某些因素给项目带来了不利的影响，但企业仍旧在继续这个项目。

风险

项目开发团队应指出项目开发中存在的关键性风险，并阐述他们如何避免这些风险。因为风险和报告的其他各部分内容都存在关联，所以需在这部分报告中进行简要总结和说明。

项目开发的风险可分为三方面：技术、商业、环境卫生安全管理（EHSA）。

技术风险包括与技术相关的各种因素，如专利判定、生产工艺、生产过程中待解决难题等。

商业风险指市场等可能会影响市场地位的因素（缺乏销售渠道、客户认同程度等）。

EHSA 风险包括所有与产品安全及环境保护等相关的问题。

此外，为了描述不定因素对项目成功的潜在影响，开发团队还必须提供一份时机评估，其中不仅包括有利因素还要包括不利因素的影响。

差距分析的目的是为了明确项目的当前状态和达到目标所需完成的工作之间的差异。分析中应汇总项目成功所需的技术和商业两方面要求，还要包括时间安排（如项目何时指定销售计划并完成市场渗透）。

以风险和预估结果（详见“收益”）为基础，开发团队应详细描述该项目的优势和劣势，其所含内容应能回答以下类似问题：如果项目所开发的技术比预期更早的在市场上出现怎么办？如果某个重要问题在开发中没有如期解决会对项目造成什么影响？这些内容里也应包括已有战略的概述（如向竞争对手出售专利或注册技术版权）。

对下一阶段的项目计划要有详细的阶段性目标，包括 EP 阶段应完成的任务、该阶段的资源需求（人力资源、支出、预算等）。以上所述各项内容都应写入项目计划，使风险管理能有效协调阶段性目标和所需资源的分配。

17.11.3 发展为进展型项目（PP）

以下内容是项目进入 PP 阶段需要提交的项目报告内容。

计划

同样，该阶段计划书应以可执行的计划纲要形式呈交，与前两阶段出发点相同，但内容更详细。

市场吸引力

项目开发团队需明确所开发产品将要定位的特定市场，并更加详细地研究常规用户的特点。除市场容量和发展前景外，还应分析在特定市场的占有份额和实力特点。

市场竞争地位

项目团队需要取得目标客户反馈并进行产品测试。如果项目的目标客户是某项业务的下游客户，应注意反馈信息需来自于最终用户。此外，确认此项业务是否已经存在供应商非常重要，如果已经有类似产品满足目标客户的需求，开发团队所开发的项目就必须具备竞争优势。开发团队还有必要分析新产品对客户的重要性，说明客户对为何需要所开发项目中提供的创新。这些信息对评价开发团队拥有多少客户量来说非常有价值。

项目团队还应进行完整的价值链分析，说明产品的供货、分销、客户、最终用户的情况，以及企业在该行业中的定位；此外，还必须分析并确认所开发产品与竞争产品的关系与定位；确定开发产品的定价基础以及基本价格。如果打算和其他企业合作，市场方面的计划还应包括何时推介产品，对推销人员有何要求，以及该产品的分销计划。

技术竞争地位

开发团队必须说明所开发产品的特性所在，以及他们打算如何与竞争产品相区分。技术竞争地位的优势能给目标产品带来性能、成本或质量上的有利条件。另外，产品开发计划应包括商业化过程中对各个技术里程碑的概述。开发团队应在开始试生产之前完成产品的优化预试验阶段。

开发团队应在此阶段制定知识产权保护战略。知识产权保护除了注册技术专利外还包括注册版权、专利共享、合作以及技术转让。尽管，知识产权保护的工作要等到准备进入市场时才会开展，但这项工作应尽可能早的开始计划。如果知识产权保护战略能在准备入市阶段之前开始，那么开发团队就该立刻开展这项工作。

考虑到产品生产的问题，开发团队必须制定详细的生产计划，在产品走向市场逐渐成熟的过程中，制定各不同阶段的产品产量。此外，还要概述资金投入和基础设施的需求。制定质保方案是进入 TP 阶段之前的一项关键内容

与企业相适应

与企业相适应指的是项目应该符合企业目前或未来的经营方针，因为企业的战略、前景和任务，以及发展目标等都是在不断调整的。与企业相适应就意味着不仅仅是符合当前的计划策略，对长期项目来说，需要考虑企业在未来可能发生的变化。

在项目的开发过程中，从 EP、TP 到准备入市阶段，开发团队必须找出企业的竞争优势，这个优势可以是市场优势、技术诀窍、生产优势甚至现有的基础设施。企业具备的优势越多，所开发产品获得商业成功的机会就越大。

此外，项目开发团队必须明确意向，是想要将项目作为独立的新业务推出还是将其整合到已有业务中。如果开发团队打算把项目作为新业务进行开发，就要说明这是对该产品进行商业化的最佳途径，已有的业务无法对该项目的开发产生有利影响。如果开发团队打算把项目整合到现有业务单元中，就应使现有业务对开发的项目感兴趣并提供支持。这里所谓的支持，不一定是经济上的，也可以表现为信息交换或对项目开发团队在任何其他方面的援助。

利益

开发团队需详细计算从项目开始之初（从 EvP 阶段开始）到现在所发生的所有支出，以此作为年报的基础，此外，还要提供年度财务报表（ProFIT），报表中应包括未

来十年的预期收入和运营成本。报表中要自动计算未来现金流的净现值及资本应用收益率。在本部分报告中，开发团队最好能细化生产成本以及生产设施成本（比如以技术设备为基础进行估计）。十年远期规划需要包括三项预估结果：基本情况、最好的情况以及最差的情况。这几项内容不只是估算未来销售额的变化比例，而是找出使项目成功的动力以及构想未来会给项目造成不同影响的各种可能性。其中，基本情况应该是最可能发生的情况；对最好情况的估计应基于某些（不是所有）有利于成功的因素得到利用的情况；最差的情况通常是最不可能发生的情况，它是指某些因素给项目带来了不利的影响，但企业仍旧在继续这个项目。

风险

在本部份报告中，开发团队需要再一次考虑在EP阶段所提到过的各种问题。此外，为了描述不定因素对项目成功的潜在影响，开发团队还必须提供一份时机评估，其中不仅包括有利因素还要包括不利因素的影响。差距分析的目的是为了明确项目的当前状态和达到目标所需完成的工作之间的差异。分析中应汇总项目成功所需的技术和商业两方面要求，还要包括时间安排（例如：项目何时指定销售计划，并完成市场渗透）。

以风险和预估结果（详见“收益”）为基础，开发团队应详细描述该项目的优势和劣势，其所含内容应能回答以下类似问题：如果项目所开发的技术比预期更早的在市场上出现怎么办？如果某个重要问题在开发中没有如期解决会对项目造成什么影响？这些内容里也应包括已有战略的概述（例如，向竞争对手出售专利或注册技术版权）。

对下一阶段（在此下阶段为TP阶段）的项目计划要有详细的阶段性目标，包括EP阶段应完成的任务、该阶段的资源需求（人力资源、支出、预算等）。以上所述各项内容都应写入项目计划，使风险管理能有效协调阶段性目标和所需资源的分配。

17.11.4 进入入市准备阶段

在入市准备阶段，该项目商业机会的经济生存能力就已经被确定下来。

以下内容是项目进入入市准备阶段需要提交的项目报告内容。

计划

同样，开发团队需要再一次考虑以前各阶段所提到过的种种问题。

市场吸引力

开发团队除了需要考虑以上所述的种种因素外，还需要考虑所开发产品市场利率的增长并更加详细地研究常规用户的特点。除市场容量和发展前景外，还应分析在特定市场的占有份额和实力特点。

市场竞争位置

同样，开发团队需要再一次考虑以前各阶段所提到过的种种问题。

技术竞争位置

在本阶段，开发团队必须说明所开发产品的特性所在，以及他们打算如何与竞争产品相区分。技术竞争地位的优势能给目标产品带来性能、成本或质量上的有利条件。另外，产品开发计划应包括商业化过程中对各个技术里程碑的概述。

开发团队应在开始试生产之前完成产品的优化预试验阶段。在创新过程的 TP 阶段，开发团队有责任在开始试生产之前做好试生产的准备。而且，在进入入市准备阶段之前就应完成生产设计和商业生产程序的经济效益预测。

开发团队应在此阶段制定知识产权保护战略。知识产权保护除了为公司注册技术专利外还包括注册版权、专利共享、合作以及技术转让。尽管，知识产权保护的工作要等到准备进入市场时才会开展，但这项工作应尽可能早的开始计划。

考虑到产品生产的问题，开发团队必须制定详细的生产计划，在产品走向市场逐渐成熟的过程中，制定各不同阶段的产品产量。如有必要，生产计划中还应包括改进生产成本的内容。此外，还要概述对资金投入和基础设施的需求。制定质保方案是进入入市准备阶段的一项关键内容。

17.12 总结

以上简要介绍的创新过程与科学研究漫长曲折的研发过程具有很高的相似性，其中很多对各种问题和过程的调整方法是资源的流向和定位的重要依据。

尽管明确的目标和目的非常重要，但从另一方面讲，独特的创造力无法纳入预先设计的计划，因此，创新过程的存在与成功最终取决于人。

索　引

（按汉语拼音排序）